Lippincott's Nursing Guide to EXPERT ELDER CARE

老年专业照护

[美] 利平科特 主编

程 云 主译 袁长蓉 审阅

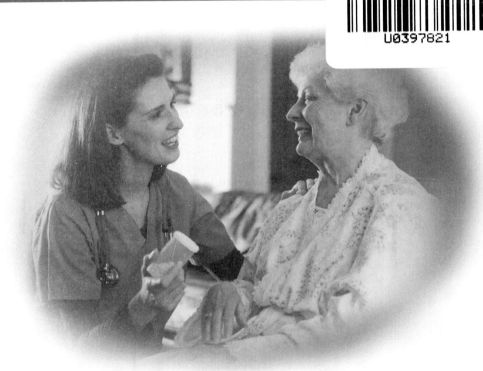

Wolters Kluwer

世界图书出版公司

上海 · 西安 · 北京 · 广州

图书在版编目（CIP）数据

老年专业照护 /（美）利平科特主编，程云译. —上海：上海世界图书出版公司，2016.1

ISBN 978-7-5192-0004-6

Ⅰ.①老… Ⅱ.①利… ②程… Ⅲ.①老年人—护理学

Ⅳ.① R473

中国版本图书馆 CIP 数据核字 (2015) 第 229021 号

责任编辑： 胡　青　　芮晴舟

老年专业照护

［美］ 利平科特 主编

程　云 主译　袁长蓉 审阅

上海世界图书出版公司出版发行

上海市广中路 88 号

邮政编码　200083

上海市印刷七厂有限公司印刷

如有印刷装订质量问题，请与印刷厂联系

（质检科电话：021-59110729）

各地新华书店经销

开本：787×1092　1/16　印张：27　字数：490 000

2016 年 1 月第 1 版　2016 年 1 月第 1 次印刷

ISBN 978-7-5192-0004-6/R·355

图字：09-2015-548 号

定价：120.00 元

http://www.wpcsh.com

http://www.wpcsh.com.cn

翻译人员

主　译　程　云

副主译　杨　艳　张玲娟

审　阅　袁长蓉

译　者　（按姓名拼音排序，排名不分先后）

曹　玮　程倩秋　范　滟　何　舫　胡延秋　吕晓琼

骆舟行　纪丽娜　劳月文　李晨露　梁秋婷　王银云

吴　然　吴秀菊　夏　露　徐　迪　徐　敏　于　岚

余小萍　张臻吕裕　周士萍　朱　圆

投稿人及顾问医生

Wanda Bonnel, RN, PhD
Associate Professor
University of Kansas School of Nursing
Kansas City, Kans.

Julie A. Calvery-Carman, RN, MS
Instructor
University of Arkansas-Fort Smith
Fort Smith, Ariz.

Anne W. Davis, RN, PhD
Professor of Nursing
East Central University
Ada, Okla.

Margaret "Marge" Dean, RN, CS-BC,
    GNP-BC, MSN
Geriatric Nurse Practitioner
Faculty Associate, Geriatrics Division
Texas Tech University Health Sciences Center
Amarillo, Tex.

Laurie S. DeGroot, RN, MSN, GCNS-BC
Program Leader and Nursing Instructor
North Iowa Area Community College
Mason City, Iowa

Mara Ferris, RN, MS, CS, CPHQ, EMT
President (Geriatric Nurse Specialist,
    Consultant, and Educator)
AGE: Association for Gerontologic Education
Exeter, N.H.

Rhonda Gall, MSN, GNP-C
Faculty Nursing
Bowie State University
Bowie, Md.

Ann S. McQueen, RNC, MSN, CRNP
Family Nurse Practitioner
Health Link Medical Center
Southampton, Pa.

Roseanne Hanlon Rafter, RN, MSN,
    GCNS, BC
Director of Nursing Professional Practice
Chestnut Hill Hospital
Philadelphia

Peggy Thweatt, RN, MSN
Nursing Faculty
Medical Careers Institute, LPN Program
Newport News, Va.

Karen Zulkowski, RN, DNS, CWS
Associate Professor
Montana State University
Billings, Mont.

序　言

　　人口老龄化,是当今全世界共同面临的重要问题。我国于1999年就步入了老龄化社会,目前全国老年人口已经超过2亿。据全国老龄工作委员会办公室预测:到2020年,老年人口将达到2.48亿,占全国人口的17.17%。如同美国人常常将"婴儿潮"与"银发潮"联系在一起,我国在建国初期出生的人们也已开始步入人生的老年阶段。老年人的健康问题以及健康老化概念的提出给医务人员尤其是护理人员带来了新的挑战。

　　本书从美国社会老龄化入手,对老年人健康生活方式的养成、身体评估、营养、药物使用、各系统疾病、性生活、家庭照护、虐待老年人和临终关怀等多个方面进行分析阐述,为从事老年专业的护理人员提供了急切需要的最新信息和专业建议。书中运用了大量插图、图表和量表使广大读者易懂、易学、易记。

　　本书的翻译团队查阅了大量资料,运用准确的医学术语,对原版《Lippincott's Nursing Guide to EXPERT ELDER CARE》进行了专业的翻译。希望对我国从事老年专科护理人员带来裨益、指导和帮助。

俞卓伟

于复旦大学附属华东医院

2015 年 6 月 15 日

前　言

在美国任何一家医疗等候室或医院走廊里环顾一望，就可轻易看出美国"老龄化"时代的到来。由于美国婴儿潮时期出生的一代逐渐成为老年人口里的正式成员，不久的将来，在我们周围"老龄化"现象会出现的更为频繁。许多婴儿潮出生的人即使目前相对健康，或在进行以预防为主的健康管理，但越来越多的人开始面对老龄带来的相关问题，而这些问题也仍然在困惑着那些比他们更年老的老人们、第二次世界大战老兵们以及高龄老人们。

多数婴儿潮出生的人都有复杂的现存健康问题，这些问题和他们年轻时选择的生活方式息息相关，这也为护理工作带来了巨大的挑战。他们大部分都是电脑通、科技通，他们的消息都十分灵通、也不惧询问别人或是寻求医疗帮助。同时，他们的认知面似乎逐渐进入了医疗领域，婴儿潮时代的老年照护是护士和其他临床医生面临的最新的挑战。

不论是经验丰富的护士还是护生，都需要最新的信息和专业的建议来面对老年护理带来的独特挑战。《老年专业照护》就能够传递给您这些以及带来更多。本书采用生动易懂的方法展示了当代老年护理的全貌，关注临床情境中（医院、长期护理、临终关怀和家庭护理）提供的实用的信息和指导、有用的工具以及合理的建议。

我们在这里展示了目录范围中的重要主题。第1章"美国的老龄化"：本章概述了当代老年护理的发展趋势以及影响老年健康的相关因素（包括经济因素、技术利用以及退休），还有针对老化理论和社会对待老化的社会态度描述。第2章"提倡健康生活品质"：涵盖了健康生活方式的选择、预防保健护理、预防接种、安全问题、生活安排以及保险方式的选择，以此来维护老年人的健康和更长时间的独立自主。第3章"老年人的评估"：您可以在本章中找到如何进行整体身体评估和精神健康评估的原则和指导，还可以发现许多特异性的实用工具来记录老年病患者的检查结果和治疗效果。第6章"常见疾病：按系统分别叙述"提供详细的解释，从身体系统的角度，分析影响老年患者最常见的疾病（包括病因、发病率、病理生理、评估结果、并发症、治疗以及护理要点）。其他章节提供了及时资讯、评估提示、护理指导，以及营养评价工具等、药物使用、性欲（是的，老年人也依然需要！）、看护、虐待老年人以及临终关怀的问题。

通过本书,您将能看到许多解剖插图、图表、列表、个案研究、单据表格以及方便的可视化工具。每个章节都有时间轴,该时间轴聚焦于与主题相关的人物、事件、有趣的花边新闻,这些相关的话题都能让您用来作为与老年患者进行沟通的起点。图形标志的文本和侧边栏信息能够更加一目了然帮助我们识别所需信息:文化关怀、健康生活、警惕药物、营养提示。最后,在附录,您可以看到许多资源列表,还有为患者及其照顾者提供的实用教学用具。

婴儿潮出生的一代与"沉默的一代"有很大的不同。这群人抗拒海外冲突、公开吸食大麻、尝试了迷幻药和沉迷网络。他们同样提倡女性自由和随着避孕药的出现享受着自由性爱。在许多方面,他们有不同的健康护理问题,也需要一整套全新护理方法来帮助他们尽可能地保持健康,即使健康状况和经济状况日益下降,这类人群也不可能安静地(或温和地)走进长期照护机构,盲从一般的老年照护方法,向现实生活妥协。他们通常阅历丰富,对自身的健康问题持质疑思辨态度。他们会问您关于任何他们服用或者他们特有疾病所用药物的最新信息。他们迫切知道的背后,就意味着护士必须保持解答预测性问题的知识基础,机智地做出应对,并提供高质量的医疗护理服务。我确信,您将会长期将本书作为您的参考手册。

Margaret "Marge" Dean, RN,CS-BC
GNP-BC, MSN
Geriatric Nurse Practitioner
(老年专科护理师)
Faculty Associate(研究助理)
Geriatrics Division(老年病学科)
Texas Tech University Health Sciences Center
(德州理工大学健康科学中心)
Amarillo(阿马里洛), Tex.

目　录

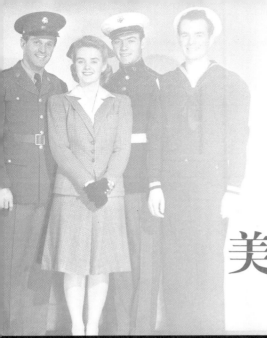

第 1 章

美国的老龄化

当我 64 岁时,你是否仍然需要我,你是否仍然可以滋养我?

——甲壳虫乐队

如果有人要你想象一个"典型"的患者,你脑海里浮现的是谁? 你会想象一个年轻的男人或女人做常规体检? 你会想象一个 40 多岁的中年男子住院做冠脉搭桥手术? 一个满是孩子的儿科医生办公室? 或者一个新生儿托儿所?

现在想象一下那个满头白发的男人或女人正在做体检。那个患者做冠脉搭桥手术可能是在他 60 多岁的时候就像是 40 多岁的时候。还有那托儿所? 但是试着想象一下长期护理机构吧。如今,进入老年行列的人数远远超过了婴儿出生的数量。事实上,自 20 世纪以来,在美国 65 岁以上的人数比例已经翻了两番。

美国疾病控制与预防中心发布的 2007 年美国老龄化与健康报告预计这部分人口将继续增长。该报告指出,估计到 2030 年,美国 65 岁以上的人口将增长 1 倍以上,达到 7100 万,占美国总人口的 20%。在一些国家,四分之一的人口将 65 岁以上。

作为一名护士,这对你来说意味着什么呢? 这意味着你更有可能去照顾老年患者。这意味着你需要知道老年患者所面临的具体的健康问题从而为他们提供所需要的照顾。这意味着你将有机会去帮助这些患者改善他们的健康和生活质量。

时间轴：从大兵到婴儿潮以及之后

这个时间轴列出了四个时代的一些重大事件和代表人物的生辰,包括那些目前老年人(大兵一代和沉默的一代)和那些正步入老年期的人们(婴儿潮一代)。

1901～1924年
大兵一代

1925～1945年
沉默的一代

1903年 飞机在基蒂霍克首飞
1907年 凯瑟琳·赫本出世

1908年 T型车上市

1911年 罗纳德·里根出世
1914年 第一次世界大战开始
1917年 约翰·肯尼迪出生

1928年 发现青霉素
1929年 马丁·路德·金出生
1929年 金融危机

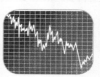

1930年 桑德拉·戴·奥康纳出生
1934年 格洛丽亚·斯泰纳姆出生
1939年 第二次世界大战开始

1946年 比尔·克林顿出生

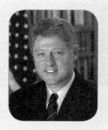

1946年 史蒂文·斯皮尔伯格出生

1901 **10** **20** **30** **40**

一个健康的目标

美国卫生与人类服务部密切关注全国的健康需求和人口发展趋势,每10年为美国制定一套健康目标。2010年全民健康的目标旨在评估主要的可预防的健康威胁及寻找减少这些威胁的方法,目标在于提高寿命和生活质量及消除健康差距。即将到来的2020年全民健康在未来的10年将继续追求这些目标,目标对于人口老龄化至关重要。

2007年美国老龄化和健康状态这一报告用2010年全民健康中的目标来评估美国老年人的整体健康。它着眼于15个健康指标,包括健康状况、健康行为、预防保健和筛查,以确定美国老年人的整体健康状况(详见美国老年人的健康评估)。这些指标为护理人员提供了特定的领域,在那里他们可以发挥作用,帮助老年患者改善健康。

1946～1954 年
老婴儿潮一代

1955～1964 年
年轻婴儿潮一代

1950 年 朝鲜战争开始
1950 年 麦卡锡主义的时代
1952 年 创建的脊髓灰质
炎疫苗

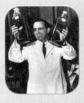

1960 年 激光
发明了
1961 年 巴拉
克·奥巴马出生
1962 年 古巴
导弹危机

1963 年 马丁·路
德·金在华盛顿特
区进行"我有一个
梦想"的演讲
1963 年 肯尼迪总
统被暗杀
1964 年 甲壳虫乐
队来到纽约

1955 年 比尔·盖茨出生
1957 年 发明人造卫星

1964

50   60

成本因素

在美国,提供给一个老年患者的医疗保健成本是一个 65 岁以下患者的 3～5 倍。到 2030 年国家的医疗保健支出将增加 25%,主要是因为不断增长的老龄化人口。

成本预计增长很大一部分原因是不断增长的寿命。在 2005 年全部种族的人均寿命为 77.8 岁,女性 80.4 岁,男性 75.2 岁。与之相比,在 1900 年人均寿命只有 47.3 岁。人均增长 30 岁,女性增长 35 岁。

幸运的是,如今的老年人比几代前的老年人更享有健康。然而,老龄化的过程仍面临着诸多挑战,需要我们去帮助患者保持健康的生活方式,同时个人和社会能够负担得起这种生活方式。为了帮助控制成本同时改善和保护老年人的健康,我们必须找到将重点从昂贵的急症护理转移到预防保健护理的方法。

了解不同类型的老年护理需要,有助于了解不同群体的老年人口。

从一代到下一代

老年医学(来源于赫拉斯,希腊文中的"老年")是医学的一个分支,该医学着重于老年人的健康促进、预防保健及疾病治疗。目前,老年人由几个群体组成,高龄的往往比较虚弱,大兵的一代,到沉默的一代,再到那些刚刚踏入老年人行列的相对年轻的婴儿潮的一代。每一个群体因他们独有的年龄阶段的挑战而具有鲜明的特征,对于护士和其他提供健康照顾的人来说,在促进患者健康及成功老龄化的过程中,每位患者都有其自身的挑战。根据美国人口普查局调查显示,这些群体中年纪最大通常需要最多照顾的那个群体正在快速增长,并预计在未来的几年增长更快(见 65 岁以上人群当前和预计增长率)。

男(女)大兵

大兵的一代通常定义为在 1901～1924 年出生的那一代人,年龄在 85 岁及以上,是最年老体弱的。这一代人经历了第一次世界大战和大萧条,所以学会了自给自足,懂得在逆境中需要公共团结。他们与更早出生的人相比,取得了较高的教育水平,和越来越多的青少年一起完成了高中学业。大兵的一代信任他们的政府,尊重权威,相信社区支持。作为一个成年人,他们穿西装有一种正式的感觉。他们是国家组织如美国退休人员协会及老年人全国委员会背后的创造性力量。在医疗保健领域,他们看到了医疗保险和医疗补助的开始及社会保障的扩大。

65 岁及以上的人群目前和预计的增长率

下图表所示,65 岁及以上人群自 20 世纪初以来的逐渐增长的增长率。随着 21 世纪的持续增长,到 2050 年超过 8500 万的美国人达到或超过 65 岁,增长率预计会暴涨。

65岁及以上的人数,年龄组,所选的1900~2006年和预计的2010~2050年

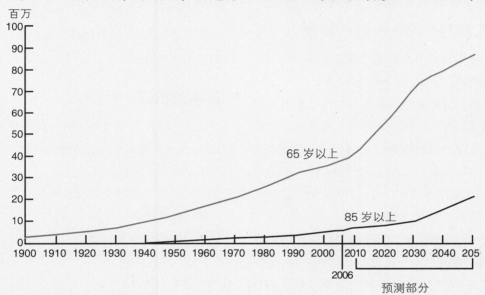

注: 2010 ~ 2050 年的人口数据是预计的。
参考人口:这些数据是指常住人口。
来源:美国人口普查局,每 10 年一次的人口普查,人口估计和预测。

讲讲我这一代

所谓的沉默的一代,一般认为是在 1925 年至 20 世纪 40 年代中期出生的人,他们面临着不同的挑战。出生在大萧条前不久和第二次世界大战期间,他们经历了一个不断变化的国家,随着更多的妇女进入劳动力市场,最终整个国家有更多的人参加工作。在第二次世界大战中,他们用开发的技术帮助国家的发展。

随着这些技术的不断发展,新的思想和不断变化的道德质疑这一代。妇女的角色也发生了变化。随着玛格丽·特桑格在 20 世纪 30 年代倡导控制生育,最终研发了避孕药。沉默的一代生的孩子比前一代的要少。

一些伟大的但不是很沉默的领袖来自这一代,包括马丁·路德·金和凯莱史。沉默的一代的男性和女性经历了冷战,他们在电视里和社区里关注民权运动的开展。

在医疗保健方面,他们经历了抗生素的问世,以及控制感染和一个提供更好护理的医院系统的发展。

接受调查时,沉默的一代的老年人清楚他们的任务就是保持健康,81% 的人说他们健康状况良好,甚至是非常好。

婴儿潮的一代——第一部分

皮尤研究中心描述早期婴儿潮一代——那些出生在 1946 ~ 1954 年的人——是一个一半人感觉忧郁的悲观群体。虽然早期婴儿潮一代享受更多传统的退休金福利及拥有比晚期婴儿潮一代更高酬金的工作,他们仍然担心他们的收入跟不上通胀,抱怨他们的生活不如父母好,也期望改善自己孩子的生活。

这个群体经常被认为是"三明治一代",因为他们不仅需要为孩子提供需求和经济帮助,还要照顾至少一位老人。当早期婴儿潮一代需要帮助时他们所拥有的能够照顾他们的孩子也比较少。并且他们的孩子也可能离婚或在远离他们的地方生活。

对于早期婴儿潮一代来说,他们的挑战似乎是保持健康,使他们能够尽可能久地保持独立。早日做出保持健康的选择将决定他们实际的健康状况差异。帮助他们实现这一目标的是各种医学的进步,包括心血管疾病的发病率大幅下降,自 1950 年来已减少了三分之二。

婴儿潮的一代——第二部分

晚期婴儿潮一代,在 1955 ~ 1964 年出生,他们是最接近老年人行列的群体。中年人他们从另一个角度看待生命与健康。他们带来了一个更全面的保健运动及更全面的探索替代医学。他们通常是获得授权的患者,愿意积极参与卫生保健并愿意和卫生保健的提供者合作。

到 2029 年,即使是最小的晚期婴儿潮的一代将有 65 岁。他们将需要积极准备,达到卫生保健者的期望。

面临的挑战

所有组成老年人口的群体都需要最好的护理,来帮助他们尽可能地保持健康。从经历过第一次世界大战的独立、坚韧的大兵一代到在他们的医疗保健上起积极作用的繁荣的婴儿潮一代,他们的每一个需求都有一点点不同之处。你需要稍微调整你的知识和技能以满足他们的广泛需求。

老龄化的经济学

老年患者的经济情况对健康有着显著影响。毫不奇怪,疾病预防控制中心证实,那些收入接近或低于联邦贫困水平的人的健康情况往往比拥有较高收入的人要差或营养不足。简陋的房屋,暴露在危险环境中,以及减少获取和使用医疗保健服务的机会都能够导致不健康的生活方式和较差的健康状况。从 2004 ~ 2005 年,只有 65 岁以上的老年人群的贫困率上升了。

不仅贫困可以导致健康不良,疾病也可以导致贫困。许多经历慢性疾病或急性疾病的患者因为不能工作或照顾自己而失去了收入。

建立一个安全网

在如社会保障这样的社会支持项目出现之前,65 岁以上老年人比其他年龄群体更可能生活在贫困中。引入社会支持项目后,老年人的贫困率迅速下降,直到 1974 年趋于平稳,并保持这个水平到本世纪初。尽管如此,65 岁以上老年人的贫困率略有上升至 10.1%,或达 360 万人,同时 950 万人(26.7%)被认为是接近贫困。

医生

帮助防止老年人落在贫困线以下的其他政府社会支持项目包括补充保障收入、住房项目和能源援助。其中医疗保险,特别注重于提高健康保健。

从 1965 年开始,医疗保险就成为美国政府的一个健康保险项目,为 65 岁以上老年人、某些残疾和慢性肾衰竭患者提供医院、医疗及外科手术的好处。医疗保险的 A 部分提供了基本的医院保险,B 部分(带有月费)涵盖医生服务,D 部分(也有额外花费)提供了处方药计划。

医疗保险 C 部分是医疗保险的优势计划,有一点不同。医疗保险批准由私营公司运行,C 部分结合了 A 和 B 的优点,但也为护理管理组织和处方药提供资金。它同样带有月费。在下一章中你可以阅读到更多关于医疗保险的内容。

缩小差距

医疗保险不能涵盖一切。虽然它支付一般的卫生保健服务和一些处方药,但它并不包含牙科和视力保健、一些常规和预防医学以及不完善的长期护理。然而,这些正在发生改变,医疗保险开始覆盖几个预防保健服务,如乳房 X 线检查和青光眼的筛查。

医疗保险同样只包含 70% 的医疗费用,使患者负责剩下的 30%。一些老年人可以补充,或用补充医疗保险来弥补不足。各州的医疗补助计划可以帮助一些贫困的成年人,为有资格的人提供医疗访问和药物需要。覆盖范围、资金和医疗补助资格因州而异。关于医疗保险和医疗补助计划的更多信息出现在下一章。

减税

某些税收的减少也能帮助老年人,比如取消缴纳社会保障税。此外,政府和社会保障养老金是免税的。当出售家园时,65 岁以上老年人可以获得额外减税和一次性资本利得税减免。

面向老年人的金融期权包括反向抵押贷款,银行提供每月付款给房主来换取房子最终销售的收益,虽然这样的计划具有局限性和限制性。一些贫困的成年人可能有资格取得那些有助于住房费用的补助项目。食品券补助计划可以帮助食品消费的费用,在更严重的情况下,食品分发处可提供一些支持。

当安全网失败时

不幸的是，许多老年人在接受政府的任何事情时都持谨慎态度，而其他人希望公开个人财务信息。结果，许多具有资格的人不去利用这些项目。

在某些个案中，当家庭成员或他人怀疑一个老年人需要帮助时，成年人保护服务（APS）可以介入，但是成人保护服务不能为老年人做许多，除非他接受帮助或法律证明他没有能力为自己做出健康和法律决策，这使得许多真正需要帮助的老年人只能尽量地自己照顾自己。

放眼长远

许多老年人特别是婴儿潮一代的正在创造他们自己的具有长期护理保险政策的安全网。一些商家提供这些日益流行的政策作为福利待遇的选项。这些政策涵盖了持续增长的长期护理的费用包括生活辅助和家庭私人护理。

但是那些没有这些保险项目的老年人，包括大多数年老体弱者，很少有机会获得良好的护理，同时还面临着巨额花费。这些患者通常不得不花光他们的资产，包括他们的房子，去那些医疗援助将会介入的地方。这不仅对老年患者，还对其家人以及帮助照顾和支持的人来说都是一个负担。

促进成功老龄化

在这种复杂的情况下如何照顾老年人呢？一个方法是推广健康成功的老龄化。教老年人如何达到最佳的健康状态。帮助他们理解，虽然他们的身体正在衰老，但他们仍然可以保持或促进健康。向你的老年患者展示如何面对健康挑战而不是被挑战压倒他们，并帮助他们走向一个更加健康的生活。

利用科技

科技对你的一些老年患者会有所帮助。许多老年人不愿意使用电脑、手机及其他电子设备，但也有许多老年人，尤其是那些晚期婴儿潮一代，他们刚刚接近退休年龄，喜欢利用这最新的科学技术。

对于这些患者来说，科技提供了几个优点。例如，电子邮件可以使许多诊所与老年患者保持更紧密的联系。同时也可以使患者有机会咨询健康问题，而不用再等卫生保健医生的回访电话或预约下一个医生。你可以通过电子邮件或短信与患者保持联系，监督患者执行药物和治疗方案，传递健康教育技巧，或使用"药物"，"运动时间"等提醒短信帮助患者治疗。

你也可以指导患者去那些提供资源和医疗问题帮助的信誉良好的网站、论坛和聊天室。当然，你得确保患者向网站提供准确的信息以及提醒他们注意网站上的错误信息。当建议患者把科技作为一种资源时，请记住，关节炎患者可能无法使用键盘，尤其是一些手机上的小键盘。

在其他方面科技同样可以改善老年人的生活质量。例如，一些老年人喜欢网上银行或在线定制旅游行程，通过邮件来保持与家

跨代互联网的使用

不同年龄段的人都如何使用互联网？哪个年龄组最喜欢发短信？哪个年龄组喜欢上网购物？老年人比年轻人更经常浏览卫生保健网站吗？

2009 年皮尤研究中心（美国调查机构）在 Generations Online 上发表了一篇有关美国老年人如何使用新科技的报告，并对这些问题作了回答。该报道显示，尽管很多美国年青人使用互联网，但仍有惊人数目的老年人——包括最老一代的一些老年人——也会使用互联网或其他新科技来完成从信息搜寻到网上银行到网上购物的所有事情。完整的报道内容可浏览网页（http://www.pewinternet.org/Reports/2009/Generations-Online-in-2009.aspx）

人和朋友的联系以排除孤单（见跨代互联网的使用）。

叙述

你也可以通过其他方式来传授知识。在教会组织或老年中心发表演讲教老年人如何倡导和关心自己。为独立生活通讯中心及当地报纸写教育文章。通过一点点的探索，你会找到许多促进成功老龄化的方法。

承担新角色

老年人因为经历过的生活不得不扮演很多角色。现在，他们正走向和进入退休，正承担着一些新鲜的角色。一些老年人将成为年迈父母的主要照顾者，许多人要接受长子的照顾，以及一些需要照顾他们的孙儿辈，所有这些新角色都会对健康有影响。

为人父母，照顾两代

许多老年人迫于压力承担了孙子 / 女主要照顾者的角色。目前，有 600 万祖父母住在年龄在 18 岁以下的孙辈家里，240 万祖父母作为孙辈的主要照顾者。因为经济问题或父母滥用药物或酗酒造成了这些"隔代家庭"。因为三分之一的父母是单亲家长，老年人不仅仅为孙子还得为子女提供一个家庭。

承担这一责任显著影响老年人保持健康和经济状况。除了限制人身自由，因为照顾孙辈（有时是成年子女）的经济负担使许多祖父母推迟或取消退休计划。因为建立合法监护权是一个伤感的和昂贵的过程，许多祖父母省略了这一步。如果祖父母生病，他们的孙辈可能会因为没有明确的监护人而陷入尴尬的境地。

祖父母在哪里寻求帮助呢？该区域老龄机构为这些抚养孙辈的祖父母提供了极好的支持和解决问题的资源以及赞助商支持团体。

这些团体让面临着类似情景的老年人分享经验及相互支持，这样可以帮助减少压力对他们整体健康的影响。

当孩子成为父母时

随着寿命的延长，由四代甚至五代人组成的家庭越来越多，这些家庭中的老年人还得赡养他们更年迈的父母。更加普遍的是，家庭中的中年人可能发现自己夹杂在抚养孩子和照顾父母之间，让需要他们照顾和支持的老年人觉得自己是成年孩子的一个累赘。如果这样的家庭没有精心安排，负担不能解除而过多地依赖一代人，情况会影响每个人的健康。

出租车服务

照顾独居的年迈父母乘车去医疗预约、药店和杂货店时可能还算简单。即使这种情况可能使双方紧张，年迈的父母不愿意寻求帮助，有时宁可不要所需的食品和药物也不去增加孩子的负担。当年迈的父母提出需求，他们为满足需求必须适应成年孩子的时间表。作为照顾者（通常是女儿），她必须腾出额外的时间去满足父母的需求，但她往往没有这个时间。双方需要公开讨论这些情况，并达成双方都接受的计划，该计划可能包括交通工具的替代方法，如高级服务车。

搬进来……

一些年迈的父母在试图掩饰家庭的开支和他们需要的额外的照顾时发现自己捉襟见肘。成年子女也有自己金钱上的担忧，他们试图帮助支付生活开支，但他们发现最好的经济解决方案是父母搬去和自己住。如果不仔细考虑，新的生活情况很容易导致每个家庭成员的压力增加。即使父母搬来了，生活情况仍然需要公开，持续讨论和计划去解决不断演变的问题。

老实说，解决一些基本问题可以帮助一个家庭来考虑年迈的父母和成年子女同住的方案是否可行：

- 父母需要身体照顾吗？什么样的照顾？
- 有多少和什么样的生活空间是可用的？
- 当有人需要照顾老年人时，家庭其他成员在工作吗？
- 新的生活环境会对老年人、成年子女或者其他家庭成员造成过大的压力吗？

……以及搬出去

当父母的需求超过成年子女所能够提供时，这个家就面临着困难抉择。在这种情况变成危机之前讨论这个问题，包括情绪影响：如成年照顾者的内疚感，能帮助家庭做出更好的选择。

该地区老龄机构和国家健康及长期护理监管办公室能够提供帮助。他们提供援助和支持服务去帮助家庭选择合适的辅助生活模式和长期护理设施。

老龄化的里程碑

我们经历了生命里无数的里程碑——毕业、第一份工作、搬家、结婚、孩子的出生。对于老年人，两个最重要的里程碑是退休和配偶的死亡。

退休的过程

许多临时工人担心，他们可能永远不会退休，因为有消失的养老基金，社会保障系统的预测不足以及医疗保险系统的潜在故障等。然而，大多数人希望并尝试规划最终退休。退休的过程中有几个阶段。

疏远阶段

当一个人开始考虑退休的时候被称为疏远阶段。对有些人而言,这一阶段开始得很早,当他在向往时间和空间去追求个人兴趣的时候便就开始了。

当一个人开始应对退休后的财务方面并制定相应计划的时候,疏远阶段通常就开始了。这个人可能会与财务顾问或公司的人力资源部人员会面并开始规划。

临近阶段

在临近阶段,老年人会设定退休日期并制定离开他的工作岗位的具体计划。在这个阶段,悲伤的心情可能始终贯穿在他的工作中,因为他要离开这个给他责任感和可能的社会渠道的角色。一个人通常在兴奋和恐惧的交替中迎接这个实际日期的到来。

蜜月阶段

第一次进入退休,新退休人员可能感觉愉悦,仿佛开始了无限期的休假。在这个阶段,他开始完成任务,享受爱好和他在工作时没有时间做的消遣活动。

觉醒阶段

蜜月期最终结束,退休人员可能开始觉醒,特别是如果他对退休的预期没有实现。对退休的期望越大失望就越大。一些人甚至可能陷入沮丧。

重新定位阶段

经过一段时间的觉醒,退休人员可能会审查他的情况,并进行更改,使他的生活更愉快。他可能追求新的消遣活动,例如参与社区服务,或者采取措施来改善他的健康状况或财务状况。

稳定阶段

在稳定阶段,退休人员已经创造了一种充实和舒适的退休生活。有人蜜月期后立即进入这一阶段;其他人可能需要几年时间来发现这个充实的生活。有些人从来没有达到这个阶段。

终止阶段

终止阶段,标志着退休生活的结束,它可能会因为退休人员因需要额外的收入返回工作,或者退休人员可能因病重或残疾而无法享受一个独立的富有成效的生活。

帮助过渡

你可以采取一些简单的措施帮助健康的老年人成功过渡到退休。举例来说,你可以向一个新的退休人员建议一些办法使他的退休更有意义,如推荐他到社区机构发挥他的专业知识,但仍给他自由的空间去选择什么时候及想怎样去志愿服务。

这样的志愿服务促进了归属感和自我价值感。

帮助因健康问题而被迫退休的患者更具有挑战性。这样的患者通常在每次卫生保健访问时需要监测抑郁情况。如果老年抑郁量表评分或临床症状指向可能抑郁，需要进一步评估，配抗抑郁药。尽管具有健康问题，患者仍然可以参加一些志愿活动。

对于所有的新退休人员，你都需要留意抑郁症，这可能会导致选择不健康的生活方式。在医院或诊所里通过简短的询问很难识别抑郁症迹象，你可能想用由哈特福德老年护理研究所研制的用以帮助识别抑郁症和酗酒的评估工具。早期确定这种行为可以采取干预措施以帮助改善这种情况，防止进一步损害患者健康。

丧偶

配偶的死亡对任何年龄的人来说都是毁灭性的，尤其是当一对夫妻在一起生活了几十年。留下的人在与配偶分享了一辈子后迷失在悲伤及孤独寂寞中。这样的悲伤需要时间和家人、朋友的支持才能慢慢减轻。

留下的妇女

通常情况下，妻子是幸存的人。女性通常比男性寿命长约 7 年，大多数已婚妇女在80 岁前成为寡妇。年迈的寡妇大大超过单身老年男性，因为她们会再婚的可能性很小。

年迈的寡妇因不太可能在外工作及可能没有强大的支持群体而面临着特殊的挑战。

许多大兵一代的人从来没有学习过如何管理家庭的财务状况及保持房子良好维护。一个年迈的寡妇可能需要家人和朋友进行干预和帮助卫生保健及其他决策。婴儿潮一代的寡妇通常能够更好地做出这种决策，因为她更有可能拥有过一份工作和管理过家庭财务及家里房子的保养。

鳏夫的故事

目前，老年鳏夫数量大大少于老年寡妇。许多鳏夫在丧偶后 1 年内再婚；那些没有这种趋势的则更脆弱、抑郁，这些导致不健康生活方式的选择。尤其是白人男性在丧偶后有自杀的风险，需要密切观察。

随着婴儿潮出生的一代年龄的增长，这种情况可能会改变。男性一代比前几代男性更健康，寿命更长。因此，寡妇与鳏夫的比率可能会下降，可能导致更多的再婚。

提供技术帮助

无论留下的是丈夫还是妻子，你都需要采用很多技能帮助你的患者渡过这个艰难的过渡期。你尽可能地提供支持并确定是否有可以帮助老年患者适应独居生活的家属或朋友。观察抑郁症和应对困难的迹象，必要时提供推荐和干预。

衰老理论

我们都可以看到衰老对我们精神和身体

的影响,但是是什么导致我们身体的衰老,随着年龄的增长老年人如何发挥社会功能?

随着年龄的增长一个人的心理如何发展?几种生物学理论试图解释是什么原因导致了机体的衰老。各种心理学理论研究社会和老年人之间的相互关系,两种心理学关注一个人如何适应和面对生命的不同阶段。

生物学理论

衰老是一个复杂的过程,它会导致细胞和分子发生改变,这些改变会影响人体的功能和抵御疾病的能力。衰老的生物学理论包括遗传、交联、损耗、自由基和免疫的理论。

遗传理论

遗传理论推测人体的遗传代码包含调节细胞繁殖和死亡的编程指令,并帮助确定一个人的总寿命。人体基因的开关,决定随着年龄的增长一个人会发挥什么样的功能。持续的人类基因组的研究可能揭示更多关于遗传理论的答案。

交联理论

根据交联理论,随着年龄的增长,蛋白质、脱氧核糖核酸(DNA)和其他分子结构会发生不当的接触或者交错连接。这些不必要的链接降低了蛋白质和其他分子的弹性。通常情况下酶被称为蛋白酶,会分解被损坏的或不再需要的蛋白质,但这种交联的存在可以抑制蛋白酶的活性。因此,这些被损坏的和不需要的

蛋白质仍然存在,造成了与年龄相关的变化,如白内障和起皱。一些营养学家认为,从高糖,高碳水化合物饮食改变为以较低的糖和其他碳水化合物饮食可能使交联的发展缓慢。

损耗理论

损耗理论集中于代谢废物的积累或营养剥夺的过程,该过程会损害 DNA 的合成,反过来又导致分子和器官发生故障。应激因素,如吸烟、酗酒、营养不良、肌肉拉伤会加剧损耗过程。根据损耗理论的解释,骨关节炎、各种退行性关节疾病,都是与年龄相关的疾病。

根据这一理论,细胞和器官至关重要的部分随着多年的使用损耗了。它指出每个人的身体都有一个"主时钟"来控制这些细胞和器官,它随着时间而减慢。这个过程降低了机体修复来自环境侵害以及吸烟和酗酒等生活方式带来的损伤的能力。这种有害的生活方式不仅会导致早衰,而且存在着骨关节炎等疾病的早期发展的风险。

自由基理论

根据自由基理论,氧自由基——包含额外电荷的高活性分子——的积累危害身体,导致衰老。这些氧自由基来自正常氧代谢或其他原因如农药、氧化污染物或臭氧;自由基也可以产生更多的自由基。

身体自然产生的抗氧化剂能够帮助抵御自由基的伤害。一些营养学家建议摄取额外的抗氧化剂,如 β 胡萝卜素和维生素 C 和维

生素 E 来提高这种保护。

免疫理论

正常情况下,免疫系统能够防止不正常细胞的形成和微生物的入侵。免疫理论认为,免疫系统尤其是胸腺和骨髓免疫活性细胞的功能下降导致了衰老。这些衰老免疫系统功能的降低增加了感染、癌症和自身免疫性疾病如风湿性关节炎、红斑狼疮等的易感性。

老年人可以通过接受年度流感疫苗和周期性破伤风加强剂,保持健康饮食,经常锻炼,并尽量不暴露在吸烟或灰尘等环境中来对抗免疫力下降的影响。

老年社会心理理论

心理理论描述了社会和老年人如何相互影响。它们包括脱离、活动、亚文化、人与环境的适应及年龄分层和年龄的整合理论。

脱离理论

脱离理论认为,一个老年人从社会退出或脱离的同时社会也与他脱离。该理论认为,这种相互退出是因为老年人和社会看不到他们继续接洽的任何好处。

该理论认为老年人接受甚至崇尚脱离社会。然而,尽管从老一辈到年轻人权力的交接是人生中必要的仪式,这种相互分离的假设性的问题必然会发生。老年人的健康和文化在他如何能继续参加社会中发挥了关键作用,许多人建议如果老年人有足够的卫生保健和财政资源,如果社会接受和尊重老年人,脱离是不需要的。

活动理论

与脱离理论相反,活动理论认为,时代的成功,一个成年人必须保持活跃。活动促进心理,社会和身体健康,也许最重要的是,当人感到自己的生活很重要,并且自己能够有所作为时产生的健康的意识。

不幸的是,有时候老年人因身体或精神残疾不能积极参加社会活动。当这种情况发生时,老年人更可能陷入抑郁或产生不健康的生活方式。这样的老年人可能需要额外的支持尽可能保持活跃和参与。

亚文化理论

老年人通常会与年龄相仿的有着相同的信念,习惯和期望的人创建亚文化群。亚文化理论认为,老年人与亚文化群里的其他老年人的交流比他与其他年龄组的人更多。在这些亚文化群里,现状往往取决于人的流动性和健康而不是教育、职业或经济上的成功。一个成功的亚文化例子是 AARP,有超过 3400 万人的会员。

人与环境的适应理论

这一理论评估人适应环境的能力(包括他的自我力量、健康、运动技能、认知能力和感知能力)。老年人有一个更高层次的能力,通常可以容忍环境对他更多的要求或刺激。活动的指挥者和治疗师可以使用这个理论来为残疾老年人安排适当的活动。

年龄分层和年龄整合理论

这一理论着眼于那些出生在特定年代的人倾向于分层进入相同年龄组或团体的方式，例如，大多数人在沉默的一代长大，小时候经历了大萧条的人分享什么都没有会是什么样的强烈感觉，一种即使他们老了也会存在的感觉，一种在更为富裕的 20 世纪 50 年代出生的，大多数年轻人不会分享的感觉。该理论也着眼于另一面：如何整合不同年龄的人们在家庭、公开场合、工作及一些社交场合中通过整合相互学习和施教。有多少不同年龄的人分层进入同年龄的团体以及他们与其他年龄组随着时间的变化、内部的多样化和各社团之间如何整合，但这一理论表明，年龄不应该决定一个人在社会中所扮演的角色。

心理学理论

有关衰老的两个主要的心理理论——艾里克森的发展理论和卡尔·荣格的个人主义理论着眼于人们一生中的不同阶段。为了安度晚年，他们建议，一个人必须拥有适应和应对技能。他必须找到方法去处理人衰老时所面临的正常状况，包括退休、搭档或朋友的死亡及自己的健康问题。

埃里克森发展理论

埃里克森描述了从出生到死亡的 8 个阶段的心理发展。为了安度晚年，一个人必须很好地完成每一阶段(见埃里克森发展理论)。

埃里克森发展理论

埃里克·埃里克森认为，为了全面发展，从婴儿到老年的过程中，一个人必须通过 8 个阶段的发展。下面的图表描述了这 8 个阶段。

年龄	发展阶段	发展工作
婴儿期	信任与不信任	需要最大的舒适性与最小不确定性信任自己、他人和环境
儿童期	自主性与羞愧和怀疑	保持自尊的同时熟悉物理环境
学龄初期	主动与内疚	开始启动，不模仿、活动，发展良知和性身份
学龄期	自卑与勤奋	试图通过改善的技能发展自我价值感
青春期	身份认同与角色混乱	尝试整合多个角色(孩子、兄弟姐妹、学生、运动员、工人)，从角色模型和同伴的压力下进入一个自我形象
成年早期	亲密与孤独	学会对另一个人做出个人承诺，如配偶、朋友或合作伙伴
中年期	生育和停滞	通过在事业，家庭生产力和公民的利益寻求满足感
老年期	完整性与绝望	回顾了一生的成就，涉及的损失，并准备死亡

当一个人触及老年的发展任务的时候，他应该已经掌握了早些时候的任务。如果他没有，他可能会面临有关年老的最后任务的问题。例如，如果他没有令人满意的婚姻或事业，他需要解决这些人生的任务问题，才能继续向前到老年任务——回顾他一生的成就和准备死亡。随着一个人临近生命的后期，未能早点解决的人生任务更加明显。沮丧老年人仍然苦苦挣扎，更有可能陷入抑郁，发泄愤怒，选择不良的生活方式从而导致健康状况不佳。

荣格的个人主义理论

他着眼于衰老作为个人发展的生命周期而不是简单地满足基本需求。他认为，在老年期，一个人在内心回顾一生的成就和审视自己的信仰。顺利衰老的老年人具有接受过去，适应他的身体功能下降的能力。他能够接受亲人和朋友的死亡并认识到他自己也正走向死亡。他期望护士和其他卫生保健专业人员来真实地处理他的健康，帮助他尽可能地保持健康，并帮助他调整下降的健康状况。

对衰老的态度

不同的国家对老年人价值的观念有所不同。在一些地方，老年人因他们的知识而受到崇敬；在其他地方，他们被一般大众无视、忽略。在美国，相关态度已经演变了很多个世纪及不同的亚文化。

对年轻的转变

在 17 世纪初，美国的老年人受到尊重，甚至崇敬。然而，当时的中位数年龄只有 16 岁，平均预期寿命只有 35 岁。

然而，在 18 世纪末，态度开始转变，人们开始担心衰老（恐老症）和把年轻理想化。根据当时流行的福音派新教，年轻人可以改正，忏悔自己的罪过，但老年人被视为救赎的时代早已过去及他们的智慧并不受重视。

工作的世界也从一个老年人拥有并经营的农场的农业社会转变为一个依靠年轻、强壮的劳动者的工业社会。即使在 20 世纪初，医生认为，衰老是一个"不可治愈的疾病"，直到大约 1930 年，衰老被认为是一个医疗和社会问题。当时，医生们开始认识到，衰老是一个过程，不是一种疾病，并开始对延长寿命持热情态度。随着生活条件的改善，人们开始能够活得更长，生活得更健康。

活得更久

在 20 世纪 40 年代中期，人们转而关注人口平均寿命的增加。在第二次世界大战后最初的 30 年，美国从中受益的经济带来了巨大的国家财富和生活水平的提高，工人更可能拥有健康保险。医学的进步包括抗生素的进一步发展及治疗一些造成残疾或早期死亡的疾病的方法的发展。人们开始意识到活得更长就意味着他们必须采取措施更健康地生活。

这也意味着个人和社会都应该能够满足日益增长的老年人口的经济需要。专业团体开始解决形成的老龄化问题。到了 20 世纪 50 年代，研究人员和医生正在研究社会、经济和医学对老龄化的影响和寻找改善健康和提高老年人生活条件的方法。

研究开始关注老龄化问题。在 20 世纪 80 年代开始，一直持续到本世纪，重点已经转移到帮助老年人保持尽可能健康和独立。这不仅降低了老年人治疗慢性疾病的昂贵的医疗费用，而且有助于他们享受健康，安享晚年。

年龄歧视

尽管有这样的进步，许多人仍然对老年人持有偏见和误解。恐老症的一种极端形式，年龄歧视是有些人仅仅基于年龄的歧视和偏见。有人表现出歧视老年人，通常认为老年人没有吸引力，不事生产及无知的。年龄歧视会导致消极的、非理性的行为来对待老年人，同时贬低他们对社会的贡献。

与其他形式的歧视一样，年龄歧视源于成见和误解。这样的成见包括认为所有的老年人：

- 缺乏创造性
- 无性
- 社交孤立
- 在精神和体力下降的状态
- 家族和经济负担
- 下等生物

- 年老
- 重听
- 生病
- 残疾
- 要么烦躁或者很平静

年龄歧视发生在劳动力上，许多雇主拒绝雇用老年工人。它也发生在市场上，例如，一些银行不贷款或抵押贷款给年老的借款人（见识别年龄歧视）。

甚至一些卫生保健专业人员也有年龄歧视。研究人员发现，卫生保健提供者通常提供给老年患者的保健信息比年轻患者的少。是否因为缺乏兴趣或教育不足，一些保健医生似乎认为，老年患者不需要与年轻患者相同的水平的评估和治疗。国家正在努力纠正这种情况，提高老年人的健康保健（见我可能是年龄歧视者吗？）。

衰老焦虑症

衰老焦虑症是指对日渐衰老的恐惧和担忧。虽然不是每个人都会有这种感觉，但它会影响中年和年轻的成年人。

对于财务状况的担忧、外表的改变、社会的损失和认知能力下降，健康及身体状况都可以引发衰老焦虑症。它常常是由于感知对老年人的成见引起的。

我们对抗皱霜、美容和头发移植等文化的兴趣反映出对衰老的焦虑。同样，更加注重健康，包括饮食和运动，也可能是对衰老的焦虑所致。

识别年龄歧视

下面的调查有助于识别年龄歧视受害者。在调查中,告诉患者在每个空白处填一个数字表示他经历过的每一种情况的频次,使用下列规模:0= 从来没有,1= 一次,2= 不止一次。

_____ 1. 有人给我讲过一个取笑老人的笑话

_____ 2. 我收到过一张取笑老人的生日卡

_____ 3. 我因为我的年龄被忽视或不重视

_____ 4. 我被叫过与我的年龄相关的侮辱性的名称

_____ 5. 我因为我的年龄被光顾或 "谈论到"

_____ 6. 我因为我的年龄被拒绝租房

_____ 7. 我因为我的年龄很难得到贷款

_____ 8. 我因为我的年龄错失了一个领导位置

_____ 9. 我因为我的年龄被认为没有吸引力而遭到拒绝

_____ 10. 我因为我的年龄拥有更少的尊严和受到更少的尊重

_____ 11. 因为我的年龄服务员忽视我

_____ 12. 医生或护士以为我的疾病是我的年龄引起

_____ 13. 我因为我的年龄被拒绝接受治疗

_____ 14. 我因为我的年龄被拒绝工作

_____ 15. 我因为我的年龄无法晋升

_____ 16. 有人因为我的年龄想当然地认为我听力不好

_____ 17. 有人因为我的年龄以为我不明白

_____ 18. 有人告诉我, "你太老了"

_____ 19. 因为我的年龄我的房子被毁

_____ 20. 我因为我的年龄被认为是犯罪受害者

年龄 : _____
性别 : 女_____   男_____
取得的最高学历 : _____

摘自 Palmore, E. *The AgeNm Survey*. Durham, N.C.:Duke Center for the Sludy of Aging, 2000. (From Miller, C.A. *Nursing for Wellness in Old Adults 5th ed.*, Philadephia: Lippincott Williams & Wilkins, 2009, Chapter 1, Page 6, Figure1-1.Used with permission.)

我可能是年龄歧视者吗?

帮助你确定自己对衰老的态度,花一点时间思考以下问题:

- 你自己对待衰老的态度是什么?
- 你发现自己无法忍受老年人吗?
- 你在实践中经历过什么样的文化规范(例如,亚裔美国家庭老年妇女卫生保健决策)?
- 这些文化规范影响你照顾患者的方法吗?
- 有没有办法更改你的护理措施以适应不同的文化背景的患者?
- 你如何对生育高峰一代人解释衰老的各种理论? 用你自己的推论解释每一个理论。
- 你能为一个新寡妇提供什么指导来帮她照顾自己,保持健康? 你有没有注意到任何影响你的建议的与年龄相关的因素?
- 确定你亲眼目睹的年龄歧视的两个实例。有什么办法可以帮助解决这个问题?

文化态度

每一种文化都有不同的信仰和行为,影响着他们的健康。不同的文化有不同的对待衰老的态度。

非裔美国人

在许多非裔美国家庭,老年人在家庭中起着至关重要的作用,他们经常照顾孙子。老年人受到重视和尊重。长寿被认为是个人的胜利和成就,表明了一个人的力量、信念和智慧。

亚裔美国人

亚裔美国人,包括日本、中国、韩国和越南等亚洲血统。大多数亚裔美国人认为,老年人应该被尊重。他们还认为,孩子们有义务照顾年迈的父母,这是长子应肩负的责任。成年的子女做重要决定之前通常会咨询他们的父母。老年妇女通常为家庭作出医疗决定。

大多数美国籍华人认为家庭比个人更重要,个人独立不被重视。老年人因他们的长寿和智慧而被尊重,希望家庭会照顾老年人。

 文化
在韩裔美国老年人中,过多的微笑表明缺乏尊重或智慧。

美籍德国人

在美籍德国人中,孩子们要帮助父母尽可能长的时间留在自己的家里。最终,年迈的父母通常与他们的孩子住在一起,也许从一个孩子的家到另一孩子的家。

西班牙裔

西班牙裔包括墨西哥、古巴和波多黎各血统。家庭在西班牙文化里是非常重要的,混合社区的家庭很普遍。当老年人不能照顾自己,他们通常会搬来和他们的孩子一起住。晚年被视为是一个老年人享受他一生成就的时间。

在波多黎各家庭，老年人很荣幸，受尊敬，被钦佩和被看做是智者。

 文化 许多西班牙裔老年人避免目光接触，担心"邪恶的眼睛"。

土著美国人

当老印第安人再也不能照顾自己，他们通常被年轻人所照顾。在这种文化中，"老"指的不只是年龄，还有身体和社会地位。老年人被人们所尊敬，他们被年轻人视为领导者、教师和顾问。

 文化 土著美国人避免直接的眼神接触，因为它被视为对抗。

有所作为

现在你已经看到有关照顾老年人的很多方面，你可以在接下来的章节中找到在你的日常实践中使用的丰富的信息。你会找到衰老理论和实用信息来帮助你为老年患者提供尽可能好的护理。

但你已经有了一个最重要的技能：用耐心和爱心倾听的能力。好好地听你的老年患者的问题将帮助你与他们合作，从而找到最合适的医疗选择。将你的护理技能与倾听能力和你在本书中获得的信息结合起来，你会为你的老年患者提供非常有效的护理。

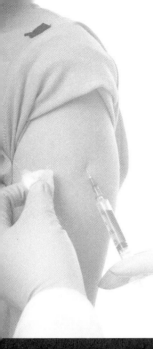

第2章

提升健康生活品质

> "当一个人没有梦想只剩遗憾时,他的青春韶华便已流逝殆尽。"
>
> ——约翰·巴里摩尔

世界卫生组织对健康的定义不仅是指身体没有疾病或衰弱,而是一种身体、心理和社会功能的综合完整状态——该定义适用于各个年龄层的人群。对于一个护士来说,这意味着对于治疗看护年老多病的患者需要付出更多;需要找到各种合适的方法来帮助老年患者拥有更健康的生活。

在实际操作中,你能找到许多提升健康的机会。例如,当你在诊室里看护老年患者或是示教有关护理工作时,重要的一点是因人而异地实施看护和教授工作,包括了患者的年龄,健康状况和文化程度。适时指导老年患者通过合理的营养摄入和体质锻炼来帮助他们保持独立生活能力。指导男性患者如何进行睾丸自检,指导女性患者如何进行乳房自检。如有需要,提供有关戒烟的信息。教授患者如何适应身体老化带来的不便因素,例如行动不便和听力下降。一些促进健康老龄化的组织不仅能够帮助老年人提升健康生活情况,也可以帮助你改善健康状况(见健康老年生活指引)。

时间轴：通往健康之路

回顾一下健康品质提升时间轴上的里程碑以及一些有趣的健康相关因素。

1933 年 施文引进充气轮胎，在1935 年成为了自行车工业的标准

1921~1927 年 第一支白喉疫苗，百日咳疫苗和肺炎疫苗研发问世

1927 年 巴比·鲁斯在一个棒球赛季内获得60 个本垒打

1944 年 第一支广泛使用的防晒霜诞生，之后被水宝宝拥有(贝恩德只市场推广)

1904 年 国家肺炎协会(后更名为美国肺脏协会)基于防治肺炎而成立

1913 年 美国癌症防控社团(后更名为美国癌症协会)成立

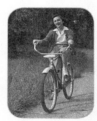

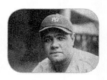

1936 年 杰西·欧文在柏林夏季奥运会获得4 枚金牌

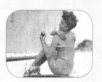

1900　　10　　20　　30　　40

一些防范措施

要保持健康一个最重要的环节是预防，许多组织——例如美国癌症学会，美国卫生保健研究和质量管理机构，美国预防工作服务组——为评估和防治疾病作出指南。确保老年患者知道帮助他们防治疾病的方法，包括进行常规筛查和检测，接受特定疾病的免疫治疗、鉴别和减少健康风险。

及时的检测……

持续常规筛查和检测能够帮助老年患者更早地发现疾病问题，并进行有效管理。通常的建议类常规筛查检测项目包括视力、听力、乳腺癌、宫颈癌、结直肠癌、前列腺癌、抑郁症和痴呆症。

1961 ~ 1967 年
引进第一支口服小儿麻痹症,麻疹和流行性腮腺炎疫苗

1962 年 华生和克里克揭开了 DNA 遗传编码,分享了诺贝尔奖

1950 年 美联社将芭比·迪利克将逊·萨哈里斯命名为半世纪的女性运动员

1951 ~ 1985 年 杰克·拉兰娜主持最长的运动锻炼电视节目

1952 年 第一辆跑步机作为心脏压力测试的医疗设备

1965 年 国会通过了香烟包装上的健康警示标志

1965 年 由佛罗里达大学发明的可佳得乐,可用来抵抗足球场上热量不足相关疾病

1971 年 常用天花疫苗在美国停用

1980 年 宣布天花在世界范围内消灭

1982 年 制造获得乙肝疫苗

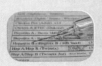

1990 年 乙型嗜血杆菌疫苗允许为婴儿接种

1995 年 水痘疫苗允许接种

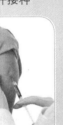

2003 年 第一次引进成人免疫计划

2006 年 肯尼亚的罗伯特·K.切留约特在波士顿马拉松比赛中跑出世界最快纪录——2h7min14s

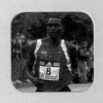

50　　60　　70　　80　　90　　**2000**

乳腺癌

几乎一半乳腺癌发生在 65 岁及以上的女性人群中。美国癌症学会建议 40 ~ 49 岁的女性每 2 年进行一次乳房 X 射线检测,50 岁及以上的女性每年进行一次检测。

美国预防工作服务组建议 70 岁以上的女性仍然应该坚持进行检测。然而,她们中有些人罹患其他疾病,这样的检测频率并不能延长她们的寿命,所以一些机构建议超过 70 岁的还期望有 10 年以上寿命的人继续进行检测。

宫颈癌

美国癌症学会建议,那些过去 10 年接受过 3 次及以上宫颈细胞测试并且呈阴性的 70 岁以上的女性接受宫颈癌扫描检测。美国预防工作服务组建议那些从来没有进行扫描检测或者是没有扫描检测记录的女性接受扫描

健康老龄化指南

一些团体研究了一些项目以促进健康老龄化。以下是这些项目的成果：

- 健康人类 2010，由美国健康与人类服务部门设立，是以国民健康为目的寻找预防并减少对健康产生的种种威胁。健康人类 2020 将会关注今后数十年的该项目标。
- 健康老龄计划，作为国家医护服务中心的一部分，为老年人关注有关改善健康和疾病防治的文献并出版有科学依据的健康护理指导书籍。
- 综合老年护理项目，提供全面的、社区化的、多学科的护理模型，用以关注和改善老年人的健康。它围绕的中心是，无论何时，老年人都可以从自己的社区获得护理关怀。
- 50 岁后保持健康口袋指导，由美国健康与人类服务部门和美国卫生保健研究和质量管理机构

推出，为 50 岁以上老年人提供健康相关信息、小贴士和指南。可以通过 http://www.pueblo.gsa.gov/cic_text/health/50plus/50plus.pdf 查询。

- 美国健康与人类服务部门有一个网站http://healthfinder.gov/prevention 被称为健康生活快速指导。网站为老年人提供许多健康生活的指导。
- 国家安全老龄化资源中心提供老年人行动安全的最佳实践。
- 国家慢性疾病防治和健康提升中心提供各种和健康有关的信息来帮助老年人保持健康。
- 国家各地区老年人协会是一个广泛的组织，它提倡资源供给，为老年人提供可获得的服务。

检测。他们建议 65 岁以前接受过足够扫描检测的老年人可停止检测。

在决定是否停止进行宫颈癌扫描检测之前需要对每个患者性交史进行回顾询问交流。例如，那些有多名性伙伴或有新性伙伴的女性应该持续进行宫颈癌的扫描检测。不管是否接受宫颈癌的扫描检测，女性都应该接受双合诊外阴检查。不幸的是，许多女性在停止宫颈癌检测后就不再接受该检测。

结直肠癌

美国癌症学会建议男性和女性 50 岁开始每年进行粪便隐血试验或者排泄物免疫化学检测。他们也推荐以下检测：每 5 年进行一次乙状结肠镜或 X 线结肠成像术检测，每 5 年进行一次双倍钡灌肠检查，或者每 10 年进行一次 X 线断层摄影术。这些指南都可以根据患者自己的病史和家族史进行调整。

前列腺癌

大约 75% 的前列腺癌患者年龄超过 65 岁。美国癌症学会建议每个超过 40 岁的男性每年应该接受常规的直肠指检。超过 50 岁，建议每年接受前列腺抗血清检测。如果有一个检测不正常，患者就需要一个综合的评估。

 美国非洲裔的男性患上前列腺癌的概率比白人高66%，而且因前列腺癌死亡的概率是白人的 2 倍甚至更多。

因为前列腺癌对老年人来说发展缓慢——大约在发生 10 年后才能被注意到——有些人认为决定进行直肠指检和前列腺特异抗原检查应取决于患者的预期寿命。而在检测前应该先征求患者的同意。

酒精的使用和滥用

老年人应接受过量使用酒精的检测。过量摄入酒精除了会增加跌倒和事故发生的风

密歇根快速酒精中毒筛选试验——老年版（SMAST-G）

你可以使用密歇根快速酒精中毒筛选试验——老年版（SMAST-G）来检测老年患者的酒精滥用程度。患者通过回答是非题来进行该项检测。回答超过 2 个（含）以上 "是" 就表明酒精滥用。

问题	回　答	
	是	否
当你被问及饮酒量时,你的回答是否低于实际饮酒量?		
在饮酒后,你是否因为无饥饿感而不进食?		
在少量饮酒后,颤抖和震颤是否缓解?		
在你饮酒后你是否无法记得发生的事情?		
你是否经常使用酒精来镇静或放松自己?		
你是否通过酒精来思考问题?		
当你经历不快时,你是否增加饮酒量来借酒消愁?		
是否有医生或护士为你的饮酒而担忧?		
你是否会对你的饮酒量进行控制?		
当你孤单时你是否会饮酒解闷?		
总分（0~10）		

摘自Blow,F.C"Short Michigan Screening. Test—Geriatric Version," Ann Arbor: University of Michigan (1991). © The Regents of the University of Michigan, 1991. University of Michigan Alcohol Research Center. Reprinted with Permission.

险,也会使原有病情恶化,例如糖尿病、食管反流症和高血压。美国国家酒精滥用和酒精中毒研究所建议 65 岁以上人群每周酒精摄入量不应超过 7 杯。

你可以接受很多检测,例如门诊经常使用密歇根快速酒精中毒筛选试验——老年版,来确定酒精滥用(见密歇根快速酒精中毒筛选试验——老年版)。

视力和听力

"健康人类 2010" 的目标——由美国国家健康与人类服务部门提出,是为了减少因糖尿病引起的眼部疾病包括视网膜病,青光眼和白内障。每个 18 ~ 50 岁的人应该每 2 年接受一次眼部疾病的检查。50 岁以后,每个人每年应该接受青光眼和其他眼部疾病的检查。

老年人迷你意识测试的使用

迷你意识测试是一个简单的 3min 初始筛查工具,它能够指出患者是否患有轻度意识损伤、痴呆症或早期阿尔兹海默病。如果你怀疑任何类型的痴呆症,建议患者接受进一步检测。该测试包含 3 个部分。

第一部分

让患者说出 3 样物品的名称,然后重复给你听(例如苹果,手表,便士),如果患者在 2 次尝试后不能重复这 3 样物品的名称,立即建议他接受进一步评估检测。如果他能够完成任务,进入下一个部分。

第二部分

让患者画一个时钟。时钟应该包含普通的圆形的有数字针的图形,这个测试评估思考执行力度,或者说是执行多步骤的能力。

第三部分

当患者画好时钟后,让他重复第一部分的物件。

得分

画好时钟后回忆出第一部分的一个物件得1 分,然后再看时钟图画(看第一和第二个数字),对于时钟测试,以下每点各得 1 分:
- 画出封闭的圆圈
- 包含正确的数字
- 将数字标注正确
- 包含正确的指针位置

患者应该完全正确,如果有错误,就应该建议接受进一步检测。

检测结果的说明

以下指导准则是为了说明检测结果。
- 如果患者在画好时钟后不能说出任何单词,得到 0 分的话,说明他肯定患有认知损伤。他应该接受进一步评估。
- 如果患者得到 1~2 分但画了一个不正常的时钟,他肯定患有认知损伤,需要接受进一步评估。
- 如果患者得到 1~2 分但画了一个正常的时钟,他不一定患有认知损伤,低分说明有可能患有痴呆症,他应该重新进行检测。

- 如果患者得到 3 分而且画了一个正常的时钟,他几乎没有可能患有痴呆症。

接下来做什么

无论什么时候进行该项检测,记住它只是表明患者是否应该接受进一步检测。它并不能证实痴呆症。相反,它可能表明患者患有其他疾病,例如抑郁症、甲减或者其他疾病表现为痴呆症状。

正常钟面:执行思维力的征象

异常钟面:提示需要进一步测试

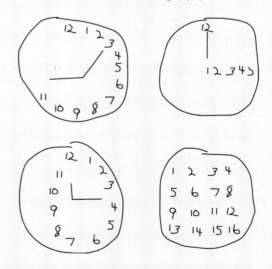

摘自 Borson, S., et al. "The Mini-Cog: A Cognitive 'Vital Signs' Measure for Dementia Screening in Multi-lingual Elderly," *International Journal of Geriatric Psychiatry,* 15(11): 1021-1027, 2000.

除非一个人有疑似病灶，否则他无须每年接受耳部检查，但是如果出现听力衰退的征兆，他就应该接受听力测试。

痴呆症

虽然患者不常规接受痴呆症检查，但是健康依从性不佳的患者还是应该接受检查。患者的家庭成员或照护者担心患者可能有痴呆症时也应该接受检查。

虽然蒙特利尔认知评估是一项有用的痴呆评估工具，但是当时间紧迫时迷你意识测试被认为是一项快速检测工具。这项很简单的测试包括了熟悉物件认知和时钟绘画。该检测能够表明患者是否需要进一步接受阿兹海默病和老年痴呆症的检测（见老年人迷你意识检测的使用）。

骨密度

骨质疏松的风险随着年龄而增长，尤其女性在更年期后，男性 70 岁后。让老年患者了解骨质检测，涵盖在医疗保险中的一个简单无创无痛的检测程序。鼓励他们补充钙质和维生素 D 以减少骨质疏松的风险。

增强免疫：保持现状

免疫实践委员会和美国家庭医生学术会建议 50 岁以上人群每年接受流感免疫疫苗。65 岁老年人应该接受一次肺炎疫苗。高风险老年患者例如多发骨髓瘤或白血病患者应该每 6 年接受一次该疫苗。

有患肝炎风险的老年患者，例如晚期肾脏疾病的患者应该接受乙肝疫苗。每个 60 岁以上的人都应该接受一次带状疱疹疫苗，即使他们没有疱疹感染。

除非禁忌，慢性药物治疗的患者也应该接受疫苗。另外，提醒老年患者每 10 年需接受一次破伤风白喉疫苗，这经常被老年患者所忽视。

降低风险

促进健康一个重要的方面是认识并降低威胁健康的风险。第一步是鉴别和评估环境风险及生活方式，这可能加剧老年患者的伤情和疾病的发展。风险评估工具包括了一般用于老年人的工具和专为老年患者制定的工具。

特定风险评估工具包括了以下风险评估：跌倒（对于老年人来说最大的安全风险）、失禁、心脏病、溃疡以及药物滥用和病情忽视。一个由美国心脏协会提供的很好的工具，例如，心脏病风险评估。它涉及的问题包括用药史、血压、体重、血糖和家族史，然后根据相应的回答计算风险。

一旦发现风险，可以采取措施减缓疾病，帮助老年患者保持健康。最重要的一步包括保持患者的身体安全，尤其是防止跌倒，帮助他们找到一个合适的运动水平来锻炼，教会他们保持安全，持续学习各种方式来维持改善他们的健康。

迈向安全

为所有的患者提升安全度。老年患者常

健康生活 鉴别跌倒的风险因素

下面你可以找到老年人跌倒的一系列风险因素。用它来评估老年患者是否存在风险。

- 以前有过跌倒的经历
- 无栏杆或扶手
- 运动失调
- 75 岁以上女性
- 糖尿病
- 头晕眼花
- 水肿
- 虚弱
- 脚部疾病
- 步态失常
- 光滑地板
- 视力受损
- 光线不充足
- 失禁
- 药物治疗（抗高血压、抗抑郁、抗精神疾病、利尿的、镇静剂或多重用药）

- 心情困扰
- 多重诊断
- 神经性疾病
- 环境设施改变
- 夜尿症
- 整形外科疾病
- 麻痹
- 帕金森病
- 周围血管病变
- 肢体残疾
- 环境设计差
- 体位性低血压
- 带有静脉注射管或留置导尿管
- 卒中
- 暂时性脑缺血
- 环境不熟悉
- 心脏情况不稳定
- 使用助步器
- 使用限制器

面对各种风险,包括药物反应、不良反应和药物滥用。其中最危险的就是跌倒和烧伤。

跌倒的后果

老年人面对的最普遍的安全问题是跌倒。事实上,这个问题联邦政府在 2002 年通过了老年人防跌倒法案,来为相关研究提供资金,并且通过公共教育和服务来防治老年人跌倒。在老年人群中,跌倒导致创伤,创伤则导致医护治疗和死亡。根据疾病控制和预防中心的统计,每年有超过 25 万 65 岁以上老年人经历臀部骨折。

那些跌倒但没有受伤的人,大多数有着跌倒恐惧被称为跌倒后综合征。这种恐惧使得老年人更加难以进行正常的日常活动。这导致了不必要的依赖、社交孤立、功能障碍和低生活质量。这使得老年人更不愿意走动,减少肌肉协调,增加跌倒的风险。

许多因素都会引起老年人跌倒事故,包括年龄的增长,移动工具的风险,用药的不良反应,环境危险因素,不安全的看护,衣装牵绊患者和疾病的因素(见鉴别跌倒的风险因素)。采取一些简单的方法来改善环境,例如浴室安装扶手,光线充足,去掉绊脚的地毯,这些能减少风险,并且改善老年人的各项功能水平。

年龄的变化

随着年龄增长,一些变化的发生会增加跌倒的风险。例如,难以在昏暗时辨别颜色(例如蓝色、绿色和紫色)、白内障、夜视变差、视力下降使得老年人看不清东西然后绊脚跌倒。走路时脚趾和脚的抬举过小,改变了身体重心(导致不平衡)和反应迟钝会使得更加容易跌倒。尿频导致频繁起夜也会增加跌倒的风险。

助步器的风险

错误地使用拐杖和步行器会导致跌倒。患者和照护者轮椅使用不当,包括轮椅是否调整到合适的位置,会增加跌倒的风险。理疗专家能够确保正确使用器具。

用药

药物尤其是导致头昏、眩晕、倦怠、体位性低血压和失禁(例如抗高血压,抗精神病、镇静剂、镇定剂)的药物,会增加跌倒的风险。

确保患者正确用药(见第 5 章,药物:正确的处方),鼓励他们或者照护者携带所有处方药物、非处方药物、中草药等。

环境危险

潮湿的或刚刚打蜡的地板、光线不足、地毯乱扔、地上有物品等都会导致跌倒。为了老年人的安全,要清除路径上全部障碍物。

照护者

照护者不能够全面地了解潜在的风险,包括跌倒的风险,就不能给老年人一个最安全的看护照料。帮助照护者理解具体风险和妥善的看护,包括如何预知问题,如何保持冷静和保持患者平静。这能够使得那些威胁着患者和照护者的问题不再继续发展。

衣着

长袍、长裤脚和不合脚的鞋子袜子都会引起跌倒。帮助老年人了解穿合身的衣服是非常重要的。

疾病

一些疾病会引起一些症状,限制老年人移动能力,阻碍他们认知环境,这增加了跌倒的风险。抑郁症、起立性低血压、心情不好、困惑、虚弱、失禁、脑部供血不足、水肿、运动失调、眩晕、骨质疏松和麻痹都能导致跌倒和受伤。教会患者和照护者导致跌倒的疾病因素,提供处理这些症状发生时应对的方法。

火灾

火灾对老年人来说是很大的风险,死于火灾的 65 岁以上老年人是其他人群的 2 倍。

健康生活   防范和逃离火灾

65 岁以上老年人死于火灾的风险呈上升趋势。帮助他们减少风险,教会他们以下法则:

- 确保家中火警器正常工作。至少每 2 年更换电池,当烹饪时不要关闭警报。
- 注意火苗和香烟,不要让老年人处于无人看管的情况下。将香烟屑放入金属器皿内,确保这些物质不会闷烧和燃烧。
- 不要在床上吸烟。
- 检查松动插头的电线。不要拉着电线将插头从插座上拉掉。注意不要让插座超

负荷。
- 烹饪时不要穿长袖。准备好苏打水和锅盖在手边,以熄灭烹饪时的火。不要用水去灭烹饪时的火,特别是里面有油脂时。
- 发生火灾时,不要乘电梯。
- 在火灾发生前准备好逃生计划。尽可能计划多个出逃路线。在床边准备好手电,口哨,一副眼镜(如果你视力不好)。
- 如果你残疾不便移动,确保你有逃生的后备方案。
- 不要试图单独对抗火灾。先逃生,再打火警电话。

老年人应该学会如何防范火灾和计划一个逃离火灾现场的路线。

国家火灾防范协会发起了针对老年人火灾和跌倒防范项目,称为"记得何时",该项目通过游戏、琐事、幽默教会老年人如何保卫自己和他们的家庭远离火灾以及如何安全地逃离火灾(见防范和逃离火灾)。

健身

保持安全对老年人来说很重要,但维持身体健康对他们同样很重要。常规锻炼能够增加老年人的独立性,改善生活质量,减少残疾。经常锻炼能够增强身体强度,提高和增加肌肉组织,改善平衡和协调以及柔韧性。同时能够降血糖、减轻体重、降血压、促进睡眠质量、缓解压力。

每日适度锻炼 30 min 比偶尔剧烈锻炼有益,特殊好处取决于锻炼的类型:有氧运动、拉伸运动和力量运动。

锻炼时间

有氧运动通过增强心肺血管输氧促进心血管健康和呼吸功能,例如游泳,慢跑,骑车,步行,划船,网球和有氧舞蹈等。为了达到最佳效果,老年人应该尽可能一周锻炼 3 次且每次 20 min 以上(见老年人身体锻炼)。

然后……伸展

缓和的伸展运动能促进肌肉和关节柔韧性。在其他锻炼前后伸展 5～10 min 也能减

健康生活　老年人身体锻炼

以下活动能够帮助提高携氧能力、增强肌肉。运动的强度可以调整,从适度到剧烈,适应不同人的水准。

有氧运动

- 步行
- 跳舞
- 游泳
- 水中有氧操
- 慢跑
- 有氧健身操
- 自行车(固定或沿路的)
- 园林活动(例如割草)
- 网球
- 高尔夫球(无车载)

肌肉增强运动

- 使用拉力绳,重力机械,举重机等
- 健美体操(体重提供运动阻力)
- 园林中的挖土,举重,负重
- 携带杂物
- 瑜伽锻炼
- 太极拳

摘自 U.S. Department of Health and Human Services (2008). "Physical Activity Guidelines for Americans" [Online]. Available: http://www.health.gov/paguidelines/pdf/paguide.pdf

---

少肌肉的僵硬和疼痛,防止肌肉受伤。

动起来

强度训练能够帮助提升活力、平衡度和柔韧性,能够减少跌倒的风险。正确的力量训练要求阻力性(举重)和递进性(逐渐增加重量)。等长运动或运用自身体重(俯卧撑和仰卧起坐)都能够增加力量。有可能的话,老年人应该每周至少2次,每组做8~12个动作来作为力量训练(见学习简单的锻炼)。

在开始运动之前,老年人应该询问一下健康教练,评估健康程度并选择适合的运动项目(见老年人身体锻炼要点)。

自学

现在大多数老年人都比以前的老年人健康,他们知晓健康问题,参与健康关怀。许多人会用电脑,会通过互联网寻找健康信息。这些健康的积极的老年人带头学习保持健康。

可引导他们通过值得信任的和其他资源如健康保健杂志网站,提供健康照护和治疗的相关信息。另外,指导他们何时应该向护理专家咨询健康护理问题,而不是网站。

你也可以鼓励他们参与学习有关预防性

健康生活　**学习简单的锻炼**

运用下列图片学习并教授老年患者一些简单的锻炼。他们能够在站立,平躺或坐立着时完成。

站立

保持你的手臂水平伸直打圈子。

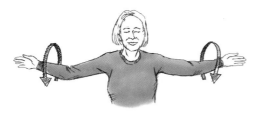

保持你的双手在两侧,然后尽可能向左弯腰,再向右弯腰。

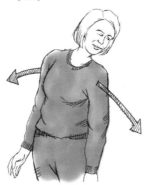

手臂放在两侧,转动上身来回摇摆你的手臂,重复左右运动。

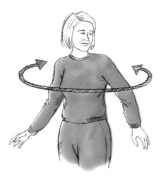

抓住椅子背,弯曲双膝然后站直。

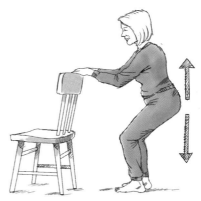

平躺

面朝上躺着,双臂放两侧,弯曲肘部就像练肌肉。

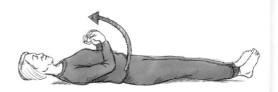

面朝上躺着,举起双臂至头上然后拍手。

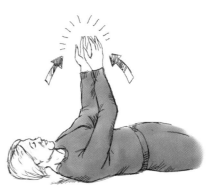

健康生活 学习简单的锻炼（续）

双手抓住小腿将其拉到胸前,重复另外一只小腿。

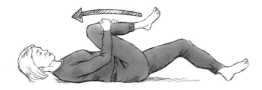

面朝上躺着,伸展双臂和双腿,深呼吸。

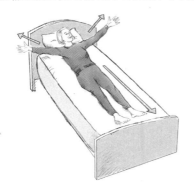

坐位

坐在床边或椅边,慢慢弯曲身体,双臂悬空触碰脚趾,记住缓慢向后坐回原位。

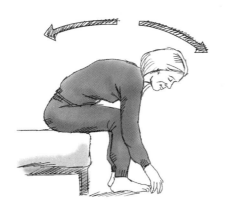

双手插在臀部,来回旋转上身。

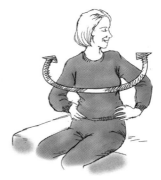

双肘向前靠拢合并。

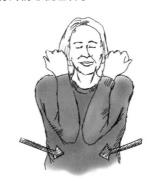

坐着,像走路一样抬膝盖然后放下。扶在床上或椅子上保持平衡。

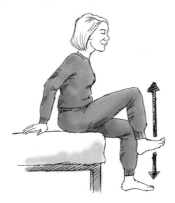

健康生活   老年人身体锻炼要点

锻炼对于保持健康是很重要的。下面是一些身体锻炼的指导,第一部分适用于所有成年人,包括老年人,第二部分适用于老年人。

所有成年人

- 所有成年人都应该运动。做些身体活动比不做好,老年人只要参与身体锻炼,无论多少,都能从中获益。
- 为了更多健康利益,老年人应该每周完成至少 150 min(2.5 h)适中强度或者 75 min(1 h15 min)剧烈强度的有氧运动。他们也可以完成等量的有氧运动组合。他们应该至少 10 min 完成一节有氧运动,然后延续一周。
- 为获得更多健康利益,老年人应该增加适中强度的有氧运动达到 300 min(5 h)每周或者 150 min 剧烈运动。他们也可以完成等量的适中和剧烈运动的组合。超过这些量可以获得更多的健康好处。
- 老年人也应该做中度的和高强度的肌肉增强运动,它包括了所有主要肌肉的运动,每周要 2 次或者更多。这种运动提供了更多的健康益处。

老年人

- 老年人由于慢性疾病,不能每周做到 150 min 适中强度的有氧运动,但应该在身体允许的情况下进行运动。
- 有跌倒风险的老年人应该做些锻炼来改善平衡。
- 老年人应该根据自己的身体情况来调节运动水平。
- 有慢性病的老年人,应该知晓他们的病情是否以及怎样影响他们安全地完成常规身体运动。

摘自U.S. Department of Health and Human Services (2008). "Physical Activity Guidelines for Americans" [Online]. Available: http://www.health. gw/pagudelines/pdf/pagude.pdf

的健康护理实践。教他们关于合理营养、运动、牙齿护理、戒烟、避免吸二手烟的信息。然后告诉他们如何掌握和继续学习更多的东西。

外部影响:把所有因素考虑进去

和健康没有特定关系的因素也能对健康产生重要影响。宗教和文化信仰,知识和动机,经济能力,移动能力与年龄相关的认知,意识和感觉的改变都会影响健康的提升。

宗教和文化

有宗教信仰的人能够很大程度上影响他的健康和疾病观念。例如,一些宗教教导疾病是罪恶的惩罚,它可以指引一个人简单地认为疾病是对他过去犯错的惩罚。其他宗教教导身体是一个庙宇,信徒必须避免身体遭到伤害,例如饮酒和抽烟。这些信仰都会影响一个人的健康和寿命。

像宗教一样,文化信仰也会影响健康。例

健康生活　理解文化怎样影响疾病

文化信念和饮食很大程度影响一个人的健康,包括疾病的发展。下面列出了在某种文化下疾病流行的情况。

非裔美国人

- 肥胖(特别是女性)
- 高血压(导致急性肾衰竭)

美国印第安人

- 糖尿病(美国人中发病率最高)

西班牙裔

- 肥胖(特别是女性)
- 宫颈癌
- 胃癌
- 糖尿病

菲律宾裔

- 高血压

太平洋岛

- 高血压
- 肥胖
- 高胆固醇
- 心血管疾病

如,如果一个老年人坚持家庭康复,但该方案不像传统治疗那样起作用,他的健康将会受到影响。一些家庭康复治疗甚至会影响药物治疗,因为许多患者不会分享他们家庭康复治疗的信息。

饮食文化对健康的影响也很重要。多油多盐的饮食和以水果,蔬菜和谷物为主食的饮食文化对一个人的健康有着非常不同的影响(见理解文化怎样影响疾病)。

知识和动机

一个人对健康促进和健康生活理解的多少,影响他保持健康的程度。如果他从小接受健康生活方式,例如适合的营养和牙齿护理,在长大的过程中有人教导强化,他将很有可能享受一个健康的老年生活。

不幸的是,一些老年人的认知障碍将会剥夺他们所学的知识。这些认知障碍的老年人需要经常地强化健康促进方式。

我的动力是什么?

动机是保持健康生活方式的重要因素。老年人经常失落和悲哀,没有自尊感,那些感到绝望和抑郁的人可能没有动力去维持良好的健康锻炼。身体上的挑战,例如无法移动或者关节疼痛也会影响动力。

可以创新地去帮助鼓励这些患者。例如，鼓励一个关节疼痛的老年患者，先在椅子上锻炼，然后在花园短距离步行，重点是告诉他欣赏花鸟的乐趣。或者安排他和同伴一起短途踏青，这样能够分享知识和陪伴的感觉。这类有趣的活动能够为老年人带来参与身体锻炼的动力。重要的是，他们通过观察周边以及与同龄人对话享受着精神上的愉悦。

经济能力

对于收入有限者来说，保持健康生活方式是困难的。新鲜的蔬菜水果比处理过的食物更昂贵，处理过的食物含有高脂肪和盐分，营养价值低。同样的，因为许多老年人不能够负担私人健康保险，所以他们就忽略了常规的免疫预防和常规的健康检查。医疗保险和社保报销一部分花费，但不是全部，这导致一些老年人延长检查的时间。

省钱

低收入的人常选择在家治疗康复，不雇佣人照料。这就容易发生受伤的风险，例如从梯子上、椅子上、破损的椅背跌倒，更危险的是，铲雪时发生冠心病。

建议这些患者寻求能够负担的帮助，他们可以寻求邻居或当地老年服务中心提供免费或低成本的服务，从家庭成员、朋友或邻居那里获得低成本的建议。但是记住只能相信值得信赖的人的建议，许多人将老年人作为欺骗和诈骗的目标。

移动能力

老年人移动能力有限，他们不能经常获得保持健康生活的物品和服务。交通受限使得老年人去超市购买健康的食物，保持医疗就诊以及购买药品变得困难甚至不可能。

告诉这些老年人提供到家购物和医疗服务的社区和老年服务中心，有些超市还提供免费快递。

老龄化的认知

每个人对正常老龄化的认知都不同。有些人预期到健康状况下降，但不去延缓它。有些人特别是有着健康生活方式的人认为老龄化是可以控制的，通过一些方式可以保持健康。

那些想保持健康的老年人愿意选择更多维持最佳健康的生活方式，包括锻炼、健康饮食、充足休息、寻求医疗关怀等。那些感到无助的老年人，例如丧偶的或者失去家庭资助的，可能对老龄化绝望并且不太愿意保持健康。

认知和感觉的变化

感觉的衰退会增加老年人受伤的风险，特别是在家里。例如，一个老年人视力衰退，误读了药物的标签吃错了药物或剂量，或者没有看见地上的东西然后踏上去跌倒。嗅觉衰退的老年人闻不到烟味，皮肤感觉的变化会导致他在洗澡烧饭时灼伤。味觉衰退会吃不出变质的食物，导致食物中毒。

一个认知衰退的老年人会忘记洗澡服

药,忘记烧着的水壶,忘记关掉煤气。认知受损的患者需要日常生活照顾以免受到伤害。建议有此类患者的家庭要找人看护。

生活安排

一个老年人的生活状况很大程度上会影响他的健康,相反地,一个老年人的健康也反映了他的生活状况。大多数老年人倾向住在自己家,尽管只有一些能够独立或在伴侣的帮助下完成日常生活活动,而其他的需要更多的帮助。

家是最好的

美国国家家庭护理协会估计超过 7 600 万的人在美国需要家庭照护服务,这些人中,大约 70% 的人超过 65 岁。一些老年人能够照顾他们自己,但是家务活对他们来说有点困难,有些老年人还需要自身护理协助。护理照护者分为两类:初级护理照护者,护理患者的日常需求,二级护理照护者,帮助他们购物、做家务以及乘坐交通。

免费帮助……

不用付费的护理照护者——大多数是伴侣,成年子女,或者其他家庭成员——通常为一个老年人提供帮助,还必须照顾自己的事情。在之前的章节里提到过的,大多数的免费的护理照护者是女性。当护理照护者需要应对超出能力范围的事情时,家里会再雇佣一个护理照护者。

……收费帮助

一些为老年人提供帮助的机构。包括朋友,礼拜的机构和能够提供转诊服务的医院,家庭成员必须确保这个机构的质量。许多有

找一个家庭健康机构

找一个有名声的、有担当的家庭健康机构是一项艰巨的任务,以下问题能够帮助家庭成员集中注意重点去寻找。

- 该机构是否提供特殊的健康护理服务需求,例如护理或者疾病治疗?
- 是否工作人员任何时候都能够提供需要的护理?
- 该机构是否能够满足任何特殊的需求,例如语言和文化偏好?
- 该机构是否提供私人护理服务需求,例如洗澡和穿着?
- 该机构是否能够帮助他们洗衣,烹饪和购物?
- 当周末或者晚上发生紧急情况时,工作人员是否能够及时在场?
- 是否有护理执照?
- 是否能够清晰解释保险服务所涵盖的内容,以及哪些费用必须支付?
- 工作人员是否有案底?
- 该机构是否有来自患者及其家庭成员或医生的表扬信?

摘自The U.S. Department of Health and Human Services Administration on Aging, "Home Health Compare" [Online]. Available: http://www.nlm.nih.gov/medlineplus/homecareservices.html [June 3, 2009].

理解家庭健康患者的权利

接受家庭健康机构护理的患者有一系列权利。这些机构必须给患者书面的权利书。患者拥有以下权利：

- 有选择家庭健康机构的权力，但是参加管理护理计划的成员，他们的选择只限定在保险合同的范围内。
- 财产受到保护尊重。
- 自己无法行动，可让家庭成员或者监护人帮他们做。
- 如果他们没有接受到护理服务或者工作人员不尊重他们以及他们的财产，可向护理机构或者国家调研机构投诉。
- 可得到护理计划，并向管理人员询问服务类型和频率。

摘自Centers for Medicare & Medicaid Services, U.S. Department of Health and Human Services [Online]. Available: http://www.medicare.gov/HHCompare/Home.asp?dest=Nav|Home|about|WhatIs#TabTop [June 19, 2009].

名的机构担保他们的护理照护者能使患者免遭人身伤害和盗窃损失，另外家庭成员也应该调查一下所有护理照护者是否有犯罪记录。护理照护者也应该有证书表明他们没有传染病，例如肺炎（见找一个家庭健康机构和理解家庭健康患者的权利）。

日间照护

成年人日间照护中心可提供另外一种选择。这些照护中心白天向老年人提供8 h餐饭，社交和娱乐活动。一些中心还提供健康服务和治疗，甚至还提供交通设施。这些中心不仅帮助老年人保持和增强活动功能，而且还缓解了家庭照护者的压力。他们也延缓甚至减少了对机构的护理需求量。

照护者得以休息

家庭成员在家照顾老年人，处理他们的日常生活会感到压抑、孤独和郁闷。舒缓照护中心能够提供他们短暂，偶尔的放松。照护中心为护理照护者提供了短期的老年人停留和住宿服务。作为一种选择，老年人能够在舒缓中心获得短期的家庭式照护。另外，经常照护老年人的家庭成员能够获得充分的休息。

离家选择：替代住房

许多老年人能够独自生活，但想放弃家庭带来的压力。他们想确信当他们需要帮助时，就能够得到帮助。许多老年人选择持续退休护理和社区生活护理。在这些社区，居民能够住在单间家庭的房间，当他们要求变化时，就搬进生活协助或护理区域。

一些额外的帮助

协助生活的设施通常能帮助患者完成 3

项以上的活动。设施具有多样性,大多数都能提供至少一顿餐饭和 24 h 随时帮助。一个患者通常有 1 ～ 2 间房间和 1 间浴室,他们共享公共区域来吃饭或社交活动。其他服务包括了交通,洗衣,房间打扫,私人照护和用药管理等。

更多的额外帮助

日常生活需要协助的老年患者,可能需要住护理院或护理机构,这些机构能够为急性病患者提供短期的康复护理,为慢性病患者提供长期护理。

全部付费

大多数人认为 65 岁就该退休了,但是这不是惯例。许多人选择延时退休,有些人则早一些,62 岁甚至 55 岁就退休了。不管何时退休,他们都需要足够的收入来支付日常开支,负担健康护理费用和保持健康。

大多数超过 65 岁的人依靠社会保障金作为他们的基本收入。这个联邦政府项目支付退休的人以及残疾人生存金。一些老年人从其他政府项目接受额外的经济补助,例如社保补充收入。这个项目每月支付残疾人,视力受损者和低收入或无收入的老年人一些津贴。

老年人医疗保险

老年人医疗保险由美国政府成立于 1965

年,是一项为 65 岁以上老年人以及残疾人或慢性肾病患者建立的健康保险项目。老年人医疗保险基本涵盖了医生诊断和医疗护理项目,但是仅提供有限的专业居家护理以及家庭式护理。一些计划还包括了常规的免疫疫苗和药物诊疗。从 2006 年 1 月开始,老年人医疗保险项目就为所有参保人员提供处方药的开配。

老年人医疗保险字母表

老年人医疗保险由四个基本部分组成:A 部分到 D 部分,每一部分都提供不同的覆盖度和受益处。

医疗保险 A 部分涵盖了精神疾病治疗和住院病人药物治疗以及专业护理设施服务。它还涵盖了一些持久性医疗设备的开支,如助步器、医用床、轮椅等。医疗保险 A 部分对大多数人来说是免费的。任何 65 岁以上的人,只要从工资里扣减过医疗保险的税至少 10 年,就可以享受该部分保险。如果他们没有工作也没有交 10 年的税,他们可以根据所需要交的税每月支付津贴来参与这个项目。例如,如果一个人支付少于 7 年半的税,他每月需要支付 423 美元的津贴。如果他支付大于 7 年半但少于 10 年的税,他每月将需要支付 233 美元。

参保者在报销前必须满足余额可扣。该医疗保险覆盖了前 60 天的住院费和前 20 天的专业护理费,一旦到达这个界限可扣额就满了。之后,参保者必须自己支付额外的住院和护理费用。因为这些支出,许多人也购买个人保险,被称为补充性医疗保险,来弥补医疗保险的不足。

医疗保险 B 部分——根据收入来获取——涵盖了所有的内科诊断和门诊服务,例如实验室检测和影像学诊断。他还包括了必要的急救服务,持久性家庭医疗设备以及一些特殊的服务如理疗和专业疗法。

根据以往来看,即使参与了医疗保险和社保,许多老年人仍然不能负担起预防性药物和免疫疫苗费用。随着对健康促进的关注,医疗保险最近开始涉及了这类预防性服务,如骨质密度测量、乳房射线、乳腺检查、宫颈涂片检查、结肠癌扫描、前列腺抗体测试、电子直肠检测、骨盆检查,以及流感、乙型肝炎和肺炎疫苗注射。

医疗保险 C 部分——被认为是医保加强计划——由医保支持、私人公司经营的计划。它包含了所有 A 部分和 B 部分,还为医疗护理组织提供资金,例如优先提供者组织和提供者赞助项目等。每月的费用无需现金支付,如分担保险的金额。这个计划通常包含了处方药。

医疗保险 D 部分允许私人市场提供药物。医保不经营这个计划,但是私人保险公司提供报销范围来满足最低的水平。每个部分都有很多不一样,有不同的支付方式,津贴和报销范围。医保建议患者在每年报名参保阶段(11 月 15 日 ~ 12 月 31 日),健康护理提供者来回顾他们的计划,有必要时改变计划。

思考问题:健康促进

　　理解老年患者所面对的各种情况,想一想如何处理这些情况,准备好为你的患者提供最好的看护。
　　看一看以下问题然后考虑一下你面对这些情况时的反应。当你为老年患者提供持续护理时,你要确保处理好不同的情况而不是不知所措。

- 为 70 岁的女性推荐什么样的免疫疫苗?
- 一个即将决定退休的人要照顾她年老的母亲,你建议她寻求什么类型的护理服务来满足她自己的需求。
- 一个照顾她老母亲的老年人决定雇佣家庭健康助理服务,她在选择助理服务时应该遵循什么指导原则?
- 你的祖母,除了轻度关节炎外其他都建康,她决定进行身体锻炼促进健康,你建议她进行什么运动锻炼来保持身体活动和健康?
- 一个年老的亲戚询问你关于不同类型医保涵盖的范围,你会告诉他什么呢?

医疗补助计划

医疗补助计划是一个由各州部分联邦政府资金经营的项目,它为低收入人群提供健康保险。每个州根据收入和资产,决定符合要求的人,但是联邦政府授权医疗补助计划支付的服务范围是一样的,包括为符合要求的人群提供专业、介入式的家庭照护服务。

私人保险公司

大约四分之三的老年人购买额外的私人医疗保险。如之前提到过的,这些政策覆盖了医保 A 和 B 部分的报销和津贴服务。尽管有私人保险和医保的覆盖,但是大多数老年人仍需在健康照护上花费约 22% 的收入。

促进健康的最后一点

促进老年患者健康是一项艰巨的任务。许多因素影响着患者的健康,每个患者和他的家庭面临着许多选择,如健康保险、生活起居以及日常生活的细节问题。但是理解各种因素如何影响老年人健康,对患者及其家庭做出选择非常重要,思考并妥善处理老年人遇到的各种健康照护问题,这将有助于你在所有老年患者面前成为强有力的健康教育者(见思考问题:健康促进)。

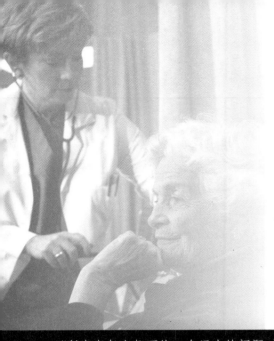

第 **3** 章

老年人的评估

"所有老年人都面临一个巨大的问题，就是在他们七八十岁时他们的身体已经衰老，但其心智尚未随之改变。由此给他们造成了极大的困扰。"

——多丽丝·莱辛

无论患者处于哪个年龄段，护理评估是对所有患者进行护理的基础，但对于老年患者而言，护理评估显得尤为重要，因为他们对护理治疗有着多样的诉求。为了了解老年患者病情并满足其健康需求，医护人员需将相对专业的老年医学知识与娴熟的评估技能相结合。

时间轴：评估的历史沿袭：评估工具的发展

护理人员需依靠众多的量表、指数和器具来对老年人进行医学评估。此时间轴追溯了一些现仍在使用的医学评估工具的发展进程。

1901 年 血液的相溶和排斥被第一次描述，使得ABO血型分型得以发展

1903 年 第一台心电图机问世

1905 年 柯氏音法发表文献阐述用听诊器获得舒张压和收缩压

1914 ~ 1918 年 第一次世界大战

1918 年 莱娜·希格因其在美国海军陆战队服役期间任护士长时表现杰出获得海军十字勋章表彰

1925 年 伍德氏灯第一次被用于在皮肤病中发现真菌感染

1928 年 乔治·帕帕尼古劳第一次使用阴道镜实施子宫颈抹片试验

1931 年 第一台电子显微镜雏形诞生，1939 年 第一台商用模型，透射电子显微镜诞生

1933 年 阿尔伯特·爱因斯坦移居美国任普林斯顿高级研究院教授，直到 1955 年逝世

1935 年 《社会保障法案》颁布

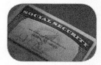

1937 年 美国国家癌症研究所成立

1940 年 第一台髋关节置换术实施

1941 年 尼龙搭扣（Velcro）发明成功

1945 年 第一批圆珠笔在美国开售，零售价为12.50 美元

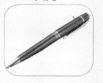

1900 | **10** | **20** | **30** | **40**

完善评估方法：老年患者也当因人而异

在评估老年患者时，我们会发现他们同其他年龄段的患者有着显著的区别。老年患者个体之间也不尽相同。老龄化改变在不同程度上影响着每个老年患者。为了有效评估老年患者，要充分考虑影响患者的因素，如常见的老龄化改变、角色过渡、心理调整以及长期生活习惯等，以确保评估的完善性。

许多人猜想老年人遭受着疾病或失能的折

1953 年 第一台心脏起搏器问世,用以控制患者心律失常

1958 年 第一台 PET 扫描仪诞生

1959 年 超声波检查技术首次被用于诊断妇产科疾病

1966 年 脉冲式多普勒成像技术诞生

1969 年 库伯勒-罗丝在其出版的《论死亡与临终》(On Death and Dying)中描述了"哀伤的五个阶段"

1972 年 计算机轴向 X 线断层摄影术扫描器(CAT)诞生

1974 年 第一台 MRI 影像仪诞生

1981 年 美国最老的总统,罗纳德·里根宣布就任,就职于 69 岁

1982 年 第一个人工心脏植入术成功病例诞生

2007 年 科学家们发现如何利用皮肤细胞培育胚胎干细胞

| 50 | 60 | 70 | 80 | 90 | **2000** |

磨,这种想法并不正确。然而,老龄化确实会使慢性病的发生概率增加,同时也会使正常的老龄化改变同疾病变得难以区分。老年患者表现出的症状往往模糊不清而且并非特定疾病的典型症状。细致的体格检查和心理评估能有效缩小病因范围,并提供与患者情况相关的重要信息。

评估可以在不同的环境下进行:医院、医生办公室、急诊、患者家中、高级医疗中心、成人日常照护中心以及长期照护机构。虽然这些环境因素和患者的年龄层次并不影响特定方法取得的患者数据,但其他因素会改变评估结果(见影响评估的不同因素)。

影响评估的不同因素

在对老年患者进行评估时，下列因素会影响到整个评估中的信任状态、护理氛围以及评估的私密性。

评估者的态度

同老年人交流也许会改变你对老龄人群的态度。预先想好如何去控制情绪。任何你所抱有的偏见都可能会影响到与患者交流时做出的努力，因为老年人对他人的反应特别敏感而且更容易辨别负面的态度和厌烦情绪。

患者的态度

当你评估患者时，请试着去判断患者对其自身和健康的态度。老年人对自身的健康问题可能会有一种不完善的认知，要么过度担忧病情，要么将疾病误认为衰老迹象。他可能会无视严重的病症，因为他不想其所恐惧的事成为事实。如果患者病得很严重，临终和死亡的话题或许会出现在评估之中。

语言

当你对老年患者进行评估时，你所表达的言语应针对其个人做出适当调整。要将其受教育、文化背景以及他所说的方言考虑在内。

功能障碍

感官障碍常见于老年患者中，比如听力及视力丧失。在许多病例中也出现有肌肉和神经方面的功能障碍。所有这些情况在进行准确的数据收集后能得到显著干预。伴有感觉或神经功能障碍的患者可能会误解评估问题或是根本没听到。在伴有骨骼肌肉功能障碍的患者中，不适和疼痛会让他们无暇顾及你的问题和指导。最终导致患者做出不恰当的回应。如果你未能将这些功能障碍考虑在内，那你所进行的评估和之后的结论可能会出现误差。

知情同意

作为评估患者时的一项必要条件，知情同意对年长患者尤为关键。老年患者有权知道对其进行评估的理由，评估包含哪些内容以及评估所需的信息。他们也有权拒绝回答或拒绝参与评估过程中的任一环节。

时间和精力水平

确保在评估中有充足的时间。老年人掌握着自身大量的信息，但通常表述这些信息会比年轻人慢得多。如果疲劳或不适等问题限制患者全程参与评估的时间，那么他可能需要额外的时间或者甚至是将评估分割为短时多次。

环境

考虑到老年人感觉和骨骼肌肉方面的改变，你需要根据其自身情况来调整评估环境。尤其需要确保房间安静、明亮以及舒适。

评估的实施：必经之路

对老年人的全面评估包含两个关键步骤：进行彻底的系统回顾和全面的体格检查。对患者的全面评估能够建立其健康水平基线，使评估者能够预计在此条件下患者随时间而发生的变化，同时确定其所需的支持治疗。

病史回顾和病情询问

评估的第一部分，既往史的回顾和现病史的询问，为老年患者过去及现在的健康状况提供一个主观性判断。这也是你与患者建立关系的第一步，同时也能建立起我们首要关注的老年人的舒适感问题。病史回顾中所收集的资料能使我们确认体格检查中需着重检查的身体区域,以及明确患者所需要的实验室检查。

同老年人讨论健康相关事宜能提高其健康意识。

有助于确定其缺少哪一方面知识,并为其提供接受健康宣教的机会。由于患者可能忽略重要的健康信息,所以要确保病情询问时采用的方法恰当,如有可能,也可向患者亲友收集患者信息。当然,要确保有全面的药物既往史——处方药和非处方药以及中草药治疗——还有可能对患者健康有长期影响的既往生活习性改变。

对于那些没有家庭照顾长期住在疗养机构中的患者,机构员工和既往治疗记录能提供患者的详细信息。

设置场地

如果能够满足老年患者的特殊期望,那么在其身上获得既往病史会变得较容易。谨记以下几点。

时间

尽可能在早晨或上午同老年患者进行交流,那时他们的思维最为活跃。有些老年人会有"夕阳综合征",当傍晚时分他们清晰的思维能力就会减弱。有些患者在晚上甚至会变得不知所措或困惑不堪。

在评估期间,要关注患者可能出现疲劳的迹象,比如叹气、做鬼脸、耷拉头和肩、易怒、无精打采以及学会抵触治疗措施。如果一个

长时间的评估对于患者太过繁重,可以通过安排额外时间或利用其他交流机会(比如洗澡、打扫卫生以及用餐时)来进一步收集信息并确认已收集的信息。经过多次或一日不同时间对患者进行评估以区分信息的前后矛盾和可能出现的不准确性。

环境

选择一个安静的房间,保证环境舒适、温暖(通常 23.9℃会让老年人感到舒适)以及宽敞。确保房间内有充足的空间,尤其针对需要辅助设备的患者。避免明亮的荧光灯以及阳光直射。应该使用散射灯光。

要保证水或其他饮料戳手可得,同时也要确保洗手间在患者附近。为患者准备一张舒服的椅子(如果他不是卧床休息的话),尤其是当询问会持续较长时间时。由于关节炎或其他外形残疾的患者在一处保持长时间坐姿会感到不适,可以鼓励他们在询问期间在椅子(或床)上变换姿势或是间歇走动一下。

功能障碍

如果患者戴有眼镜,在询问开始前要确保他是戴着的。设置遮阳物并将光线阻挡在患者视野之外。减少视觉刺激或是环境上弱化明亮的光线、反光的台阶或直射的阳光,这些都能引起老年人眼部不适或眼神交流困难。在询问中,要保持与患者的眼神交流。

为了帮助听力障碍的患者,要将房间门

关闭。这能将脚步声、翻书声、电视、电台、来电铃声以及屋外谈话声等环境噪音减到最小。听力障碍的老年患者可能对较快的谈话内容存在理解困难。你或许会注意到患者会有些心不在焉，不能跟上谈话节奏，答不对题或是对问题感到困惑——上述情况都表示患者难以跟上你的询问进度。要保障房间内足够敞亮，这样患者可以在必要时读到你的唇语。要判断患者哪一只耳朵听力更好，说话时要对着那只耳朵。如果患者戴有助听器，确认其佩戴正常并且没有故障。

要以正常语调清楚确切地进行交谈。不能大声喊叫，因为大声喊叫会提高你的声音频率从而可能更难让患者懂得你的表述含义。因为由衰老而产生的听力丧失从而造成老年性耳聋，首先会影响患者对高频语音的感知，以低频语音交谈能减少其不良影响。在询问期间要定期重复前面提到的问题。

交流

务必要在老年患者的姓后面加上小姐、太太或先生的称谓，除非患者另有要求。专家们还建议利用好肢体接触。比如，在说你好时拉拉患者的手，并握住一会儿以表示关心。利用身体语言、抚触以及眼神交流来鼓励患者参与。要保持耐心、放松、不慌不忙。

要与患者交心，而不是喋喋不休。要告诉患者谈话会持续多久。如果在语言上存在困难，可以适度寻求他人翻译，例如找他的家庭成员或者朋友协助。

在询问初期，需尝试评估患者的表达能力以及作为叙述者的可靠性。如果对此心存疑问，在继续询问之前，可以向患者征求是否能让其亲友在场。当老年患者寻求帮助时不要大惊小怪。或许他也很期望能在询问中通过自身使评估者获得全面信息。让他人在场使你有机会观察患者与此人的互动，并对其既往史获得更多数据。当然，这也有可能让患者不能开诚布公地交谈，所以在评估期间有时也要安排同其单独话。

利用精心组织的、开放式的问题来引导患者提供重要信息。确保问题简明扼要，任何问题患者表示不理解就要再重复一次，同时利用非语言性技巧，比如面部表情、手势指点或是抚触，以此来增强你的表达含义。

要用患者理解水平之内的术语；不要使用行话或复杂的医学术语。在使用术语后对其进行解释，如果使用得当，患者会渐渐熟悉这些术语。

为了培养患者与你的合作性，多花一点时间帮助其理解你所给出的问题之间的相关性。在询问中你可能不得不对某一问题做好解释，但避免不必要的重复。要给患者大量时间对你的问题和指导做出反应。在其做出反馈之前，保持安静，让其有时间整理思路和想法。

对于那些问题反馈较慢的患者，耐心是同其交流的关键。不能摆出高高在上的样子让患者困扰。老年患者很容易就看出对方是否表现出高高在上的姿态，并可能将其认为是缺乏真诚关心的表现。

知情同意

在谈话开始前,需要关注的是,让患者了解评估的目的以及在回顾性询问中他所发挥的作用,这是建立信赖关系的重要一步。

同患者回顾评估期间的所有内容,包括你所需要的信息类别。解释这些信息会如何使用,以及哪些人会同你分享这些信息。请仅仅收集同患者病情相关的信息。例如,不能对一位没有妇产科疾病的 75 岁老妇人询问详细的孕产史。如果患者拒绝回答问题或拒绝参与询问,则将拒绝情况适时记录在案。

在获得老年患者的合作之后,可能很难让其简要叙述其情况。他可能将许多往事进行关联并在询问时进行追忆。试着腾出时间让其诉说;你或许能收集到当前同其身体、心理、心灵方面相关的重要线索。如果患者叙述必须简短,那记得向患者说明询问的持续的时间,并交代下回过来还能接着交谈。

当前健康状况: 此时此地

询问的首要部分是了解患者的主要疾患及其当前健康状况。要记住有些老年患者无法表述症状,而有些则认为那些可能标志着严重疾病的症状仅仅是衰老的表现。另外一些则不愿说出其疾患,因为他们害怕丧失其独立性。

- 通过了解患者的姓名、地址、年龄、生日、出生地以及联系人来开始询问。将这些信息记录在配套的患者既往史表格内。这些信息能让你深入了解患者的心理状况,当然通常情况下,全面的心理评估是在体格检查结束后才进行。例如,患者能够说出自己的姓名、生日和当前年龄来反映其远期、近期及瞬时记忆力,并能通过测试其能力来计算其年龄。

- 以患者自身语言记录其入院原因或主要疾患。通过发病起始时间、地点、持续时间、发病周期、强化条件、恶化程度或缓解因素、治疗手段以及生活方式改变来评判每种疾病。

- 咨询患者近期的处方药和非处方药物治疗,包括药品名称、使用剂量、使用频率和药物治疗原因。引导出这些信息有时可能比较困难,因为老年患者通常会联合用药,这使他们处于药物不良反应的风险之中。就算记忆力再好的患者都有可能无法回忆他们使用过的药物。如果患者随身携带了他任何一种治疗药物,可以要求让患者拿出来看一看。在以后的会面中,可以鼓励他们将所有治疗药物带过来,包括非处方药物和中草药药方。

- 然后,询问患者其得到的治疗,比如针对肺的治疗、创口护理或者疼痛控制。

- 最后,让患者列出其使用的辅助设备,比如拐杖、助步器、矫正镜片或者助听器。询问他家中是否有安全设备,如在淋浴间或澡盆中的扶手抓杆、烟雾报警器、防滑地面以及强光灯。

既往史: 往事重现

既往史包括对患者整个健康状况的回顾、既往病史、以往的住院记录以及其看病的目的与频次，还有其用药史、治疗史及治疗目的。尤其要关注患者的用药史，因为他可能常规服用这些药物。如果可能，找出患者以前所服用的处方药和非处方药。

- 在询问与既往史相关的特定问题前，先提出一个开放式问题，如"如何描述您的整体健康状况？"这可以为患者既往史提供一定信息，并且显示其如何判断自身健康状况。

- 试着判断患者对既往住院史的反应。有些患者曾遭遇过恶劣的经历，可能对再次入院感到恐惧从而隐瞒重要信息。

- 询问患者有关癌症、手术、创伤、跌倒、骨折的病史，以及心脏、呼吸、肾脏或神经相关的疾病。评估人员需要患者详细回忆其主要疾患、手术方式以及受伤史来完善病史。比如，既往有骨折病史的患者，现在可能会有明显的骨质疏松。当记录患者既往病史时，试着去感受近期他承受心理压力的耐受度，以及他先前控制这些疾患的方法。如果患者不能在前后顺序上将病史串联，不要过分在意；只要在每次医疗事件发生时记录下其当时年龄即可。试着形成一份按前后顺序整理的病史，内容包括事件、日期、接受的治疗和经治医生。由于老年患者通常会接受多位医生治疗，询问经治医生姓名、治疗后情况以及治疗日期，这能为完善评估报告提供帮助。

系统检查：自上而下

对老年患者的系统检查，包括对于随衰老而正常产生的心理改变进行询问。要记住老年患者疾病临床表现与年轻患者相比通常有显著不同。例如，老年患者临床体征和症状仅仅表现为食欲和心理状况的改变。对所有身体区域及器官系统进行回顾，可以从头到脚进行回顾也可以从主要躯体系统进行回顾，按系统框架或是器官框架皆可，所以只要选择一个最适合自己的回顾方法。以下是用躯体系统方法进行回顾，涵盖了你所需要关注的信息。

皮肤、毛发及指甲

- 询问患者是否有久治不愈的皮肤痛点、不规则的痣和皮肤感染以及其他相关病变。

- 询问患者的皮肤是干性、油性还是普通肤质。

- 患者是否感到瘙痒、易于擦伤、出疹子或是结痂？出疹可能是某些药物的不良反应。过敏或皮肤结痂可能会影响行走及其他日常生活活动能力（ADLs）。

- 患者可能会表现出典型的老年性改变。比如，他的皮肤可能看上去比以前更加薄而松弛（缺少弹性）。皮肤分泌减少，且头皮干燥，他的手指甲和脚趾甲可能变厚，还有轻微的颜色改变。要了解患者是否能自行修剪自己的指（趾）甲，尤其是脚趾甲。

- 询问患者毛发的颜色变化和脱发程度，以上这些情况可能提示某些慢性疾病或营养不良。

眼

- 患者是否感到看近物视力减弱（成为老花眼）或是流泪增多？

- 询问视力变化,尤其是夜间视力变化、重影或是视物模糊。在其阅读时,是否比平时需要更多灯光? 是否存在驾驶困难?
- 询问其矫正镜片度数、青光眼情况以及最近一次眼科检查日期。
- 需要发现患者在娱乐活动中是否因视觉问题而遇到困难。

耳

- 询问患者是否感到耳部疼痛,正常情况下,他应不会有耳朵疼痛。
- 询问患者是否有耳鸣,这常出现于没有听力损伤的老年人中。不伴有其他症状的耳鸣可以考虑为良性。
- 询问患者关于耳垢、耳朵排出物和听力问题的情况。老年患者通常更难于听到烟雾报警铃或小儿声音之类的高频声响,总的来说,老年人的听力趋于下降。传导性听力丧失通常由耵聍栓塞引起,但是单侧听力丧失需进一步检查以排除听神经瘤。留意患者是否偏向一侧耳朵听音,并用健侧耳朵听你说话,如有必要可预先准备助听器。
- 如果患者已有助听器,确认其在耳道内。助听器之类的人工设备常常会引起耵聍增多,要求患者要定期清洁耳道。在男性患者中,耳道内会有增生的毛发,这也会引起耵聍的产生。

呼吸系统

- 询问呼吸和肺部的相关疾病。注意呼吸系统疾病引起肺通气不足和低灌注会使老年患者精神混乱或变得迟钝。
- 询问患者现在是否吸烟或有吸烟史。如果其现在吸烟或有吸烟史,要询问其吸烟的年限及每日的吸烟量。如果患者现不再吸烟,要问其何时戒烟的。
- 了解患者在用力或躺下时是否曾感到气促。老年患者常在运动时感到呼吸困难,但此症状也可能由肺部感染造成,比如支气管炎或肺炎。
- 患者是否患有呼吸性疾病,如哮喘、肺气肿、肺炎或肺结核? 如有此类病史,要询问其是否接受过复发后再治疗。
- 如果患者在猛然发力的情况下呼吸困难,则要判断其呼吸耐受程度,记录其所说的行走距离以及会引起呼吸困难的活动类型。有些患者往往会忽略呼吸困难这一体征的表现,直到询问者向患者举例说明时,他们才会提及呼吸困难的症状,例如在上楼走台阶时。
- 患者是否有过度咳嗽? 是否因咳嗽会引起痰多? 如果有,痰是什么颜色? 何时发作?
- 询问患者是否有黏膜出血? 是否有嗅觉下降?
- 通过了解患者的职业史和生活习惯,记录可能存在的危害物质暴露情况。
- 患者是否每年注射流感疫苗? 最后一次是什么时候? 患者是否接种过肺炎链球菌疫苗?

心血管系统

- 了解患者最近体重是否增加。所穿戴的皮带、鞋子或戒指是否感到变小变紧，或他是否留意自己的脚踝有无水肿。当然也要了解患者是否比以前更容易疲劳，在椅子或床上起身时是否感到呼吸困难或头晕目眩。所有上述症状都暗示心力衰竭，在某种程度上近半数老年人都会罹患此症。

- 检查患者意识水平（LOC），并记下精神状态混乱或迟钝的患者。有些时候，这是心排出量不足的早期表现。

- 询问患者胸痛的情况。任何疼痛都有可能是心绞痛，但是要记住患者的主诉可能是呼吸困难、胸闷、心悸，甚至是胃肠不适而非明确的胸痛。老龄化会使冠状动脉中血小板增生，也会促进侧支循环局部丧失灌注。同时也要牢记老年患者中上述体征和症状也暗示其他系统疾病，比如泌尿系统、内分泌系统、骨骼肌肉系统或是呼吸系统，而非心血管系统疾病。由于老年人对深部疼痛相对不敏感，所以他会将疼痛描述为钝痛，而年轻人则会将胸痛描述为尖锐性疼痛。即使老年人患有心肌炎症，他可能只会表现为意识混乱、呕吐、虚弱以及晕眩。

- 询问患者先前心脏疾病及治疗情况。有些老年人需要一定刺激来回忆自己以往的健康状况。

- 询问患者其日常生活自理能力（ADLs）以及因疾病的症状体征对其影响，还有患者被这些病患折磨的感受。心脏回流减少使老年人对感染、失血、血氧不足引起的心律失常及电解质紊乱等情况的反应能力受到限制。尝试将对患者 ADLs 和精神状况的评估同进食或睡眠障碍进行关联。

- 了解给予患者治疗心脏疾病的药物的不良反应，并要关注可能由药物反应产生的症状。例如，干咳可能是由抗心律失常药物，如血管紧张素转换酶抑制剂（ACEI）赖诺普利引起。

- 询问患者是否有乏力、心动过缓、低血压以及意识混乱等症状，这些可能提示患者存在高血钾症；乏力、感觉疲劳、肌肉痉挛和心悸可能提示存在低血钾症。

- 询问患者是否有厌食、恶心、呕吐、腹泻、头痛、皮疹、视物模糊以及意识混乱等症状，这些可能表示地高辛过量。

- 下肢水肿伴乏力可能由钙通道阻滞剂造成。如果不及时纠正可能进而引起不良预后。

胃肠系统

- 询问患者味觉变化。老年患者可能诉口臭和口腔疼痛，这可能由多种原因造成，包括唾液分泌减少、牙周疾病、牙龈出血、口腔感染、义齿、吸烟、维生素缺乏或其他更严重的情况。

- 询问患者是否感觉口干。口干，或者说口腔干燥，可能由药物或全身性疾病导致，比如风湿性关节炎、硬皮性横纹肌炎、或是干燥（Sjögren）综合征。

- 如果患者戴有义齿，要了解如何佩戴会使患者舒适以及义齿是否满足患者功能需求。义齿不合适可能与患者食欲下降有关。

- 询问患者是否有嗓音嘶哑或是嗓音改变，这些症状可能提示癌症。

- 如果患者反映有吞咽困难，要询问其吞咽固体和液体的困难程度是否一致。食物是否会卡在喉咙中？在吃完东西后或是平躺时是否感到疼痛？
- 向患者了解其是否有胃灼热、反酸、厌油腻、饮食习惯改变以及食欲偏好上改变。
- 向患者询问体重改变、直肠出血以及排便习惯相关情况。很多药物会引起排便习惯改变，并且约半数老年人会发展为肠憩室病。
- 询问患者是否在左下腹部有痉挛性疼痛，要记住腹部疾病的症状通常在老年患者中表现为非典型性。
- 比如，弥漫性腹痛可能提示大便失禁。另外，虽然大小便失禁在任何年龄都为异常，但在长期服用泻药、晚期痴呆以及脑血管疾病的老年患者中十分常见。
- 要留意患者是否戴有鼻饲管或造瘘口等。

泌尿系统

- 明确患者是否有失禁的记录。当患者失禁时，他是感到无法控制排尿还是感到尿急？询问患者是否使用尿垫或有遗尿。如果患者在午夜进行排尿，要了解其频率以及尿意是否会将其唤醒。很多老年人认为尿失禁是衰老的结果，而引起尿失禁的常见病因通常是可以治疗的。这些病因包括尿失禁、前列腺梗阻、萎缩性阴道炎、感染、括约肌失控以及某些药物因素。
- 向男性老年患者询问关于经常性尿路感染、

尿失禁以及尿流大小和强度是否减小等情况。以上都是前列腺增生的常见表现。还要询问是否存在勃起障碍，这可能提示潜在的血管性疾病或是某些药物的作用。

- 如果患者为老年女性，要向其了解是否有阴道瘙痒、分泌液体或疼痛。询问其是否每月进行乳房自检，如果有，是否发现异常。要询问其最后一次乳房 X 线检查是何时，以及进行此项检查的频率。绝经后出血、乳房组织发生改变以及乳房出现肿块均为异常表现，需要即刻就诊。

神经系统

- 要询问任何协调性、肌张力以及感觉感知上的变化。
- 患者是否有肠道和膀胱控制障碍？
- 患者是否有过头痛或癫痫发作？
- 患者是否经历短暂的意识丧失？意识丧失（晕厥）可能由心血管疾病、神经性疾病或代谢性疾病引起。患者主诉可为感觉"黑蒙"以及对特定时间段的记忆遗忘。要向其询问在晕厥之前发生的事情以及其恢复神志时他所记得的首要情况。
- 了解患者是否感到头晕（是在脑中有不稳以及晃动的感觉或伴有轻微头痛）或是感到晕眩（是感觉房子在围着人转或是人自己在不停转动）。老年人出现晕眩症状可能是由于内耳疾病导致，比如耳迷路炎、梅尼埃病或是良性阵发性体位性眩晕，还有后循环性晕眩，如椎-基底动脉供血不足或心肌梗死。甚至可以由药物引起。

- 询问患者关于记忆丧失或健忘的情况。
- 观察患者是否有明显的视力和协调性改变，从而使其更易跌倒。

骨骼肌肉系统

- 如果患者主诉与跌倒后疼痛有关，要判断疼痛症状是否在跌倒之前就存在。跌倒之前有疼痛症状可能提示病理性骨折。
- 患者是否对跌倒感到恐惧？如果是，出于什么原因？步态不稳可能可以解释老年人为何惧怕跌倒。许多有跌倒史的老年患者不仅有再次跌倒的风险，而且还惧怕再次跌倒，直到限制其行动才消除这种恐惧。
- 患者的步态是否有所改变？
- 是否有骨骼畸形或假体植入？
- 询问患者是否有关节痛或下腰痛，或是肢端有退行性改变或僵硬。骨关节炎在老年患者中常以疼痛、关节僵硬、负重关节活动受限为主诉。局灶性疼痛可能出现于其他风湿、类风湿疾病患者中，比如风湿、痛风性关节炎以及腕管综合征。
- 在记录患者病史时，需判断其是否患有能导致骨质疏松症的慢性疾病（如哮喘、关节炎治疗时需用类固醇药物，从而影响钙的吸收）。如果患者患有关节炎，其很可能步态不稳。伴有恶性贫血的患者更有可能同时患有风湿性关节炎；其对维生素 B_{12} 的吸收也较常人少，以致振动感觉和体位觉丧失从而使患者跌倒。如果患者患有乳腺癌、前列腺癌、甲状腺肿瘤、肾癌或膀胱癌，其骨转移会使骨骼强度丧失，从而增加病理性骨折风险。

内分泌系统

- 了解患者是否得到过甲状旁腺功能亢进或内分泌失调的诊断。甲状旁腺亢进能引起骨骼脱钙及骨质疏松症，而内分泌失调则能导致绝经后骨质疏松。
- 询问患者有无感觉性改变，比如刺痛、麻木、针刺样感觉或不自主活动。
- 询问患者关于畏寒、糖尿病相关症状、糖尿病史、甲状腺或其他内分泌疾病治疗。

血液及免疫系统

- 了解患者是否感到疼痛、虚弱和疲劳。患者是否步行？如果是，步行距离是多少？在用手劳作时是否存在障碍？是否有关节症状？是否容易有淤青？是否有深静脉血栓病史？
- 询问患者现在的药物治疗，并记录与血液及免疫疾病有相似副作用的药物。例如，地高辛能引起厌食、恶心和呕吐；阿司匹林会引起黏膜刺激和消化道出血；过量泻药会阻止营养吸收。
- 判断患者常规日常饮食。是否独自居住并自己做饭？由于收入有限、资源有限以及行动力下降，老年人饮食中可能缺乏蛋白质、钙和铁等血液系统所需的营养成分。即使饮食均衡，食物中的营养也会因酶的缺乏而无法吸收。60 岁以上患者 40% 患有缺铁性贫血。

心理评估：诸事尽悉

- 心理评估可以始于饮酒和吸烟相关话题。留意患者消费酒精性饮料的数量和品种。以"年包"来记录患者吸烟情况,即患者每日吸烟包数乘以其烟龄。

- 向患者了解其是否有难以入睡、烦恼琐事、觉得悲伤、感到失落或是对日常活动丧失兴致。抑郁为主的患者常常表现为失眠和食欲改变。

- 向老年患者了解其睡眠习惯。何时上床入睡何时醒来? 是否需要助眠措施,如安眠药或酒精,来促其入睡? 在日间是否有小睡?

- 患者是否有工作? 如果有,要了解其工作以及其健康问题是否会影响他重返工作岗位。如果他有退休计划,同其讨论相关内容,并了解他对这一阶段生活的态度。

- 如果患者对财政状况表现出关心,要在其财务史上进一步挖掘线索。询问患者其收入是否能满足每月开支,包括饮食、房租、居家用品、衣物以及其他花销。

- 收入低于每月开支的患者要向社会福利机构寻求帮助。要询问患者是否收到退休金或社保补助。

- 患者如何打发时间? 有什么兴趣? 接触社会朋友的频率是多少? 其活动能力最近有否下降?

- 患者是否独居或是同配偶、亲戚或朋友一起生活? 患者是拥有房产还是租房,是过着隐居生活、寄居生活还是住在老年护理院?

- 在同老年患者讨论家庭和朋友时要找到切入点。要发现其生活中关系最紧密的亲友,因为这对患者的健康和幸福感起到主要作用。此项评估部分可以为患者的亲友关系网提供重要信息。一个家庭会为其年老成员提供默默地帮助,所以评估患者家庭参与情况至关重要。如果患者重病住院,或是必须转移至其他护理机构(如老年护理院),他会需要亲友的情感支持。如果患者出院回家,他会需要亲友的帮助。

- 患者在进行日常活动时是否依赖家庭成员或朋友的协助?

- 什么人主要负责照料患者? 此人是否感到筋疲力尽或压力巨大?

- 如果患者没有亲友能够依靠支持,应该将此记录在案并将情况上报社会服务机构。没有你的介入,孤独可能使老年人郁郁寡欢。要记下其直系亲属姓名。

- 要留意利用社区资源,比如餐饮服务、车费减免或为老年人免费代驾、成人日间护理以及居家健康服务。

- 询问关于性生活方面的问题和顾虑。不能因患者年龄而忽略此项内容。同在年轻人中调查一样,进行此项评估是要保持相同的敏感性并尊重患者的隐私。尤其是对患者文化背景和道德价值观保持敏感性。在询问年长的患者时尤为重要。如果患者不愿讨论其性生活,不要强迫其提供信息。通过询问,你要表现出对性观念讨论的真诚。尽管患者不可能马上为你提供信息,但其可能在随后的对话中表达出来。

功能评估：维持运作

- 让患者描述其日常居家生活，包括日常活动、饮食习惯以及睡眠模式。老年人的日常活动可能会影响其健康，而患者的健康问题相应地会影响其独立完成活动的能力。

- 询问患者最近是否减少了其活动。活动减少会增加罹患骨质疏松症的风险。另外，还要询问患者的饮食情况。老年人常常对钙和维生素的摄入不足，这会使患者骨质疏松及肌肉无力。

- 由于患者的饮食习惯会为其他方面调查提供重要线索，所以了解患者一餐吃多少，如何处理食物（比如在食物中放多少盐），通常摄入多少液体。你可以将这些信息记录在一张表上，从而显示患者一天中何时吃的是什么食物。

- 询问患者关于其行动能力情况。患者在家中是否能轻松并安全地走动？他能否自己处理基本的饮食、穿衣以及庇护需求？他是否开车去超级市场，还是使用公共交通或社区老年人专送，或是让亲友载他过去？

- 询问患者在其出院后是否希望能够继续其正常的生活作息。

- 为了进一步获取患者心理状况相关信息，同时明确可能需要进一步评估的心理问题，评估者可以使用心理评估工具比如简易酒精依赖筛查测试——老年版及简易认知评估量表（见第2章），也能使用老年抑郁评分量表（见老年抑郁评分量表的使用）。

- 评估患者居住环境对于患者进行日常活动是否安全，以此来判断是否需要其改造居家设施来适应其身体改变。例如，询问楼梯情况及洗漱间位置。患者的住房是否照明充足、温暖适宜、装有空调，并且是否配备防滑地毯、烟雾报警器，电话是否触手可及，电线是否安全？在评估和记录患者日常生活活动能力的工具有Katz指数、劳顿日常生活工具使用评价量以及巴氏指数量表（见Katz指数表，劳顿日常生活工具使用评价量表和巴氏指数量表）。

身体评估

健康评估的第二部分，体格检查，能结合既往史来明确及评估患者健康状况的优势、弱势、能动部分和受限部分。也能帮助评估者确认在询问既往史时所采集到的主观数据。运用视触叩听的体检方法来收集客观的患者数据。

体检：运筹帷幄

有组织有计划是一次成功体格检查的关键所在。因为在体检过程中老年患者很容易感到劳累，要确保你需要的检查器具唾手可得、性能良好，从而不会浪费时间。当然，也要准备好必要时根据患者需要来改变体检方式并提供更舒适的检查手段。

要牢记以下几点：

- 端正态度，尊重患者需求。确保体检房间是私密的，并向患者解释如何穿病员袍、拉

老年抑郁量表

　　老年抑郁评分量表能使评估者为老年患者进行抑郁筛查。在实施评估测试时,评估者将每一个测试问题读给患者,让其挑选最符合自身上一周感受的答案,让他回答"是"或"否"。

　　统计分数,计数有 * 号标记的问题答案为否的数目和非 * 号标记的问题答案为是的数目,得到的总分即为患者的分数,得分为 0 ~ 9 分为正常,10 ~ 19 分为轻微抑郁,20 ~ 30 分可诊断为抑郁。

问题	是	否
1. 你是否对你的生活基本满意? *	是	否
2. 你是否放弃了许多活动及兴趣?	是	否
3. 你是否感觉生活空虚?	是	否
4. 你是否经常感到无聊?	是	否
5. 你是否对将来充满希望? *	是	否
6. 你脑海中是否有挥之不去的想法而令你困扰?	是	否
7. 你是否时常精力充沛? *	是	否
8. 你是否对为你身上即将发生的不幸而感到害怕?	是	否
9. 你是否在大部分时间感到幸福? *	是	否
10. 你是否时常感到无助?	是	否
11. 你是否经常变得十分焦躁,寝食难安?	是	否
12. 你是否更愿意待在家里,而不是外出活动或是尝试新事物?	是	否
13. 你是否经常担忧将来?	是	否
14. 你是否有过多的记忆力障碍而使自己无法承受?	是	否
15. 你是否为自己活到现在而感到神奇? *	是	否
16. 你是否经常感到失落和忧郁?	是	否
17. 你是否觉得自己现在的样子是自己毫无人生价值?	是	否
18. 你是否对过去的事情有着许多忧虑?	是	否
19. 你是否觉得生活充满激情? *	是	否
20. 在开始一项新的活动时你是否会感到困难?	是	否
21. 你是否感到自己精力充沛? *	是	否
22. 你是否觉得你的处境令人绝望?	是	否
23. 你是否觉得大部分人都过得比你好?	是	否
24. 你是否常常为琐事感到困扰?	是	否
25. 你是否经常想要哭泣?	是	否
26. 你是否经常难以集中?	是	否
27. 你是否很享受清晨起床的过程? *	是	否
28. 你会刻意避开亲友聚会吗?	是	否
29. 在事情上做决定对你来说没有难度? *	是	否
30. 你的思维是否同以前一样清晰? *	是	否

摘自Yesavage J. A., et al.,"Development and Validatim of a Geriatric Depression Sereening Scale: A Preliminary Report," *Journal of Psychiatric Research* 17:37-49, 1983. Used with permission of Elserier.

Katz 指数量表

下面展示的 Katz 指数量表让评估者通过 6 个日常生活活动能力对患者进行能力评估。

评估表　　　　姓名＿＿＿＿＿＿＿＿＿　　　日期＿＿＿＿＿＿＿＿＿

在下列各个功能区域中,对恰当的描述进行勾选。

能够独立完成(1 分)	不能独立完成(0 分)
洗澡: 海绵擦浴、盆浴、淋浴 ❏ 不需要任何帮助;或只在擦洗特定身体区域需要帮助;如果通常以主要是盆浴,能够进出浴盆。	❏ 在擦洗一个以上身体区域时需要帮助,或是在进出浴盆及淋浴时需要帮助。不能给自己洗澡。
穿戴: 能从衣橱和抽屉里拿到外套和内衣并穿上,并能扣扣子,包括系吊裤带,如果穿着的话。 ❏ 穿衣服并穿戴整齐不需要任何帮助。在穿鞋时可能需要帮助。	❏ 在穿衣或穿戴方面需要帮助,或是衣仅遮体,或是完全没穿衣服。
上厕所: 因肠道运动或是小便而去标有厕所的房间,并能在便后洗手、整理衣物。 ❏ 在上厕所、便后洗手及整理衣物上不需要任何帮助。可能患者使用辅助器械时需要帮助,如拐杖、助步器以及轮椅。或是需要放置夜间便盆或便桶,然后在早上倒掉。	❏ 不会因排便去厕所或是在便后洗手或整理衣物上需要帮助。
移动 ❏ 上下床或是上下座椅不需要帮助。在患者使用辅助器械时可能需要协助,去拐杖或助步器。	❏ 不能自行下床或是需要帮助。
排便 ❏ 能够完全自行控制排尿排便。	❏ 在监督下才能控制排尿排便,或是使用导尿管,或是两便失禁。
进食 ❏ 能够独立进食不需帮助。食物可能由他人准备。	❏ 进食需要帮助,部分或是完全饲管进食,或是完全静脉营养。

评估者: ＿＿＿＿＿＿＿＿＿＿＿＿

评估总分:　＿＿＿＿＿＿＿

6 分:完全独立

0 分:完全不能独立

劳顿日常生活工具使用评价量表

　　劳顿日常生活工具使用评价量表,此量表能够评估一些更加复杂的功能。此量表常用于明确患者现行能力状态,并随时间迁徙跟踪患者能力变化情况。患者或看护人员在最接近最高功能水平的描述后的数字上画圈,15min 内就能完成整个量表。

　　量表主要测量八个方面功能。女性患者需要在所有八个方面接受评分。男性患者通常在食物准备、居家维护或洗晒熨烫方面不需进行评分。所有患者都会根据其每个方面的最高功能水平进行评分。对于女性患者,其评分区间为 0(低功能)~ 8(高功能);对于男性患者,其评分区间为 0(低功能)~ 5(高功能)。

患者姓名…………………　　评估者…………………　　日期…………………

电话使用
1. 自己能主动打电话,能查阅电话本并拨打号码 …………………………………… 1
2. 能拨打几个熟记的号码 ………………… 1
3. 能接听电话,但不能拨号 ……………… 1
4. 根本不能使用电话 …………………… 0

购物能力
1. 能够独自购买所需用品 ………………… 1
2. 小型物件能够自行购买 ………………… 1
3. 需要有人陪同完成购买 ………………… 1
4. 完全没有能力购买物品 ………………… 0

食物准备
1. 能够独自计划、准备、烹饪充足食物 ……… 1
2. 如果提供菜谱,能够准备充足食物 ………… 0
3. 能加热或烹饪准备好的食物,或是能够准备食物但不能维持充足饮食 …………… 0
4. 需要准备好并烹饪过的食物 …………… 0

居家维护
1. 能够维护居家,偶尔需要帮助(重体力活)… 1
2. 能进行日常轻体力劳动,比如洗碗和铺床 … 1
3. 能进行日常轻体力劳动,但不能保持可接受的清洁水平 …………………………… 1
4. 所有居家劳动都需要他人帮助 ………… 1
5. 不能进行任何居家劳动 ………………… 0

洗晒熨烫
1. 进行个人洗晒熨烫 …………………… 1
2. 只能清洗小件衣物(清洗短袜、长袜等) … 1
3. 所有洗晒工作需他人完成 ……………… 1

乘运能力
1. 能够独自乘坐公共交通或驾车出行 ……… 1
2. 出行能够独自乘坐出租车,但是不能使用其他公共交通工具 …………………… 1
3. 在他人陪同或协助下能乘坐公共交通工具出行 ……………………………… 1
4. 出行只能乘坐出租或在他人协助下驱车出行 ……………………………… 0
5. 根本不能出门 ………………………… 0

药物治疗
1. 能够按时按量进行服药 ………………… 1
2. 如果将药物分量准备好,能够服用 ……… 0
3. 不能调配服用自己的药物 ……………… 0

财政能力
1. 能够独立准确管理财务并记录收支情况(进行预算、签发支票、支付租金和账单,去银行办理业务) ……………………… 1
2. 在日常消费上可以自己管控,但需他人帮助办理银行业务以及大宗买卖等 ……… 1
3. 不能管理钱财 ………………………… 0

摘自Lawton, M.P., and Brody, E.M. "Assessment of Older People : Self-Maintaining and Instrumeutal Activities of Daily Living," *The Gerontologist*, 9(3)179-186, 1969. Copyright © The Gerontological Society of America. Used with permission of the publisher.

巴氏指数量表

　　下列展示的巴氏指数量表主要用于评估患者在进行 10 种日常生活活动的能力。不同的医疗小组成员能用其记录日常结果并对患者生活过程中出现的任何能力改善或下降进行跟踪。

日期 _____

患者姓名 _____

评估者 _____

活　　动	不能	需要帮助	独自完成
进食（如果需要切割食物＝需要帮助）	0	5	10
床椅转移（包括从床上坐起）	0	5～10	15
个人卫生（包括洗脸、梳头、剃须、刷牙）	0	5	5
如厕（整理着装、擦拭、冲洗）	0	5	10
自行洗澡	0	0	5
平地行走（或如果不能行走，能够推动轮椅）	0	0	5～15
上下楼梯	0	5	10
穿衣戴帽（包括绑鞋带，扣扣子）	0	5	10
控制排便	0	5	10
控制排尿	0	5	10

评分的定义及说明

　　获得 100 分的患者说明其能够自行排泄，进食，穿衣，能够在床上及椅子上坐起，自行沐浴，至少能步行一个街区，并且能上下楼梯，但这些并不表明他能独自生活；他可能无法烹饪食物、打扫卫生、到公共场合，但他能够在没有陪同看护情况下独自生活。

进食

　　10 分＝独立完成。患者能自己将托盘中或桌上的食物吃完，只要将食物放在他们能接触到的地方。他必能使用辅餐设备，如果需要的话，他能切食物、撒盐或胡椒或涂抹黄油等。而且，他会在恰当的时候做这些事情。

　　5 分＝患者在切割食物或其他上述事情中需要帮助。

　　0 分＝不能进食。

床椅转移

　　15 分＝患者在这项活动的各个阶段均能独自完成。他能够用轮椅安全地到达床旁，锁住刹车，升起脚架，安全地移到床上，躺下，在床旁变成坐姿，改变轮椅的位置，如果有必要，能够在床上将轮椅移回原位，再安全地回到轮椅上。

　　10 分＝在这项活动的某个步骤上需要一些微小的帮助，或是在其中一个或几个步骤中出于安全考虑需要提醒或监督患者。

　　5 分＝患者变成坐姿不需要旁人协助但需将其扶起身体离床，或是在移动轮椅方面特别需要别人帮忙。

　　0 分＝无法坐起保持平衡。

个人卫生

　　5 分＝患者能够洗脸洗手、梳头、刷牙以及剃须。他也许会使用剃须刀，但是他必定能够独自将剃须刀从抽屉或橱柜里拿出，插上电源或放入刀片。如果有化妆品，女性患者肯定能自行化妆，但是不必自己梳辫子或整发型。

　　0 分＝洗漱需要他人帮助。

如厕

　　10 分＝患者能够正常如厕并在便后正确处理，能独自解穿上裤子，避免衣物遗粪并使用厕纸。如有必要，他会扶住墙面或其他稳固物体用于支撑。如果他需要使用便盆而非去厕所，他必定能将便盆放置在椅子上，正确地使用，并能倾倒和清洁便盆。

　　5 分＝患者需要他人搀扶，帮助整理衣物或是使用厕纸。

　　0 分＝完全依靠他人帮助如厕。

巴氏指数量表（续表）

自己沐浴

　　5 分 = 患者能自行使用浴盆或喷淋，或是使用海绵给自己擦身。无论是哪种洗澡方式，他都会独立完成无需帮助。

　　0 分 = 沐浴需他人帮助。

水平行走

　　15 分 = 患者在无人协助或看管下至少能步行 45 m。他可能穿有吊带或是假肢，或是使用拐杖、手杖或是助步器，但不会是靠轮椅行走。他必定能固定和解开吊带，如果用到的话，使必要的器械辅助就位以便使用，能起立和坐下，并且在其坐着时能收纳好辅助器械（穿吊带的、打结、脱下在穿衣能力中进行评分）。

　　5 分 = 如果患者不能行走但能独自使用轮椅，他必能用轮椅通过转角，原地停留，机动到桌旁、床旁、厕所或其他地方。他能够推动轮椅行动 47.5 m。如果患者在行走方面得到评分，就不必在此项上评分。

　　0 分 = 无法行走。

上下楼梯

　　10 分 = 患者能够在没有协助和看护的情况下安全地上下楼梯。在必要时，他会使用扶手、手杖或拐杖，并且他能够在上下楼时携带手杖。

　　5 分 = 患者在上述情况下，需他人协助或看护才能上下楼。

　　0 分 = 不能上下楼梯。

更换衣服

　　10 分 = 患者能穿上、系紧、脱下所有衣物（包括前面所说的束腰或吊带）以及系鞋带（除非他要求适应此事）。必要时患者也会穿从前面打开脱下的特制衣服如吊裤带、懒人鞋和连衣裙。

　　5 分 = 患者在穿上、系紧及脱下衣服时需要他人帮助。在穿衣脱衣的大部分过程中他能自己完成，但在特定步骤上需他人协助。女性患者在穿戴文胸或腰带时不需评分除非她穿有前面提到的衣物。

　　0 分 = 穿脱衣服需他人协助。

控制排便

　　10 分 = 患者不出意外能控制排便。必要时他能使用栓剂纳肛或灌肠剂（如在接受过排便训练的脊髓受损患者中）。

　　5 分 = 患者在使用栓剂纳肛或灌肠药时需要他人帮助或是偶有失禁现象。

　　0 分 = 大便失禁。

控制排尿

　　10 分 = 患者不论昼夜均能控制排尿。脊髓受损患者能自行安放外置排尿装置及外置尿袋，清洁及倾倒尿袋，保持其干爽，不论昼夜。

　　5 分 = 患者偶有失禁，不能等到便盆再尿或是及时如厕，或需要外置排尿设备。

　　0 分 = 小便失禁或进行导尿。

　　此量表的总分的意义并没有其单项评分那么显著，因为每个单项提示了患者功能缺陷之处。那些获得 100 分的申请长期看护的患者在批准申请之前需要慎重评估，以此来看是否需要长期看护。获得 100 分的出院患者应不需进一步的身体治疗，但家庭随访可能有助于了解其居家环境是否需要进行整改。

摘自 Mahoney, F.I., and Barthel, D. W. "Functional Evaluation: The Barthel Index," *Maryland State Medical Journal* 14:62, 1965.

上幕帘。同时询问患者更换病员袍时是否需要帮助。

- 确保患者在检查过程中感到舒适；准备枕头和毛毯使患者感到温暖，在患者改变体位时要进行协助。
- 预计患者在行动能力和体力上需要他人帮助的困难，通过改变体检地点或常规体检频率来克服。

全面检查：面面俱到

以从头到脚的全面体检开始体格检查，从而得到对患者总体状况的评判。检查所要包含的观察项目有：

- 总体外貌情况：全身皮肤、卫生清洁情况、外貌特征以及体格构造。
- 总体行动能力
- 意识水平、情感及情绪
- 疾病的任何病征

生命体征：确立基线

在获取患者生命体征信息之前，要确定他已得到 10 min 的休息时间。如果评估者恰巧在患者进行体能运动之后测量生命体征，尤其是测脉搏及呼吸频率时，应仔细研判测量结果。

体温

- 依据现有设备，经口或经鼓膜获取患者体温数据。如果患者主要经口呼吸或是呼吸困难，则主要通过鼓膜、腋下及直肠途径测

体温。

- 正常人体体温会随着年龄增长而下降，老年人的正常体温为 35.5 ~ 37℃。在 75 岁以上人群中，口腔温度为 36.1 ~ 36.8℃，而直肠温度为 36.7 ~ 37.2℃。然而衰老进程改变了体温变化的规律，使得体温不能成为诊断感染性疾病的可靠体征。由于衰老对免疫系统的影响，使老年人常常有较高风险罹患感染性疾病，而住院治疗的情况与日俱增，也会引发院内感染。甚至在发生感染时，患者也不会出现发热症状。然而，低体温症则是临床急症并需立即评估。

脉搏

- 为了获得最精确的脉率，请给心尖冲动计数满 1 min 整。从速率、节律、强度及均衡性来测量所有脉搏。
- 在老年时期静息脉率相对恒定，为 60 ~ 100 次/min。然而，在运动之后，老年人的脉率需要更长时间来回到基准水平。
- 心律失常的发生率随年龄增长而增加，如有不规则心律要及时就医。

呼吸

- 评估患者的呼吸频率。还要评判其呼吸的深度、节律及质量。老年患者休息时，呼吸的深度、节律及质量是不变的，但是在其睡眠过程中，在几次深呼吸之后会出现一段时间的呼吸困难。运动后，患者的呼吸频率将会加快，并且需要相当长的时间使呼吸频率

回归基线。

- 要记住在老年患者中，如果其休息时呼吸频率急促，则此作为感染及心衰的可靠体征。

血压

- 分别在两侧上肢测量血压。血压的变化会反应出生理性及老龄化改变：收缩压与舒张压的逐渐增高，因动脉硬化加剧而引起脉压增宽，以及趋于引发直立性低血压。或者血压的改变来自于病理性原因，比如高血压症。

身高与体重：高矮肥瘦

- 判断老年人身高的最佳方法是用卷尺测量，先量出头到髋关节的长度，然后测髋关节到足跟的长度。这种测量方式考虑到了脊柱弯曲的老年性改变如老年性驼背。身高通常会因年龄减少 5 ~ 7.5 cm。记住因脊柱沉积，中午时的身高较清晨的轻度减小。

- 测量患者体重时，要留意患者是否穿鞋。为了精确对比，确保患者在同一时期穿同款衣服使用同一测量工具，进行体重测量。

- 突然及显著的体重改变并非正常的老龄化改变。当然如果老年人摄入与年轻时期相同的热量并且更加好动，那也会使体重渐进增长。某些疾病，如心功能衰竭及抑郁症，会致使体重增长。短期（如 6 个月）内患者体重减轻大于平时体重的 10% 时，就需留意跟进。这可能提示患者罹患抑郁症、生理性功能失调或有饮食机制问题。

系统回顾：逐个进行

　　体格检查的下一阶段是对躯体系统的全面评估。对照患者病史时，评估者要牢记老年人通常表现的与年轻人不一样。接下来的评估指南以身体主要系统进行叙述，根据评估者习惯，也可以从头到脚的方式回顾。

皮肤

- 以检查头面部、颈部、躯干及四肢皮肤开始全身系统评估。记录皮肤的颜色、温度、纹理、色调、肿胀程度，厚度及湿度。

- 根据患者的人种区分，肤色可以从白粉色到红橄榄色或黄色，从深棕色到浅黑色。由于太阳照射，膝盖或手肘之类区域的肤色可能较深，而结茧的地方皮肤显黄色。

- 疾病能改变肤色。典型的肤色改变有潮红、苍白、黄疸、灰色、发绀以及古铜色或色素沉着。下肢皮肤色素沉着是慢性下肢静脉功能不全的典型体征。淤斑和淤点可能引发自维生素 C 缺乏。

- 表皮体温可以描述为冰冷、凉爽、温暖和发热。用手掌感觉患者两侧的体温变化，并做出精确估计。因其他临床改变而产生的单侧表皮温度变化可能提示疾患。

- 皮肤通常会随年龄而变厚。如果患者有鸡眼，通常会在脚趾的背侧面。老化的皮肤也会变得透明、易碎、更易因创伤破裂。肌体总水分的逐渐丢失及皮脂的产生使得皮肤变得干燥，尤其是下肢皮肤。

老龄化皮肤改变的鉴定

以下表格列出了常见的老龄化皮肤改变,并附有其原因。

评估发现	改变原因
眼(眼角鱼尾纹)、嘴和鼻周围出现皮肤褶皱	• 皮下脂肪减少 • 真皮层变薄 • 胶原蛋白和弹性蛋白减少 • 细胞更替能力较弱
伤口愈合速度减慢,易于引发感染	• 皮肤细胞新陈代谢能力降低 • 有效的免疫体系减少
黏膜干燥	• 汗腺排除量及活性汗腺数量减少
体温调节障碍	• 皮下脂肪组织缺失(以及汗腺的体积减小、数量减少、功能减弱)
棕色斑点(老年斑)形成	• 黑色素细胞生成减少,并伴有局部黑色素细胞增殖。
头发稀疏灰白	• 色素生成减少

- 皮肤质地可能柔滑或粗糙。很多老年人都会有皮肤干燥并且变薄剥落,尤其是他们四肢的皮肤。
- 因老年人皮下组织的减少,皮肤肿胀并不能反映其表皮水合作用。通过捏起患者前额或剑突的皮下组织检查其水肿情况,并观察皮肤回弹情况。
- 检查正常的老年性皮肤改变,如眼角周围鱼尾纹。要记住因年龄而产生的皮肤功能下降会使老年人更倾向于患上皮肤病、表皮感染、伤口愈合困难以及表皮组织萎缩(见老龄化皮肤改变的鉴定)。
- 检查患者皮肤上的小洞、裂口、瘢痕、损伤及溃疡。要记住老年患者易于患上褥疮,因为在他们的表皮和骨骼之间缺少起保护作用的皮下组织和脂肪层。要寻找褥疮的早期体征如受压部位红肿。下肢淤滞性溃疡也常见于老年人,通常反映其患有慢性下肢静脉功能不全。

 在深色皮肤患者中褥疮早期并不一定能出现红肿的明确体征。要对患者皮肤进行触诊,记录皮温及表皮硬度的变化。

- 寻找老年患者身上良性的皮肤病变,并同癌前病变及恶性病变进行鉴别。记录病变的大小、分布模式、形状、颜色、连续性以及其边界,并了解病变何时出现。任何可以的病变都需要进一步检查(见老年人常见皮肤病变的鉴别)。

头发与指(趾)甲

- 通过视诊和触诊检查患者头发,记录毛发的

老年人常见皮肤病变的鉴别：

下列图片展示的是发生于老年人中的常见皮肤疾病。

樱桃状血管瘤（老年性血管瘤）

这些大小不一的小突点能发生在身体的任何一个部位，不过通常以躯干为主。

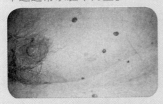

蜘蛛痣

这种病变，其实是一簇毛细血管扩张，可出现于健康人体上，但在肝病患者中较为常见。

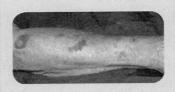

晒斑

这种棕色的斑点通常在中年人中出现于暴露于阳光的皮肤上。

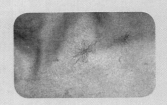

老年性或光化性紫癜

此病变通常在老年人受到轻微的、不被察觉的外伤之后出现。

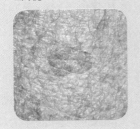

脂溢性角化病（老年疣）

这种常见的非癌性病变有家族遗传倾向。

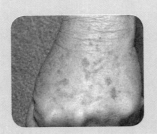

静脉湖

这种病变通常出现在 50 岁以上老年人中，并有长期日光照射史。

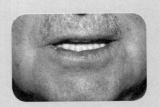

颜色、数量、分布以及质地（精细、柔顺或粗糙）。检查者可能会见到浅色或灰色头发，这是促黑素细胞功能下降导致，而头发毛囊干枯则是由皮脂腺功能减退造成的。头发的生长——包括体毛的生长能力也都减退了。同时腋下及耻骨联合上的毛发也变得稀薄。甲状腺功能减退、甲状腺功能亢进、慢性肾病以及营养缺乏也会引起毛发质地和分布的改变。

- 记录患者是否秃顶。通常许多人都会有可预见的秃顶，尤其在男性中多见，是衰老引起的正常表现。

- 检查患者的指甲和趾甲，记录其颜色、形状、厚度是否存在病变以及甲床毛细血管再灌注情况。随年龄增长，指（趾）甲变得薄而脆，甲面上的纵脊变得更加明显，使得指（趾）甲更易于开裂。而且，指（趾）甲开始失去光泽变得暗黄。

- 检查指(趾)甲是否有任何变形。一般平整或轻度弯曲的指(趾)甲发生变形是正常的。然而,在指甲颜色、形状或角度上发生改变可能提示患有疾病。比如,贫血患者常常变现为甲床苍白且回血减慢。厚实的、带有倒刺、爪样指甲标志着指甲增厚,是一种常见的临床现象。指甲增厚、易碎、暗黄通常由真菌感染导致。嵌甲通常会使老年人易于感染并影响行动。甲床红肿、伴有发热、渗液甚至膨胀突出(某些严重病例)可能提示甲床感染。甲床发绀以及杵状指可能指向于呼吸系统或心血管系统疾病。

头面部

- 检查头部,记录头颅大小、轮廓以及对称性。头颅的大小与形状不随年龄改变。头颅软组织肿胀或颅骨膨出提示近期罹患头部肿瘤。
- 对头颅进行触诊,记录是否有压痛、包块以及病变。如有压痛点或局部头颅扩张则需要进一步评估。
- 检查面部及颈部肤色及大小比例。其面部及颈部的肤色应均匀分布,并且其面部轮廓应与头颅大小成比例。
- 观察患者的面部表情及面部动作。应该看上去机敏、有趣、平静、富于表现的表情。面具脸及无表情脸常常是帕金森病及精神疾病的伴随症状。

鼻子和嘴

- 检查鼻子的外观,记录是否有任何不对称或其他异常如结构性畸形。检查鼻内黏膜,观察其颜色以及有无渗出、肿胀、出血或病变。鼻腔黏膜应呈粉色,湿润,有黏液,而没有硬结及病变。
- 检查额窦及上颌窦有无压痛。
- 检查嘴时,先由嘴唇开始。记录其颜色、对称性、损伤及溃疡、湿润程度。嘴唇干燥表示患者脱水。
- 观察患者是否戴有牙科治疗器具。检查患者佩戴的义齿,观察其是否合适,并且检查是否有因摩擦产生的溃疡及脓肿。不合适的义齿可能会导致嘴角开裂或破损(称为唇损伤)。B族维生素的缺乏会引起唇干裂变红。
- 检查口腔黏膜,记录其颜色、纹理、湿润情况,是否有异味或分泌物。口腔卫生不良会使黏膜及舌头上包裹一层白色的分泌物。
- 检查口腔中是否有病变、结节,是否有压痛、触痛以及出血。观察牙龈是否有颜色变化、炎症、损伤或出血。口腔黏膜及牙龈应为粉色、湿润。如果患者还有恒牙,检查其数量及相关情况。
- 观察舌头的颜色、大小、纹理以及舌苔表面。舌的颜色应为粉色至红色之间,表面平滑,而且没有不自主活动。如果患者正遭受精神类药物的锥体外系不良反应,你能观察到嘴唇扇动、舌头伸出以及舌头、嘴唇、嘴巴的慢节律活动之类不自主活动。如果患者患有甲状腺功能减低症,其舌头可能会变大。
- 评估舌头位置。舌偏左或偏右可能提示神经系统疾病。舌下静脉曲张可能由缺铁性贫血造成（见舌下静脉曲张的识别）。

- 检查咽部是否有炎症、颜色改变、渗出以及损伤。咽部应为粉色至粉白色，没有渗出或破损。

眼睛

- 当评估者检查老年患者眼睛时，老年性视觉的变化会影响到整个眼的外观。你可能会观察到眼球已深陷入眼眶中，这是衰老引起脂肪组织减少的正常改变。检查两侧眉毛是否对称及毛发分布情况。

- 将患者眼睑同脸部肤色进行对比；眼睑不应发生变红等颜色改变。检查眼睑是否有病变或水肿，并注意睫毛的生长方向。判断上眼睑是部分还是全部盖住瞳孔，这能让我们判断是否有眼睑下垂。通常情况下影响老年患者眼睑功能的有睑内翻、睑外翻（眼睑边缘相应的向内或向外翻）以及眼睑下垂（见眼睑改变的鉴别）。

- 检查泪腺器官，留意是否有渗出、变红、水肿、多泪及压痛。衰老会在几个方面影响泪腺功能。比如，泪小管和鼻泪管可能会堵塞及扭曲打结，从而导致眼睛持续流泪。相反地，这些小管堵塞同时也会引起眼泪产生减少，从而产生灼烧感、干涩及眼睛不适（称之为干燥性角膜炎）。

- 检查结膜与巩膜。巩膜通常呈奶白色。由于脂肪的存在，结膜和巩膜也会呈现黄色。在老年人中通常会发现球结膜呈淡黄色、增厚、呈三角形并且常常出现在角膜内侧及外

舌下静脉曲张的识别

　　下图所示的略带紫色或青黑色的圆形小突起可出现于老年人的舌下部位。虽然对于舌静脉的此类诊断通常没有临床意义，但这也可能提示缺铁性贫血。

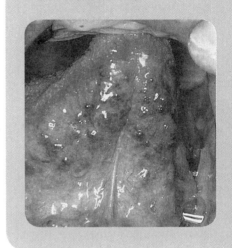

侧缘。

- 当我们检查结膜时，要注意老年人的结膜较年轻人薄而干、光泽黯淡。结膜干涩常常会引起结膜炎。在检查角膜时，我们会发现在其边缘有液态的沉积物，也就是老年环。在50岁及以上人群中，这些沉积物并没有病理性影响。角膜也会随年龄增长而变平，有时候这会引起散光（见老年环的识别）。

- 检查瞳孔。观察并对比两侧瞳孔的大小、形状以及对光反射。两侧瞳孔的反应应该是相同的。如果老年患者服用治疗青光眼的药物，其瞳孔可能较正常偏小。如果患者在白内障剥除术后在瞳孔区域植入晶体，其瞳

眼睑改变的鉴别

以下列出的眼睑改变可发生于任何年龄段，但在 60 岁以上老年人中更为常见。

睑外翻

睑外翻为眼睑向外翻转（外翻）。退化性外翻——最常见的类型——通常因老年性眼睑功能弱化导致。这种情况往往由眼睑肌张力丧失造成，并且通常影响下眼睑。睑外翻会增加干眼症和眼部感染的风险；在严重情况下，患者可能需要手术矫正。

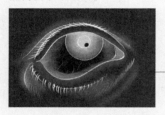

——眼睑功能弱化导致眼角向外翻转。

睑内翻

睑内翻为眼睑向内翻转（内翻）。双侧或单侧都有可能发生睑内翻，可累及上眼睑或下眼睑。与睑外翻相似，更常发生于眼睑。睑内翻会引起眼睛周围红肿疼痛，增强眼对光和风的敏感性。敏感性增高会使患者流泪增多，从而导致视力下降。如果患者感到不适或因持续眼部不适导致患者感染风险增高则可以通过手术纠正

眼睛周围皮肤下垂。

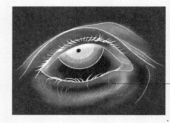

——眼睑向内翻转。

眼睑下垂

眼睑下垂，是因眼睑缺少弹性而导致下垂的外观，这种情况可影响双侧眼睛，导致失明、头痛、眉宇紧张。随着问题进展，患者就需要人为地将下垂的眼睑往上提，通过正确的手术来减轻不适的症状。

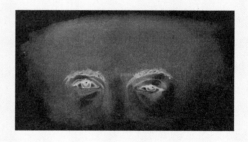

孔形状可能不规则。在瞳孔浑浊时易于发生白内障，并且会阻挡光线向黄斑传递。

- 检查虹膜，留意其边缘是否规整。你可以观察到双边不规则的虹膜有色素沉着，浅棕色取代了正常的虹膜颜色。如果患者曾以虹膜部分切除术治疗青光眼，其虹膜形状可能不规则。
- 测试裸视精度以及矫正后视觉精度，观察其

两者是否有区别。

- 用眼底镜检查眼内结构。当患者伴有老年性瞳孔变小时，你可能很难看清眼内结构，为了提高内镜清晰度，建议在光线昏暗的房间使用检查灯进行检查。在检查时，你可以看到粗壮的、暗红色的静脉；鲜红色的动脉；浅黄色、椭圆形的视神经乳头以及无血管的视网膜黄斑。还能观察到眼底改变，这

是老年性疾病的常见特征。在用眼底镜检查黄斑时，通常会发现老年患者中央凹反射光没有年轻患者那么明亮。

耳

- 检查外耳廓，观察颜色及温度变化，是否有渗出及病变，并检查是否有压痛。用耳镜检查内耳结构，观察外耳道及鼓膜，并观察透光反射。记录是否有病变、鼓膜膨出、耵聍堆积或是（在男性患者中）毛发生长。

- 检查外耳廓及其周围区域，除了老年患者会有毛耳珠，其他检查结果应与年轻患者相同。耳镜检查也应为相似结果。记住在某些老年患者中，鼓膜颜色变暗、可伸缩，而不是珍珠色，但这也是一个重要的临床体征。除非清理耳道，不然耵聍的形成可能会使耳镜无法检查。

- 为了早期筛查老年患者听力下降情况，通常会用到 Weber 和 Rinne 的音叉试验。如果患者在相同距离上能听到空气传导音和骨传导音 2 次，并且两侧耳的空气传导情况相同，那么患者的 Rinne 试验结果为正常。如果患者一侧耳听力丧失，则因骨传导的缘故那一侧耳听到的音调更响。

- 如果你需要向患者建议进行复原治疗，则需评估患者听到并理解对话的能力。

- 如果患者戴有助听器，应仔细检查其是否运行良好。检查助听器佩戴是否合适。检查耳机、音频线以及其他连接线路是否有损坏，并且检查是否有灰尘、耵聍或其他阻碍声音传

老年环的识别

在老年人中，角膜边缘深部的脂质沉积会导致老年环的形成，可表现为角膜周围的灰色圆弧。这种情况被认为是老龄化的正常表现。其与高胆固醇症并不相关，而且也不会影响视力或需要治疗。

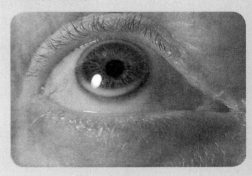

导的物质。确定电池安装恰当。如果患者告诉你在他使用助听器时，听到的声音发颤、模糊不清，那可能是助听器没有正常运行。

- 如果患者反映近年来听力进行性下降，但无耳部病史或严重的全身性疾病，则可怀疑为老年性耳聋。在大部分人中，外耳道和鼓膜的体格检查并不会显示异常。

- 如果患者曾感到眩晕、耳部疼痛或恶心，要先排除老年性耳聋，再考虑其他情况。任何听力或前庭功能异常都需要即刻进行听力测试以参考。

颈部

- 检查颈部时要观察是否有瘢痕、包块及两侧对称性。如果发现明显包块，进行轻柔触诊，

检查包块的连续性、大小、形状、活动度以及压痛。再对淋巴结进行同样检查。

- 检查气管是否居中。气管通常位于胸骨上切迹中线。注意有无移位或包块存在。

- 在患者喝水时观察甲状腺。观察甲状腺是否有包块或肿大，正常情况下，甲状腺是看不见的。然后，对甲状腺进行触诊，而正常是触诊不到的。记录甲状腺有无包块、结节或肿大。

胸部及呼吸系统

- 观察胸部的形状及前后对称性。测量胸腔的前后径和横径。尽管胸腔的前后径和横径通常会有老年性改变，但老年患者的胸腔应该是对称的。

- 当患者深吸气时，观察肋骨沿两侧胸腔凹陷的情况，并在呼气时看两侧胸腔是否有膨出。患者有哮喘或继发于慢性阻塞性肺疾病的肺气肿，通常会表现为胸腔凹陷或胸腔膨胀。在患者呼吸时，在经口呼吸管中能听到吸气或呼气时的喘息音。

- 检查前后胸壁是否有压痛、包块或肿物。肋软骨连接处局部压痛提示肋软骨炎，这是老年患者胸部疼痛的常见原因。因为老年人胸壁皮肤松弛，所以检查患者纵隔是否偏移有点困难。所以在你触诊时，手要滑向其脊柱，提起你拇指与其脊柱之间松弛的皮肤褶皱。纵隔应是对称的，但也可因胸腔弹性减低导致肺扩张减小。

- 触诊两侧触觉震颤是否一致；通常在气管分叉附近最明显。从上到下叩诊患者每侧

前后肺区。确保两侧对称叩诊音从而能够对比。肺区叩诊音正常为洪亮，而骨性突出物、器官以及附属组织叩诊音则较为沉闷。在为患者胸部叩诊时，要注意老年患者因弹性回缩能力丧失使肺泡和支气管扩张，从而产生叩诊鼓音。从肺尖到肺底对胸部前后侧进行听诊。确保肺中叶也得到检查。让患者张嘴进行深呼吸。

- 在听诊期间，要观察患者能耐受什么程度的检查。患者可能因耐受能力弱或缺氧而易感疲劳。而且，深呼吸时老年患者比年轻患者较快出现轻度头晕或晕厥，所以应该建议患者缓慢呼吸。由于老年人的肺泡丧失弹性从而使其在正常呼吸时塌陷，故检查者会在肺底听到呼吸音消失。也因此，在静息时仅有部分肺得到充盈。你会听到气道塌陷时液体收集的湿啰音，此湿啰音不能被误认为是充血性心衰的体征。气管导管中也能听到气管或支气管呼吸音，尤其是在虚弱或卧床不起的患者当中。

- 若没有基础疾病，肺底爆裂音可能同患者行动能力下降有关。如果检查者听到有爆裂音，则要求患者咳嗽。继发于心力衰竭的爆裂音在咳嗽时并不清晰，而因行动障碍引起的爆裂音则会很清晰。伴有肺纤维化或肺间质疾病的老年患者则听诊常常能听到Velcro 爆裂音。干啰音或喘息音常为支气管痉挛体征，并需要进一步检查。

- 如果患者有明显呼吸杂音，并且叩诊浊音，则要确认是否有肺实变。同时检查是否有

羊鸣音以助确诊肺实变。

- 在检查期间,要记住老年患者比年轻患者更有罹患呼吸系统疾病的风险。而且他们所表现出的体征和症状也与年轻患者不尽相同(见老年呼吸系统疾病的识别)。

心血管系统

- 观察并检查心尖搏动点(PMI)。在年轻人中,心尖搏动点位于左锁骨中线与第五肋间水平交界处附近。在老年人中,搏动点可能向左下偏移。

- 检查者用手掌,对患者的主动脉瓣区、肺动脉瓣区、二尖瓣区进行触诊,检查其震颤、搏动起伏及振动情况。在血管性心脏病患者中,检查者可触及震颤。

- 对主动脉瓣区、肺动脉瓣区、三尖瓣区和二尖瓣区以及欧勃点进行听诊。在每个区域听诊第一心音 S_1 和第二心音 S_2,观察心音强度以及 S_1 有无杂音。还要听有无舒张期额外心音,第三心音 S_3 和第四心音 S_4,这在老年患者中可以闻及。S_3 通常在 S_1 和 S_2 之间闻及,听诊位于胸骨下界,常常表示心室失代偿。在老年患者中,S_3 并非为心力衰竭的可靠指征;这可能是生理性的或是对舒张期血流增加的反馈结果。S_4 出现于 S_2 之后至下一个 S_1 之前,在心尖部最易闻及。

- 听诊血管杂音,要记住杂音并不一定代表异常。如有发现血管杂音,要观察杂音在哪个位置最响亮。

- 心尖部听诊,计算 1min 内心尖搏动次数,并

老年人呼吸系统疾病的识别

　　由于胸部肌肉功能会因衰老而减弱,所以老年人常常有咳痰困难。因此,他们罹患肺炎、肺结核等呼吸系统疾病的风险就会增高。常年吸烟患者的得病风险甚至更高。

　　在评估者评估老年人呼吸系统疾病时,谨记老年患者所表现出的症状体征往往与年轻人不同。比如,老年肺炎患者的体温可能不会增高。他们的基本体征可能是思维混乱以及呼吸频率的轻微加快。同样,结核的典型表现——PPD 皮试阳性、发热、夜间盗汗以及咯血——通常不会表现在患有此病的老年患者身上。相应地,他们可能表现为体重下降和厌食,易被误诊为胃肠道疾病或癌症。

注意频率和节律。检查者可能会闻及心房颤动,表现为不规则心律的心律失常,或发现诸如心动过缓或是心动过速之类的异常。广泛的节律性改变在老年人中相当常见。

- 评估头部、颈部、躯干及四肢的血管情况。逐一对颈部动脉进行触诊,动作要轻柔,以免闭塞颈动脉搏动。不能两侧同时触诊,否则会引起心动过缓。由于压力感受器敏感性增加以及血管粥样硬化改变,触诊颈动脉会引起血管内壁变窄(颈动脉搏动会难以触及)。记录两侧颈动脉搏动的频率、节律、强度及两侧的一致性。

- 听诊每侧颈动脉是否闻及杂音,高调的血管杂音可能表示颈动脉或静脉内壁狭窄。

- 检查颈静脉扩张情况。明确颈静脉搏动程度并测量扩张部分到胸骨角的长度。长度超过 3cm 考虑为异常并提示右心衰竭。

- 触诊外周动脉,记录动脉搏动的频率、节律、

强度以及一致性。同样也要记下有无血管杂音。在老年人中,血管会变得扭曲并出现扭结;老年人血管感觉上比年轻人的僵硬。即使这样,脉搏强度也应该是两侧对称的。

- 检查患者下肢,观察下肢肤色、温度,有无毛发生长、水肿、脚趾营养性改变以及静脉曲张。皮肤紧张有光泽(无水肿)并伴有界限明显的毛发缺失,同时结合伴有疼痛、苍白、无血管搏动、皮温下降、感觉异常或感觉麻木——可能提示下肢动脉功能不全。观察皮肤有无任何颜色改变,包括苍白、红斑或是粉红相间、发绀或是色素沉着。 如果皮肤苍白伴发绀或是肤色斑驳,则患者可能患有动脉功能不全。皮肤色素沉着可能指示持续性的慢性静脉功能不全。患者不会单纯因年龄因素而产生明显的肤色退变。

- 检查者用手掌评估患者肢体温度,两侧感觉应相同。一侧肢体温度升高可能提示血栓形成,但这种体征在老年人中可能有所减弱。

- 评判骨性突出或骶骨上的水肿情况。通常在身体负重区域最明显。明确水肿是凹陷性还是非凹陷性的,以及等级和程度。如果确实发现水肿,患者需进一步检查以明确病因。

消化系统

- 为老年人检查消化系统与其他人一样:视诊腹部,观察腹部形状及对称性,有无瘢痕、包块、搏动,腹部有无膨胀,有无条纹。腹部轮廓可为肥胖、舟状或膨胀。

- 在腹部四个象限区域听诊肠鸣音。用听诊器听诊腹主动脉和肾动脉有无血管杂音。

- 叩诊腹部明确有无积气或腹水,判断肝脏大小及膀胱充盈情况。肠道内有积气会发出鼓音,而腹水则会表现为浊音。肠梗阻继发于长期粪石嵌顿,在叩诊时,表现为扩张性鼓音。如果肠道发生嵌顿则叩诊会表现为浊音。

- 叩诊肝脏。在锁骨中线上正常肝脏直径为5.7 ~ 12 cm。由耻骨联合向脐方向叩诊,观察有无任何改变。此区域叩诊浊音表示膀胱充盈扩张。

- 腹部触诊时,观察有无包块以及浅触痛和深触痛。观察有无腹膜刺激征,如腹肌僵直或反跳痛。下腹部包块可能是淤积的粪石。试着触诊肝脏,一般肝脏是触诊不到的。如果上腹部有压痛,患者可能患有胃食管反流症或食管裂孔疝。

- 在老年患者中,下腹触诊通常比上腹触诊更容易更准确,因为老年人的下腹壁通常更薄(因肌肉萎缩和纤维结缔组织丧失)肌张力更松弛。腹肌僵直通常很少见于老年患者,下腹膨胀则相对更常见。

泌尿生殖系统

- 用检查年轻患者的基本检查技术来检查老年患者的泌尿生殖系统。由于老年性的退行性改变会影响机体功能,老年人比年轻人更容易患肾病。例如,随年龄增长老年人更易感染,并且梗阻导致的肾脏感染(肾盂肾炎)是引发老年人住院的一个常见原因。一个不能行动的患者常因尿路梗阻或个人卫生差而易患泌尿系统感染。老年人罹患尿路感染通常无症状或症状模糊，难以确诊，如果没有及时治疗，则会进展为肾衰竭。

- 结合尿频、尿急、尿滴沥、尿潴留及泌尿系统感染情况评估老年女性患者泌尿系统。这些症状可能指向膀胱突出症，可能由于肌肉组织薄弱、分娩或衰老引起。老年女性尿路梗阻可能因子宫脱垂或盆腔癌导致。

- 老年男性和女性均要评估有无尿频、排尿困难及血尿，这些均是膀胱癌的体征。老年人罹患癌症风险较高，膀胱癌在 50 岁及以上患者中常见，而男性较女性多见。

- 评估老年男性患者尿路梗阻情况，这可能是由于前列腺增生以致尿路狭窄导致，有时也会压迫膀胱。几乎所有男性在 50 岁以后都会有一定程度的前列腺增生，但是尿路梗阻可能是单纯的前列腺良性增生（BPH），也可能是晚期前列腺癌。未治疗的 BPH 会损害肾功能，会引起排尿困难、尿中断、尿不尽以及尿流直径和强度减小。持续增生的前列腺会引起排尿频率增高及夜尿增多，还有可能伴有血尿。这些症状和体征也能由其他泌尿系统疾病导致，并且某些药物通常也能引起男性尿流减小，比如非处方药物苯海拉明。

- 观察老年男性患者的生殖器，包括阴毛、带有包皮的龟头、阴茎以及阴囊。检查有无包块、病变、炎症、水肿或是色素沉着。触诊病变部位，记录其大小、形状、连续性、有无压痛。阴毛则随年龄增长而变稀疏灰白。

- 触诊男性患者睾丸大小、形状、对称性以及

有无压痛。在老年人中，睾丸通常比正常成人略小。通常双侧睾丸应等大、表面光滑、自由活动，并且质软无结节。检查腹股沟管；如果出现膨出则为异常需进一步检查。

- 在检查女性生殖器时，观察外阴有无红疹、病变或结节。检查会阴部的颜色、大小及形状。观察阴道口有无组织或器官膨出。

- 如果检查者有相关资质，可为患者进行盆腔内检查。要最大限度地使患者感到舒适，因为老年女性阴道黏膜萎缩会使其在盆腔检查时增强不适感。由于老年女性阴道直径减小，所以检查时先用小号镜片。为了方便置入，先用温水湿润镜片；不要用润滑剂，因为这会改变宫颈脱落细胞涂片试验结果。操作要缓慢，突然置入镜片会损伤敏感的阴道退化组织。在进行双合诊时，由于卵巢会随年龄增长而退变，所以不一定能触及。获取宫颈脱落细胞涂片试验结果以筛查宫颈癌。

- 检查肛门直肠时，让患者处于侧卧位，并让男性患者抱膝上身屈曲。观察肛门及其皮肤表面大体特性。此区域皮肤应平整无间断，而肛周皮肤则粗糙并有轻度色素沉积。记录有无包块、结节、破损以及痔疮。戴上手套，润滑手指，对直肠进行指检，记录肛门括约肌肌张力。回抽手指后，检查是否有粪便带血。对于男性患者，要指检前列腺。记录前列腺的大小、连续性、形状、表面情况以及是否对称，并记录有无压痛。用润滑过的戴手套的手指滑动至胡桃状的前列腺的中央区，然后至两侧外围，感觉是否有充盈感或触及硬结

节区。前列腺触之应为实质,而非黏稠状、质软、无压痛、无包块,直径约为 2 ~ 4 cm。

骨骼肌肉系统

- 在检查老年患者骨骼肌肉系统时,记录患者关节活动度(ROM)是否受限、行走有无困难或者是否有弥漫性或局限性关节疼痛。在检查评估过程中,要记住由于身体虚弱以及协调能力下降,老年患者在一些测试中需要更多时间或协助,比如 ROM 测试和步态评估。观察运动和感觉功能障碍的体征,包括虚弱、肌肉强直、肌震颤、僵直以及各种类型的感觉失调。步态不稳和平衡障碍可能会导致跌倒损伤。确保评估者能对关节失能、疼痛引起的步态改变与神经损伤或其他疾病引起的僵硬进行鉴别。

- 观察患者行走,记录其步态或姿态。步态能体现神经反射及运动功能的整体情况。老年人往往趋向更小步伐、更短步长、甩臂幅度减小并且曲臂屈膝。如果患者因轻度瘫痪跛行或拖步行走则会引发步态失调。姿态能显示脊柱驼背样改变。为了避免损伤,有此类病情的患者在检查时需通过头部背伸以抵消脊柱驼背。

- 通过在患者站立时轻推其双肩来评估患者静态平衡和站姿。患者正常的反应包括手腕、膝关节、踝关节及肩关节屈曲以使身体躯背前倾。患者前倾跌倒为异常反应,可能表明骨骼肌肉系统或神经系统功能障碍。

- 观察患者因严重共济失调引起的剪刀步伐,

并观察头颈相对于肩膀和下肢的位置关系。记录患者转向是否迅速,以及其头部、颈部和肩膀是以一个整体活动还是独立活动的。

- 评估患者腓肠肌与踝部肌肉的弱化程度,让患者先以足尖行走然后以足跟行走。从侧面观察脊柱。检查髋关节的高度,双侧髋关节应对称等大。髋关节骨折或髋关节手术患者可能会有一侧下肢缩短。

- 引出闭目难立征(Romberg 征)以评估患者姿势和平衡性,如果患者站立不稳则为阳性。观察掌指关节、腕关节、肘关节、肩关节、颈部关节、髋关节、膝关节以及踝关节,检查有无关节增大、肿胀,有无压痛、捻发音、皮温改变或是关节畸形。患有关节退行性疾病的患者会主诉关节活动性疼痛和因骨骼改变造成的关节肿大,以及关节活动僵硬、有压痛、捻发音、关节畸形,并能触及骨刺。

- 检查患者足部有无常见畸形。这些常见畸形包括拇趾外翻、跖骨突出以及锤状趾。

- 观察每侧肌群,看有无萎缩、自发性收缩、不自主运动以及肌震颤。通过被动关节活动度练习来活动关节,并测试肌张力和肌肉强度。在关节活动度练习时记录有无捻发音。抵抗被动关节活动说明肌张力亢进,关节活动无力则表示肌张力减退。

- 评估关节是否有僵直及强直。检查者能轻易地在腕关节和肘关节发现关节僵直。齿轮样僵直通常继发于侵犯基底神经节的疾病同时也是某些神经性药物的不良反应。

- 在体格检查过程中,让患者向你展示如何扣衣服扣子或拉拉链,并允许你观察其进行所选的日常生活活动。观察患者抓取物品,如门把手或水龙头。

神经系统

- 使用与年轻人相同的方法对老年人进行神经系统检查。但是,要注意检查者可能会发现老年患者身上会有一个或多个感觉改变。检查项目应包括以下内容:认知水平或意识水平、情感和情绪、认知能力、方向性、语言能力、一般知识、记忆能力、推理能力、客观认知和高级认知功能、脑神经功能、运动和感觉功能以及神经反射。
- 先从观察患者一般外貌着手检查,包括情绪、情感波动、装扮。记录患者是否衣着得体,回答切题,时间、地点、定向准确。环境转变,比如进入紧急护理机构,会使原本警觉的定向居住的老年患者产生明显的思维混乱。
- 记录患者情感变化。情感淡漠表示患者患有基底神经节性疾病如帕金森综合征。看上去较为抑郁的老年患者需要进一步评估。可以通过几种评估工具进行评估,包括老年抑郁量表(见老年抑郁评估量表)。
- 记录患者的语言能力。语言功能障碍通常继发于循环系统疾病,检查者可以在与其交谈中轻易发现。
- 通过与患者讨论当今时事和家庭琐事来评估患者词汇水平和一般知识水平。
- 评估患者记忆水平——瞬时记忆、近期记忆和远期记忆。通过讲述物品数量或背诵一组数字并让患者马上重复来评估患者瞬时记忆。向患者询问 24～48 h 内发生的事件来唤起其近期记忆。让患者回忆多年以前的重大事件,并以此评估其远期记忆。
- 评估患者的理性思维。向患者询问需要判断、推理以及抽象化的问题。
- 评估患者客观认知能力。指给患者两个物体,让患者说出两者名称。患者的反应被分为正常和认识不能(不能说出两者名称)。有几种筛查工具能评估患者的认知状况,其中包括简易认知测试(在第 2 章中已讨论过),这是一种快速筛查工具能测试患者的注意力、回忆能力和语言能力。

脑神经功能

依次评估患者每对脑神经功能,从 I 对脑神经至Ⅻ对脑神经。在老年人中,一些神经改变的发生是老龄化的正常副产物。当然除了以下改变。

- 嗅神经(I)—进行性嗅觉丧失。
- 视神经(II)—视敏度降低,老花眼以及周边视觉受限。
- 面神经(Ⅶ)—味觉降低,尤其是甜味觉和咸味觉。前额以及眼、嘴周围肌肉萎缩松弛。
- 听神经(Ⅷ)—老年性耳聋或是高频听力丧失,然后进展为所有频率听力丧失。
- 舌咽神经(Ⅸ)—变得迟钝或是呕吐反射消失。
- 舌下神经(Ⅻ)—单侧舌功能减弱(也有可能因营养不良或面部结构畸形造成)。

运动与感觉系统

- 评估肌肉关节功能。还要评估患者运动速度、节律、交替动作,从而评估患者协调性。观察患者反复操作的能力以及行动的顺畅性。正常预期老年人的反应速度会变慢。

- 分别用检查针的尖头和顿头来检查患者对疼痛的感知能力;用热的和冷的物体检查患者的温度觉;通过手掌轻触来判断患者触觉;通过振动音叉来检查患者的振动感觉。患者应具有精确的、对称的感知功能。

神经反射

- 检查老年患者神经反射的方法同其他年龄阶段一致。

- 通过检查跖底反射和巴宾斯基反射来鉴别患者是否有上运动神经元疾病。反射亢进、减退或不对称均为异常反应。

造血与免疫系统

- 评估老年患者造血与免疫系统功能的方法同年轻患者一样。然而,在获得一些诊断性试验结果时,要警惕这些结果可能为正常的老龄化改变。

- 在评估生命体征时,要记住老年患者感染时可能只有轻微的发热反应。

内分泌系统

- 在评估老年人内分泌系统时要记住,在老年人中内分泌系统疾病所引起的症状及体征同正常的老龄化改变相类似,从而在检查过程中易于忽略内分泌疾病。

- 结合精神状况改变与机体退变进行检查,包括体重减轻、皮肤干燥以及脱发。这些体征可能指向甲状腺功能减退症,尽管这也可能为正常的老龄化改变。

- 判断患者是否神情焦躁、抑郁或淡漠,这可能是甲状腺功能亢进的迹象,需要进一步评估。焦躁可能在甲亢患者中更为常见,但老年人患甲亢也可能伴有抑郁和神情淡漠(老年人中淡漠型甲状腺功能亢进症)。

- 如果患者有心功能衰竭或心房颤动的体征和症状,对于老年患者可考虑为甲状腺功能减退症;老年患者更可能表现出这些体征和症状,而这些却不是年轻患者所表现出的典型症状体征。

精确评估:健康回馈

掌握评估老年患者的技能和知识能使评估者认清正常的老龄化改变。更重要的是,这能帮助评估者在早期发现进展中的疾病,从而使干预治疗在老年患者中达到最好的疗效。了解身心如何衰老以及哪些体征需要发现,不仅让评估者能进行完全的、精确的评估,而且还能使其有机会帮助老年患者在老龄阶段尽可能地保持健康水平。

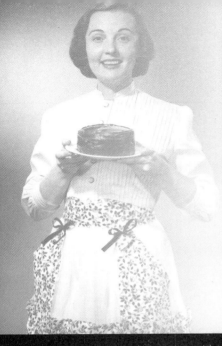

第4章

营养：食物因素

如果绿色蔬菜和培根一样美味，那么人类的寿命将会得到极大的延长。

——道格·拉尔森

吃 什么和怎么吃在我们的整体健康中扮演着至关重要的角色。吃太少，我们就没有能量运动。吃太多，我们就会增加额外的体重。如果吃错了食物，那我们就既增加了体重，又得不到好的能源来维护健康。

在我们的成长过程中，每个人都会经历不同的饮食模式。到成年的初期，我们的身体完成了生长发育的过程。这时，我们进食的目的将由健康地成长转变为保持健康的体魄。我们需要保持健康的体重与体型，避免体重过重，维持或塑造强健体魄。

一个重要的变化就是，人们在各种年龄段吃多少应根据他们所消耗的热量。成年人相对于生长发育中的年轻人来说需要摄入较少的热量，而老年人通常更少。然而，成年人需要的总热量应该根据运动量水平来设定。

根据美国 2005 年的膳食指南，19 ～ 50 岁的成年人，静坐的男性每日需要摄入 9204 ～ 10878 千焦(kJ)，一名中等活动量的男性每日需要 10041 ～ 11715 千焦，而运动型男性则每日需要 11715 ～ 12552 千焦。这个年龄段中，静坐女性每日需要 7531 ～ 8368 千焦，中等活动量女性每日需 8368 ～ 9204 千焦，运动型女性每日需要 9204 ～ 10041 千焦。而正如本章之后讨论到的，老年人通常需要更少的热量。

时间轴：营养：美国的食品发展

从 20 世纪到 21 世纪，我们食用的食物发生了变化，从食品安全和管理到食物如何生长，收割，装箱，烹调。这些时间轴表明从 19 世纪初期就开始的食物发展史。

1900 年 美国 38% 的劳动力从事农业

1902 年 牧场主范妮在波士顿开办了烹调学校

1906 年 食品药品法和肉类检验法授权规定了食物的质量和安全

1906 年 凯洛格开始生产玉米片

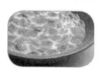

1915 年 一加仑的牛奶需要 36 美分

1916 年 第一台电冰箱售价为 900 美元

1919 年 新奇士橙子成为第一个市场交易的新鲜水果

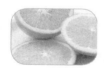

1920 年 禁酒令开始限制酒精饮料的出售

1924 年 克拉伦斯伯兹艾成立了第一家冷冻食品公司

1926 年 美国农业部门提出牛肉分级标准

1928 年 生产了切片面包

1933 年 美国第一次静坐罢工在明尼苏达荷美尔肉类包装厂

1936 年 购物车被发明

1942 年 开始配给战时食物（糖、咖啡、加工食品、肉、罐头鱼、奶酪、罐头牛奶、油类）

1945 年 微波炉获得专利

1900　　10　　20　　30　　40

我们的消耗也影响到疾病。在 40 ～ 60 岁，像心脏病、高血压、关节炎、糖尿病之类的慢性疾病通常就会开始发展起来，超过 80% 的 65 岁以上成年人患有一种或多种这类疾病。建立健康的饮食和运动习惯，例如减少总热量的摄入，多吃水果蔬菜，保持饮食和运动之间的平衡来稳定体重，这有助于日后降低这类慢性疾病发生的风险，或减轻已确诊疾病的严重程度，并且加速康复的时间。随着美国人预期寿命的逐渐延长——如今 80% 的美国人寿命超过 65 岁，而 19 世纪早期则不到 50%——保持健康饮食在整个生命过程中都至关重要。

1950 年 皮尔斯伯里生产了第一份盒装蛋糕

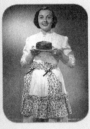

1957 年 爱达荷州代替缅因州成为美国最大的土豆生产地

1956 年 国会通过法律制定粮票

1963 年 照射技术被用于消毒水果和蔬菜

1964 年 减肥可乐问世

1966 年 规定在包装食品说明中要列出成分列表

1967 年 第一个塑料牛奶瓶被使用

1974 年 第一个条形码扫描枪在大型超市安装，箭牌口香糖的外包装作为第一个商品被扫描

1981 年 食品和药物管理局批准使用人工甜味剂阿斯巴甜

1982 年 生产了第一个转基因农作物(番茄)

1990 年 坎贝尔汤公司生产 200 亿罐头番茄汤

2005 年 USDA 确诊首例国内疯牛病

2006 年 发现新鲜菠菜是全国爆发的大肠杆菌感染的食物污染源

2008 年 加拿大政府签署禁止在餐厅和零售食品设施使用反式脂肪酸

50　　60　　70　　80　　90　　2000

改变体型,改变生命——改变饮食

　　成年人的营养需求会随着年龄的增长而发生改变,主要是因为他们的机体组织和脏器开始老化。许多人也因为服用慢性疾病的药物而影响到营养的需求。随着年龄增长自然产生的内在变化和一些外界变化,例如经济或社会的变化,都会影响到人体对营养的需求,以及老年人满足这些营养需求的能力。

关注身体

　　尽管一个人在 20 岁时已达到了生理上的

成熟,机体依然会发生变化。例如,机体的瘦肉组织会逐步减少而脂肪组织会随即增加,机体如此的变化有些可以通过力量练习或者有氧运动来代偿,但有些则不可以。

消化系统

年龄增长导致的某些消化系统改变会损害老年人的营养现状。

- 牙齿脱落,牙周疾病,颌骨退化可导致咀嚼困难。
- 虽然健康老年人的唾液分泌不会明显减少,但是口腔干燥症状往往是许多老年人用药产生的不良反应,38% 的老年人有过口腔干燥的经历。
- 随年龄增长,口腔黏膜失去弹性,上皮细胞萎缩,结缔组织的血供减少。导致老年人的口腔黏膜脆弱易感染,并容易产生溃疡,特别是在合并口腔干燥及维生素缺乏时。
- 年老以后胃消化酶的分泌减少导致消化某些食物变得更加困难。比如,乳糖酶的减少使消化奶制品变得困难。
- 老年人中,胃排空延迟可能会导致早期饱食和饥饿抑制。
- 食管下括约肌张力的缺失增加了食管反流以及胃灼热的概率。
- 肠道血供减少以及胃黏膜的退化使营养吸收减少。
- 年龄增长会导致小肠肌肉纤维化及黏膜表面萎缩。淋巴细胞数量减少,小肠重量逐渐减轻,绒毛突起变短变宽,最终,比起之前的指状会变得更像平行的山脊。虽然这些改变会影响到免疫系统和某些营养素的吸收,例如钙和维生素 D,但不会明显影响到小肠的运作时间。
- 大肠中,黏液分泌减少,直肠壁失去弹性。老年人对于直肠壁膨胀的知觉减弱因而易产生便秘,这是由于大肠内容物少,不足以使老年人产生便意。

代谢作用

年龄增长导致代谢速度变慢。但由于瘦肉组织减少,总的代谢不会明显降低。然而,老年人可能产生糖代谢问题,导致糖耐量异常。

中枢神经系统

正常的中枢神经系统调节可以通过均衡饮食来避免震颤、反应迟钝、近期记忆丧失,由阿尔兹海默病或类似疾病引起的认知功能减退和抑郁的发生。

泌尿系统

随着年龄增长肾脏体积变小,到 70 岁时,肾脏丢失了它们三分之一的功效和储备功能。尽管体积和功能的减退,它们仍然可以清除足够的代谢物来保证正常的血液水平。然而随着血流减少,新的肾组织不再生成,肾脏开始丧失清除氮及一些机体产生的其他代谢物的能力,许多老年人也开始由于尿道括约肌张力的丧失而发生尿失禁。

感知功能

虽然有些人经历了比一般人更多的感觉丧失，但所有人在老年阶段都会丧失一部分的感知能力。

- 大约 40 岁视觉灵敏度开始下降，特别是在光线暗淡环境中。这会导致老年人在准备食物时看不清楚，或者未能辨别出已经变质的食物。
- 嗅觉逐渐减退。
- 随着嗅觉减退，味蕾及唾液减少，味觉也发生改变。先改变的是甜和咸，其次是苦和酸。
- 对口渴的感觉变得迟缓，使老年人有脱水的风险。老年人脱水的症状包括思绪紊乱和嗜睡。

关注身体以外的因素

虽然生理功能上的改变会严重地影响老年人的营养状况，但不要忽视营养评估中的其他因素。随着年龄增长，经济状况和社会地位的改变也会影响到营养状况。

经济因素

许多老年人靠固定收入生活，超过 65 岁的老年人中大约 20% 的人生活穷困。这样经济拮据的状况会限制他们均衡饮食。例如一名密切关注开销的老年人就会因为价格而减少肉类和每日的食物量，即使这些食物提供蛋白质和其他一些很重要的像铁、维生素 B、锌等营养成分。

只靠社保或者养老金生活的老年人有更高的营养不良的风险。有些老年人满足资助条件，但是又不愿意寻求帮助，就没有足够的钱去维持合理的营养。

社会因素

随着年龄的增长，运动量的减少、感觉敏锐性的降低和其他一些机体功能限制都会导致老年人社交孤立。老年人还面临着同龄人开始死亡的情况，许多老年人因此而失去进食的兴趣，直接影响到他们的营养状况。

社交孤立对营养还有其他影响。比如，有些独居老年人不能自己开车去超市或者不能长时间站立为自己准备三餐，就不能保证足够的饮食。

社会福利机构里的老年患者情况更差，他们无法把控食物的质量以及参与食物准备，他们的身体也比那些住在家里的更加虚弱。社会福利机构里的食物可能跟家里的味道不同，特别是有特殊的民族饮食习惯的。尽管养老院尝试去满足居民的饮食偏好和用餐时间，但还是不能完全做到，患者还是可能有饮食限制或者有其他医疗问题而限制对食物的选择。

鼓励这些老年人的家庭成员经常在探视的时候带些他们喜欢吃的食物来，这些小点心也可帮助增加患者的摄入。在阿尔兹海默病病区里，允许任何时间吃小零食的规定提高了那些不能安静坐着吃一顿饭的患者的营养摄入。

"车轮上的餐点"（上门送餐）

有一个特殊帮助的项目专门针对那些不

修改后的老年人金字塔

使用这个特别为老年人设计的食物金字塔,每日选择正确品种和正确数量的食物。

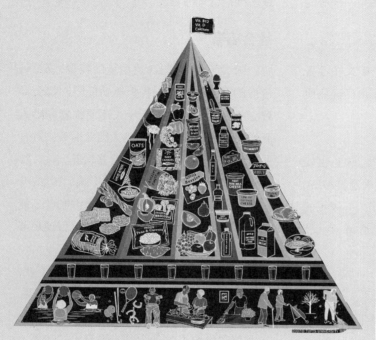

Used with permission. © 2007, Tufts University.

民、西班牙人、从未结婚的人、租贷人和住在南部的人。

除了这些统计数据,我们还要记住,各种经济收入水平和所有少数民族人群都会发生饥饿。住在农村的人发生营养不良的风险较高,而城市里的老年人可能就住在食品店对面,却因为行动不便,考虑到安全,或者没钱等因素而不能去购物。估计到2025年,950万美国老年人会经历各种形式的食物 短缺,390万老人会有饥饿的危险而100万的老人会遭受饥饿。

满足营养需求

2005年的美国膳食指南包括了推荐给老年人的食物。毋庸置疑,营养需求随着年龄的增长而变化,相对于年轻人来说,老年人对于热量、蛋白质、碳水化合物、脂肪、维生素和矿物质的需求都是不同的。

计算总热量

随着机体老化,虽然营养需求可能保持不变,但对热量的需求减少,机体肌肉组织减少。一名老年人需要的总热量取决于他的活动量,整体健康水平,健身状况和可能患有的疾病。

根据2005年美国膳食指南为51岁以

能满足营养需求的居家老年人。美国上门送餐组织服务于整个美国,每个工作日都会送一餐到那些不能独立准备用餐的老年人家里。

根据这个送餐服务机构统计,超过500万的老年人(即美国老年人口的11.4%)都曾经历过不同形式的食物短缺。在这些人中,大约250万有饥饿的风险,大约75万人是因为经济拮据而遭受饥饿。那些有较高饥饿风险的人包括低收入的人、70岁以下的人、非裔公上人群的推荐，一名静坐的男性每日需要 8368～9204 kJ，中等活动量男性每日需要 9204～10041 kJ，运动型男性每日需要 10041～11715 kJ。在此年龄范围中的静坐女性每日需要 6694 kJ，中等活动量女性每日需要 7531 kJ，而运动型女性则每日需要 8368～9204 kJ。

蛋白质：力量之源

蛋白质有助于维持肌肉的强度，增强抗感染能力和促进机体细胞更新。通常老年人对蛋白质的需求与年轻人一样，甚至可能略微需要更多的蛋白质来弥补肌肉组织的丢失。对于健康成人的蛋白质推荐每日摄取量为每千克体重 0.8 g。65 岁以上成年人通常需要稍多些，每日每千克体重 1 g，来维持正氮平衡。

好的蛋白质食物来源包括，1 周内食用 4 次家禽，2 次鱼类，1～2 次红肉。蛋类、奶酪、蔬菜提供额外的蛋白质。老年人的总热量摄入至少 14% 应该来自于蛋白质。

如果老年患者有咀嚼障碍，建议增加蛋白质的供应，如方便的早餐饮料，花生黄油，酸奶，健康食品商店里的补充食品，像安素，加入日常饮食中。患者有胃肠道损伤或服用影响氨基酸和微量元素吸收的药物时也需要补充更多的蛋白质。

碳水化合物：能量助推器

碳水化合物作为机体最主要能量来源应该为老年人每日提供总热量的 55%～60%。碳水化合物有单纯的也有复合的，难消化的纤维也是一种复合的碳水化合物。富含复合碳水化合物和纤维素的饮食会帮助降低胆固醇，糖尿病患者可以通过进食高纤维、高复合碳水化合物饮食而受益。

单糖

单糖（蔗糖）包括白糖、果糖和牛奶中的乳糖。虽然机体可以很轻易地把单糖分解为现成的能量来源，但他们通常都是高热量食物，因而没有多糖健康。

多糖

多糖必须由机体分解成单糖以后才可以使用，这个过程需要时间和能量。多糖存在于富含维生素和矿物质的蔬菜和谷物中，是很好的膳食选择。

纤维素

膳食纤维是在某些食物中含有的一种不易消化的复合碳水化合物。老年人每日应该摄入 25～30 g 的膳食纤维。多纤维的食物结合规律的活动，以及充足的水分摄入能帮助老年人维持正常的肠道功能。过少的纤维素摄入可能会导致大肠癌的发生。

对于饮食中缺少纤维素的老年人来说，建议逐渐增加膳食纤维的摄入。如果突然摄入大量纤维素会引起腹泻、腹部绞痛、胃肠胀气或者便秘。要记住老年人的肠道可能没有好到能接受坚果类的粗纤维，因此推荐用蔬

营养素　　脂肪类型指南

下列表格列出了食物中所包含的脂肪类型。表格可以作为选择健康食物的指南。

脂肪类型	来源	举例
饱和脂肪酸	动物脂肪和一些植物油（在室温下通常是固态的）	肉、家禽、黄油、棕榈油
反式脂肪酸	被加工成人造黄油和奶油的植物油	人造黄油和奶油、烤的食物、快餐食物
单不饱和脂肪酸	植物油（在室温下通常是液体的）	橄榄油、花生、菜籽油
多不饱和脂肪酸	海鲜和植物油（在室温下是液体或软的）	玉米、向日葵、菜子、红花、亚油酸油
Ω–3脂肪酸	鱼油	金枪鱼、沙丁鱼、鲑鱼、鲱鱼、马鲛鱼

菜、水果、全谷物麦片来代替。为了更方便地提高膳食中的纤维素，特别是成形纤维，建议把白面包换成全麦面包和食用高纤维素的谷物作为早餐。

脂肪：一点点就能维持很久

像碳水化合物一样，脂肪也可以提供能量。脂肪可帮助吸收脂溶性维生素和必需脂肪酸，增加食物的风味，增加饱腹感。潜在的缺点是：每克脂肪的热量相当于碳水化合物的2倍。

脂肪根据它们的来源分类。饱和脂肪酸来自动物，摄入过多会导致血清胆固醇含量升高。多不饱和脂肪酸和单饱和脂肪酸来自蔬菜，Ω–3脂肪酸来自于深海鱼类。虽然不饱和脂肪酸相比饱和脂肪酸是更好的膳食选择，但是老年人脂肪的摄入应该控制在每日摄入总热量的10%～30%。

维生素：最好的促进者

虽然维生素是有机化合物，但也是可以被合成的。维生素自身不能提供能量，但它们在机体消耗营养时扮演着重要的角色，例如蛋白质、碳水化合物和脂肪。机体自身无法产生足够的维生素来维持正常运作，因此剩下的必须来自食物。机体在小肠的不同部分吸收脂溶性维生素（维生素A、维生素D、维生素E和维生素K），而在整个胃肠道吸收水溶性维生素（维生素B、维生素C、生物素、叶酸和泛酸）。

维生素缺乏的老年人可能产生一系列的问题，例如缺乏维生素A引起夜盲症，这类人群可以每日服用多种维生素片来改善。如果该老年人还是特殊人群中的一员，例如吸烟者，他可能就需要摄入更多维生素的（见对老年人和特殊人群的维生素供给需求）。

维生素指南

　　健康的身体需要摄入足够的维生素来满足人体新陈代谢的需要。维生素 A 摄入过多或缺乏会引起各种疾病，虽然这种情况很少。下面的表格将介绍维生素的主要功能和食物来源。

维生素	主要功能	来源
水溶性维生素		
维生素 B$_1$（硫胺素）	促进食欲、造血、糖代谢、循环、消化、生长、学习能力、肌张力保持	肉、鱼、家禽、猪肉、糖蜜、啤酒酵母、糙米、坚果、小麦胚芽、全谷物
维生素 B$_2$（核黄素）	组成抗体和红细胞；能量代谢；细胞呼吸；上皮、眼睛、黏膜组织保护	肉、鱼、家禽、牛奶、糖蜜、啤酒酵母、鸡蛋、水果、绿叶的蔬菜、坚果、全谷物
维生素 B$_3$（烟酸）	循环、降低胆固醇、生长、盐酸生产、代谢（糖、蛋白质、脂肪）性激素产生	鸡蛋、瘦肉、奶制品、内脏、花生、家禽、海鲜、全谷物
维生素 B$_6$（吡哆醇）	抗体组成、消化、脱氧核糖核酸和核糖核酸的合成、脂肪和蛋白质的利用、氨基酸的代谢，血红蛋白的制造	肉、家禽、香蕉、糖蜜、啤酒酵母、肝粉末、鱼、绿叶菜、花生、小麦胚芽、葡萄干、核桃、全谷物
维生素 B$_{12}$（钴胺素）	血细胞的组成、细胞和营养代谢、铁吸收、组织生长、维持神经细胞功能	牛肉、鸡蛋、鱼、奶制品、内脏、猪肉
维生素 C（抗坏血酸）	胶原的生成、消化、良好的骨骼和牙齿的形成、碘的储存、愈合、红细胞组成、抵抗感染力	新鲜水果和蔬菜，特别是柑橘类水果和绿叶菜
生物素	细胞成长，脂肪酸生产、代谢、维生素 B 利用，皮肤，头发、神经和骨髓保持	蛋黄、豆类、内脏、全谷物、酵母、牛奶和海鲜
叶酸	细胞生长和再生，肝脏功能，盐酸生产，核酸形成，蛋白质代谢，红细胞生成	柑橘类水果、鸡蛋、绿叶菜、奶制品、内脏、海鲜、全谷物
泛酸	抗体组成、肾上腺皮质酮生成、生长促进、压力承受、维生素利用、糖脂蛋白质的转换	鸡蛋、豆类、蘑菇、内脏、鲑鱼、小麦的胚芽、全谷物、新鲜蔬菜、酵母
脂溶性维生素		
维生素 A（视黄醇）	身体组织的修复和维护，抵抗感染、骨生长，神经系统发育，细胞膜的代谢和构成	鱼、绿色或黄色的水果和蔬菜，奶制品
维生素 D（钙化醇）	钙磷新陈代谢（骨质形成）、心肌的功能，神经系统的功能，正常的凝血功能	骨粉、蛋黄、内脏、黄油、鱼肝油、多脂鱼
维生素 E（生育酚）	延缓衰老、抗凝、利尿、生育、肝脏保护（抗污染）、男性性功能、肌肉和神经细胞膜保护、心肌灌注、减少血脂	黄油、深绿色蔬菜、水果、坚果、内脏、蔬菜油、小麦的胚芽
维生素 K（甲萘醌）	肝脏合成的凝血酶原和其他凝血因子	绿叶菜、红花籽油、奶酪、肝脏、糖蜜

营养素　　老年人的维生素缺乏

下列表格详细描述了重要维生素缺乏的症状体征和这种缺乏对于机体功能的影响。

缺乏维生素	症状体征	对身体功能的影响
维生素 A	<ul><li>皮肤干燥</li><li>伤口愈合不佳</li><li>夜盲症</li></ul>	对于黑暗的适应能力异常,抗感染能力下降
维生素 B_6	<ul><li>恶心</li><li>呕吐</li><li>食欲减退</li><li>压疮</li><li>运动无力</li><li>头晕</li><li>抑郁</li><li>舌溃疡</li></ul>	神经功能和免疫缺陷
维生素 B_{12}	<ul><li>呕吐</li><li>虚弱</li><li>便秘</li><li>贫血</li><li>记忆力减退</li><li>抑郁</li></ul>	影响感觉、平衡和记忆的神经改变
维生素 C	<ul><li>虚弱</li><li>口腔干燥</li><li>皮肤的改变</li></ul>	组织愈合延迟
维生素 D	<ul><li>虚弱</li><li>步态不稳</li><li>疼痛</li></ul>	过多的骨骼脱钙和骨质疏松

对于老年人和特殊人群的维生素供给需求

尽管维生素补充剂不能完全替代食物中的维生素、矿物质和纤维素,但是很多老年患者还是可以从维生素补充剂中受益。如果一个老年患者同时属于一个特殊人群,例如,抽烟,那么他就需要额外的补充维生素。

老年患者

由于慢性疾病、药物不良反应、生病、吞咽和咀嚼障碍,生理受限或是味觉和嗅觉的减退,老年患者对于维生素的需求有所增加。维生素 B_{12} 的吸收和维生素 D 的合成随着年龄的增加而下降。最近的研究显示多种维生素和矿物质补充剂可以提高免疫功能。

酗酒者

酒精改变维生素的吸收,代谢和分泌。受影响的营养素包括硫胺素、烟酸、维生素 B_{12}、叶酸、泛酸。

吸烟者

吸烟者比不吸烟者需要更多的维生素 C。如果这些患者在饮食中无法摄入足够的维生素 C,那么他们就需要补充剂。

节食者和特殊饮食者

每日热量摄入在 5020 千焦的患者很难获得健康饮食中足够的营养成分。那些在饮食中去除特别食物种类的人群,例如素食者和食物不耐受或过敏的人群,也无法摄入需要的营养素。

营养素　**51岁及以上人群营养摄入推荐表**

膳食参考摄入量（DRIs）对于老年人群摄入营养素和维生素具有更好的指导意义。目前已经代替每日推荐摄入量（RDAs）。

营养	男		女	
	51～70岁	＞70岁	51～70岁	＞70岁
钙（mg/d）	1 200	1 200	1 200	1 200
磷（mg/d）	700	700	700	700
镁（mg/d）	420	420	320	320
氟化物（mg/d）	3.8	3.8	3.1	3.1
维生素 D（μg/d）	10	15	10	15
维生素 B_1（mg/d）	1.2	1.2	1.1	1.1
维生素 B_2（mg/d）	1.3	1.3	1.1	1.1
烟酸（mg/d）	16	16	14	14
维生素 B_6（mg/d）	1.7	1.7	1.5	1.5
叶酸（μg/d）	400	400	400	400
维生素 B_{12}（μg/d）	2.4	2.4	2.4	2.4

摘自"Position of the American Dietetic Association: Nutrition, Aging and the Continuum of Care" *Journal of the American Dietetic Association* 100(5):580-95,May 2000. Used mith permissiou of Elsevier

矿物质：组成和平衡

不像维生素是有机的,矿物质是在自然界分布广泛的简单的无机物。它们在促进生长和保持健康方面扮演着重要角色。

钙质

钙质通常储存在骨骼中,仅一小部分在组织和血液中。随着年龄增长和活动减少,骨骼开始丢失钙质,导致骨质疏松。在某些疾病中,钙质从骨骼中游离出来进入血液,引起高钙血症。症状和体征包括意识混乱、腹部疼痛、肌肉疼痛、虚弱和厌食症。

除了骨质疏松以外,对于老年人来说,比较常见的钙的缺乏风险是结肠癌和高血压。指南指出 51 岁以上成年人每日的钙质摄入应该达到 1 200 mg,但是许多老年人都不能达标。

为了预防骨质疏松,建议给予老年患者每日 3 杯低脂或脱脂的牛奶,或者相当总量的低脂或脱脂的酸奶或低脂奶酪（42.52 g 的奶酪等于 1 杯牛奶）。如果他们患有乳糖不耐症，可推荐无乳糖的奶制品、酸奶或者奶酪。如果他们不能或不喝牛奶，建议食用加钙的食物或饮料。告诉老年患者饮食中钙质不能达到指南标准则应该另外补充钙制剂。

铁

尽管老年人生理上对于铁的需求不高，他们仍然可能因为对铁的吸收减少而导致缺铁。原因包括抗酸剂的干扰，胃酸分泌减少，疾病或者服用药物的影响（如阿司匹林）引起的失血（如胃溃疡）和没有食用足够富含铁的食物。指南中铁的主要来源包括即食谷物食品和红肉。然而，红肉贵，并且含有过量的脂肪，可能对于有咀嚼或吞咽困难的老年人来说不容易食用。

钠

钠离子在机体代谢中起着重要作用，包括调节酸碱平衡、体液平衡、神经冲动和肌肉收缩。人体大部分的盐都来自食用加工食品，如速食食物、薯条、罐头汤或在煮饭的时候加入盐。

味觉随着年龄增长而减退，因此许多老年人开始喜欢加过多的盐来调味食品。应该让老年患者知道，摄入的钠过多（高钠血症）会导致液体潴留和水肿。老年人每日摄入钠的量应该不超过 1.5 g，大约四分之三匙盐。告诉那些高血压、肾衰竭或者心脏病的老年人，他们应该更加严格限制钠盐的摄入。

镁

骨骼和牙齿的组成神经活动、糖代谢、脂肪和蛋白质合成都需要镁。然而大部分超过 70 岁的成人都无法满足指南上推荐的镁的每日需求量（男性每日 420 mg，女性每日 320 mg）。

此外，许多老年人因为泌尿生殖系统的疾病、慢性酒精中毒或糖尿病等原因，不能完全吸收他们所摄入的镁。镁缺乏的症状包括性格改变（易怒，有攻击性）、眩晕、肌肉痉挛、虚弱和癫痫发作。

相反，有些老年人摄入过多的镁，通常是因为服用含镁的抗酸剂和泻药。镁中毒的症状包括腹泻，脱水和神经活动受损。

钾

细胞内的钾离子帮助维持酸碱平衡，并且通过细胞膜与钠离子互动促进体液交换。钾缺乏（低钾血症）经常发生于老年人是因为许多人都服用降压药和利尿剂，这些药会消耗机体的钾离子。低钾血症症状包括肌肉无力、痉挛、食欲缺乏、焦虑、抑郁和定向障碍。

营养不良：识别风险

调查者估计高达三分之二的老年人有营养不良的风险。那些教育程度低，收入有限或独居的老年人风险最高。因慢性疾病引起的活动限制也会增加营养不良的风险，进入健康照护机构例如养老院也大大增加了风险。除了这些风险，总的来说，只有 3%～6% 的老年人群真正存在营养不良。

然而,有些因素会对老年人的营养状况有特殊影响。许多老人吃的某些药物会影响到营养成分的吸收;伤口,灼伤和感染(所有的风险)都增加了机体对营养的需求;抑郁症会抑制老年人的食欲;饮食文化偏好也会影响到营养状况。

多重药物

许多老年人都患有一种或以上的慢性疾病,所以他们需要服用多种药物。事实上,美国平均每个老年人每年的处方数量从 1992 年的 19.6 个提升到了 2000 年的 28.5 个,到 2010 年估计可以达到 38.5 个,而这也增加了药物引起的营养不良的风险。

药物可以通过不同的途径影响营养。有些药物可以改变食物的味道,如果每天服用多种药物——不论处方或者非处方药——都会使饥饿的感觉退化。服用多种药物也会增加药物潜在的相互作用。每日服用 5 种或以上药物可导致 50% 的相互作用,服用 8 种或以上药物几乎 100% 发生药物相互作用。

以下是一些药物和食物间可能发生的相互作用:

- 葡萄柚汁可以促进药物吸收,例如他汀类和钙离子拮抗剂,会导致药物超过需要量。
- 抗高血压药物会降低机体钾离子水平,服用降压药的老年人应该检查血清钾离子,必要时服用钾补充剂。
- 一些含有氢氧化铝的抑酸剂可以结合食物中的磷,减少骨骼对磷的吸收和利用。随着时间的推移,最终会导致磷的减少。
- 缓泻剂使食物更迅速地通过机体排出体外,这使许多维生素和矿物质的吸收受到影响,可能导致营养吸收不良。
- 一些抗惊厥药会降低叶酸的吸收。
- 一些降低胆固醇的药物通过清除胆汁酸来降低胆固醇,而胆汁酸是用来吸收脂溶性维生素 A、维生素 D、维生素 E、维生素 K 的,这会影响到这类维生素的吸收。
- 大量的阿司匹林会增加叶酸的丢失。
- 一些抗惊厥药物会增加肝脏对维生素 D 的清除。

愈合的额外消耗

伤口、灼伤和感染都影响着营养状况,这些情况会使机体需要更多的营养来愈合。机体必须要增加蛋白质来应对炎症反应和促进伤口愈合的胶原蛋白的形成。即使是短时间的低蛋白饮食也会延迟愈合,导致伤口抗张力强度差。事实上,机体在愈合时需要的蛋白质总量是平时的 2 倍。

没有必需氨基酸,例如精氨酸,就不会有新血管的生成、纤维细胞增殖、胶原蛋白合成和瘢痕重塑。机体也需要足够的氨基酸去支持免疫反应和生产胶原蛋白。如果机体没有足够的碳水化合物,取而代之就会分解蛋白质,这样会延迟愈合。

维生素也扮演着很重要的角色。机体在愈合时,需要额外的维生素 A、维生素 C、维生素 K 和 B 族维生素,以及锌和铁。B 族维生素在许多代谢功能里都是辅酶,包括伤口愈合,特别是在分解碳水化合物释放能量的时候;维生素 C 能促进胶原纤维束之间的连接以合成胶原蛋白;维生素 K 参与形成凝血酶;维生素 A 帮助胶原蛋白的交联和上皮细胞增生;锌有助于蛋白质合成;铁参与三磷酸腺苷机体的能源物质的合成。

抑郁状态

抑郁通常通过降低食欲导致老年人的营养不良。虽然抑郁不是正常衰老的一部分,但是许多照顾者和 58% 的老年人都这么认为。一些随着年龄增长而产生的生活上的改变会使老年人抑郁,包括居住环境的改变、配偶的死亡以及健康状况的下降。

你可以帮助老年患者们应对抑郁,通过告诉他们抑郁是怎样和为什么产生,给他们提供探讨的机会。记住,只有 38% 的 65 岁以上人群承认抑郁是一种健康问题,然而,大约 15% 需要照顾的老年人和 25% 养老院患者有抑郁的症状和体征。老年人还有很高的自杀风险:要比年轻人和整个国家普遍人群高出 50%。

文化的联系

一个人的文化和民族背景会影响食物的选择和食物的准备。比如,一些西班牙人认为疾病是由于食物的冷热不平衡而引起的,所以他们基于此信仰来选择食物治疗疾病。

文化影响的膳食选择通常不会对老年人的健康有危害,但是如果一个人有糖尿病或高血压,而他们饮食习俗是高盐或高糖的话就会加重他的病情(见文化对饮食习惯的影响)。

营养状态:保持平衡

每个人从小孩长成大人,都应该尝试去维持一种健康、均衡的饮食,摄入符合机体需要的营养物质。营养过剩和营养不良都会导致不平衡。

评价一个人的营养水平和发现营养的不均衡,首先要进行一个完整的营养评价。评价的信息可以指导医疗小组制定正确的目标和确定营养干预来纠正现有以及潜在的失衡。干预措施包括较低热量、低脂、低钠或低胆固醇饮食,或者患者需要增加维生素和矿物质的摄入来纠正失衡。

营养评价:所有要素

营养评价为确立合适的营养干预提供了必要的信息。一份完整的营养评价包括营养筛查、饮食史、体格检查和实验室结果。

营养筛选:调查现状

有些筛查可以让你评价老年患者的营养情况。调查问卷和表格是由营养筛查和微型营养评估 2 个工具发展而来的。

营养筛查表

营养筛查表,由美国家庭医生学院,美国

文化　　文化对饮食习惯的影响

老年人群的饮食习惯深受他们的文化和宗教信仰的影响。虽然文化因素影响患者的饮食，但通常不损害患者的营养状况。

非洲裔美国人

- "精神食粮"较为常见，尤其是在美国南部
- 常见主菜：野味、炸鱼和炸禽类肉、猪肉
- 常见蔬菜及配菜：玉米、大米、秋葵、青菜、豆子、番茄、热面包、甘薯
- 烹饪方法：炖煮、烘烤、用猪油或者咸肉煎炸
- 低脂牛奶（可能由于乳糖不耐受）
- 低钙摄入

亚裔美国人

- 常见主菜：大米、小麦、猪肉、鸡蛋、鸡肉、豆制品、多种蔬菜
- 烹饪方法：用猪油、花生油、芝麻油旺火炒、加入生姜、酱油、芝麻、味精调味
- 饮料：绿茶，很少使用奶制品（由于乳糖不耐受较为常见）

西班牙裔

- 常见主菜：鸡蛋、炸玉米饼、鸡肉、玉米、玉米粉薄饼、黑白斑豆或立马豆
- 常见蔬菜及配菜：大米、玉米、南瓜、面包、番茄
- 烹饪方法：用猪油煎炸、用大蒜、洋葱、辣椒

粉调味
- 饮料：花草茶、苏打水、热牛奶

印第安人

- 从自然环境中获取食物（鱼类、根茎类、水果类、浆果类、野味和野菜）
- 可能由于缺乏冷藏条件，常吃不易腐败的食物
- 常食用由美国农业部提供的商店食品
- 饮食可能受到部落文化的影响
- 可能由于乳糖不耐症，而很少使用奶制品

宗教影响

- 某些犹太教徒遵循犹太教的烹饪和取菜规则（如：他们只吃符合犹太教规的肉和家禽，而不吃贝壳类或猪肉制品）
- 摩门教徒不喝茶、咖啡或含酒精的饮料
- 印度教徒是素食主义者
- 基督复临教派教友是乳蛋素食者（即可食奶、乳制品、蛋的素食者）
- 罗马天主教徒在圣灰节（复活节前第七个星期三）或耶稣受难日（复活节前一个星期五）不吃肉。

摘自Miller, C. *Nursing for Wellness in Older Adults*, 5th ed. Philadelphia: Lippincott Williams & Wilkins, 2009. Used with permission

饮食协会以及全国老龄委员会一起，开发了营养调查问卷和检查表，可用来确定老年患者的营养状况。它最初是用来增加消费者的营养意识的工具，它包括一个问卷——10 个条目，以"是"或"否"的形式回答，问卷可由老年患者或其家属或照顾者填写后计分，还包括一张使用 DETERMINE 的缩写列出的营养风险清单。如果调查表表明该患者有营养不良的风险，他可以接受进一步的检查（见确定你的营养健康状况）。

微型营养评估

微型营养评估是一个简单的工具,用于筛查和评估营养不良的老年患者。大约需要 20 min 完成筛查和评估 2 部分,共 18 个维度的调查。这个工具包含了多种人体测量、饮食摄入量以及健康和功能状态的问题。筛查发现存在风险的患者应该接受评估的部分。该工具包括 4 个组成部分:人体测量[身体质量指数(BMI)、自我报告体重下降],整体评估(生活方式、药物、活动情况)、饮食评估(膳食、蛋白质和液体摄入量)以及主观评估(自我健康评价和营养状况)(见微型营养评估表)。

饮食史:病从口入

除非患者的家人和朋友提供更多的饮

确定你的营养健康状况	
营养不良的预警信号常常会被忽略。运用这张检查表可以帮助你找出你或者你认识的人所存在的营养风险。 阅读以下语句,语句中所提到的情况,若同你或你认识的人的情况相符,表示"是",则记录下所对应的分数。计算出总分,即代表你的营养状况。	是
目前疾病使我改变了进食的种类和量	2
每日餐数 < 2 餐	3
吃很少的水果蔬菜或乳制品	2
每日至少喝 ≥ 3 杯啤酒、烈酒或葡萄酒的饮料	2
有影响进食的口腔或牙齿问题	2
没有足够钱去购买自己所需的食物	4
大部分时间独自进食	1
1 天内服用 ≥ 3 种处方或非处方药物	1
在过去 6 个月内,无意识的体重增加或减少约 4.53kg	2
单靠自身难以完成购物、烹饪和(或)自主进食	2
	总分

总分	营养状况
0 ~ 2	**很棒**!记得每 6 个月复测一次营养状况
3 ~ 5	**处于中度营养风险**。看看能做些什么改善进食习惯和生活方式。老龄化办公室、高级营养计划、老年人中心、相关卫生部门都可以提供帮助。每 3 个月复测一次营养状况。
≥ 6	**处于重度营养风险**。下次看医生、营养师或者其他具有合格的健康或社会服务专业人士时,记得带上这张检查表。与他们交流关于自身营养状况的任何问题,寻求他们的帮助。

确定你的营养健康状况（续表）

营养状况检查表是基于以下描述的预警信号，运用下列词汇，确定（DETERMINE）预警信号，并提醒自己。

- 疾病 Disease

任何导致进食方式改变或引起食欲缺乏的疾病、非健康状态、慢性病都会使你的营养健康经受风险。每 5 个成年人里有 4 人患有影响进食的慢性疾病。估计每 5 个老年人里有 1 人甚至更多会受到意识混乱或记忆丧失的影响，而经常忘记吃了什么、什么时候吃的、是否已经吃过等等类似的问题。八分之一的老年人会发生沮丧和抑郁，从而导致食欲、消化、能量代谢、体重、幸福感等产生巨大的变化。

- 饮食不佳 Eating Poorly

进食过多或者过少都会损耗健康。每日进食相同的食物，或者不吃蔬菜水果奶制品，会导致营养健康的缺失。每日每 5 个成年人里就有 1 人不进正餐。只有 13% 的成年人会进食接近每日最小所需量的蔬菜水果。每 4 个老年人里就有 1 人会饮用过量的酒精性饮料。如果你每日多喝 1 ~ 2 杯酒精性饮料，那你的健康问题会变得越来越糟糕。

- 牙齿脱落 / 口腔疼痛 Tooth Loss/Mouth Pain

进食需要健康的口腔、牙齿、牙龈。牙缺失、牙列松散、蛀牙、不合适或导致口腔问题的义齿会导致进食困难。

- 经济困难 Economic Hardship

每年近 40% 的美国老年人收入低于 6000 美元。若每周在食物上的开销低于 25 ~ 30 美元或不愿意花费超过 25 ~ 30 美元，这样就不能获取维持健康需求的基本食物。

- 社会接触减少 Reduced Social Contact

三分之一的老年人独自生活。与其他人进行日常交流有利于老年人的自信、幸福感和食欲。

- 多种药物 Multiple Medicines

许多美国老年人由于健康问题必须服药。几乎超过一半的老年人每日都要服用多种药物。老化可能会改变我们对药物的反应。服用越多的药物，就越会增加导致食欲增进或减退、口味改变、便秘、嗜睡、腹泻、恶心等可能。大剂量的使用维生素或微量元素，也会像毒品一样损害健康。告知医生你服用的所有药物。

- 无意识的体重急剧增加或减少 Involuntary Weight Loss/Gain

当你什么都没做，但出现过多的体重减少或增加时，注意这是一个非常重要的不可忽略的预警信息。减肥或增重也会增大健康缺失的可能性。

- 需要协助自我照护 Need Assistance In Self-Care

虽然大多数老年人都能进食，但是每 5 个老年人里就有 1 人在行走、购物、烹饪等方面是有困难的，尤其是他们正在不断地老去。

- 年龄大于 80 岁 Elder Years Above Age 80

大多数老年人过着丰富又充实的生活。但是随着年龄的增加，抵抗力下降，健康问题增多，定期检测你的营养健康状况具有深刻的意义。

经 The Nutrition Initivate, a project of the American Academy of Family Physicians, the American Dietetic Association, and the National Council on Aging and by a grant from Ross Products Division, Abbott Laboratories. 允许使用

微型营养评估表

微型营养评估表可以帮助你筛查老年患者的营养不良的情况,表格分为 2 个部分:筛查、评估。若患者在筛查部分 ≤ 11 分,则需要患者完成第二部分更详细评估部分。

姓名: _____　　性别: _____　　日期: _____

身份证号: _____　　体重(kg): _____　身高 (cm): _____　年龄: _____

筛查表:

A 近 3 个月内是否因厌食、消化不良、咀嚼困难或吞咽困难至摄入减少
0= 严重食欲下降
1= 中度食欲下降
2= 无食欲下降 ☐

B 近 3 个月内是否发生体重下降的情况
0= 体重降低超过 3kg
1= 不知道
2= 体重降低 1 ~ 3kg
3= 无体重下降 ☐

C 活动能力
0= 仅可卧床或坐椅子
1= 能离床或离椅子,不能外出
2= 能外出 ☐

D 近 3 个月内,是否经历应激心理反应或急性疾病
0= 是
1= 否 ☐

E 神经心理问题
0= 严重痴呆或抑郁症
1= 轻度痴呆
2= 无心理问题 ☐

F 身体质量指数(BMI)
(体重单位: kg)
(身高单位: m²)
0=BMI <19
1=BMI 19 ~ 21
2=BMI 21 ~ 23
3=BMI ≥ 23 ☐

筛查分小计 ☐☐
≥ 12: 正常(未处于高风险状态,不需要进一步评估)
≤ 11: 可能发生营养失调(需要进一步评估)

评估表:

G 独自生活(未居住在养老院或医院)
0= 否
1= 是 ☐

H 每日需要服用3种以上处方药物
0= 否
1= 是 ☐

I 有压疮或皮肤破损
0= 否
1= 是 ☐

J 每日患者进食正餐的次数
0=1 次
1=2 次
2=3 次 ☐

K 蛋白质摄入的指标
● 每日有至少摄入 1 种乳制品(牛奶、奶酪、酸奶)
是 ☐　　　否 ☐
● 每周摄入 2 种或以上的豆制品或鸡蛋
是 ☐　　　否 ☐
● 每日均摄入鱼、肉或肉制品
是 ☐　　　否 ☐
0.0= 无或 1 个是
0.5= 2 个是
1.0= 3 个是 ☐ . ☐

L 每日食用 2 种或以上的水果蔬菜
0= 否
1= 是 ☐

M 每日饮水量(杯)　(水、果汁、咖啡、茶、牛奶……)
0.0= < 3 杯
0.5= 3 ~ 5 杯
1.0= > 5 杯 ☐ . ☐

N 进食方式
0= 不能独立进食
1= 独立进食较为困难
2= 可独立进食 ☐

O 观察自身营养状态
0= 自觉已发生营养失调
1= 自身不能确定营养失调
2= 认为自身未发生营养失调 ☐

P 与同龄人群进行比较,患者的健康状态
0.0= 不健康
0.5= 不知道
1.0= 一般
2.0= 很健康 ☐ . ☐

Q 上臂围 (MAC)(单位: cm)
0.0=<21
0.5=21 ~ 22
1.0= ≥ 22 ☐ . ☐

R 小腿围(CC)(单位: cm)
0=<31
1= ≥ 31 ☐

评估分小计
(最高 16 分) ☐☐ . ☐

筛查分小计	☐☐
评估分小计	☐☐ . ☐
总分(最高 30 分)	☐☐ . ☐

分数对应的营养状况:
17 ~ 23.5 分 = 有较高的营养不良风险 ☐
<17 分 = 处于营养不良状态 ☐

食信息,否则你可能不能获取完整的饮食史。收集尽可能多的信息,因为你可以通过一个完整的饮食史来洞察患者的社会和经济状况,比如他用什么交通工具去杂货店以及他的认知状态。

一个典型的饮食史,包括:

- 一个人每日进食点心和正餐的数量
- 咀嚼或吞咽困难
- 影响饮食的胃肠道问题或症状
- 疾病史或手术史
- 口腔卫生和使用义齿
- 服用药物
- 食欲
- 活动水平
- 煮饭或吃饭需要帮助
- 过敏史
- 喜欢的食物
- 不喜欢的食物

确保患者或照顾者回答您的问题时能够理解食物分量的概念,这样才能使你得到一个精确的饮食史。举例来说,你可能会解释,113.2 g 肉大约是一包扑克牌的大小,一份蔬菜的量大约二分之一杯。您可以通过患者对进食的回忆,来确定他一天消耗多少热量,摄入了多少蛋白质,膳食结构是否有问题,比如是否摄入太多太咸的或淀粉类食物,或者过少的水果和蔬菜。

常规的膳食调查方法包括 24 h 饮食回顾法和食物频率法。这些检查是根据个人进食的食物种类、摄入量及进食次数来判断其营养状况。

24 h 饮食回顾法

这是一个快速、简单评估一个人的食物摄入量的方法,24 h 饮食回顾法,要求患者回忆在 24 h 内所进食的所有饮料或者食物的种类及数量。他可以选择过去的任何 24 h 或一个典型的 24 h。

为了帮助患者更好地理解食物分量,可以使用典型的食物模型或食物图片。您可能需要准备某些情况下具体的细节,如准备食物的方式(如肉是煎炸还是干烤)。开放式问题,可以了解更多信息。饮食回顾法可以了解患者的饮食是否满足其营养需求。

食物频率法

食物频率法包括一份食物列表,让患者指出他吃了哪些食物以及进食食物的频率。它通常会把食品排成一列。另一列让患者标出他吃该食物的频率(如每日一次或多次,每周一次或多次还是每月),或者标出,他吃此样食物是经常,很少还是从来没有。该调查表通常不包括分量大小,可能仅包括特定的食物或营养物,某些可能摄入过量或过少。你可以通过调查问卷,按照食物分类法将进食品种归类,并记录患者进食此类食品的频率。

食物频率法结合 24 h 饮食回顾法可以更加全面地了解患者的膳食情况。这些膳食评估工具有助于发现营养摄入不足或过量,调整膳食结构以满足患者的营养需求。

克服测量身高的问题

精确测量长期坐轮椅或由于脊柱侧弯不能站立的老年患者的身高是一项挑战。你可以测量两臂伸展距离或测量膝高,粗略地估算身高。

测量患者两臂伸展距离,是指侧向水平伸展双臂,测量一侧中指指尖到另一侧中指指尖的距离。这种测量方法只能粗略地测量得出患者的身高。

测量膝高,是指测量患者足根到膝关节最高点的距离,运用以下公式进行换算,从而得出患者身高。

- 女性 = [1.83 × 膝高 (cm)] –（ 0.24 × 年龄 ）+84.88
- 男性 = [2.02 × 膝高 (cm)] –（ 0.04 × 年龄 ）+64.19

不管采用哪种方法,都要注意老年患者有无身高降低。身高的降低可能是由于骨质疏松,需要进一步的观察。

心理社会因素

饮食史可以发现影响患者进食习惯喜好的因素,包括:

- 文盲
- 语言障碍
- 缺乏营养知识及食品安全知识
- 社会隔离
- 文化或宗教的影响
- 收入低或收入有限
- 交通限制
- 体力活动不足或疾病
- 烹饪资源不足(如缺乏主要的厨房电器或没有厨房)
- 吸烟或吸食毒品
- 有限的社区资源

体检结果:人体基本情况

生理评估如患者的身高、体重、BMI 和体貌特征,包括患者口腔和牙齿的状况,可以帮助判断患者的健康状态和识别疾病。检查结果可能源于患者的营养状况的改变或营养不良,但身高和体重的改变通常反映慢性营养状况变化,而不是急性改变。持续的身高和体重测量可以揭示变化趋势。

你可能难以评估的老年患者的身高和体重,特别是患者卧床不起或肥胖。如果你发现该患者近 6 个月体重增加或下降 4.5 kg 以上,一定要询问他这件事。

身高

靠墙站立,使用固定标尺测量身高,让患者尽可能站直,脱鞋,背对标尺。如果患者无法站立或者不配合,你可能需要调整方法(可以利用臂长和膝盖高度公式计算)。

体重

如果患者长期卧床,用杠杆秤或床秤测量体重。可能的话,让患者在每日的同一时间采用和之前一样的方法称体重(通常为早餐前排

BMI 计算

选择一下一种公式,为你的患者进行身体质量指数的计算

$$BMI = \left(\frac{体重 (lb)}{身高^2(in)} \right) \times 703$$

$$或 BMI = \left(\frac{体重 (kg)}{身高^2(cm)} \right) \times 10\,000$$

$$或 BMI = \left(\frac{体重 (kg)}{身高^2(m)} \right)$$

BMI 测定

BMI 是计算体重与身高关系的指数。下图所示的 BMI 范围是针对成年人的。但此并不能精确地限定健康或者不健康的体重范围。然而,此表却能显示超重和肥胖会对健康带来更大程度的风险。在下图中,横坐标代表患者体重,纵坐标代表患者身高,读取身高体重匹配的 BMI 指数。阴影部分分别代表患者处于健康、超重或肥胖状态。

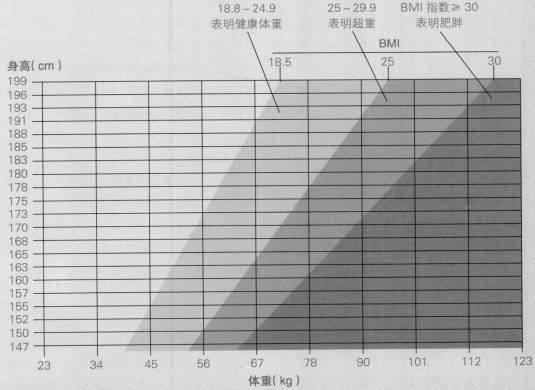

摘自*Nutrition and Your Health: Dietary Guidelines for Americans*, 5th ed. (Home and Garden Bulletin No. 232.)
Washington, D.C.: U.S. Department of Agriculture, U.S. Department of Health and Human Services, 2000.

尿后),穿相同衣服,不穿鞋。

身体质量指数

BMI 是反映身高与体重之间关系的工具,体重单位可以采用 kg,身高单位可采用 cm（见 BMI 计算）。你还可以不通过任何计算来估计身体质量指数（见 BMI 测定）。

使用 BMI 评估体重不需要任何技能。BMI 主要缺点是假设多余的体重来自多余的脂肪,它不会考虑其他因素,例如水肿或者肌肉发达也会致使体重增加。

一个人的 BMI：

- 小于 18.5：偏瘦
- 18.5～24.9：体重正常
- 25.0～29.9 超重
- 大于等于 30：肥胖

所以除了正常值以外的数值都表明患者有高健康风险,需要作更进一步的营养需求评估。

机体组成测量

对于机体组成的测量可以运用肱三头肌皮褶厚度、上臂围或者上臂肌围,它反映的不是体重,而是机体的组成成分：脂肪或者肌肉组织。你可以将测量结果与参考标准作比较,或者可以利用这些测量指标评估变化趋势。如果一个患者的测量值低于参考标准的 90%,那么他需要营养干预。

肱三头肌皮褶厚度

肱三头肌皮褶厚度是测量人体储存了何种脂肪,作为一项评估总体脂的指标。测量皮褶厚度时,嘱患者放松上臂,用拇指和食指,在肩峰与尺骨鹰嘴连续中点,夹提起皮肤和皮下组织,但不能夹提肌肉。用游标卡尺测量并精确到 0.1 mm。

连续测量 3 次,每次都在同一部位或者在其他合适的地方（肱二头肌、小腿、大腿、肩胛下或腹部皮褶）,然后计算 3 次测量的平均值。对于男性,11.3 mm 达到了正常指标的 90%,而对于女性,是 14.9 mm。

上臂围

上臂围测量肌肉质量和皮下脂肪。测量时嘱患者弯曲非优势臂呈 90°。然后将手臂放成支撑的姿势,用卷尺绕上臂中点一周,即肩胛骨顶点与尺骨鹰嘴连线的中点。把卷尺拉紧,但不要太紧,测量值精确到 0.1 mm。

上臂肌围

上臂肌围是反映肌肉质量的指标,也可反映机体蛋白质的储备。计算方法是：上臂肌围 = 上臂围 - 3.14 × 肱三头肌皮褶厚度。以 cm 为单位计算。水肿不会对这个数值有很大的影响,因而可以快速估算上臂肌围。

外貌特征

外貌特征可以揭示一种与营养缺乏相关的营养不良的症状。然而,某些类似营养缺乏的迹象也可能是由于其他因素引起的。因为遗传因素和生长环境的不同,人们外貌特

人体上肢测量方法中的臂围测量

运用以下方法来测量肱三头肌皮褶厚度、上臂围、上臂肌围。

肱三头肌皮褶厚度

1. 定位上臂中点，即将卷尺置于腋下和肘部之间。用拇指和其他 4 个手指夹提起患者上臂中点上约 1 cm 处的皮肤。如下图所示。
2. 将卡尺置于上臂中点处夹住皮肤及皮下脂肪约 3 s。
3. 测量值精确到 0.1 mm。
4. 同法再测量 2 次，取平均值。

上臂围和上臂肌围

1. 如下图所示，用在上臂中点测量上臂围度。测量长度单位为 cm。
2. 三头肌皮褶厚度（单位 mm）乘以 3.14。
3. 上臂围减去上一步的计算值即为上臂肌围。

记录测量数据

记录 3 项所测数据，运用以下公式，得出标准数据的百分比。

$$\frac{实测值}{标准值} \times 100\%$$

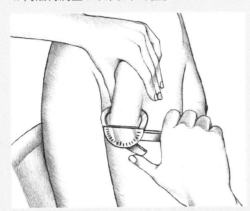

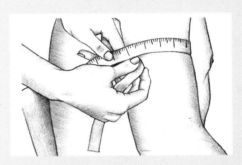

测量并计算上述数据后，对应右侧表格来确定你的患者的能量状态。测量数据低于标准数据 90% 标明能量损耗。超过 90% 则表明能量充足或能量储备充足。

测量数据	正常值	90% 正常值
肱三头肌皮褶厚度	男性 12.5 mm 女性 16.5 mm	男性 11.3 mm 女性 14.9 mm
上臂围	男性 29.3 cm 女性 28.5 cm	男性 26.4 cm 女性 25.7 cm
上臂肌围	男性 25.3 cm 女性 23.3 cm	男性 22.8 cm 女性 20.9 cm

营养失调的评估

这张表格有助于解释营养评估结果。身体各个系统出现的症状及其所代表的含义如下表所示。

身体系统或部位	症状	含义
全身症状	• 虚弱和疲劳 • 体重减轻	• 贫血或电解质紊乱 • 能量摄入减少、能量消耗增多、营养摄入或吸收不足
皮肤、头发、指甲	• 皮肤干燥、干裂 • 皮肤干燥伴有肿胀 • 皮肤粗糙、鳞屑、肿块 • 淤点淤斑 • 溃疡不能愈合 • 头发稀疏干枯 • 勺状指、指甲脆薄易裂、脊状甲	• 维生素 A、B 族维生素、亚麻酸缺乏 • 脱水 • 维生素 A 缺乏 • 维生素 C 或维生素 K 缺乏 • 蛋白质、维生素 C、锌缺乏 • 蛋白质缺乏 • 铁缺乏
眼睛	• 夜盲症,角膜水肿、易流泪、干眼症、结膜干燥(毕脱斑:结膜上出现大小不等的灰白色斑块) • 结膜充血	• 维生素 A 缺乏 • 维生素 B_2 缺乏
喉咙、口腔	• 口角皱裂 • 舌面呈品红色 • 牛肉舌 • 牙齿松动、肿胀、牙龈出血 • 颈部肿胀(甲状腺肿大)	• 维生素 B_2、烟酸缺乏 • 维生素 B_2 缺乏 • 维生素 B_{12} 缺乏 • 维生素 C 缺乏 • 碘缺乏
心血管系统	• 水肿 • 心动过速、低血压	• 蛋白质缺乏 • 体液不足
胃肠道系统	• 腹水	• 蛋白质缺乏
肌肉骨骼系统	• 骨痛、弓形腿 • 肌肉萎缩	• 维生素 D 或钙缺乏 • 蛋白质、碳水化合物、脂肪缺乏
神经系统	• 意识改变 • 感觉异常	• 脱水和维生素 B_1 或维生素 B_{12} 缺乏 • 维生素 B_1、维生素 B_6、维生素 B_{12} 缺乏

征的个体差异是非常大的。

实验室结果:检查,检查……

实验室检查可以在生理症状出现之前的早期查出营养问题。大多数常规检查评估蛋白质和热量的情况。人血白蛋白水平是最常用来评价营养问题的指标。

有些测试可以帮助了解蛋白质储备是否充足。有些检查测定蛋白质的分解产物(如肌酐含量)。其他的检查测定蛋白质的代谢产物(如白蛋白水平、转铁蛋白水平、血红蛋白含量、血细胞比容、前白蛋白和总淋巴细胞计数）。

人血白蛋白值

人血白蛋白提示体内蛋白水平，是对营养状态评价的一个重要指标。人血清白蛋白占血浆总蛋白的 50% 以上，并维持血液胶体渗透压，对心血管系统有重要影响。人血清白蛋白的生成需要有功能正常的肝脏细胞和足够氨基酸的供给，这些是合成蛋白质的要素。

人血白蛋白下降的情况包括，严重的蛋白质缺乏、烧伤导致的血浆蛋白丢失、营养不良、肝脏或肾脏疾病、心力衰竭、大型手术、感染或者癌症。

肌酐身高指数

肌酐身高指数是通过收集 24 h 尿液来测量尿中肌酐排出量。该测试有助于确定身体蛋白质的质量和评价蛋白质消耗。运用公式计算出患者的肌酐身高指数，然后再与其身高相应的正常肌酐身高指数进行比较。

该数值升高可能表明示蛋白质储备减少。但是，肌酐值随着年龄增长而下降，因为正常情况下肌肉质量在减少。这个测试有局限性，因为年龄、运动锻炼、压力或严重的疾病都可以极大地改变结果。

转铁蛋白值

转铁蛋白主要是在肝脏中合成，是转运铁的载体蛋白。转铁蛋白水平随着蛋白质水平降低而降低，所以转铁蛋白的减少表明蛋白质储备减少。因为转铁蛋白的半衰期较短，血清转铁蛋白水平比白蛋白水平更能准确地反映患者目前的蛋白质状态。

正常的转铁蛋白应超过 26 μmol/L，浓度降低指示蛋白质营养不良。可能的原因有由于肝脏损伤而无法合成足够的蛋白质，肾脏疾病引起蛋白质损失，急性或慢性感染，或者癌症。浓度升高可能表明严重缺铁。

血红蛋白值

血红蛋白（Hb）是血红细胞（RBC）的主要成分，主要功能是输送氧气。其合成需要足够的氨基酸。测定血红蛋白有助于评估血液的携氧能力，且帮助诊断贫血、蛋白质缺乏以及水合状态。

血红蛋白浓度下降表明缺铁性贫血、蛋白质缺乏、失血过多或体液过多。血红蛋白浓度升高表明脱水或红细胞增多症。正常情况下，血红蛋白值随年龄和被测血液样本类型的不同而变化。

血细胞比容

血细胞比容（HCT）水平反映的是红细胞占全血容积的百分比。该检查可以帮助诊断贫血和脱水。HCT 浓度下降表明缺铁性贫血或液体摄入量过多或失血。HCT 浓度升高表明严重脱水或红细胞增多症。红细胞比容值的影响因素是年龄、性别、样本类型和执行测试的实验室。

问题思考: 营养

以下情景具有挑战性,让你思考老年患者可能需要哪些营养。由于你不断为老年人提供营养指导,你的技能和思维模式也将得到不断进步。

- 一位严格坚持素食主义的 60 岁老年女性,想要在她的日常饮食中添加蛋白质,你会建议她选择哪些肉类以外的食物?
- 请为以下几类不同人群,针对他们的选择饮食模式各描述 2 项特征:印第安人、拉丁裔美国人、非洲裔美国人。
- 叙述影响老年人营养的 3 项因素。
- 一位在其他方面都很健康的成年人想在日常饮食中添加更多的维生素,你会如何建议他?
- 营养评估工具是如何来帮助评估并得出预警信息和提示营养不良的?
- 哪些实验室检查可以有助于检测出潜在的营养问题?

前白蛋白

因为前白蛋白的半衰期比白蛋白更短(仅 2 天),为更加敏感的指标。前白蛋白也像白蛋白一样不受肝脏疾病和水合状态的影响,然而,该测试较昂贵。前白蛋白值正常范围为 190 ~ 380 mg/L,异常值有助于诊断蛋白质——热量型的营养不良,超过 30% 的住院患者都是这种情况,表现为肌肉、脂肪和蛋白质分解。

总淋巴细胞计数

淋巴细胞是一种白细胞,为抗感染的主要细胞。淋巴细胞总数可帮助表示营养状况,因为营养不良会导致淋巴细胞总数降低,反过来又削弱身体抗感染的能力。

总淋巴细胞计数用于评估患者免疫系统的健康状况,并有助于评估蛋白质存储。在没有其他明显原因时,淋巴细胞的减少可能表明营养不良。虽然如此,淋巴细胞下降也可以表示其他的临床情况,如感染、白血病和组织坏死,从而限制了该测试评价营养状态的准确性。

总结

对于许多老年人来说,保持适当的营养是不容易的。营养需求随年龄而改变,生活环境的变化、慢性疾病导致活动减少、固定收入变化等,都会影响饮食情况,从而使保持健康这样一个看似简单的任务变成一个挑战。

你可以帮助他们迎接挑战。认真评估老年患者的营养状况和需求,在必要时给予干预,帮助患者和他们的照顾者选择营养物质,从而帮助患者生活得更美好、更健康。这值得一直效仿下去。

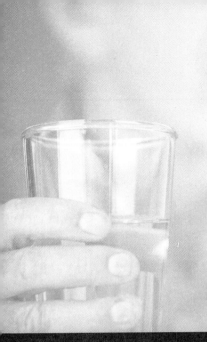

第 5 章

药物：
正确的药物处方

处方：内科医生认为可以最大限度改善患者状况并对患者害处最小的治疗方法。

——安布罗斯·贝尔士

在美国，每 5 位 65 岁以上老年人中就有 4 位被一种及以上慢性疾病困扰。因此，老年人对药物的需求远远高于其他年龄组。虽然 65 岁以上老年人只占美国总人口的 12%，但他们使用了 30%～40% 的处方药，每年约 40 亿处方药物——这个数字是 65 岁以下年龄组的 2 倍。

时间轴：药物的诞生

大多数今天使用的药物都是在上世纪发现的。该时间轴展示了重要的药物发现，以及一些有趣的文化及历史趣事。

1906 年 食品药品管理局（FDA）成立，用以监管非处方药的标签及包装

1906 年 阿尔兹海默病首次被定义

1911 年 "维生素"一词被定义为预防缺乏性疾病（如坏血病）的物质

1918 年 西班牙流感肆虐，全世界 50 ～ 100 万人死于该病

1922 年 第一只胰岛素（insulin）被用于患糖尿病的 14 岁男孩

1928 年 青霉素（penicillin）被发现

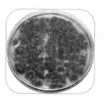

1932 年 科学家成功分裂原子

1932 ～ 1972 年 塔斯基吉关于未治疗的梅毒受试者的研究，最终引起了实验研究的巨大改变：患者在实验研究中如何被保护

1935 年 嗜酒者互救协会成立

1938 年 食品、药品及化妆品法案通过

1938 年 LSD 首次被合成；该药物的使用主要集中于 60 年代反正统文化运动

1945 年 第一台电脑（ENAIC）诞生

1945 年 联合国成立

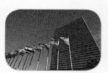

1900   10   20   30   40

老化机体：小心应对

老年人药物治疗呈现出一组特殊基于年龄相关于性改变的问题。从生理上讲，衰老改变了身体组成结构，并可触发消化系统、肝脏及肾脏改变。这些变化影响药物代谢、吸收、分布及排除，都将导致药物剂量及给药方式的变化。这些变化也可增强药物导致的不良反应，阻碍药物的疗效。

由于听力下降、视力下降、记忆力减退、同时服用多种药物、难以理解药物的剂量及药物指南以及多种社会经济学因素（如贫穷及社会隔离），老年患者也更难依从药物疗程。为保证依从性，患者需要家庭成员及其他照护者、医生、药师及其他健康护理专业人士监督服药情况。他同时需要接受关于使用药物的教育。

即使老年患者接受的药物剂量最适宜，他仍有可能发生药物不良反应的风险。

1970 年 FDA 规定药物必须在包装内添加使用说明

1972 年 MASH 在网络电视上首演

1975 年 卡托普利（captopril），第一种口服 ACEI 酶抑制剂用于心脏病的治疗

1990 年 人类基因组计划开始

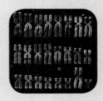

1951 年 玛格丽特·桑格在她 70 多岁的时候撰写了关于避孕药的研究

1952 年 露西·鲍尔在"我爱露西"中的插曲

1967 年 第一个宾夕法尼亚州心脏移植患者术后 18 天死于器官排斥导致的免疫系统衰竭

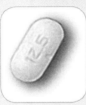

1978 年 第一个"试管婴儿"诞生

1981 年 AIDS 首次被发现

1983 年《罕见药物法》通过，这促使药品公司开发治疗罕见疾病的药物

1987 年 DNA 首次用于确认罪犯

1992 年 药物滥用及心理健康服务管理中心建立

1998 年 伟哥进入市场

2009 年 新型 H1N1（猪流感）爆发并蔓延

50　　60　　70　　80　　90　　**2000**

由于生理正处于变化期，药物治疗的依从性差及更多药物摄入导致老年患者不良反应发生率为年轻患者的 2 倍。事实上，约有 40% 发生药物不良反应的患者年龄大于 65 岁。

滚雪球效应

老年患者发生药物不良反应的症状和体征（如有意识混乱、虚弱及精力下降）通常都源于疾病。如果不良反应未被确诊或被漏诊，患者可能继续服用药物。更复杂的问题是，如果患者有多种疾病或药物不良反应，或者两者并存，他可能会去咨询好几位医生或专科护士（彼此不知道对方），最后的结果是患者要服用更多药物。如果仍不对患者的用药史进行询查，且如果患者使用更多非处方药以缓解常见不适症状（如消化不良、眩晕及便秘），他可能无意中陷入用药不当以及过量服用药物的情况。通常称为"多重用药"，这种状态严重危及患者安全及药效。

虽然很多药物可导致不良反应,但是导致老年患者出现严重不良反应的药物不是很多,主要包括:利尿剂、抗凝剂、抗高血压药、强心苷、皮质激素类、安眠药和非处方药。

解决这种情况的措施

随着时间的推移,药物治疗越来越个性化。新的药物不断地进入市场,从治疗癌症的到抑郁症的。同时,药品公司对消费者进行市场运作,从而将自己的产品推销给顾客。

由于可获得大量的药物及患者对市场上药物的更多了解,对于患特殊疾病的老年患者来说选择正确的药物变得更需要技巧。为做好老年患者药物管理,你需要知道药物的药效学及药动学。何种药物可用于老年患者,与不同药物、草本添加剂甚至与食物间相互作用可能发生何种不良反应。同样应考虑到增龄导致的生理变化及如何进行肌内注射药物。最后,应该知道怎样及如何教育老年患者及他们的照护者有关药物知识。

药物代谢动力学: 机体的作用

药物代谢动力学检测机体对药物的作用——特别是机体如何吸收、分布、代谢及排泄药物。随着年龄增加药代动力学也发生变化,主要影响的是老年人对药物的反应。

吸收

虽然药物在胃肠道吸收并不随年龄增长而有显著变化,但药代动力学研究显示关于药物吸收的结果各不相同。可能的年龄相关性效应包括胃酸分泌减少及胃排空延迟,血液流速减慢,且小肠吸收能力下降,某些疾病也可导致这些变化。同时,由于机体主动转运功能减弱,导致吸收维生素 B_{12}、铁、钙的能力下降。

增龄同样影响口服药的吸收。例如,如果老年患者没有饮入足够的液体吞咽口服药,药物肯定无法通过食管。包括阿司匹林、抗生素、氯化钾、维生素 C 及铁剂在内的一些药物可刺激食管。

还有一些给药途径,如舌下含服,彻底避开消化系统,使得药物直接进入循环系统。生理变化如口腔干燥——老年人普遍存在——可能阻碍舌下含服药物的溶解。相反,老年患者可能从鼻、眼、耳等局部给药药物的全身性吸收,导致不良反应。例如,治疗青光眼的药物噻吗洛尔因系统性吸收可导致呼吸频率及血压下降。

增龄时常发生躯体脂肪的增加和去脂体重的减少,阻碍药物吸收。确保护士选用合适长度的注射针及注射技术,在正确的位置进行皮下及肌内注射,并时刻谨记老年患者可能无法有效吸收一些通过肌内注射的药物。

分布

年龄相关性生理改变对药物分布的影响大于对药物吸收的影响。机体组成成分随年龄增长而改变,体内水分及瘦肉组织逐步减少而机体脂肪组织增多。疾病、营养缺乏、水分缺失——都可能发生于老年患者——均可影响药物分布。

药物与血浆蛋白质结合的数量决定了有多少游离的药物可以在体内发挥作用。特定药物的 pH 值（酸碱性）决定了特定的受体，酸性药物与白蛋白结合而碱性药物与 α1 糖蛋白结合。

老年人中常见的急性病和营养缺乏可导致血浆白蛋白减少。因此，患急性病或营养缺乏的老年人服用酸性药物时，可能导致更多的游离药物进入全身各系统。这可导致药理作用增强，同时不良反应及发生毒性反应的危险增加。常用的酸性药物有地西泮、苯妥英、华法林及阿司匹林。

相反，老年人急性疾病、癌症及关节炎可导致 α1 糖蛋白增加——碱性蛋白质药物结合位点。这会导致这类碱性药物疗效下降，如利多卡因及普萘洛尔。

增龄常伴有脱水及正常的体内总水含量减少，这会导致水溶性药物血浆浓度增加，如庆大霉素、地高辛、乙醇、茶碱及西咪替丁。因此，老年患者服用这类药物（如地高辛）时应予减量。

切记，脂溶性药物在老年患者体内代谢的半衰期更长，因为老年患者去脂体重减轻。脂溶性药物，如地西泮作用持续时间延长。

 营养 注意：切记营养失衡或脱水的老年患者药物分布的改变增加了危险性。监测脱水患者及其血浆白蛋白下降水平，可作为药物毒性的信号。

代谢

年龄相关性改变在药物代谢中如何产生影响，取决于特定药物的给药方式及代谢形式。药物的代谢开始于机体各处，但其过程主要在肝脏进行。比如说，很多口服药物通过小肠吸收入静脉网络，即门静脉体系。门静脉网络随即将药物运至肝脏，并在肝脏进行进入循环系统前的首道代谢。

在老年患者中，年龄相关性改变，如肝脏体积减小、肝血流量减少可影响药物首道代谢。如老年患者服用普萘洛尔、拉贝洛尔或首道代谢强的其他药物，该药物疗效可能增强，因为老年患者体内游离状态药物增多了。

其他药物，包括血管紧张素转化酶（ACE）抑制剂，如依那普利及培哚普利，它们必须通过肝脏代谢后才具有生物学活性。老年患者肝脏缩小、肝血流减少可能导致首过消除减少，从而降低该药物活性。

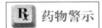 **药物警示** 老年患者由于肝脏清除率降低，可能导致长效药物如苯二氮䓬及三环类抗抑郁药半衰期延长。

同时服用几种药物的老年患者的药物代谢可能也会与正常药物代谢不同。可能出现药物——药物、药物——代谢或药物——食物相互作用。

在正常新陈代谢过程中，约由 50 种同工酶组成的细胞色素 P-450 系统可以代谢大部分药物。但对于其他药物，药物代谢产物，甚至食物可能与这一系统相互作用，从而影响药物的正常代谢。例如，葡萄汁可以抑制一种名为 CYP 3A3/4 的同工酶，导致诸如氨氯地平等的钙通道阻滞剂代谢减少并导致药物活性的增

在一些常见药物相互作用中酶的作用

底物是一种能被酶催化代谢的药物。而诱导剂是一种可以增强酶催化代谢底物活性的药物。抑制剂是一种能阻碍酶代谢底物的药物。下表列出了一些底物以及它们的诱导剂和抑制剂。

底物	诱导剂	抑制剂
咖啡因	利福平	胺碘酮
布洛芬	卡马西平	胺碘酮
萘普生	无	西咪替丁
阿普唑仑	卡马西平	红霉素
可待因	地塞米松	氟西汀
昂丹司琼	奥美拉唑	西咪替丁
洛伐他汀	维拉帕米	金丝桃草

强(见在一些常见药物相互作用中酶的作用)。

排泄

老年患者个体间肾功能差异很大,但老化的肾脏通常在清除人体排泄物包括药物代谢产物时效率减低。肾脏功能的下降通常伴随着循环血液的改变——例如糖尿病、肾血管闭塞性疾病以及心力衰竭造成的循环血液改变导致肾脏血流减少,这意味着更多的药物将残留在老年患者的血液中。这将提升血药浓度以及药物潜在毒性。

肾功能降低的另一原因是肾小球滤过率随年龄增长而下降。肾小球滤过率的下降影响许多药物的清除,包括水溶性抗生素、利尿剂、地高辛、水溶性 β 肾上腺素阻断剂、锂剂以及非甾体抗炎药。

肾脏排泄能力降低对患者的危害大小与药物的毒性有关。治疗指数相对狭窄的药物,如氨基糖苷类抗生素、地高辛以及锂剂,更有可能造成严重的不良反应,尽管它们的蓄积量仅超过预期极少。正因如此,老年患者应接受较低剂量的药物。

可以从患者的肌酐清除率来估计其肾小球滤过率。利用肾小球滤过率估算公式(Cockcroft-Gault 公式)可通过患者血清肌酐水平,年龄以及体重估算出肌酐清除率。肌酐清除率低于 50 mL / min 的老年患者更易产生药物相关的问题。记住,老年患者的肾功能

肾小球滤过率估算公式（Cockcroft–Gault 公式）

肌酐清除率低提示肾功能障碍，这将影响经肾排出的药物的新陈代谢以及合适剂量。以男性为例，肌酐清除率的计算可以采用如下公式。对于女性，肌酐清除率可用以下公式的结果乘以 0.85。

$$\frac{(140-年龄)\times 去脂体重（kg）}{血清肌酐水平（\mu mol/L）\times 72}$$

降低伴有明显的去脂体重的下降。而这会导致血清肌酐水平较为恒定，从而掩盖患者肾功能的下降（见肾小球滤过率估算公式）。

药效学：药物作用

药效学是检测药物对机体的作用：药物是如何对机体起作用的以及药物与机体组织的相互作用。当成年人逐渐变老时，药效学会发生显著改变。在组织对药物敏感性方面，年龄相关的改变可以增强某些药物的作用效果，并且靶器官的受体位点也可能与其对药物敏感性增强或减弱有关。一个受体位点通常可能仅与一种药物作用，而对其他药物无反应。当受体位点对一种药物的敏感性下降，老年患者将需要服用更高的剂量来达到同样的治疗

随年龄增长常见的药效学变化

一些药物在老年患者体内的作用方式不同于年轻人，因为随年龄增长可出现许多正常老化。下表列出了影响老年人药效学变化的常用药物。

药物	药效动力学作用	年龄相关性变化
腺苷	分钟通气量及心率	无变化
阿司匹林	急性胃十二指肠黏膜损伤	无变化
地西泮	镇静	增强
地尔硫草	抗高血压作用	增强
呋塞米	利尿作用峰值的潜伏期及大小	减少
肝素	部分凝血活酶时间	无变化
异丙肾上腺素	变速效应	减少
吗啡	镇痛作用	增强
维拉帕米	急性抗高血压作用	增强
华法林	凝血酶原时间	增强

效果。老年人脑部受体可以变得尤为敏感,这导致他们对精神药物的反应更强烈(见随年龄增长常见的药效学变化)。

某些药物有一个相对狭窄的安全范围,如精神类药物,华法林、地高辛有特定的风险。老年患者随着他的生理改变影响了药效。要找到一个合适的剂量并达到有效的治疗效果同时把不良反应及毒性反应的风险降到最低是非常困难的。

常用药:随年龄调整

一些常用药在老年人机体内作用方式与在年轻人体内不同。下一页的例子详细地说明了这些不同之处。但请记住患者对药物的反应可多种多样,这由许多因素决定。

ACE抑制剂

ACE抑制剂通过抑制肾素-血管紧张素系统活性而降低血压。大部分ACE抑制剂在肾脏通过肾小球滤过及肾小管分泌而清除。肾功能损害可使血药浓度升高,因此老年患者需要调节药物剂量,尤其是肌酐清除率低于30 mL/min的患者。新型ACE抑制剂,如贝那普利及福森普利都可通过胆汁循环排除,这可减轻肾脏负担。

抗生素

随着年龄增长,肾脏清除药物的能力下降,因此老年患者需要调整抗生素用量。抗生素也可引起艰难梭菌性腹泻,伴有致死性结肠炎的风险。

环丙沙星、氧氟沙星、左氧氟沙星及其他氟喹诺酮类可增加任何年龄段肌腱炎及肌腱断裂的风险,但60岁以上使用皮质醇类及接受过肾脏、心脏或肺移植的患者风险更大。该风险从服药开始出现并持续几个月,甚至持续到治疗结束后。联合使用皮质激素及抗生素患者也可提升此风险。

抗胆碱药

抗胆碱药有阻断副交感神经对中枢神经系统及自主神经系统的作用。这类药物也可以阻滞乙酰胆碱能受体刺激产生的乙酰胆碱。

这类药物可能通过以下方式影响老年患者。当患者年龄增加,脑内乙酰胆碱的毒蕈碱样受体密度减少,导致了记忆力衰退。抗胆碱能药物(尤其是毒蕈碱受体拮抗剂)可进一步损害老年患者的记忆。

抗胆碱药对老年患者的影响程度轻重不一。早期不良反应包括口干,这可表现为更易口渴、尿潴留及烦躁,更严重的不良反应包括谵妄、幻觉、认知功能障碍、癫痫发作及心律不齐。

抗胆碱药也会导致老年患者眼内压升高,这易导致闭角型青光眼的发生。老年患者汗腺抑制导致发生中暑的风险升高。患者在温度很高的环境中同时服用2种以上的抗胆碱药可能出现毒性反应。

有些药物可产生抗胆碱作用,例如抗帕金森药物具有阿托品样作用,三环类抗抑郁药(TCAs)、吩噻嗪及抗组胺药。有时,服用

年龄相关变化可影响药效学

下表列出了常见的年龄相关性生理改变可改变药效学的应答。切记这种变化在老年患者机体中对药物的摄取、运动、结合及相互作用产生巨大影响。

机体组成成分	
体脂	增加
去脂体重	减少
总体液	减少
心血管系统功能	
静息心率	减少
心搏出量	轻微减少
每搏输出量	轻微减少
中枢神经系统功能	
脑血供	降低
反射反应	
胆汁反射	降低
肾素 – 血管紧张素 – 醛固酮系统	
血浆肾素水平	降低
尿醛固酮水平	降低
近肾小球旁器交感神经活性	降低

摘自Hammerlein,A.,et al."Pharmacokinetic and Pharmacodymaic Changes in the Elderly:Clinical Implications,"*Clinical Pharmacokinetics* 35(1):49-64.July 1998.

抗胆碱药用以控制老年患者经常发生的膀胱过度活动症等疾病。

Rx 药物警示　如果患者服用抗胆碱酶抑制剂（如治疗阿尔兹海默病的多奈哌齐）的同时服用抗胆碱药,需要密切监护。抗胆碱药与抗胆碱酶抑制剂药理作用相反,可能起到相互抑制的作用。

抗凝剂

老年患者服用抗凝剂,尤其是常见的同时服用 NASIDs（非甾体类抗炎药）的患者,发生出血的危险性更高。因为老年患者跌倒的风险较高,患者服用抗凝药同样会使跌倒时出血及淤血的可能性更大。需关注这些患者的出血淤血情况,也需要仔细监测他们的国际标准化比率(一种用于监测抗凝剂治疗的检验)。

抗抑郁药

正如其名,抗抑郁药一般用于治疗抑郁

症。例如三环类抗抑郁药,选择性5-羟色胺再吸收抑制剂(SSRIs)及5-羟色胺选择性去甲肾上腺素再吸收抑制剂(SSRIs)等药物。老年患者与年轻患者相比,其对这些药物的反应不尽相同。处方医生需要谨慎选择药物来控制患者症状同时不良反应要最小。

有时,药物不良反应可以帮助患者。对服用抗抑郁药嗜睡的老年患者可从药物产生的兴奋作用中获益,如舍曲林一种SSRI或万乐伐星一种SSNRI药。

三环类抗抑郁药(TCAS)

最古老的抗抑郁药,TCAs通过阻止突触前神经末梢去甲肾上腺素和(或)5-羟色胺的重摄取,增加突触间此类神经递质浓度,从而发挥作用。该药物药效明显,但同时药物不良反应突出。例如,有些TCAs具有抗胆碱能作用可能对老年患者产生不良反应。有些TCAs,如丙咪嗪和多虑平产生的抗胆碱活性高于去甲替林以及地昔帕明。

TCAs导致beta-肾上腺素受体数量逐步缺失,且因为TCAs对心脏传导系统的作用,药物过量可能导致死亡,存在心脏疾病的患者更可能出现心脏毒性。TCAs也有可能减慢心室内传导,导致传导阻滞。室性心律失常可能由TCAs致心律失常作用导致,该现象可能出现于疗程的早期。TCA阿米替林使用与有心脏病史患者发生猝死有关。

由于TCAs的高脂溶性,其随老化导致分布容积增加,其药代动力学变化明显。同时,虽然药代动力学在不同患者间不尽相同,老年患者接受通用剂量的TCAs会导致血浆药物浓度及代谢率高于年轻患者。随着增龄,药物清除率也减慢。

直立性低血压是由于去甲肾上腺素受体拮抗剂活性导致,使老年患者可能发生的严重不良反应。TCA治疗前直立时血压下降10~15 mmHg或更多,发生有症状的直立性低血压的危险增大。

三环类抗抑郁药也可以在老年人中产生抗组胺和镇静作用,导致白天嗜睡。此作用有时对有失眠的抑郁症患者有帮助。

选择性5-羟色胺再吸收抑制剂(SSRIS)

作为老年人抗抑郁常用药,SSRIs抑制中枢神经系统神经递质5-羟色胺的再摄取。SSRIs无明显的抗胆碱能、降血压或心脏作用,但由于此类药物通常无镇静作用,它会导致失眠,直至抑郁症有所改善。

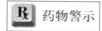 SSRI与圣·约翰草,一种治疗抑郁的草药,置患者于产生5-羟色胺综合征高危险,可引起精神、自主神经及神经肌肉的改变。

抗高血压药

对许多老年患者而言,抗高血压药物可能药效过强,导致低血压,使脑血供不足,可导致眩晕、晕厥甚至休克。轻度眩晕及昏厥可能是老年人中普遍存在的动脉硬化和血管弹性减弱导致。增龄的压力反射敏感性降低。高血压使用抗高血压药可导致以下不良反应：体位性血压降低、餐后低血压、晕厥及跌倒。

由于上述风险，老年患者需要个性化剂量及疗法。而缓慢、非激进的抗高血压疗法更易使老年人获益。大多数老年患者甚至需要 2 种药物控制血压。

患有合并征的高血压患者可能会影响高血压的治疗效果。例如，合并有糖尿病的患者，使用噻嗪类利尿剂合并征含及 ACE 抑制剂或血管紧张素 II 受体抑制剂能使患者受益，因为糖尿病可导致肾脏损害。

使用抗高血压治疗的老年患者需监测体位性低血压及餐后低血压的发生，以预防跌倒。全天家庭血压监测记录可帮助患者调整药物。并允许你根据血压波动型态确定给药时间。大部分，但不是所有老年患者早晚血压值不同，晚上血压较低。无夜间血压下降的患者心血管死亡率风险高。而夜间血压下降明显的患者跌倒风险高。这种全天血压波动需要进一步深入研究，但医生强调对老年患者高血压个性化治疗的重要性。

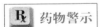 在患者接受一种新抗高血压药物前，注意评估患者的身体状况或药物间相互作用——包括咖啡因、NSAIDs 及治疗鼻充血的药物，这些都会导致减弱患者对目前治疗的效果。

抗精神病药

抗精神病药可控制精神异常症状，如幻觉、妄想、精神分裂症及其他精神异常。典型的抗精神病药物通过阻断多巴胺受体起作用，但这同样会导致不良反应的发生，如迟发性运动障碍及锥体外系症状和体征。非典型的抗精神病药物，如利哌酮、奥氮平、喹硫平同样阻断多巴胺受体，但阻断没有典型抗精神病药物强，这样可减少药物不良反应。由于增龄引起的药代动力学和药效学改变，抗精神病药物用于老年患者会产生抗胆碱能作用（口干、便秘、视物模糊、尿潴留及认知功能障碍）以及锥体外系反应的症状及体征（动作迟缓、僵硬、齿轮样强直失去运动能力及静坐不能）。

虽然超说明书用药，抗精神病药物有时用于帮助老年患者控制痴呆相关症状，如偏执、躁狂、幻觉及妄想。然而，这些药物能进一步损害该类患者的认知功能。这很可能对已损伤的胆碱能系统造成二次伤害。

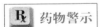 老年患者比年轻人使用抗精神病药物更易出现锥体外系反应，而该反应在停药后仍会长期存在。

其他抗精神病药物的不良反应包括使过度镇静、体位性低血压、跌倒和髋部骨折。许多抗精神病药会引起心律失常，所有这些不良反应在老年患者中更常见。因此，老年患者药量应低于年轻患者的常用剂量。

苯二氮䓬类

苯二氮䓬类是一种抗焦虑药，通过减慢

中枢神经系统活动,帮助患者缓解精神紧张及其他焦虑症状。药物包括阿普唑仑、氯氮䓬、地西泮、劳拉西泮。这些药物对呼吸系统影响较小且治疗效果好于同样用于抗焦虑的巴比妥类。老年患者使用巴比妥类药物安全剂量范围小,且易导致深度镇静,增加跌倒的风险。老年患者使用苯二氮䓬类仍会出现不良反应,包括依赖、认知障碍、跌倒风险增加。

苯二氮䓬类根据半衰期分类(半衰期由脂溶性和是否出现活性代谢产物决定)。旧一代的苯二氮䓬类药物包括地西泮、氯氮䓬及氟西泮都是高脂溶性药物。而随着年龄的增长,这些药物在脂肪组织储存明显增加,这些药物分布容积增大。这类药物在85岁患者体内半衰期是在年轻患者的4倍,如地西泮半衰期可能超过80 h。低脂溶性苯二氮䓬类如劳拉西泮、奥沙西泮的半衰期小于8 h,因此在老年患者体内发现蓄积及毒性的风险较小。然而,由于所有的苯二氮䓬类药物经过肝脏降解,老年患者如有肝功能下降可使药物半衰期延长。

用于控制老年患者焦虑的药物还包括唑吡坦和丁螺环酮。唑吡坦因其较短的半衰期,一度被认为是老年患者抗焦虑药物的一种好选择,但其可致老年人意识混乱。丁螺环酮也可用于控制老年患者抗焦虑,该药物不具有苯二氮䓬类药物的不良反应。

β肾上腺素受体阻滞剂

β肾上腺素受体阻滞剂用于长期预防心绞痛,其中有一种主要类型的药物曾用于高血压的治疗。这些药物通过降低血压及阻断心肌β肾上腺素受体及传导系统起作用。使心率减慢及心肌收缩力下降,从而降低心脏的耗氧量。

老年患者自主神经系统活性增强,导致心肌对儿茶酚胺敏感性降低,同时导致β肾上腺素受体阻滞剂活性降低。然而,β肾上腺素受体阻滞剂对老年患者心肌梗塞后仍有效,该组内一些药物强于其他药物。常用的β肾上腺素受体阻滞剂包括比索洛尔、卡维地洛及美托洛尔。

沙丁胺醇及普萘洛尔用于老年患者时效果较弱,是由于其β肾上腺素受体功能受损。阿替洛尔和美托洛尔是老年人可耐受的心脏选择性β肾上腺素受体阻滞剂。

 正常的老化及β肾上腺素受体阻滞剂的作用均限制老年患者心血管系统对休克的反应。因此,老年患者伴发休克时,脉搏可能保持稳定,并无明显增快。

钙离子通道阻滞剂

钙离子通道阻滞剂阻断心肌细胞膜及血管平滑肌细胞钙离子流通,导致冠状动脉及外周动脉的扩张,从而减弱心脏收缩力,降低心脏负荷并降低血压。通过抑制小动脉收缩,钙离子通道阻滞剂可减少心脏后负荷,减少心脏耗氧量。一些钙离子通道阻滞剂,如地尔硫䓬和维拉帕米可通过减慢窦房结及房室结心脏传导而降低心率。心率减慢同样可降低心脏耗氧量。

维拉帕米对老年人心脏传导功能的影响较小，而对血压和心率作用大。老年人对维拉帕米的负性肌力作用及血管扩张作用更为敏感，压力传感器敏感性降低。

强心苷

强心苷是来源于毛地黄植物中提取出的洋地黄。最常用的强心苷药物为地高辛。

地高辛抑制细胞内调节钠、钾盐的酶活性。它作用于中枢神经系统，增加迷走神经张力，减慢窦房结、房室结心肌收缩，产生抗心律失常作用。

由于机体年龄、肾功能及清除率的降低，老年患者服用地高辛可能造成地高辛在血中蓄积，使其浓度升高，造成恶心呕吐、腹泻，其最严重的不良反应是心律失常。早期影响肌肉收缩的毒性反应表现为食欲不佳、意识不清及抑郁。

由于老年患者血浆地高辛浓度峰值时间延长，其药量需要减少。机体主要通过肾脏代谢地高辛，因此随着年龄增长，地高辛清除率下降。地高辛清除率与血肌酐清除率成比例。患者的地高辛清除率与患者的肾功能及体重决定了患者使用地高辛的维持剂量。

皮质类固醇类

老年患者使用皮质类固醇类药物可能的短期反应，包括液体潴留及精神作用从轻度欣快到急性。使用泼尼松或相关类固醇复合物数月或数年的老年患者，其长期毒性作用中骨质疏松最为严重。为避免严重的毒性反应，长期使用类固醇治疗的患者需密切监测外貌微妙的变化、情绪及活动，伤口愈合障碍及液体电解质紊乱。

利尿剂

利尿剂促使水和电解质从肾脏排泄，使得该药物成为治疗肾脏疾病、水肿、高血压及心力衰竭的首选药物。

由于人体内总的水含量随着年龄增加而减少，常规剂量的噻嗪利尿剂，如氢氯噻嗪，以及髓袢利尿剂，如呋塞米可导致老年患者液体流失，甚至脱水。这些药物也可使老年患者出现低血钾，导致其感觉无力、血尿酸及血糖水平升高及并发痛风及糖尿病。

随年龄增长，肾脏近肾小球细胞交感神经分布减少，导致血浆肾素、醛固酮水平降低。因此，利尿剂对于老年患者有强力的作用。老年患者有脱水的风险——该风险来自于食欲下降、口干及肾功能下降的共同作用，这些均可导致水电解质失衡。因此需要慎重选择药量。

非甾体类消炎药（NSAIDs）

作为解热镇痛及抗炎药，NSAIDs 为脂溶性药物且蛋白结合力强。NSAIDs 通过抑制酶活性，从而起到抑制炎症反应及疼痛的作用。许多老年患者使用 NSAIDs 以帮助控制慢性疼痛病症，如骨关节炎等。该药物也用于骨骼肌炎症及非炎症疾病。

老年患者服用NSAIDs可能导致体内游离药物浓度过高，因为老年人常发生脂肪储存增多且血浆蛋白减少。老年人常见的肾清除率降低也增加了药物过量和发生毒性反应的可能性。

NSAIDs同样会影响胃肠道系统——直接通过局部损伤组织和系统性抑制前列腺素合成，导致消化性溃疡和胃出血。NSAIDs也会导致肾功能不全。

NSAIDs可阻碍其他药物作用。比如，它可阻碍抗高血压药物的作用，尤其是beta受体阻滞剂及ACE抑制剂类药物。特殊的NSAIDs也可导致对老年人来说尤为危险的不良反应。萘普生可减少肾血流及肾小球清除率，从而加重心力衰竭并使血压升高。酮咯酸对胃黏膜有毒性作用且可能损害患者的肾脏功能。

由于在老年患者中普遍具有的不良反应，NSAID用于疼痛的治疗需要谨慎考虑对每一患者的风险及益处。老年患者服用NSAID应监测肾功能。使用NSAID治疗的患者，若同时使用米索前列醇可能有好处，该药可降低胃肠道不良反应发生率。

对于不可使用NSAIDs的患者，可使用对乙酰氨基酚、曲马朵、皮质类固醇、阿片类药物等作为替代药物。对乙酰氨基酚能帮助控制慢性关节炎的疼痛，但那些有饮酒习惯及肝脏疾病的老年患者应谨慎使用。曲马朵为非麻醉性镇痛药，同样可控制急性和慢性疼痛，且其血浆蛋白结合率不高，不会导致血压升高及心力衰竭，无胃肠道毒性的风险，但它可导致恶心呕吐及站立不稳。

阿片类激动剂

阿片来自于鸦片植物或其他类似自然麻醉剂的合成药物。阿片类激动剂包括鸦片提取物及功能相似的合成药物。它们在不导致意识丧失的同时减轻疼痛。有些药物同时具有止咳及止泻的作用。

阿片类激动剂通过与中枢及外周阿片受体结合而减轻疼痛。当该类药物刺激阿片受体时，可产生内啡肽样作用（来自于人体自生缓解疼痛系统的一部分）。与受体结合后产生镇痛作用，并抑制咳嗽，同时产生呼吸抑制及便秘的不良反应。

一般来说老年患者使用阿片类药物是安全的，包括吗啡、羟氢可待因酮、氢可酮及氢吗啡酮。低体重老年患者应小心使用透皮芬太尼，因其通过脂肪吸收。老年患者静脉注射芬太尼也可导致清除率降低及半衰期延长。老年患者不能使用甲基哌啶，因为其代谢产物去甲哌替啶具有毒性，其积聚可导致肾衰竭，并可能导致中枢神经系统兴奋。该代谢产物也会导致意识模糊、精神错乱及癫痫发作。

不良反应：错误的反应

患者所需要的药物作用称为预期治疗反应。而不良反应（也称副作用）则是有危害的

老年人常见的药物不良反应

不良反应常见的症状体征包括荨麻疹、乏力、大小便失禁、胃肠功能紊乱及皮疹。老年患者尤为易感且可能出现更严重的不良反应，如：体位性低血压、脱水及精神状态紊乱。

体位性低血压

体位性低血压常出现于服用抗抑郁药、抗高血压药、抗精神病药及镇静药的不良反应，主要表现为头晕、眩晕及站立不稳。

为防止跌倒事件，告诫患者不要快速地坐起或起床。教会他们在觉得头晕或晕厥时打电话寻求帮助。

脱水

如果患者正使用利尿剂如氢氯噻嗪，应警惕脱水及电解质紊乱。监测患者血药浓度，并按医嘱补钾。

许多药物可导致口干。如由于抗胆碱药导致的干燥，建议使用无糖糖果缓解。

精神状态紊乱

烦躁或意识紊乱可出现于服用酒精或抗胆碱药、抗利尿剂、抗高血压药、抗精神病药物及抗抑郁药后。矛盾的是，抑郁是抗抑郁药常见的不良反应。

食欲减退

食欲减退是毒性作用的警告信号，尤其是强心苷、支气管扩张剂及抗组胺药。这就是医生通常从低剂量开始给药的原因。

血液异常

如果患者使用抗凝血剂如华法林，关注患者出血或淤血的症状（如刷牙后过度出血）。出血或淤血倾向同样可能是其他问题的征象，如恶病质、血小板减少性紫癜。可能导致以上问题的药物包括一些抗肿瘤药、抗生素及抗痉挛剂。若患者容易擦伤应立即告诉医生。

迟发性运动障碍

迟发性运动障碍表现为舌运动异常、唇疗、特殊面容、眨眼、面部及肢体旋转运动。这种运动障碍发生于使用抗精神病药后，如氟哌啶醇或氯丙嗪。

非预期作用。药物不良反应中，轻度可随停药症状消失，重度可导致健康状况消退及慢性疾病。不良反应可于使用新药后立即出现，通常随着时间推移，逐渐减轻。

有些药物在老年患者中可导致不良反应。苯二氮䓬类及抗焦虑药用于帮助缓解神经紧张及压力过大，可导致抑郁症状。甲氧氯普胺是一种止吐药，塔克宁是一种治疗阿尔兹海默病的药，均可由抗多巴胺能及胆碱能作用导致帕金森样震颤。三环类抗抑郁药可引起晕厥及心律不齐。巴比妥类、抗胆碱药、解痉药、肌松剂等药物都可导致认知损害。氯丙嗪及安非拉酮可导致癫痫发作（见老年人常见的药物不良反应）。

外界因素

有时，外界因素影响了患者对药物的反应。疾病的进程及随老化发生的生理变化在药物不良反应的发作中扮演了重要角色。不恰当的给药、依从性差及处方错误都可导致药物不良反应，服用不正确的药物剂量可导致血药浓度超出或低于治疗范围。切记约

35% 的老年患者会有各种药物不良反应，几乎有一半是可预防的。

最大的风险之一是在于未能识别不良反应。在老年患者出现的不良反应，如焦虑、意识模糊及健忘，可能不予理会以为是老年人的典型行为，而不是药物的不良反应（见被误解为年龄相关改变的不良反应）。

相互作用

在老年患者中导致药物不良反应的一个常见原因是药物及其他物质之间的相互作用。这种相互作用可出现于药物与药物间、药物与中草药间、药物与食物间。患者使用的药物越多，出现药物或其他物质相互作用的概率越大。老年患者大多需要服用一种以上药物，因此应特别小心警惕出现上述相互作用。

多重用药

使用多种药物不仅仅会导致药物使用过度，同时大大增加药物不良反应的发生概率。多重用药在老年患者中非常普遍。在美国，65 岁以上年龄组人群使用药物多于任何年龄组，且其使用处方药比例最高。

有关统计学数据显示。所有 65 岁以上成年人，79% 使用各类药物。65 岁以上人群消耗 30%～40% 处方药，且购买 40% 的非处方药（OTC）。65 岁以上女性使用 10 种以上药物，23% 使用至少 5 种处方药物。老年患者因不同疾病就诊，尤其是如果各诊治医师间没用共同合作及审阅患者所使用的药物，包括非处方药及中草药，会使情况更为严重。

许多老年患者在使用他们不必要服用的药物。约 5% 老年患者使用至少 1 种被专家鉴定为老年患者应避免的 II 类药物中的一种。另有 13% 使用被认为不太适合的 8 种药物中 1 种，17% 使用 14 种经常误用的药物（虽然这些药物对一些患者有用药指证）中的一种。举例：70% 的老年患者使用丙氧芬（一种镇痛药物），被认为是对老年人不太合适的止痛药，疗效不佳且有潜在毒性。

此问题在任何时候都不可能避免。据估计到 2040 年，婴儿潮时期出生的一代人将占人口的 25%，其中 50% 的人需处方药。

综合上述情况

定期地复核老年患者使用的药物，以保证恰当用药。需要检查患者使用的所有药物，检测剂量并监测毒性，明确患者是否在使用最适合的药物，且明确他所使用的药物是否适合老年人使用。

使用任何一种新药，都需要仔细评估患者正在使用的其他药物。在决定患者新药剂量时，有效原则是"从小剂量开始，逐步增加药量，直至达到最佳剂量。"如果药物用量超过了推荐起始剂量，应咨询患者的初级保健医生。例如，地高辛的维持剂量大于 0.125 mg/d 时，可置老年患者于毒性反应的高风险中。

用药史回顾应包括患者已停用不再服用的药物。为老年患者进行药物审核时，应比较患者的需求是否与该药物吻合。哈特福德老年护理研究机构 2002 年更新的 Beers 标准被认为是审核老年患者合理使用药物情况的工具。它包括 48 种大多数 65 岁以上老年患者不必要使用的药物。

除非药物的益处大于其可能产生的不良反应，否则药物必须停用。例如，使用华法林时，医生必须避免动脉硬化患者发生血栓的风险或发生常见不良反应：出血倾向。切记 Beers 标准并未明确指出即药物可导致的所有潜在不良反应，也未指出不使用潜在有帮助药物可出现的危害（见 Beers 评价标准）。

药物整合

根据医院评鉴联合委员会的意见，药物整合是指将患者现行服用的所有药物与新医嘱中开具的药物进行比较的过程。目的是避免药物间相互作用、错误剂量、给药途径错误、重复给药及漏服药物。整合药物前，明确所有药物的不良反应。

药物整合应在患者入院、出院及患者开始服用另一种药物时进行。根据联合委员会为减少用药错误制订的《国家患者安全用药目标》，患者出院时，医院需提供其完整的药物清单。

药物与中草药补充剂

不仅西药之间存在相互作用，同样西药也可与中草药发生相互作用。中草药，也称为植物性药物，是用有治疗效果的植物制成的物质。许多老年患者，尤其是存在慢性病的老年患者使用此类药，他们认为中草药不是真正的药物，所以安全性高。但对于在服用其他药物或使用一种以上草药的老年患者来说，中草药与药物间可能出现相互作用。

中草药的生物学活性与非处方药或处方药相似，可产生预期的治疗效果，同时增加了不良反应、药物相互作用及药物毒性的风险。例如，葡萄糖胺广泛用于维持关节功能，可通过增加胰岛素抵抗而降低葡萄糖耐受性。但这会干扰糖尿病的治疗。银杏叶常用于提高认知功能，但可与华法林发生相互作用，延长出血时间（见具有类似活性的中草药和西药）。

如果患者正在服用中草药补充剂，你需要问他相关问题，如：

患者为何服用中草药，服用了多久。明确患者的疾病是否已被明确的诊断。如果有，询问他目前或此前有无服用处方或非处方药（见中草药的潜在不良反应）。

药物和食品

当你采集老年患者的服药史时，由于部分食物可影响处方药物的药效，应同时询问其饮食史。例如，如果患者正口服华法林，他应保持绿叶蔬菜的正常摄取量，因为这些蔬菜里含有的维生素 K 能促进凝血因子的合成，可减弱华法林的作用（见食物对健康状态和药品使用的影响）。

肌注药物：调整注射技术

衰老引起的生理改变会影响药物肌内注

℞ 药物警示　被误解为年龄相关改变的不良反应

在老年患者中，一些药物的不良反应容易被误认为是老化的典型迹象和症状。以下的表格列举了常见的药物类型可能出现的不良反应，以帮助你避免这样的误解。

药物分类	Adlerse 反应							
	激动	焦虑不安	心律失常	共济失调	食欲变化	意识混乱	便秘	抑郁
ACE 抑制剂						●	●	●
α 肾上腺素阻滞剂		●					●	●
抗心绞痛药	●	●	●			●		
抗心律失常药			●				●	
抗胆碱能类	●	●	●			●		●
抗痉挛药	●		●	●	●	●		●
抗抑郁剂，三环的	●	●	●	●	●	●		
抗糖尿病药物，口服					●			
抗组胺药					●	●		
抗血脂药					●			
抗帕金森病药	●	●	●		●	●	●	●
抗精神病药	●	●	●	●	●	●	●	
巴比妥酸盐	●	●		●		●		
苯二氮䓬类药	●			●	●	●	●	
β 肾上腺素阻滞剂		●	●					●
钙离子通道阻滞剂		●	●		●		●	
皮质类固醇	●				●	●		●
利尿剂			●			●		
NSAIDs		●				●	●	●
阿片类	●	●				●	●	●
骨骼肌松弛剂	●	●		●		●		●
甲状腺素		●	●		●			

	呼吸困难	定向障碍	头昏眼花	困倦	水肿	乏力	高血压	失眠	健忘	肌肉无力	躁动不安	性功能障碍	颤抖	泌尿功能障碍	视觉改变
			●		●	●	●	●				●			●
			●	●	●	●						●		●	●
			●		●	●	●	●			●	●		●	●
	●		●		●										
		●	●				●		●		●			●	●
	●		●		●	●							●		●
	●	●	●	●		●	●				●	●			●
						●					●				
													●		
			●	●		●		●		●		●			
			●	●		●							●		
	●	●		●		●	●						●		
	●	●	●			●			●		●			●	
	●		●					●	●		●				
	●		●						●			●			
	●				●	●		●		●					●
			●		●	●	●								
			●	●	●				●						●
	●	●	●	●		●	●		●		●			●	●
			●	●		●		●		●			●		
								●						●	

BEER 评价标准

下列为避免用于老年患者的特定药物和类别。

A

阿普唑仑
胺碘酮（可达龙）
阿米替林
安非他明
降食欲药

B

巴比妥类
颠茄生物碱
比沙可啶

C

卡立普多
波希鼠李
氯氮䓬
氯氮䓬 – 阿米替林
氯苯那敏
氯磺丙脲
氯唑沙宗
西咪替丁（泰胃美）
可利啶 – 甲氨苯二氮䓬
可乐定
氯䓬酸
环扁桃酯
环苯扎林
赛庚啶

D

干燥甲状腺
右氯苯那敏
地西泮
双环胺
地高辛
苯海拉明
双嘧达莫
丙吡胺
多沙唑嗪

多塞平

E

麦角碱
雌激素类药物
依他尼酸（利尿酸）

F

硫酸亚铁
氟西汀（百忧解）
氟西泮

G

胍那决尔
胍乙啶

H

哈拉西泮
羟嗪
莨菪碱
吲哚美辛
异舒普林
酮咯酸
劳拉西泮

M

哌替啶
甲丙氨酯
美索达嗪
美他沙酮
美索巴莫
甲基多巴
甲基多巴 – 氢氯噻嗪
甲睾酮
石蜡油

N

萘普生
蓖麻油制剂
硝苯地平（拜新同）
呋喃妥因

O

邻甲苯海拉敏（奥芬那君）
奥沙普秦
奥沙西泮
奥昔布宁

P

喷他佐辛
奋乃静 – 阿米替林
吡罗昔康
异丙嗪（非那根）
丙胺太林
丙氧芬及其复方制剂

Q

夸西泮

R

利血平

T

替马西泮
硫利达嗪
噻氯匹定（抵克力得）
三唑仑（酣乐欣）
曲美苄胺
曲吡那敏

摘自 Fick.D.M., et al. "Updating the Beers Criteria for Potentially Inappropriate Medicine Use in Older Adults: Results of a U.S. Consensus Panel of Experts," *Archives of Intemd Medicine* 163(22):2716-24 Table 1, p. 2720. Evidence LeveL Ⅵ: Expert Opinion Copyright © 2003. American Medical Association.

具有类似活性的中草药和西药	
部分中草药补充剂与西药效果类似,增加了药物相互作用的风险。本表格列出了具有相近生物活性的中草药和西药。	
中草药	**西药**
当归	钙通道阻滞剂
桦树皮,柳树皮,鹿蹄草,绣线菊	阿司匹林
黑升麻,茴香,红三叶草,荨麻	雌激素
当归,野甘菊,大蒜,银杏,银杏叶,冬青	抗凝剂
高丽参,圣约翰草,育亨宾树	单胺氧化酶抑制剂
瓜拉那,可乐果	咖啡因
半边莲	尼古丁
百里香,马齿苋	锂

射的效果。给老年患者行肌内注射时,应选择恰当的技术,并予以调整。

针头的选择

记住,老年人与年轻人相比,皮下组织和肌肉减少,尤其是臀部和三角肌区域。因此,应选择较短的针头。

注射部位的选择

老年人在髋部、腹部和股部脂肪增多,因此,股外侧肌、髂骨外侧(包括臀中肌、臀小肌等,不包括臀大肌)是首先注射区域。

在这些区域护士容易触摸到肌肉。但是,如果患者非常消瘦,可轻捏提起肌肉,从而避免针头穿透肌肉,造成药物吸收和分布异常。

Rx 药物警示　不可在瘫痪肢体上肌注药物，这会导致药物难以吸收，且有造成无菌性脓肿的风险。

注射技术

为避免针头误入血管,推注药液前可回抽注射器,观察有无血液回流。由于老化改变,老年人出现血肿的风险较高。为确保肌内注射后无出血,可于注射后直接按压注射部位,适当延长按压时间。轻轻按摩注射部位以促进药物的吸收和分布。然而,注射右旋糖酐铁后,不可按摩注射部位,易采用 Z 字形注射技术。

患者教育:赋予患者权力

当指导老年患者用药时,需要告诉他合理用药和保持健康的有关知识和技能。牢记入院时就应当做好出院宣教的计划。

首先,需要了解患者已经知道的关于用药的知识以及他自行用药的能力。还需要审

中草药的潜在不良反应

许多老年患者服用中草药来缓解多种不适。本表格包括了常见补充剂、服用原因及潜在不良反应。

中草药	服用原因	潜在不良反应
黑升麻	• 缓解绝经综合征（盗汗、潮红、易激惹、睡眠中断） • 治疗痛经、缓解经前期综合征	• 心动过速 • 头痛、高血压 • 关节痛 • 晕厥、体重增加
美洲血根草（罂粟科植物）	• 抗肿瘤 • 促消化 • 催吐	• 心律失常 • 心动过速 • 眩晕 • 视力受损 • 重度口渴
兰草	• 缓解流感症状 • 缓解充血、充当泻药	• 肝毒性 • 精神症状 • 呼吸系统症状
甘菊	• 抗腹泻、抗焦虑 • 缓解胃炎 • 抗焦虑 • 缓解腹胀 • 缓解运动病 • 促进创面愈合 • 缓解出血性膀胱炎	• 过敏、结膜炎 • 接触线皮炎 • 湿疹 • 眼睑血管性水肿 • 恶心 • 呕吐
款冬	• 治疗哮喘 • 治疗支气管炎 • 治疗剧烈干咳 • 治疗咽喉炎 • 缓解嘶哑 • 缓解肺癌综合征 • 缓解口腔和咽喉激惹症状 • 缓解喉咙痛 • 缓解喘息	• 发热 • 肝毒性
蒲公英	• 中度利尿 • 降低胆固醇 • 促进食欲 • 治疗轻度消化系统症状 • 治疗肾和膀胱结石 • 治疗肝和胆囊疾患 • 治疗泌尿道感染	• 增加锂和钾浓度 • 与利尿剂相互作用
海胆亚目（紫锥花属）	• 增强免疫	• 过敏反应、发热 • 消化不良 • 多尿 • 味觉障碍

中草药的潜在不良反应（续表）

中草药	服用原因	潜在不良反应
麻黄	<ul><li>抑制食欲</li><li>治疗哮喘</li><li>治疗呼吸道感染</li><li>缓解充血</li><li>缓解轻度支气管痉挛</li><li>缓解感冒引起的寒战</li><li>解热、缓解头痛</li></ul>	<ul><li>焦虑</li><li>眩晕</li><li>高血压</li><li>失眠</li><li>心动过速</li></ul>
月见草油	<ul><li>缓解经前期综合征</li><li>治疗囊性乳腺炎</li><li>治疗神经性皮炎</li><li>治疗乳腺痛</li><li>缓解停经综合征</li></ul>	<ul><li>过敏反应</li><li>消化不良</li><li>头痛</li></ul>
野甘菊	<ul><li>治疗哮喘</li><li>缓解月经痉挛</li><li>治疗偏头痛</li><li>充当漱口剂、治疗牛皮癣</li><li>治疗类风湿关节炎</li><li>镇静剂</li></ul>	<ul><li>影响凝血功能</li></ul>
大蒜	<ul><li>治疗高胆固醇、高三酰甘油</li><li>治疗细菌性和真菌性感染</li><li>缓解消化道症状</li><li>治疗高血压</li><li>预防动脉粥样硬化</li><li>治疗轻度呼吸系统症状</li></ul>	<ul><li>哮喘、躯体异味</li><li>接触线皮炎</li><li>面部潮红、疲惫</li><li>胃胀、头痛、胃灼热感</li><li>超敏反应、抑制凝血</li><li>失眠</li><li>直立性低血压</li><li>增强糖尿病药物的作用</li></ul>
银杏	<ul><li>增强记忆力</li><li>治疗退行性和血管性痴呆</li><li>治疗外周动脉闭塞性疾病</li><li>缓解白癜风</li><li>缓解耳鸣</li></ul>	<ul><li>过敏反应</li><li>眩晕</li><li>消化不良</li><li>头痛</li><li>增加抗凝血作用</li><li>心悸</li></ul>
高丽参	<ul><li>作为乏力、疲惫、应急和疾病康复期的能量补充剂</li></ul>	<ul><li>焦虑</li><li>哮喘</li><li>高血压</li><li>失眠</li><li>绝经后出血</li><li>心动过速</li></ul>

* 这些中草药由于植物本身含有有毒成分，被 FDA 认为是不安全的。

中草药的潜在不良反应（续表）

中草药	服用原因	潜在不良反应
白毛茛	<ul><li>治疗膀胱炎症</li><li>治疗关节炎</li><li>治疗湿疹</li><li>治疗过敏</li><li>缓解感冒和流感症状</li><li>治疗肾结石</li><li>缓解咽喉炎（漱口）</li><li>缓解喉咙痛</li></ul>	<ul><li>血管收缩</li></ul>
山楂	<ul><li>治疗心力衰竭</li></ul>	<ul><li>低血压</li></ul>
卡瓦	<ul><li>抗焦虑</li><li>抗抑郁</li></ul>	<ul><li>长期使用对皮肤、肝、眼睛、脊髓有损害</li></ul>
甘草	<ul><li>抗炎（治疗上呼吸道感染）</li><li>治疗胃或十二指肠溃疡</li></ul>	<ul><li>远视</li><li>低血钾</li></ul>
半边莲 *	<ul><li>治疗哮喘</li><li>治疗慢性支气管炎</li><li>治疗肺炎</li><li>缓解戒烟综合征</li><li>治疗痉挛性结肠</li><li>治疗肌肉痉挛性疾病</li></ul>	<ul><li>视力和听力障碍</li></ul>
益母草	<ul><li>治疗闭经、抗焦虑</li><li>缓解停经综合征</li></ul>	<ul><li>增加抗凝血</li></ul>
荨麻	<ul><li>治疗前列腺素引起的炎症</li><li>治疗轻度良性前列腺增生</li><li>减少喷嚏</li><li>减少瘙痒</li></ul>	<ul><li>低血钾</li></ul>
塞润榈	<ul><li>良性前列腺增生</li><li>感冒、支气管炎和哮喘引起的充血</li><li>轻度利尿</li><li>尿道抗菌和止血</li></ul>	<ul><li>腹痛</li><li>腹泻</li><li>眩晕</li><li>头痛</li><li>高血压</li><li>恶心</li><li>尿潴留</li></ul>
番泻叶	<ul><li>便秘</li></ul>	<ul><li>增强地高辛药效</li></ul>
美黄芩	<ul><li>焦虑</li><li>精神紧张</li><li>歇斯底里</li><li>抽搐</li><li>经前综合征</li><li>压力相关性头痛</li><li>神经性厌食症</li><li>失眠</li><li>肌肉痉挛</li><li>紧张性头痛</li><li>不宁腿综合征</li><li>轻度 Tourette's 综合征</li></ul>	<ul><li>嗜睡</li><li>增强抗焦虑药或镇静药作用</li></ul>

中草药的潜在不良反应（续表）

中草药	服用原因	潜在不良反应
圣约翰草	<li>抑郁</li><li>焦虑</li><li>季节性情感障碍</li><li>躁动</li><li>病毒感染</li><li>睡眠障碍</li>	<li>嘴巴干燥</li><li>眩晕</li><li>消化不良</li><li>乏力</li><li>头痛</li><li>瘙痒</li><li>神经病变</li><li>甲低</li><li>迟发型超敏反应</li><li>光敏性</li>
缬草属植物	<li>躁动</li><li>作用较弱的促进神经性和焦虑相关睡眠障碍患者睡眠的药物</li>	<li>昏睡</li><li>增强抗焦虑或镇静药物的作用</li>
百亨宾树 *	<li>某些抑郁型情感障碍</li><li>勃起障碍</li>	<li>焦虑</li><li>高血压</li><li>精神改变</li><li>心动过速</li>

* 这些草药由于植物本身含有有毒成分，被 FDA 认为是不安全的。

食物对健康状态和药品使用的影响

　　许多老年患者都存在一种或多种慢性病并服用多种药物。本表格可用于教育患者，根据他们的身体情况和使用的药物，哪些食品是不宜食用的。

食品及需考虑的问题	代表性食物
含钙丰富的食物 （低血钙和绝经后妇女应当食用）	白菜 真绿花椰菜 钙强化饮料、谷物、面包 罐装三文鱼 罐装沙丁鱼 芝士 蛤蜊 芥蓝 奶油汤 甘蓝 牛奶 糖蜜 牡蛎 沙丁鱼 大豆和大豆制品 菠菜 豆腐 大头菜 酸奶

食物对健康状态和药品使用的影响（续表）

食品及需考虑的问题	代表性食物
高钠食物 （充血性心衰或高血压患者避免食用）	啤酒 牛油 酪乳 罐装海产品 罐装汤 罐装意大利面条 曲奇 腊肉 快餐 泡菜 预打包的晚餐 椒盐脆饼干 沙拉酱 酱油 泡菜 小吃（奶酪泡芙、薄脆饼干、薯条） 调味番茄酱
含铁丰富的食物 （适合需维持红细胞水平的患者食用）	甜菜 谷物 干豆和豌豆 水果干 强化谷物 绿叶蔬菜 动物内脏（心脏、肾、肝）
低钠食品 （充血性心衰、容量负荷过重、高血压患者建议食用）	蛋黄 新鲜水果 新鲜蔬菜 粗燕麦 蜂蜜、果酱和果冻 瘦肉 利马豆 蛋白杏仁饼干 土豆、家禽、南瓜、红芸豆 冰冻果子露 未经过盐处理的坚果
含钾丰富的食品 （建议服用排钾利尿药的患者食用）	鳄梨 香蕉 绿花椰菜 哈密瓜 水果干 葡萄柚 利马豆 蚕豆 坚果 橙子

食物对健康状态和药品使用的影响(续表)	
食品及需考虑的问题	**代表性食物**
含钾丰富的食品(接上表)	桃子 土豆 西梅干 大黄 菠菜 向日葵籽 西红柿
富含嘌呤的食品 (痛风患者避免食用)	鳀鱼 动物肾脏 小扁豆 动物肝脏 沙丁鱼 甜面包
富含酪胺的食品 (正在服用单胺氧化酶抑制剂和某些抗高血压 药物的患者避免食用)	成熟干酪 鳄梨 香蕉 啤酒 大红肠 含有咖啡因的饮料 巧克力 动物肝脏 烤胡椒香肠 腌渍鱼 红葡萄酒 成熟的水果 意大利腊肠 烟熏鱼 酵母、酸奶酪
酸化尿液的食品 (有利于某些药物的排泄)	芝士 蔓越橘 鸡蛋 鱼 谷物 李子 家禽 西梅干 红肉
碱化尿液的食品 (有利于某些药物的排泄)	苹果 浆果 柑橘类水果 牛奶 蔬菜
富含维生素 K 的食品 (服用抗凝药物的患者禁食或慎重食用)	芥蓝菜 甘蓝 芥末 欧芹 菠菜 甜菜 萝卜叶

查他所用的药物,包括处方药、非处方药、中草药,并做好药物评估及整合(如前述)。

依从性

患者教育失败的一个主要障碍是患者的依从性差。实际上,老年患者依从性普遍差,所以大多数护士在做护理计划时应将该问题列为首选问题之一。

评估依从性

当评估患者是否有能力服药时,需要评估他的身体状况,是否能够阅读药物标签和说明书,是否能够通过视觉或触觉识别药物,是否能够轻松打开药瓶。如果有帕金森病或关节炎导致的残疾,影响到手的灵活性,应当建议他去找药剂师,要求使用易拉盖或旋盖的药瓶(而不是防止儿童打开的瓶盖)。

可以用测评工具(DRUGS 分级评定量表、无协助药物治疗)来评估患者自行用药能力。此工具可通过 4 项任务来评估患者自行遵医嘱服药的能力。要求患者完成如下任务:

- 识别药物
- 打开药瓶
- 选择正确的剂量
- 报告正确的服药时间

评估患者的认知技能。是否能够记住按时规律地服用处方药,是否能够记住药品摆放的位置,如果不能,应将患者转诊到社区管理部门用药。

评估患者的生活方式。是否与家庭成员或朋友同住? 如果是,对他们进行指导。是否独居或与年老体弱的配偶同住? 如果是,他需要得到家庭访视护士或其他照护者的持续帮助。

询问患者处方药是否干扰了他们正常的生活。牢记监管不足可能导致药物滥用。应适时转诊,联系有关社会服务部门,以确保用药依从性和安全性,如有必要提供经济上的帮助。

评估患者对用药的看法。比如,他可能认为长期服药是生病或虚弱的表现,因此不规律服药。

预防干扰依从性的反应

与患者讨论药物治疗方案。当患者拿到药物时,告知药物的名字,解释药效以及要注意和报告的不良反应。

告诉患者将要询问他一些问题,以助于找出或减少食物药物相互作用(比如酒精或咖啡因)的风险,这些风险影响服药依从性。询问他目前及既往所有用药,包括处方和非处方药。如有可能,可要求查看药品。让患者说出每个药品的名字和用途,何时服用及如何服用。记住,患者的药物可能来自多位看诊医生。同时应询问有些配给他的药物是否为其他人所用(经常出现此类情况)。

如果科室内有专门的药物配伍电脑软件,可用来协助防止药物相互作用的发生。输入你已经收集到的所有信息包括药物剂量、服药频率、给药方式等,到老年患者常用药物文件里,比如抗凝剂(华法林)、苯二氮䓬类药物(地西泮)、β 受体阻滞剂(普萘洛尔)、钙通道阻滞剂(维拉帕米)、洋地黄类(地高辛)、利尿剂(呋塞米)等。通过这些信息,计算机可编辑出患者所用药物的列表以及不良反应、相互作用和建议采取的措施。将此列表给患者看。他的依从性可能会提高(如果你没有这种计算机软件,可使用信誉度好的药物说明书来编辑一份类似的药物列表)。

也可鼓励患者从固定的药房购买药物,尤其是那种为每位顾客保留药物购买历史的药房。建议他咨询药剂师,关于药物的相互作用。

告知患者特定的食物与药物的相互作用。根据患者的用药史,提供食物禁忌清单。

提高治疗依从性

为防止因视力受损导致的依从性差,必要时可提供字体较大的药物剂量说明书。

为避免饮食习惯导致的低依从性,应强调哪些药物是空腹服用,哪些药物是饭后服用的。向患者解释某些药物在空腹服用可能导致恶心,而饭后饱腹服用某些药物则可能减少吸收。同时要注意患者饮食是否规律,有无省略掉某一餐。如果有,他也可能没有服用药物。根据患者的饮食习惯调整服药时间表。

帮助患者找到用药的最简便方法以纠正与药物制剂和给药方式相关的问题。比如,如果他不能吞服片剂或胶囊,可将药物改为液体或粉末制剂。或建议他将片剂混合在软食里,如苹果酱里一同吞服。记住有些片剂能嚼碎,有些片剂不能嚼碎吞服。比如,包有肠溶衣的片剂、缓释胶囊、舌下或颊黏膜吸收的药物都不能嚼碎,这些都会导致吸收和药效改变。有些药物嚼碎后可能会有苦味及染色或刺激口腔黏膜(见不能压碎或嚼碎服用的药物列表)。

如果行动不便或交通运输问题影响依从性,帮助患者找到能继续配方和递送药物的附近药房。

如果可能,考虑采用邮寄药物的方法。

如果是因为遗忘干扰依从性,可为患者设计一个提醒他用药的系统。建议患者或家庭成员购买或制订一个协助服药的日程计划,比如日历、备忘录、腕表闹钟、有分隔的装药容器等(见提高依从性辅助工具的使用)。

有些患者可能为了省钱而通过减少规定的服药量以延长服药时间,来减少再配药物。如果患者因为经济问题影响依从性,应帮助他寻找可获得资源。可建议患者使用便宜的同等效价普通药物。同时评估家庭成员能否协助,或将患者转诊到社会服务部门或有关社区机构中。许多州都有帮助低收入、老年患者购买必需药物的项目。

建议患者在服用任何非处方药之前联系护士或医生,以避免发生相互作用。必要时,定期监测血药浓度,比如地高辛和钾,以避免药物毒性。当医生建议停止服用某个药物时,如果可能,指导患者将剩余药物丢入厕所。这可预防其他人使用,也确保患者日后不会误服这些药物。

为避免存放不当和药物变质,建议患者将所有处方药存放在原始药瓶里。

药物警示　不可磨碎或嚼服的药物

　　一些药物将其磨碎或者嚼服可能会影响这个药物的吸收、药效、口感，或者药物其他的性能。这些药品包括肠溶片、缓释片和舌下含服的药片。下表罗列出这些药品的名称：

波利特
福善美
异维 A 酸胶囊
芬太尼
硝苯地平（舌下含服）喜乐定
右旋硫酸缓释胶囊
莨菪碱
硝苯地平控释片
艾来缓释片
Allfen Jr
秘可舒肠溶片
阿普唑仑片
洛伐他汀缓释片
唑吡坦
替拉那韦
Aquatab C
Aquatab D
米索前列醇
美沙拉嗪肠溶片
柳氮磺胺吡啶肠溶片
奥格门汀缓释片（阿莫西林克拉维缓释片）
阿万择缓释胶囊
安福达（度他雄胺软胶囊）
拜耳肠溶片
拜耳低剂量
拜耳常规计量
盐酸去甲氧肾上腺素片
克拉霉素 24 小时缓释片
Bidhist

Bidhist-D
吡喹酮片
Bisa-Lax 润肠通便丸
马来酸氯苯那敏缓释片
Bisac-Evac
比沙可啶片
伊班膦酸钠片
Bromfed PD
盐酸安非他酮片
维拉帕米缓释片
卡马西平缓释胶囊
尼卡地平缓释胶囊
地尔硫䓬片
地尔硫䓬缓释胶囊
地尔硫䓬缓释片
甲磺酸多沙唑嗪缓释片
Cartia XT
头孢克洛缓释片
头孢呋辛片
头孢呋辛酯片
骁悉
Charcoal Plus
氯苯吡胺
开瑞坦 12 小时缓释片
开瑞坦 24 小时缓释片
科拉切（大便软化剂胶囊）
盐酸哌甲酯缓释片
Commit
胰脂酶胶囊
盐酸维拉帕米缓释

片
胰腺消化酶胶囊 5,10,20
硫酸茚地那韦胶囊
盐酸度洛西汀肠溶胶囊
环磷酰胺片
更昔洛韦胶囊
盐酸去甲氧肾上腺素片
Dallergy -JR
盐酸帕罗西汀控释片
丙戊酸钠
地伐雷司钠片
地伐雷司钠缓释片
托特罗-L-酒石酸长效胶囊
盐酸地二硫䓬缓释胶囊
硝酸异山梨酯缓释胶囊
地尔硫䓬控释胶囊
地尔硫䓬缓释胶囊
地尔硫䓬 XT
可多华
Doxidan
Drisdol
Drihist SR
Drixoral cold/Allergy
Drixoral Nondrowsy
Drixoral Allergy sinus
羟基脲胶囊
Drysec

比沙可啶片
溴苯那敏和扑尔敏片
溴苯那敏和扑尔敏控释片
伊拉地平控释片
Duraphen II
Duraphen II DM
Druaphen Forte
Duratuss
Duratuss A
Duratuss PE
Dynex
阿司匹林
萘普生缓释片
成人小计量阿司匹林
最大计量阿司匹林
常规计量阿司匹林
Ed A-Hist
E.E.S.400
Effer-K
泡腾枸橼酸钾片
怡诺思缓释胶囊
扑尔敏
氯马斯定
红霉素
达非那新缓释片
Entex LA
Entex PSE
布地奈德缓释胶囊
卡马西平控释胶囊
红霉素基肠溶胶囊
Ery-Tab
硬脂酸红霉素片
红霉素基片

雷洛昔芬片 / 易维特
ExeFen PD
Extendryl JR
Extendryl SR
吡罗昔康胶囊
Feen-a-mint
Fentora
硫酸亚铁片
Feratab
Fero-Grad 500 mg
Ferro-Sequels
甲硝唑缓释片
Fleet Laxative
坦洛新胶囊
盐酸右哌甲酯缓释胶囊
阿仑膦酸钠片
卡茚西林
格列卫
格列吡嗪片
格华止
格列吡嗪缓释片
盐酸二甲双胍缓释片
Guaifed
Guaifed – PD
愈创甘油醚
Guaifenex DM
Guaifenex GP
Guaifenex PSE
GuaiMAX-D
Halfprin 81
Heartline
H 9600 SR
Hista-Vent DA

Rx 药物警示　不可磨碎或嚼服的药物（续表）

Hydrea
依姆多 24 小时缓释片
心得安长效胶囊
吲哚美辛
盐酸普萘洛尔择时控释胶囊
帕利哌酮片
苯丁胺
Isochron
缓释异搏定
Isordil Sublingual
硝酸异山梨酯片
硝酸异山梨酯缓释片
K+8
K+10
Kadian
洛匹那韦片
氯化钾控释片
左乙拉西坦片
泰利霉素片
氯化钾缓释片
氯化钾缓释片 M
氯化钾片
氯化钾片
K-Lyte CL
K-Lyte DS
K-Tab
氟伐他汀缓释胶囊
硫酸莨菪碱片
Levsinex Time caps
Lexxel
美沙拉嗪缓释片
Lipram 4500

Lipram PN 10, 16, 20
Lipram UL 12, 18, 20
碳酸锂缓释片
盐酸对芬特明
LoHist 12 Hour
Maxifed DM
Maxifed DMX
Maxiphen DM
Medent-DM
美定隆片
Matadate ER
Matadate CD
派醋甲酯控释片
Micro K Extendcaps
Miraphen PSE
Modane
硫酸吗啡缓释片
布洛芬
美施康定
盐酸伪麻黄碱
盐酸伪麻黄碱缓释片
Muco-Fen-DM
麦考酚酸片
萘普生钠片
Nasatab LA
耐信
烟酸缓释片
烟酸
Nifediac CC
硝苯地平缓释片
NitroQuick
硝酸甘油舌下片

丙吡胺长效片, 达舒平
Ondrox
盐酸羟吗啡酮缓释片
多西环素
硫酸吗啡缓释片
奥施康定
Palcaps（all）
胰脂肪酶胶囊
胰腺酶胶囊
胰脂肪酶
Panocaps
帕罗西汀控释片
颇得斯安缓释胶囊
Phenavent D
Phenavent LA
Pre-Hist-D
波依定
兰索拉唑片
兰索拉唑缓释片
Prevacid Suspension
奥美拉唑
洛赛克非处方缓释片
普鲁卡因胺
利心平（硝苯地平缓释片）
Profen II
Profen II DM
Profen Forte
Profen Forte DM
非那雄胺片
环丙沙星
保列治

泮托拉唑片
百优解胶囊
Pseudovent
Pseudovent 400
Pseudovent-PED
Pseudovent DM
Pytest
QDALL
QDALL AR
Ralix
雷诺嗪缓释片
氢溴酸加兰他敏胶囊
磷能解
伪麻黄碱胶囊
Rescon JR
Rescon MX
Respa-1st
Respa-DM
Respahist
Respaire 120 SR
Respaire 60 SR
利他林
利他林缓释片
R-Tanna
普罗帕酮胶囊
息宁（左旋多巴控释片）
SINUvent PE
Slo-Niacin
盐酸米诺环素缓释片
Somnote
达沙替尼片
Stahist
托莫西汀胶囊

伪麻黄碱 12 小时
伪麻黄碱 24 小时
Sular
Symax Duotab
Symax
Taztia XT
得理多 12 小时缓释片
替莫唑胺胶囊剂
Tessalon Perles
茶碱缓释片
盐酸地尔硫草胶囊
托吡酯胶囊
琥珀酸美托洛尔缓释片
Touro CC-LD
Touro LA-LD
波生坦片（全可利）
泰能
Tylenol Arthritis
曲马多缓释片
埃斯马隆
阿夫唑嗪
万赛维
维拉帕米胶囊
盐酸维拉帕米胶囊
琥珀酸索非那新片
去羟肌苷肠溶胶囊
双氯芬酸钠
VoSpire ER
盐酸安非他酮缓释片
佳静安定

* 该类药物目前中国市场没有，也未在国内医院中使用。

提高依从性辅助工具的使用

为保证患者使用口服和注射药物治疗的安全性，你或他的家庭成员可使用如下所列或自己设计的辅助方法预先安排好药物剂量。大部分药房或社区服务部门提供类似的辅助工具。

每日药片盒

用一个塑料盒分隔成 4 个带盖子的小格，分别标记"早餐"、"中餐"、"晚餐"、"睡前"等，可帮助患者明确是否已经服用了每日规定剂量的药物。必要时盖子上可以刻上盲文。患者、照护者、家庭访视护士应记得每日添加药物。由于盒子较小，这个装置只能装少量片剂或胶囊。

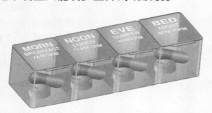

7日药片提醒盒

如下所示的盒子可帮助患者记住他是否已经服用了 1 周所有的药片或胶囊（周一至周日分别打印和刻在盖子上）。与每日药片盒类似，此装置只能装少量药物，不能用于需在 1 天内不同时间点服用药物的情况。

有些药瓶有额外的小格能装几种药片，这些小格子能区分每周 7 天的早晨或晚上服用的药物。

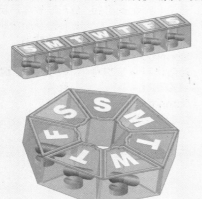

自制剂量小帮手

向患者和他的照护者演示如何通过在空罐子、额外的处方药瓶（可从药剂师处获得）或药盒上标记药名、用药时间、用药日期，来提高依从性。建议每次使用单独的药瓶。每日早晨在这个药瓶里放入所需的药物和正确的剂量。

注射器抽液装置

这个装置可为视力受损的糖尿病患者精确测量胰岛素剂量。此装置包括一次性的 U-100 注射器和胰岛素瓶，可由照护者调节注射器的宽度。照护者将活塞按照所需剂量固定在恰当的位置，拧紧。设定完毕后，患者可精确注射规定的剂量。

正如其他装置一样，它也有缺点。当胰岛素需要混合或经常需要变化时无法使用这个装置。注射器大小和型号改变时，需要重新设定。应定期检查螺丝，因为反复使用后它们容易松动。

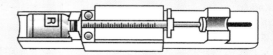

注射器刻度放大器

此装置可帮助视力受损的糖尿病患者看到注射器的刻度，方便自己吸取药物。塑料的放大器吸附在注射器上。对于有关节炎的患者，他们无法轻松将放大器安装到注射器上，因而不适用。

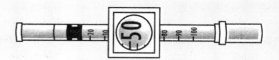

告诉患者当不同药物混合在同一个药盒里时有些药物遇光变质，有些与其他药物接触会变质。患者将药物存放在一起前，建议他咨询药剂师或医师。建议他存放在一个光线充足的地方（但是要避免阳光直射），不要过热或过于潮湿（药箱不要放在浴室），同时离床有适当的距离（不要放在床头柜里）。如果放在床边，他可能在未完全觉醒的状态下意外服用过量的药物。

学问：最佳良药

随着美国人口趋于老化，了解如何管理老年患者的用药变得越来越重要。能分辨和知晓年龄增长对用药管理各方面的影响，包括生理的改变导致药物分布变化、老年人服用多种药物的风险等，将使你在护理老年患者时得心应手。

病 例

你将访视一位 88 岁女性，她与女儿同居。访视过程中，患者说她的女儿去工作了，晚上才能回来。患者无法明确告诉你每日进食的东西，但你发现了桌子上有薄脆饼和茶。

患者的诊断包括青光眼、抑郁、心力衰竭、心律失常。她出现了焦虑、易激惹等症状，抱怨说她无法入睡。她还说感到恶心，食欲缺乏。她无法记得是否今天把药全吃了。

她的生命体征是：T 36.2 ℃，P 54 次 / min，R 20 次 /min，BP 130/94 mmHg。体重为 50 kg，身高为 1.6 m。

她的处方药包括：

- 地高辛 0.25 mg 每日 1 次
- 呋塞米 60 mg 每日 1 次
- 苯妥英 200 mg 每日 3 次
- 舍曲林 50 mg 每日 1 次
- 噻吗洛尔 0.25% 滴眼 每日 2 次

你也注意到一个装有 5 mg 片剂地西泮的药瓶，上面的处方日期是一年多以前的。患者自诉每日服用阿司匹林治疗关节痛，银杏增强记忆力。

应重点思考的问题

1. 你能为患者和她的女儿在用药管理上做点什么？
2. 你应当问哪些问题来明确患者和她女儿目前服用的处方药和非处方药？
3. 你还需要询问哪些问题，来了解患者的病史和用药史？

第6章

常见疾病：
按系统分别叙述

随着年龄的增长，老年人必须应对诸多挑战，从因衰老带来的正常身体改变到因离开工作岗位退休带来的经济状况下降。很多老年人甚至必须去适应新的生活环境，比如搬到一个退休社区，或是和照护者一起居住，又或是去一个长期照护的养老院。但是他们所要面对最大的挑战之一是各种疾病及功能紊乱给他们的独立性和整体健康状况带来的威胁。

当知晓哪些功能紊乱会对老年患者构成最大威胁，并理解它们如何影响个体时，你就能够帮助你的患者妥善处理好老年人常见疾病。本章节能帮助你获得所需要理解的知识，它详细地描述了人体的各个系统，从心血管系统到神经系统，再到感觉系统，涵盖了各系统随身体老化所发生的变化。同时在每个系统中，还详细阐述了最有可能对老年人产生影响的功能紊乱。对于每种疾病，你会找到相关病因、发病率、病理生理机制、评估结果、并发症、治疗及护理措施。当详细了解这些功能紊乱是如何影响老年患者，以及老化机体应如何应对疾病的相关知识时，你就能帮助他们迎接疾病的挑战，尽可能地健康生活。

时间轴：发明、研究进展和治疗方法的时间轴

近百年来，人类获得了数以百计的科学、医学和技术的壮举，并呈现了一系列科学发明、研究进展和治疗方法，最终使得美国人的生命得以延长，生活质量得以提高。

1913 年 亨利·福特建立了装配线

1913 年 美国控癌协会成立（后更名为美国癌症协会）

1913 年 发明了拉链

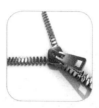

1916 年 第一家自助式杂货店开张

1918 年 引入夏时制

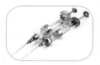

1920 年 发现胰岛素

1921 年 制造出第一个机器人

1928 年 发现青霉素

1932 年 发明空调

1934 年 首次销售多种维生素片剂

1935 年 发明尼龙

1937 年 美国开设第一家血库

1938 年 "10 美分行动"开始每年为减少出生缺陷开展活动

1945 年 发明微波炉

1944 年 制造出第一台肾透析机器

1946 年 在亚特兰特成立疾病防御与控制中心

1947 年 查克·耶格尔驾驶超音速飞机

1900　　10　　20　　30　　40

心血管系统

比起机体其他任何系统，心血管系统更易遭受损害或发生功能障碍。心脏疾病有多种形式，对所有年龄段的人群均有影响，但对老年人群的影响尤为突出。

当机体开始衰老，其所带来的变化会使得功能减退并以损害心血管健康为代价。主动脉和心室壁硬化会使得心脏的有效泵血能力减退。冠状和外周动脉粥样硬化使得心脏供血减少。同时，血管对供氧的反应能力降低而可增加缺血风险。心室充盈延迟、血管疾病、心肌硬化以及心率减慢舒张时相延长导致心脏舒张功能受损害。

这些改变不会立即一起显现，并可能因人而异。但总体来说，上述这些改变将增加老年人罹患一种或多种常见心血管疾病的可能性。例如 65 岁以上老年人发生心力衰竭的风

1951 年 发明彩色电视
1952 年 引入汽车安全带
1953 年 发现 DNA
1956 年 首次通过化疗治愈了肿瘤(癌胚细胞)
1959 年 发明微型集成电路

1960 年 发明心肺复苏,美国心脏协会为心肺复苏设立培训班
1967 年 首例人类心脏移植
1969 年 尼尔·阿姆斯特朗登月成功

1969 年 条形码扫描仪和自助取款机被发明

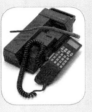

1970 年 国会禁止电视和广播投放烟草广告,并在烟草上印有健康警告
1975 年 微软公司成立
1979 年 发明手机

1981 年 使用第一台电脑
1983 年 发现 HIV 病毒

1990 年 将哈勃望远镜发射至太空

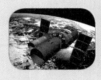

1990 年 引入万维网
1997 年 科学家克隆羊

2001 年 人类基因序列被破译

50 60 70 80 90 2010

险最高。婴儿潮出生的人群已近 65 岁,这部分人口进入老龄化将使此数量翻倍。随着医疗水平的提高和心脏疾病的早期确诊,使得中年时被确诊的人群现在已步入老年。然而,即使有了上述医学进步,仅不到 25% 的女性及 20% 的男性因心力衰竭治疗出院后生存期为 6 年,有三分之一在出院第一年内死亡。

　　高血压的发生率也随着年龄的增长而增加。高血压是心血管病的关键危险因素,例如冠状动脉疾病、脑卒中及肾功能障碍。冠状动脉疾病,作为老年人群中功能损害的主要原因之一,65 岁及以上人群中发生率大于 30%,70 岁及以上人群中发生率大于 60%。

　　心肌梗死(MI)在老年人群中的发生率同样也很高,65 岁及以上的人群有 60% 的可能发生急性心肌梗死,有三分之一的 MI 病例发生在 75 岁及以上人群中。对于出院后不能完全依从目前急性心肌梗死后治疗方案的患

者来说,30 天死亡率是 26%;而对那些能依从性好的患者,其 30 天死亡率可降至 15%。但是年龄越大,主诉胸痛越少,其急性心肌梗死后的死亡风险越高。因痴呆引起的是非混乱同样也会增加老年人不依从急性心肌梗死后治疗方案的可能性。

在 MI 发生前缺乏可识别的症状对老年人也构成风险。一项美国的研究发现,在 5 888 名 65 岁及以上新近发生过 MI 的老年人群中仅有 22.3% 在 MI 发生前有可识别的症状。欧洲的研究报道,55 岁及以上人群中在 MI 发生前出现无法识别症状的概率甚至可能更高,男性为 33%,女性为 54%。老年人和其照护者需要加强关于威胁他们生命的心血管疾病的健康教育。

腹主动脉瘤

腹主动脉瘤(AAA),动脉壁非正常扩张,常发生于肾动脉和髂动脉分支。发生于较大动脉瘤的常见并发症为破裂,破裂将导致大出血。而当动脉内层撕裂,血液进入动脉壁,则发生了夹层动脉瘤(见主动脉瘤的位置)。

病因和发病率

AAA 是由动脉粥样硬化、高血压、先天性血管壁薄弱、动脉中层囊性坏死、创伤、梅毒及其他感染所导致。

男性发生动脉瘤的概率比女性高出 4 倍,40 岁~70 岁白种人中发生率最高。在动脉瘤破裂的人群中仅有不到 20% 的人能幸存。

病理生理学

AAA 的发展是缓慢的。首先,由于老化的改变,导致主动脉肌层薄弱,致使动脉内层和外层向外延伸。主动脉血液压力使得血管壁进行性弱化,同时动脉瘤增大。几乎所有 AAA 呈纺锤形,动脉壁向四周膨胀,结果导致囊腔充满坏死组织和血栓(见主动脉瘤的位置及动脉瘤的类型)。

评估结果

尽管 AAA 通常无症状,大多以患者脐周出现搏动性肿物(除肥胖患者外),而发现伴有主动脉听诊区收缩期杂音。深部触诊可能触及柔软肿物。较大的动脉瘤会可能会表现出类似肾结石、腰椎间盘疾病、十二指肠压迫的症状。除非发生血栓,AAA 几乎不会引起周围血管搏动消失或跛行。

放射至侧面的腰痛,因压迫腰神经的腹股沟区疼痛是腹主动脉瘤增大和破裂的先兆。较少出现的不明原因的睾丸疼痛时,也提示可能是腹主动脉瘤破裂。若动脉瘤破裂进入腹膜腔,可引起严重的持续腹背部疼痛,类似肾或输尿管绞痛的症状。出血症状,例如虚弱、出汗、心动过速和低血压,可能不易察觉,因为当动脉破裂血液进入后腹膜腔会产生填塞作用从而阻止持续出血。尽管有 20% 的患者会迅速死亡,但当发生上述情况时,患者在休克和死亡前病情可维持数小时的稳定。

并发症

- 破裂症状
- 阻碍血流进入其他脏器
- 外周动脉血栓
- 重要脏器血供减少导致器官衰竭（合并破裂症状）
- 出血
- 休克

治疗

通常，AAA 需要切除动脉瘤并用补片替换缺损的动脉血管部分。由于可能存在手术并发症，若动脉瘤较小且无症状时，手术可延迟至动脉瘤增大到一定程度，但较小的动脉瘤也可能会破裂。鉴于上述风险，建议有症状或动脉瘤直径大于 5cm 的患者接受手术修补（见修复动脉瘤腔内支架移植术）。

动脉瘤腔内修复术也是另一个治疗手段，主要为经股动脉植入导管，可避免腹部切口。然而并不是所有的动脉瘤患者都能应用这项治疗技术。

为了规避破裂风险，有必要实施常规体格和超声检查以检测瘤体是否增大。较大或引发症状的动脉瘤预示存在破裂的风险，有必要立即实施修补。若个体的外周静脉条件较差，可应用外部嫁接。

动脉瘤治疗的基本原则为矫正危险因素，包括控制低胆固醇血症和高血压。临床上常用 β 受体阻滞剂来降低瘤体增大和破裂的危险。

主动脉瘤的位置

主动脉瘤好发于薄弱的主动脉壁，形成异常膨出或扩张。以下为主要类型：

- 梅毒性动脉瘤是受累于升主动脉的常见类型，常需与动脉粥样硬化进展相鉴别。
- 动脉粥样硬化性主动脉瘤常好发于腹主动脉或大腿动脉。
- 真菌性动脉瘤好发于任何细菌可定植的血管壁。
- 夹层动脉瘤最常见于降主动脉或胸主动脉。

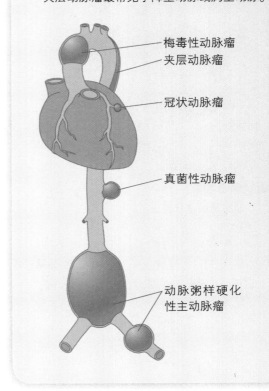

梅毒性动脉瘤
夹层动脉瘤

冠状动脉瘤

真菌性动脉瘤

动脉粥样硬化性主动脉瘤

护理措施

AAA 需要非常细致的术前和术后护理、心理支持和全面的患者健康宣教。明确诊断

动脉瘤的类型

夹层动脉瘤

主动脉壁受损出血,形成血肿,常累及主动脉壁中间层

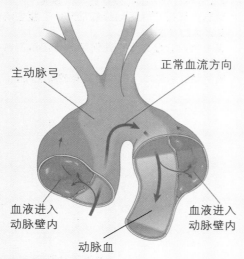

主动脉弓

正常血流方向

血液进入动脉壁内

血液进入动脉壁内

动脉血

纺锤形动脉瘤

纺锤形膨大扩张至整个血管直径

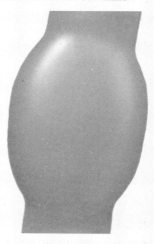

囊状动脉瘤

动脉壁的囊状膨出

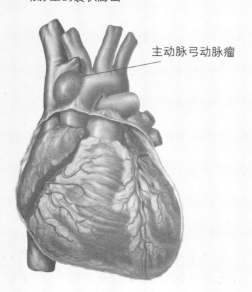

主动脉弓动脉瘤

假性动脉瘤

见于全层动脉壁损伤。血液漏出,被周围组织包裹,形成搏动性血肿

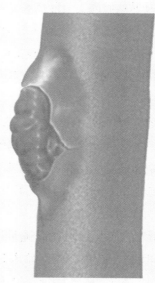

后若瘤体尚无破裂先兆,择期手术则可有充分的完善术前检查时间,以评价患者手术条件。

护士还应遵循以下步骤:

- 监测患者生命体征,血型和交叉配血

- 腹部触诊应温和轻柔

- 根据医嘱,检测肾功能(血尿素氮、肌酐和电解质水平)、采集血标本(全血细胞计数),检测心电图、评价心肺功能和动脉血气分析。

- 密切观察动脉瘤体破裂先兆。严密监测急性失血体征(血压下降、脉搏加快、呼吸急促、皮肤湿冷、烦躁不安、感觉中枢反应下降)。

- 若发生动脉瘤体破裂,应立即送患者至手术室进行手术。转运途中可应用充气式抗休克衣。外科手术能直接压迫主动脉控制出血。在心肺复苏期,为了补充失血量,患者可能需要大量血液。对于这样的个体来说,由缺血导致的肾衰竭是术后最主要的并发症,或许需要血液透析。

- 择期手术前,测量体重,留置导尿管,开放静脉通路,并协助医生建立动脉通路和置入肺动脉导管以监测体液和血流动力学的平衡。同时根据医嘱预防性应用抗生素。

- 在监护室中,为经历了复杂腹腔手术的患者解释手术步骤和需要配合的术后护理,包括静脉通路、气管插管、鼻胃管和机械通气。

- 术后,监护室中须严密监测生命体征、入量和每小时出量、神经功能状态(意识状态、瞳孔大小及上下肢感觉)和血气分析。至少每小时评估呼吸深度、频率、形态和呼吸音。

- 密切注意出血征象(脉搏加快、呼吸频率增

修复动脉瘤腔内支架移植术

腔内支架移植术是修复动脉瘤的微创手术,用于加固主动脉壁,防止动脉瘤破裂或扩张。

腔内支架移植术由X射线引导,利用导丝,经腹股沟动脉或髂动脉切口送入支架,固定支架于动脉腔内,以隔绝扩张的动脉瘤。

手术一般需要2~3h,术后第一天患者可下床活动,一般术后1~2天可出院。

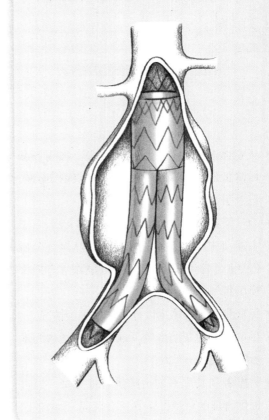

加和低血压)和腰痛,这些提示可能腔内移植支架被撕裂。查看腹部敷料有无过多的出血和引流量。

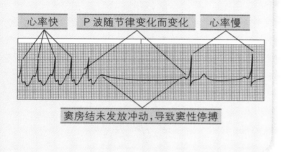

病态窦房结综合征

也叫窦房结功能障碍。病态窦房结综合征由窦房结自律性功能障碍或传导功能异常或来自窦房结的冲动受阻所致。

| 心率快 | P波随节律变化而变化 | 心率慢 |

窦房结未发放冲动,导致窦性停搏

- 注意体温升高和其他感染征象。按胃肠减压降低肠道内压力,定时冲管以保持通畅。记录引流量和性状。
- 为气管插管患者勤吸痰。手术 24 h 后,若患者能自主呼吸,呼吸音清晰,动脉血气分析值、潮气量和肺活量正常,可拔除气管插管换用氧气面罩。
- 每日测量患者体重以评估体液平衡情况。
- 尽可能早的帮助患者下地行走。(通常为术后第 2 天)
- 为患者和其家庭成员提供心理支持。通过提供合理的解释并解答所有疑问,帮助他们减轻对监护室、瘤体破裂和手术的恐惧。

心律失常

心律失常是由于电传导或自律性异常导致的心率和节律改变。严重程度各异,可从轻微、无症状、无需治疗(例如窦性心律失常,表现为心率加快,呼吸减慢)到需立即复苏的心室颤动。

由于药物因素或在疾病过程中,老年人可发生任何形式的心律失常,最常发生的是病态窦房结综合征、传导阻滞和心房颤动。

病因和发病率

心律失常可能是先天的,或由心肌缺血或梗死、器质性心脏病、药物中毒、电解质失衡或退化的传导组织不能维持正常的心脏节律(病态窦房结综合征)所产生(见病态窦房结综合征)。

大多数严重的心律失常发生在 60 岁以上人群。这主要是因为较为年长的人群更有可能患有心脏病和其他导致心律失常的疾病。同时该人群对于药物的不良反应更为敏感,一些药物不良反应能引发心律失常。有些用于治疗心律失常的药物也可引发作为药物不良反应的心律失常。

病理生理学

心律失常可由增强的自律性、再次进入的漏搏或电传导异常所导致(见房室传导阻滞的鉴别和老年人群中常见心律失常类型)。

评估结果

根据心律失常类型,患者可出现以下体征和症状,例如心悸、心跳加快、减慢或不规则心跳、虚弱、眩晕、头晕目眩、出汗、昏厥、呼吸困难、胸痛、焦虑和晕厥。

并发症

- 心排出量受损

治疗

有效的治疗目标恢复窦房结起搏功能，增加或减低心室率至正常，恢复房室同步，维持正常窦性心律。纠正异常节律可通过以下方法：使用抗心律失常药物、电除颤、物理治疗，例如按摩颈动脉和瓦氏操作法、应用临时或永久性起搏器维持心率或实施外科消融术或冷冻技术消除异位起搏点以防止再次发生心律失常。

治疗心律失常还应对潜在疾病的治疗，例如纠正低氧血症。此外，与心律失常相关的心脏疾病可能还须后续和复杂的治疗。

护理措施

- 仔细评估患者心功能、电解质和全身状况以确定心排出量对全身的影响及心律失常的严重程度。
- 评估未行心电监测患者的心律失常情况。若患者脉率异常增快、减慢或无规律，须警惕低灌注征象，如低血压或尿量减少。
- 记录监测患者心律失常发生情况，警惕可能的诱因和产生的影响。
- 当发生致命性心律失常，迅速评估患者的意识水平、脉率和呼吸频率。必要时实施心肺复苏。

房室传导阻滞的鉴别

QRS 波群正常宽度为 0.006 至 0.10 s。然而，心室除极时间延长会使 QRS 波群宽度增宽。若宽度增加至 0.12 s，便发生了房室传导阻滞。

当识别出房室传导阻滞，检查 V_1 导联（反映右心室）和 V_6 导联（反映左心室）。利用上述 2 个导联可鉴别是右侧还是左侧房室传导阻滞。

右侧房室传导阻滞

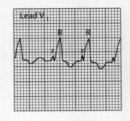 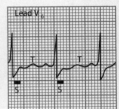

右侧房室传导阻滞中，V_1 导联显示小 r 波（提示左心室除极），跟随一个大 R 波（确定右心室除极）。V_6 显示宽大的 S 波和直立的 T 波。

左侧房室传导阻滞

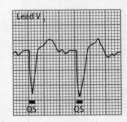 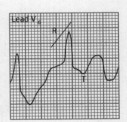

左侧房室传导阻滞中，V_1 导联显示无 R 波，有宽大 QS 波。V_6 显示粗钝 R 波和倒置 T 波。

- 评价患者由心律失常导致心排出量变化。根据医嘱给药。必要时准备支持治疗（例如电除颤）。监测患者的诱发因素，例如水、电解质失衡和中毒性反应体征，尤其是使用地高辛的患者。若怀疑发生中毒反应，立即报告医生，并及时停药。

老年人群中常见的心律失常类型

此图表回顾了发生在老年人群中常见的心律失常类型,概述了其临床特征、病因和常规治疗。可应用正常心电图与以下异常心电图进行比较。正常窦房结节律特征包括:

- 心房和心室率为 60 ~ 100 次 /min
- 规则而统一的 QRS 波群和 P 波
- PR 间期 0.12 ~ 0.20 s
- QRS 间期为 0.06 ~ 1.0 s
- 心房和心室率一致,并有着恒定的 PR 间期

心律失常   **心电图特点**

心房颤动

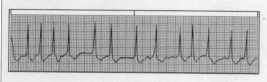

- 心房节律极不规则, >400 次 /min
- 心室节律极不规则
- QRS 波群形态和间期正常
- PR 间期难以识别
- P 波消失,代之以小而不规律的基线颤动波

Ⅰ度房室传导阻滞

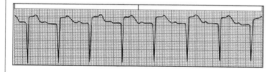

- 心房和心室节律规则
- PR 间期 >0.20s
- 每个 P 波后均有一个相关的 QRS 波群
- QRS 波群正常

Ⅱ度房室传导阻滞(莫氏Ⅰ型)

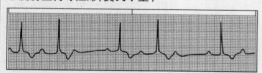

- 心房节律规则
- 心室节律不规则
- 心房率超过心室率
- PR 间期进行性延长, R–R 间期逐渐缩短,直至脱落一个 QRS 波(漏搏)

莫氏Ⅱ型

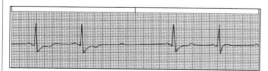

- 心房节律规则
- 心室节律规则或不规则,伴不同程度阻滞
- PP 间期固定不变
- QRS 波群周期性脱落

Ⅲ度房室传导阻滞(完全性房室传导阻滞)

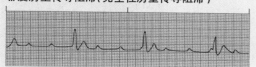

- 心房节律规则
- 心室节律规则,心室率慢于心房率
- P 波和 QRS 波群互不相关
- 无固定 PR 间期
- QRS 波群正常(窦性起搏)或宽大畸形(室性起搏)

病因	治疗
• 心力衰竭、慢性阻塞性肺疾病、甲状腺功能亢进、缩窄性心包炎、缺血性心脏病、败血症、肺栓塞、风湿性心脏病、高血压、二尖瓣狭窄、心房受激惹或冠状动脉搭桥术和瓣膜置换术并发症 • 应用硝苯地平或地高辛	• 若患者情况不稳定,心室率 >150 次 /min,立即电复律 • 若患者情况稳定,实施高级生命支持及药物治疗,可包括钙离子通道拮抗剂、β 受体阻滞剂或抗心律失常药 • 可能的话,实施抗凝治疗 • 第三代抗心律失常药物(多非利特)可将房颤或房扑转为正常窦性节律 • 对于症状性房颤反复发作的顽固性患者,行希氏束射频消融术以阻断房室间所有传导 • 迷宫术,通过对心房的切割与缝合,切断可能存在的潜在折返路径,从而避免永久性房颤的发生
• 可见于健康人群 • 下壁心肌梗死或缺血、甲状腺功能减退、低血钾症或高钾血症 • 地高辛中毒;应用奎尼丁、普鲁卡因、β 受体阻滞剂、钙离子通道拮抗剂或胺碘酮	• 纠正潜在病因 • 若严重的症状性心动过缓,可给予阿托品 • 慎重使用地高辛、钙离子通道拮抗剂和 β 受体阻滞剂
• 下壁心肌梗死、心脏手术、急性风湿热和迷走神经刺激 • 地高辛中毒;应用普萘洛尔、奎尼丁或普鲁卡因	• 治疗基本病因 • 对于症状性心动过缓,予阿托品或植入临时起搏器 • 在允许的情况下,停用地高辛
• 严重的冠心病、前壁心肌梗死和急性心肌炎 • 地高辛中毒	• 经皮起搏直到经静脉植入起搏器 • 对于症状性心动过缓,予多巴胺或肾上腺素 • 在允许的情况下,停用地高辛
• 下壁或前壁心肌梗死、先天畸形、风湿热、低氧血症、二尖瓣置换术后并发症、位于或接近房室结的射频消融术后并发症、Lev 病(从心脏结构到传导组织发生纤维化和钙化)、Lenegre 病(传导组织纤维化) • 地高辛中毒	• 经皮起搏 • 对于症状性心动过缓, 予多巴胺或肾上腺素 • 植入临时或永久起搏器

- 术后应防止心律失常,为患者提供充足的氧气,以减少心脏负荷。同时小心地维持代谢、神经系统、呼吸和血流动力学状态。
- 为避免临时心脏起搏器发生故障,植入前须安装新电池。小心保护外部导管线路和起搏器。每日评估起搏器数值。严密监测心肌发炎发生征象。
- 心脏起搏器植入后,定期监测患者脉率,并密切注意起搏器起搏功能和心排出量减少的症状。

冠状动脉疾病

由于动脉粥样硬化导致冠状动脉狭窄持续存在,最终引起冠状动脉疾病(CAD)。由于冠状动脉血流量减少,冠状动脉疾病主要影响是使心肌组织因缺氧和营养供给不足而受损。随着人口老龄化,冠状动脉疾病的患病率正逐渐增加。

病因和发病率

冠状动脉疾病通常是由动脉粥样硬化引起的。可改变的和不可改变的危险因素都会影响动脉粥样硬化和冠状动脉疾病的发展。

可改变的危险因素:

- 糖尿病患者,尤其是女性糖尿病患者
- 同型半胱氨酸水平升高
- 不运动
- 低密度脂蛋白水平增加和高密度脂蛋白水平降低
- 肥胖增加罹患糖尿病,高血压和高胆固醇血症的风险
- 吸烟(戒烟1年后,风险显著降低)
- 精神压力
- 收缩压大于119 mmHg或舒张压大于79 mmHg
- 血细胞比容升高
- 静息心率增快
- 使用激素避孕药
- 血清纤维蛋白原和尿酸增加
- 肺活量降低
- 甲状腺功能亢进症
- 血铅浓度超过 0.386 4 µmol/L 的老年妇女(风险是一般人的3倍)。

不可改变的因素:

- 年龄 (40岁以后风险会增加)
- 冠状动脉疾病家族史
- 性别 (男性发病率较高)
- 种族 (白人发病率较高)。

导致冠状动脉血流量减少不太常见的原因包括夹层动脉瘤、感染性血管炎、梅毒以及冠状动脉系统中的先天性缺陷。

美国心脏协会估计超过7100万的美国成年人患有一种或多种类型的心血管疾病——包括CAD——超过2700万的患者年龄在65岁及以上。

病理生理学

脂肪纤维斑块或钙斑块沉积,或两者兼而有之,使得冠状动脉管腔缩小,而后流经冠状动脉管腔的血液减少,最终导致心肌缺血(见动脉粥样硬化斑块的发展)。

动脉粥样硬化斑块的发展

冠状动脉由三层组成：内膜（内层）、介质（中间层）和外膜（最外层）。

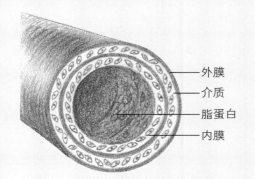

外膜
介质
脂蛋白
内膜

由于风险因素的破坏，脂肪条纹逐渐堆积于内膜层。

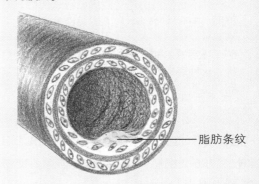

脂肪条纹

纤维斑块和脂质使得内腔逐渐变狭窄，阻碍了血液流向心肌。

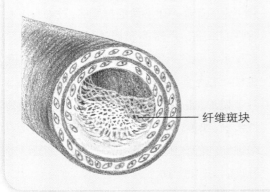

纤维斑块

斑块不断增长，在晚期，可能由于复杂钙化病变而破裂。

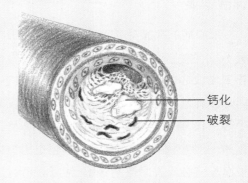

钙化
破裂

随着动脉粥样硬化的进一步发展，血管变形，管腔变得狭窄，病变血管的扩张能力受到损害。这导致心肌氧供需之间的不平衡，威胁病变下层心肌。当需氧量超过病变血管可供给量，局部心肌便会缺血。

冠状动脉血管闭塞 10 s，心肌细胞会缺血。短暂性缺血会使细胞和组织引起可逆的变化，抑制心肌功能。如果未能及时治疗，这可导致组织损伤或坏死。在几分钟内，缺氧使得心肌组织从有氧代谢转变成无氧代谢，导致乳酸堆积和细胞 pH 值降低。

缺氧、可利用能量的减少和酸中毒共同作用会迅速削弱左心室功能。由于受影响的心肌区域纤维收缩不全，可表现在心肌收缩的力量和速度上。此外，由于缺血区心室壁功能异常导致每一次收缩的射血量减少。如果通

知识点　冠心病的非典型症状

并不是所有的患者经历心绞痛的方式都相同。有一些患者(尤其是女性患者),可能不会感觉胸部不适。这一类患者的主要症状是呼吸困难和疲劳,这被称为心绞痛等同症状。这种表现在黑人和西班牙患者中也可见到。由于中枢神经病变,糖尿病患者可能感觉不到胸口疼痛,而他们主要的心绞痛症状可能是交感神经刺激征。

由于交感神经反应减少,老年人心绞痛发作时可能无症状。对老年人而言,呼吸困难和疲劳是活动中缺血的两个关键信号。

过冠状动脉的血流量得到恢复,那么有氧代谢和收缩力亦会恢复。然而,如果血流量不能恢复,就会引起心肌梗死（MI）。

评估结果

冠心病的典型症状为心绞痛,是心肌供氧不足直接导致的后果,患者经常描述为胸骨下段或心前区烧灼样、压迫感或紧缩感。同时伴有恶心、呕吐、头晕、出汗以及四肢发冷等症状,并放射至左前臂、颈部、下颌及肩背部。典型疼痛发作时患者边描述边用拳头紧撑着前胸或者摩擦左胳膊(见冠心病的非典型症状)。

心绞痛一般发生于运动后,但也会因情绪激动、寒冷、饱餐等诱发,同样,心绞痛也可以发生于患者睡眠和醒来时。

通过患者的病史,可以知道疼痛发作的类型和出现时间。如果疼痛的频率和持续时间可预知,且通过休息和服用硝酸甘油能够得到缓解的,那么称之为稳定型心绞痛。如果发生频率和持续时间不断延长,并逐渐变得容易诱发,称为不稳定型心绞痛。

如果心绞痛起因于不可预知的冠状动脉痉挛,这被称为变异性心绞痛(Prinzmental 心绞痛)。由于血管扩张储备障碍,导致冠状动脉正常的患者产生心绞痛样胸痛,被称为微血管性心绞痛。严重的和长时间的心绞痛通常都预示心肌梗死发生潜在致命性心律失常和机械性心力衰竭。

视诊,通过检查可以确诊动脉粥样硬化性疾病,如黄斑瘤。眼底检查,可发现光反射增强和动静脉压迹,提示高血压,其是冠状动脉疾病的高危因素。

通过触诊可以发现周围动脉血管增厚或缺失,心脏扩大的迹象以及心脏冲动的异常收缩(例如左心室运动不能或运动障碍)。

听诊可以听到血管杂音,如 S_3 或 S_4、或晚期收缩期杂音(如果存在二尖瓣关闭不全)。

并发症

- 心律失常
- 心肌梗死

• 缺血性心肌病

治疗

治疗心绞痛患者的目标是减少心肌耗氧量或增加氧气供给，从而减少疼痛。患者需要限制活动，以防止疼痛发生。保持适当的慢体力活动以帮助减轻疼痛，而不是停止所有体力活动。心理减压技术也至关重要，尤其是当已知的会诱发患者疼痛的压力时候。

药物治疗主要以硝酸盐为主，如硝酸甘油或硝酸异山梨酯，以减少心肌耗氧量；β 肾上腺素能阻断剂，减少心脏的工作量和对氧气的需求，从而降低心率、外周血流阻力；钙通道阻滞剂，以防止冠状动脉痉挛；抗血小板药物，以尽量减少血小板聚集和冠状动脉闭塞风险；糖蛋白 Ⅱ b / Ⅲ a 受体拮抗剂，如接受阿昔单抗治疗，可减低血液凝块；抗血脂药物，以降低血清胆固醇；降压药用于控制高血压病。对于血管内膜完全阻塞，需要进行斑块旋切术或冠状动脉旁路移植术（CABG），另外一种静脉移植改良手术用来替代传统的 CABG，是微创冠状动脉搭桥手术，也被称为腔镜手术。

微创冠状动脉搭桥手术恢复期短，术后并发症少。取代传统的将患者胸骨和肋骨切开的手术方式，微创冠状动脉搭桥手术通过插入小手术器械和光纤相机，只需在患者身上打入几个小切口。微创冠状动脉搭桥手术旨在纠正 1 ~ 2 个手术位置较为方便的堵塞动脉，不适用于比较复杂的病例。

经皮腔内冠状动脉成形术（PTCA）可以在心导管术中运用，从而压缩脂肪沉积和解除阻塞。对于血管壁钙化的患者，经皮腔内冠状动脉成形术可以使斑块破裂，从而减少阻塞。对于老年患者和那些不能耐受心脏手术的患者，这是一个可行的替代方法。然而，对左主冠状动脉闭塞、极度扭曲的血管病变、或闭塞期超过 3 个月的患者不适合行经皮腔内冠状动脉成形术。

PTCA 可随冠状动脉内支架置入术进行，也可只放置支架。支架提供了一个框架，通过让中膜皮瓣紧紧靠着动脉壁，来保持动脉开放。冠状动脉血管内支架置入术是为了降低再狭窄的发生率。不锈钢线圈制成的人工血管内圆形支架放置在闭塞部位。要想适合于这一做法，患者必须能忍受抗凝血疗法并且被植入的支架直径必须至少是 0.3 cm。

冠状动脉的近距离放射治疗，包括 β 或 γ 射线传递到冠状动脉，可用于曾接受冠状动脉支架植入，但随后出现诸如弥漫性支架内再狭窄的患者。近距离放射治疗是一项很有前途的技术，但是其应用仅限于由于并发症以及辐射造成的未知的长期效应导致的支架相关问题的治疗。然而在一些机构中，近距离放射治疗正在研究作为冠状动脉疾病的一线治疗。

激光血管成形术通过准分子或热尖激光装置汽化脂肪沉积来矫正阻塞。经皮心肌血管再生（PMR）是个过程，其运用激光在心肌内创建通道以改善心肌灌注。二氧化碳激光用来创建从心外膜层到心肌层的透壁通道，延伸到左心房。这一技术也被称为心肌血运重建术,而且在治疗重症方面显示为 90% 有效。

旋转消融术(或旋磨血管成形术)是用一高速旋转的覆有金刚钻结晶的磨石去除动脉粥样斑块。增强型体外反搏(EECP)缓解了那些患有复发性稳定型心绞痛患者治疗失败时的疼痛。其无创性技术增加了流向心脏的富氧血流量并降低了心脏的工作负荷。EECP可减轻心绞痛的痛楚,提高机体耐受力并刺激侧支循环形成。

护理措施

- 心绞痛发作期间,监测患者的血压和心率。使用硝酸甘油或其他硝酸盐以前行 12 导联心电图。记录疼痛持续时间、用药量以及伴随症状。
- 要求患者在 0~10 分的疼痛评分表上打分。这既可以让患者自我评估疼痛程度,亦可以评估止痛药的药效。
- 将硝酸甘油放于患者伸手可及的地方。指导患者在感到胸部、手臂或颈部疼痛时并在服用硝酸甘油前,迅速拨打电话。
- 在实施心导管术中,观察患者生命体征。如果患者出现血压下降,心动过缓,出汗和头晕的症状和体征,根据医嘱增加液体输注量,鼻导管吸氧,置患者处于头高足低位,必要时静脉注射阿托品。
- 术后,和患者及家庭成员一起检查治疗过程。检查导管置管部位是否出血。此外,检查远端脉搏搏动。为了抵抗利尿作用,可增加静脉输液并确保病人饮足量的水。

评估钾离子水平,必要时在静脉注射液体中加入钾。

- PTCA 术和血管内支架置入术后,保持肝素化,观察患者有无系统性出血,嘱患者制动。如果患者行经皮心肌血管再生术(PMR),由于支架留在患者体内,因此必须制动,直到凝血时间小于 180 s。术后 24 h 内,每 8 h 必须进行一次采血,检查心肌酶水平。检测血细胞总数和电解质水平。
- 旋转消融后,监测患者是否有胸痛、低血压、冠状动脉痉挛和置管处出血。术后 24~48 h,根据医嘱给予抗生素和肝素治疗。
- 心脏搭桥手术后,做好静脉导管、肺动脉导管和气管插管护理。监测患者的血压、出入液量、呼吸音、胸腔引流管和心脏节律,并观察患者是否有缺血和心律失常的迹象。必要时,患者需要静脉注射肾上腺素、硝普钠、多巴胺、白蛋白、钾或血制品。如果手术中进行了主动脉瓣置换,还可能需要临时心外膜起搏。
- 有时患者可能需要置入主动脉内球囊泵,直到病情稳定。观察和治疗患者的胸痛,对患者行有效的胸部物理治疗,并指导患者进行肺部的自我护理。

股腘动脉瘤

由于股腘动脉瘤发生于两个主要的外周动脉,他们也被称为周围动脉瘤。这些动脉瘤可能是纺锤形(梭形)或囊状(囊状),呈梭形的常常是囊状的 3 倍多。他们可能是一个或多个节段病变,在许多情况下累及双腿,且可能同时还伴有位于腹主动脉或髂动脉的其他动脉瘤。

病因和发病率

股胭动脉瘤通常是由动脉壁（中间层）动脉粥样硬化的不断发展变化所导致。有极个别情况是由于动脉壁的先天性缺陷引起。还有可能是由于创伤（钝性的或穿透性的）、细菌感染或者是周边血管重建手术（导致缝合线动脉瘤，也称为假性动脉瘤，其中血凝块形成第二管腔）所致。

最常见于年龄超过 50 岁的男性。并发症大爆发之前，行择期手术可以改善预后。

病理生理学

动脉粥样硬化斑块形成，血管壁弹性蛋白和胶原蛋白的丧失引起局部膨出，或者由脆弱的动脉壁扩张引起。

评估结果

当胭动脉瘤足够大致压迫胫神经，患者会主诉胭窝疼痛。当血管被压迫时，查体表现出水肿和静脉怒张。

由于在动脉瘤囊内产生急性血栓，或者是附壁血栓栓塞，抑或是破裂，股胭动脉瘤均有可能在腿部或足部造成严重缺血症状。

急性动脉瘤栓塞的患者会主诉剧烈疼痛，查体可及远端动脉栓子形成。受影响的下肢可表现为皮肤苍白、冰冷以及无脉，可能会形成坏疽。

在腹股沟韧带的上方或下方触诊到律动性肿块考虑是股动脉瘤，膝盖后面触诊到律动性肿块考虑是胭动脉瘤，双边触诊具有诊断意义。当栓塞发生时，查体会发现一个坚硬的、无脉区域。

并发症

- 血栓性截肢
- 栓塞
- 坏疽

治疗

治疗股胭动脉瘤需要用手术建立侧支通路，重建动脉，通常可行自体血管移植。如果动脉阻塞引起严重的缺血和坏疽，可能会实施截肢手术。

护理措施

矫正手术前：

- 评估和记录患者的循环状况，注意患者侧下肢的脉搏状况。
- 遵医嘱使用预防性抗生素或抗凝药物。

矫正手术后：

- 监测患者栓塞的早期症状和体征（无脉、皮温降低、疼痛）以及感染迹象（例如发热）。
- 术后的 24 h 内，根据医嘱至少每小时测量远端脉搏，将这些结果与术前的循环评估关联起来。在触诊到搏动的区域皮肤上作标记，以便于重复检查。
- 帮助患者尽可能地早期下地行走以减少血栓形成的概率。

● 如果患者使用抗凝药物,需预防出血,如使用电动剃须刀。告诉患者需汇报任何可能出血的征兆(如牙龈出血、柏油样便和容易擦伤)。解释后续血液检查对监测抗凝治疗的重要性。告诫患者戒烟避免使用阿司匹林和避免外伤。

心力衰竭

与其说心力衰竭是一种疾病,不如说它是一种症状。当心脏不能泵出足够的血液,以满足机体代谢需要时就会发生心力衰竭。心力衰竭主要是血管间隙之间以及血管内的低灌注和超负载造成的。心力衰竭患者生活质量降低,运动量降低,寿命缩短。

虽然心力衰竭的常见病因是冠状动脉疾病,但成年人也会因先天性和继发性的心脏病而发生,心力衰竭的发生率随着年龄增长而增加。虽然在诊断和治疗上有所进步,但是预后依然取决于它的诱发原因和相应治疗。

病因和发病率

心力衰竭的原因主要有四个领域(见心

心力衰竭的原因	
原因	举例
心肌功能异常	● 心肌病 ● 心肌梗死
左心室充盈异常	● 心房颤动 ● 心房黏液瘤 ● 缩窄性心包炎 ● 受损心室舒张 ——高血压 ——心肌冬眠 ——心肌顿抑 ● 二尖瓣狭窄 ● 三尖瓣狭窄
左心室压力异常	● 主动脉瓣或肺动脉瓣狭窄 ● 慢性阻塞性肺疾病 ● 高血压 ● 肺动脉高压
左心室容积异常	● 高输出状态 ——动静脉瘘 ——慢性贫血 ——短时间内输入大量的液体 ——败血症 ——甲状腺功能亢进症 ● 心脏瓣膜关闭不全

力衰竭的原因）。

那些患有心力衰竭的患者中,75% 有高血压病史。血压超过 160 / 90 mmHg 的患者,心力衰竭发生率是一般人群的 2 倍。随着年龄的增长,心力衰竭就变得越发普遍,年龄大于 65 岁的患者,大约 100 个人中就有 1 个人罹患心力衰竭。40 岁时,25% 的人可能会罹患心力衰竭。

病理生理学

心力衰竭可按发生部位(左或右心衰竭)或心脏周期(收缩或舒张功能障碍)进行分类。然而,对于老年人,由于正常衰老对心脏的影响以及慢性疾病的损害,要区分出是左心衰竭还是右心衰竭是很困难的。

左心衰竭

左心衰竭是指左心室收缩功能不全而引起。由于左心室的泵送能力衰退,心输出量减少。心脏不再有效地输送血液到全身,血液倒流至左心房和肺部,引起肺淤血、呼吸困难和活动耐受力下降。如果肺淤血持续未纠正,可导致肺水肿和右心衰竭。常见的原因有左心室梗死、高血压、主动脉瓣和二尖瓣狭窄。

右心衰竭

右心衰竭是由于右心室收缩功能不全而引起。血液不能有效地通过右心室泵入肺部,导致血液回流到右心房与外周循环。从而导致患者体重增加、发展为外周水肿,肾脏及其他器官淤血。右心衰竭可能源于急性右心室梗死、肺动脉高压或肺栓塞。然而,最常见的原因是左心衰竭引起的血液反流。

收缩性心功能不全

收缩性心功能不全见于左心室收缩期不能泵出足够的血液进入体循环,射血分数下降。血液返流入肺循环和肺静脉系统压力增加。心输出量下降,患者可能出现虚弱、乏力和呼吸急促。收缩性心功能不全的原因是:心肌梗死(MI)和扩张型心肌病。

舒张性心功能不全

舒张性心功能不全见于左心室在舒张期舒张和充盈功能下降,导致心输出量降低。结果是心室需要更多的血容量来满足心输量而导致肺淤血及外周性水肿发生。舒张性心功能不全可由左心室肥大、高血压或限制性心肌病引起。这类心力衰竭比收缩功能障碍引起的少见,其治疗方法也不明确。

心力衰竭的所有原因最终引起心输出量降低,从而激活心脏代偿机制,如激动交感神经、肾素——血管紧张素——醛固酮系统、心室扩张和肥大,通过这些机制来增加心脏输出代偿来增加心输出量。

增加交感神经兴奋,反射性降低心输出量和血压,提高外周血管阻力、心肌收缩力、心率和静脉回心血量增加。交感神经活动兴奋的体征,如四肢发凉、湿冷,可能是心力衰竭的前兆。

交感神经活动的增加还限制肾血流量,

促进肾素分泌,促进血管紧张素原转化成血管紧张素 I,再转化成血管紧张素 II——一种强力血管收缩剂。血管紧张素促进肾上腺皮质分泌醛固酮,导致水钠潴留,增加循环血容量。这种肾脏机制开始是有益的,但如果这种机制一直持续下去,就会像心脏代偿增加血容量那样加重心力衰竭。

心室扩张,在收缩时舒张末期心室体积的增加(前负荷)导致搏出功以及每搏量增加,拉伸心肌纤维使得心室可以接纳增加的血容量。最终,肌肉过度拉伸超出生理范围致收缩力下降。

心室肥厚,心室肌肉总量增加使心脏抵抗血液外流阻力增加而泵血。改善心输出量。然而,肌肉总量的增加也增加了心肌氧的需求。增加必要的心室舒张期压力来填补扩大的心室可能会损害舒张期冠状动脉血流量,限制心室氧供,并且造成局部缺血和受损的肌肉收缩。

心力衰竭,对抗调节物——前列腺素和心钠素产生,以期降低由代偿机制引起的体积超负荷和血管收缩的负面效应。

肾脏释放前列腺素类环前列环素和前列腺素 E2,这些是有效的血管扩张剂。这些血管扩张剂也在发挥作用以降低容量负荷,通过肾素——血管紧张素——醛固酮系统产生,抑制肾脏对水和钠的重吸收。

心钠素(心脏利钠因子)主要是由位于心房应对过多体液量刺激牵张感受器而分泌的激素。体液量超负荷还会导致心室分泌 B 型利钠因子。这些利钠因子通过血管舒张和利尿对抗交感神经系统刺激和肾素——血管紧张素——醛固酮系统的负面影响。

评估结果

左心衰竭主要表现肺部体征和症状;右心衰竭主要表现在全身的症状和体征。然而,心力衰竭往往累及整个心脏。

左心衰竭的体征和症状包括呼吸困难、端坐呼吸、爆裂音、可发生喘息、缺氧、呼吸性酸中毒、咳嗽、发绀或苍白、心悸、心律失常、血压升高和交替脉。右心衰竭的体征和症状包括体位性水肿、肝肿大、颈静脉扩张、脾肿大、腹水、体重增加、心律失常、肝颈反流阳性、腹胀、乏力、疲劳、头晕、晕厥。

并发症

- 肺水肿
- 多器官功能衰竭
- 心肌梗死

治疗

心力衰竭的治疗包括:

- 治疗已知诱因
- 左心室功能不全者,给予血管紧张素转换酶抑制剂可降低血管紧张素 II,降低前后负荷。年龄较大的患者,由于肾清除率受损给予较低的剂量,另外对严重低血压,有毒性反应预兆的需要进行监测。
- 地高辛用于治疗由于左心室收缩功能障碍导

致的心力衰竭,它增加心肌收缩力,提高心输出量,减少心室的容积,并减少心室扩张。

- 利尿剂用以降低过多体液及静脉血回流。
- β 肾上腺素受体阻滞剂用于纽约心脏协会（NYHA）、根据左心室收缩功能障碍分类的Ⅱ类或Ⅲ类心力衰竭,防止重塑。
- 正性肌力疗法多巴酚丁胺或米力农用于心力衰竭急性发作的急诊治疗。
- 长期或长期间歇性肌力治疗,用以增强心室收缩,并避免按 NYHA 分级为Ⅳ级心力衰竭患者病情急性发作。
- 奈西利肽,人用 B 型利钠肽,用以增加利尿,短期用于心力衰竭急性发作时减轻后负荷。
- 可用利尿剂、硝酸盐、吗啡和氧治疗肺水肿。
- 生活方式的改变（减轻心力衰竭症状）,如减肥（如有必要）,限制钠（3 g/d）和酒精摄入量、减少脂肪摄入、戒烟、减少压力,并为患者制定锻炼计划（心力衰竭不再禁忌锻炼和心脏康复）。
- 控制心室不同步可用双心室起搏器。
- 冠状动脉搭桥术或血管成形术用于冠心病导致的心力衰竭。
- 瓣膜手术用于重塑和支持二尖瓣,以改善心脏功能。
- 左心室重塑手术使心室恢复到正常的形状,以使心脏更有效地泵血。
- 左心室辅助装置,也被称为"心脏移植前的过渡治疗",用以改善心脏的泵送能力,直到移植的能够开始工作。
- 患者接受心脏移植是积极的治疗手段,但仍有其局限性,或面临着反复住院治疗的问题。

护理措施

心力衰竭发作急性期,采取以下步骤：

- 将患者置于半坐卧位,给予氧疗以利有效呼吸。
- 每日称重,并检查外周水肿情况。仔细监控患者输液量、摄入量、尿量、生命体征和精神状态。听诊监测心脏异常声音（收缩期奔马律）以及肺部有无湿啰音或干啰音。患者病情发生变化时,需立即报告医生。
- 定时监测患者的血尿素氮、肌酐和血清钾、钠、氯、镁浓度。
- 确保患者在急性期和进展期进行连续地心电监护,以及早确定和及时治疗心律失常。
- 为降低深静脉血栓形成,以免造成血管堵塞的风险,帮助患者进行关节活动度练习。嘱患者卧床休息,并使用抗血栓弹力袜。定期检查小腿疼痛和压痛情况。
- 确保患者有足够的休息时间。

准备出院患者的健康教育：

- 建议患者避免食用高钠食物,如罐头或市场上熟制的食品和乳制品,避免体液负荷超载。
- 鼓励患者参与门诊心脏康复计划。
- 向患者解释,由于接受利尿剂治疗,导致体内的钾流失,因此需要补钾,可食用富含钾的食物,如香蕉和杏。

- 强调需要定期复诊检查。
- 向患者强调遵医嘱服用地高辛的重要性，告知患者服用期间应观察有无中毒症状，如厌食、呕吐和黄视症，一旦出现，应立即就医。
- 告知患者如有下列症状，应及时通知医生：脉搏不规则或低于 60 次 /min、眩晕、视力模糊、气短、持续干咳、心悸、易疲劳、阵发性夜间呼吸困难、脚踝肿胀或尿量减少；或者体重快速增加（1 周内增加 1.4 ~ 2.3 kg）。

高血压

高血压，是指间断或持续地舒张压或收缩压升高。按发病原因，高血压可分为两大类：原发性高血压（别名：特发性高血压或自发性高血压），较为常见；另一种是继发性高血压，它是由肾脏疾病和其他可确定的病因引起的。恶性高血压病是一种严重的、可起病即为急进型的高血压病，原发性高血压和继发性高血压均可转变为恶性高血压。高血压是引起卒中、心脏疾病和肾衰竭的主要原因。如能早期诊断，并在并发症发生前进行治疗，患者预后较好。严重的血压升高（高血压危象）可致命。

病因和发病率

在美国，高血压影响着 29% 的 18 岁以上的成年人。另有 28%，大约 5900 万人处于高血压前期。如果不治疗，高血压的死亡率较高。高血压的危险因素包括家族史、种族（最常见的是非裔美国人）、压力、肥胖、长期食用高钠高饱和脂肪的饮食、吸烟、久坐不动的生活方式和衰老。

继发性高血压可能由以下原因引起：肾血管疾病；嗜铬细胞瘤；原发性醛固酮增多症；库欣综合征；甲状腺、垂体或甲状旁腺功能障碍；先天性主动脉缩窄；神经系统疾病以及药物作用如可卡因、促红细胞生成素（促红细胞生成素）和环孢素。

血压水平取决于心输出量和外周血管阻力的大小。血容量升高、心率加快和每搏输出量增加，以及小动脉血管收缩加强均可使血压升高。然而，与持续性高血压发生的关系尚不明确。

高血压也可能是由于内在调节机制的失效引起的：

肾脏低灌注时，肾近球细胞合成和分泌的肾素，血浆中的肾素底物（即血管紧张素原），在肾素的作用下水解，产生血管紧张素Ⅰ，血管紧张素Ⅰ在血管紧张素转换酶的作用下，转化为血管紧张素Ⅱ。血管紧张素Ⅱ是一种强大的血管收缩剂，它使得血管收缩负荷增加。血管紧张素Ⅱ刺激肾上腺皮质球状带细胞合成和释放醛固酮，促进对钠离子的重吸收。高渗刺激垂体腺抗利尿激素的释放，从而，增加水的重吸收，尽管全身血压在波动，但是自动调节功能可以改变动脉的内径使之维持灌注。人体内因有器官调节机制，承担着压力缓解（当血压升高时，血管扩张来降低外周的阻力）和毛细血管液体转运（血浆在血管内外之间移动来维持血管内的容量）的责任。

当血压下降时，位于主动脉弓和颈动脉

窦的压力感受器削弱了髓质的血管舒缩中心的抑制功能,由此通过去甲肾上腺素作用提高心脏交感神经的兴奋性。随后,一方面通过加强心肌收缩力,加快心率的方式来增加心输出量;另一方面通过血管收缩来增大外周阻力,从而升高血压。此外,压力也可以刺激交感神经系统来增加心输出量,增大外周血管阻力。

病理生理学

动脉血压是血管外周阻力和心排出量两者的共同产物。心排出量的增加取决于心率或(和)搏出量的增加。外周阻力增加是由血黏度和血管管腔大小决定的,尤其是细小动脉。

许多理论解释了高血压的形成,其中包括以下:

- 小动脉血管床的改变,导致了外周血管阻力的增加。
- 血管舒缩中心的交感神经系统中异常增加的因子,它们导致了外周阻力的增加。
- 肾功能异常和内分泌失调引起的血容量增加。
- 某些基因成分引起的小动脉血管增厚,从而导致外周阻力的增大。
- 异常的肾素释放,导致血管紧张素Ⅱ的形成,这样会收缩小动脉,增加血容量(见血压调节)。

由于阻碍了左心室的射血量,持续的高血压增加了心脏的工作负荷。为了增加收缩力,左心室开始肥大,心脏的耗氧量和工作负荷也随之增大。当心肌肥大不再能够维持足够的心排出量时,心脏扩张和心力衰竭就有可能发生。高血压促进了冠状动脉粥样硬化通过降低心肌血流量进行代偿导致心绞痛或者心肌梗死发生。高血压同样也会引起血管的损伤,加速冠状动脉粥样硬化和靶器官的损害,例如,视网膜病损、肾衰竭、卒中、主动脉瘤、主动脉壁夹层形成等。

继发高血压的病生理变化完全基于基础疾病:

- 继发高血压最常见的诱因是慢性肾脏疾病。长期的肾小球肾炎和肾动脉狭窄,损害干扰了钠的排泄、肾素——血管紧张素——醛固酮系统以及肾血流量的灌注,使肾脏受到损害从而引起了血压的升高。
- 库欣综合征患者中,升高的皮质醇通过提高肾脏对钠的潴留,提高血中血管紧张素Ⅱ的水平,同时还提高了血管对去甲肾上腺素反应的能力来诱发血压的升高。
- 原发的醛固酮增多症,增加了血管外的容量,改变了血管壁上钠的浓度。另外,高水平的醛固酮引起了血管的收缩,增加了外周阻力,从而导致了高血压。
- 嗜铬细胞瘤,肾上腺髓质的嗜铬细胞肿瘤分泌肾上腺素和去甲肾上腺素,它们都能使血压升高。肾上腺素可以增强心肌的收缩力和加快心率,去甲肾上腺素增加外周血管的阻力。

评估结果

虽然高血压没有典型的症状,但是它可

血压调节

高血压也许是由于这些体内自身调节机制的某一方面紊乱而形成的。

肾素－血管紧张素－醛固酮系统

肾素－血管紧张素－醛固酮系统通过以下机制来促使血压升高：

- 钠消耗降低了血压,脱水刺激了肾素的分泌。
- 血管紧张素(一种肝脏酶)作用于肾素转化为血管紧张素Ⅰ,使前后负荷增加。
- 血管紧张素Ⅰ在肺内转化为血管紧张素Ⅱ;血管紧张素Ⅱ是作用于动脉产生强有力的血管收缩剂。
- 血管紧张素Ⅱ通过刺激肾上腺皮质分泌醛固酮来增加前后负荷。通过保留钠和水提升血容量。

自动调节

尽管血压的波动是全身性的,但是一些体内身体调节机制改变动脉内径以维持组织器官灌注。

这些机制包括对压力缓解和毛细血管液体转运。

- 压力缓解:当血压升高时,血管渐渐扩张来降低外周阻力。
- 毛细血管液体转运:血浆在血管和血管外的空间之间移动来维持血管内的容量。

交感神经系统

当血压下降时,位于主动脉弓和颈动脉窦的压力感受器降低了它们对在髓质中血管舒缩中心的抑制作用。其结果是通过去甲肾上腺素来增加心交感神经刺激。去甲肾上腺素通过增强心脏收缩力和增快心率来增加心排除量,而且还能通过血管收缩来扩大外周阻力。压力刺激交感神经系统以增加心搏出量和提高外周阻力。

抗利尿激素

抗利尿激素通过肾脏对水的重吸收增加来调节低血压。随着重吸收的增加,血浆容量上升,血压便可升高。

能会引起以下情况:

- 一般体检时发现至少二次随机测量的血压升高,血管病生理变化的结果(见血压分类)。
- 血管改变导致的枕部头痛(由于颅内压升高,清晨将加重),也有可能出现恶心,呕吐。
- 周围血管侵犯导致的鼻出血。
- 由于动脉狭窄、动脉瘤的缘故,在腹主动脉、主动脉、颈动脉及股动脉等处听到杂音。
- 血管收缩引起的组织灌注下降导致的头晕、神智模糊和乏力。
- 视网膜损害导致的视力模糊。
- 肾血流量和肾小球滤过增多导致的夜尿症。
- 毛细血管压力增加导致的水肿。

当发生继发高血压时,其他症状体征可与其原发原因相关。例如,库欣综合征可有躯干性肥胖和紫纹,而嗜铬母细胞瘤患者可出现头痛、恶心、呕吐、心悸、面色苍白和大汗淋漓。

并发症

- 卒中
- 冠状动脉疾病
- 心绞痛
- 心肌梗死
- 心力衰竭
- 心律失常

血压分类

2003 年，美国国立卫生研究院发布了美国国家联合委员会关于高血压预防、检测、评价和治疗第 7 次报告（JNC-7）。更新 JNC 报告 6 发布以来的新分类法——高血压前期，并且将 2 级、3 级高血压合并。血压分类更改为：正常、高血压前期、1 级和 2 级高血压。

新分类法是在平均 2 篇以上有关初步筛选后单独访视文献资料的基础上修订的，适用于 18 岁以上的成人（如果收缩压和舒张压的数值落在了不同的级别范围内，则以较高的级别的分类对该报告进行分类。例如，一项血压为 160/92 mmHg 的报告应被认为是 2 级高血压）。

对于心血管危险而言正常的血压值应是收缩压低于 120 mmHg 且舒张压低于 80 mmHg。高血压前期的患者发生高血压的风险增加，需要改变并选择健康的生活方式来预防心血管疾病。

除了用平均血压值来对高血压进行分类，医生还应该注意靶器官疾病和额外的危险因素。例如，糖尿病、左心室肥大和慢性肾病。辅助信息对获取患者真实的心血管健康状况极为重要。

分级	收缩压	舒张压
正常	< 120 mmHg 且	< 80 mmHg
高血压前期	120 ~ 139 mmHg 或	80 ~ 89 mmHg
高血压 1 级 2 级	140 ~ 159 mmHg 或 160 mmHg 或	90 ~ 99 mmHg 100 mmHg

- 猝死
- 脑梗死
- 高血压脑病
- 高血压视网膜病变
- 肾衰竭

治疗

美国国立卫生研究院推荐以下几种治疗原发性高血压的方法：

- 首先，告知患者必须要开始调整生活方式，包括减轻体重、适度饮酒、经常锻炼、减少钠盐摄入和戒烟。
- 如果患者经过持续调整生活方式仍未能使血压降至理想水平或者有明显改善的，则开始进行药物治疗。

针对 1 级高血压（收缩压在 140 ~ 159 mmHg 或舒张压在 90 ~ 99 mmHg）无合并征（心力衰竭、心肌梗死后、高冠心病风险、糖尿病、慢性肾病或者复发性卒中预防）的患者，以噻嗪类利尿剂治疗为主。可以考虑使用血管紧张素转化酶抑制剂（ACE）、β 肾上腺素阻滞剂、钙离子通道阻断剂（CCB）、血管紧张素受体阻滞剂（ARB）或联合用药。

- 针对继发性高血压（收缩压大于等于 160 mmHg 或舒张压大于等于 100 mmHg）无合并征的患者，给予两种药物联合使用

（常采用噻嗪类利尿剂加用 ACE 抑制剂、ARB、CCB 或 β 肾上腺素阻滞剂）。

- 如果患者存在一种以上的合并征，则采用基于考虑疗效的药物治疗或根据现有临床指南。
- 根据不同指征，治疗方案包括以下几种：
  - 心力衰竭——利尿剂、β 肾上腺素阻滞剂、ACE 抑制剂、ARB 或醛固酮拮抗剂
  - 高心血管病风险——利尿剂、β 肾上腺素阻滞剂、ACE 抑制剂或 CCB
  - 糖尿病——利尿剂、β 肾上腺素阻滞剂、ACE 抑制剂或 CCB
  - 慢性肾病——ACE 抑制剂或 ARB
  - 心肌梗死后衰竭——ACE 抑制剂、β 肾上腺素阻滞剂或醛固酮拮抗剂
  - 复发性卒中预防——利尿剂或 ACE 抑制剂
- 必要时给予其他抗高血压药物。
- 如果患者血压未能控制到理想水平，则继续调整生活方式并加大药物剂量或增加药物种类直至达到目标血压。当然，也要考虑临床高血压专家的意见。

继发性高血压的治疗重点是纠正原发病因和控制高血压疗效。

通常来说，高血压急症——无论是原发还是继发高血压——要通过肠外途径给予扩血管药物或肾上腺素抑制剂或者给予一些可选择的口服药物，如硝苯地平、卡托普利、氯压定或拉贝洛尔来快速降血压。初始目标是降低平均动脉压幅度不超过 25%（数分钟到数小时），2 h 内血压降至 160/110 mmHg 者避免使血压过度下降，以免引起肾、脑或心肌的骤然缺血。

高血压急症病例包括高血压脑病，颅内出血，急性左心衰竭伴肺水肿和夹层主动脉瘤。高血压急症也可伴发子痫或严重的妊娠高血压、不稳定性心绞痛和急性心肌梗死。

无合并其他症状体征或靶器官疾病的高血压仅仅需要急救药物治疗。

护理措施

- 由于大多数老年人存在较长听诊无音间隙——第一声柯氏音与下一声之间的间断——未能向血压计袖带打气至足够水银高度导致遗漏第一次搏动声并记录错误收缩压读数。为避免遗漏第一声柯氏音，在给袖带充气至搏动消失点以下 20 mmHg 时需触诊桡动脉。

- 为促进抗高血压治疗的依从性，建议患者每天定时服药。告诫患者高血压如未能良好控制可导致中风和心脏病发作，告知他随时报告药物不良反应，还要告诉他避免使用高钠抗酸剂及药店可购买的非处方治疗感冒和鼻窦炎的药物。这类药物中含有有害的血管收缩剂。

- 鼓励改变饮食习惯，帮助肥胖患者制定减肥餐，告诉他避免吃高钠食物（咸菜、薯条、罐头汤、冷切肉）和食盐。

- 帮助患者审视并调整生活方式（例如，减压和规律锻炼身体）。

- 当患者因高血压而住院,查明他是否正在服用处方药物。若没有,应问清原因。如果他买不起药物,则将他推荐给合适的社会服务机构。告诉患者及其家庭成员保存曾用过的药物记录,尤其注明哪些有效哪些没效。建议患者将这些信息记录在一张卡片上,以便于提供给医生。
- 当常规血压检测显示血压升高时,首先确认血压计袖带是否合适病人的上臂围。同时测量卧位、坐位和站位时两侧手臂的血压值。询问患者是否吸烟、喝含咖啡因的饮料或者测量前有情绪不安。劝告患者定期到医院测量血压。
- 护士应参与有关高血压和减少相关危险因素的公共健康教育项目,以协助识别高血压和预防未接受治疗的高血压人群,促进血压监测项目的公众参与性。常规检测所有患者,尤其是那些有高血压危险因素人群(非洲裔美国人和有高血压、卒中或心脏病发作家族史的人群)。

心肌梗死

心肌梗死(MI),通常被认为一种心脏突发疾病,也是急性冠脉综合征的一种,它是因一侧冠状动脉血流量下降所致心肌长期缺血而引起。在心血管疾病中——美国与西欧人群死亡首要原因——往往是由于 MI 导致的心脏损伤或并发症而导致。如果延误治疗死亡率非常高,并且几乎有一半的猝死是因为院前 MI 发作,通常在首发症状出现的 1 h 内。如果能够及时进行有效治疗,预后将得到改善。

病因和发病率

诱发因素有:

- 糖尿病
- 吸食毒品,尤其是可卡因
- 血清三酰甘油、总胆固醇和低密度脂蛋白升高
- 高血压
- 肥胖或过度摄取饱和脂肪酸、碳水化合物或食盐
- 有家族史
- 静坐的生活方式
- 吸烟
- 压力或 A 型性格

MI 的部位与受累的血管有关。左冠状动脉旋支阻塞可导致外侧壁梗死;前降支阻塞可致前壁梗死。后壁或下壁梗死则通常是由右冠状动脉和它的分支阻塞造成的。右心室梗死也可由右冠状动脉阻塞引起,可伴随下壁梗死,并可能引发右侧心力衰竭。在 Q 波型(全壁)MI 中,组织损伤贯穿整个心肌肌层;在非 Q 波型中,组织损伤仅累及心肌内层或可达到中肌层。

MI 的发病率高:大约每年有 100 万人因 MI 到医院就诊,且另有 200 万~300 万人未获得治疗就死于 MI 相关的并发症。虽然女性的发病率在上升,尤其是在那些吸烟或使用激素类避孕药的妇女中,但男性和绝经后妇女比经期妇女更易患 MI。65 岁及以上人

群患 MI 的危险性增加,特别是隐匿性 MI 的发病率极高。

病理生理学

急性冠脉综合征通常发生在冠状动脉斑块破裂时,并会导致血栓形成堵塞血管。其结果则破坏了心肌氧供与氧耗的平衡。

阻塞的程度与持续时间决定了出现缺血或梗死的类型:

- 如果患者患有不稳定性心绞痛,血栓阻塞了部分冠状动脉血管。这类血栓全部由血小板组成。被部分阻塞的血管可能会有末梢微血栓而引起心肌细胞的坏死,患者出现典型的症状。
- ST-段 MI 发生于冠状动脉血流减少,导致心肌细胞缺血、损伤和坏死。这种损害可贯穿整个心肌层。
- 当较小的血管发生梗死,患者就有发生 MI 的高风险,可进展为非 ST-段 MI。通常仅心肌内层将受累及。

评估结果

MI 的主要症状是持续的、胸骨下段压迫性疼痛,可放射至左臂、下颌、颈部或肩峰等部位。疼痛通常表现为沉重、压榨或压迫感,并持续 12 h 以上。然而,在有些 MI 患者,尤其是一些老年人或患有糖尿病者中,疼痛可能根本不会出现;而在另一些患者中,疼痛的症状可能比较轻微或者被误认为是消化不良。冠心病患者,心绞痛的频发、程度逐渐加重或持续时间延长(尤其在没有运动、饱食或冷热刺激因素促发的情况下)提示可能发生 MI。

其他临床表现可有濒死感、乏力、恶心、呕吐和气促。部分患者也可能没有症状。患者可出现儿茶酚胺反应,例如手脚发冷、盗汗、焦虑和不安。发热在 MI 发作时并不常见,但可能在发作后的几天内出现低热。血压依人而异,可出现低血压或高血压。

并发症

- 反复发作或持续的胸痛
- 心律失常
- 左心衰竭
- 血栓栓塞形成
- 乳头肌功能失调或断裂
- 心室壁破裂
- 德雷斯勒综合征(心肌梗死后综合征)

治疗

治疗的目的为减轻胸痛,平稳心脏节律,降低心脏负荷,冠状动脉再灌注和保护心脏组织。心梗死后前 48 h 内的主要问题是心律失常,需要使用抗心律失常药物,或是起搏器,偶尔可能需要复率。心律失常最佳的侦测方法就是 12 导联心电图。

如果没有禁忌证静脉途径的纤溶治疗必须在到达急诊室 30 min 内进行以保护 ST-段抬高 MI 患者的心肌组织。可选的纤溶治疗有链激酶、阿替普酶、尿激酶、替奈普酶或瑞替普酶。

在大的医疗中心,可以首先作为备选纤溶治疗方案Ⅰ级推荐的经皮冠状动脉腔内血管成形术,由熟练掌握该技术的医生施行手术,并获得有经验的其他医护人员的术后支持,但只有在患者数容量多的中心由经验丰富的医生熟练地操作。

其他治疗方法还包括:

- 用于治疗室性心律失常的利多卡因、血管加压素或胺碘酮,其他药物,例如普鲁卡因胺、奎尼丁或丙吡胺。
- 采用糖蛋白Ⅱb-Ⅲa抑制剂进行抗血小板治疗,如噻氯匹定和氯吡格雷治疗非ST-段抬高MI。
- 心传导阻滞或心动过缓者静脉注射阿托品或安装临时起搏器。
- 硝酸甘油(舌下、外用、皮下或静脉用药);钙离子通道阻滞剂,如硝苯地平、维拉帕米;或地尔硫草舌下、口服或静脉用药;或二硝酸异山梨醇舌下、口服或静脉用药以减轻缺血心肌血液再分布导致的疼痛、增加心输出量和降低心肌负荷。
- 静脉使用肝素(通常遵循溶栓治疗)。
- 静脉使用吗啡,用于疼痛和镇静。
- 卧床休息,嘱床边洗漱以减轻心脏负荷。
- 给予适度流量吸氧 2 ~ 3 h(若患者患有慢性阻塞性肺病应给予低浓度氧)。
- 血管紧张素转化酶抑制剂适用于前壁广泛性 MI,也可用于 MI 的患者伴左心室射血指数低于 40% 的患者。
- 给予增加心肌收缩力或血压的药物。

- β 受体阻滞剂,如普萘洛尔或阿替洛尔,可用于 MI 后通过降低心脏负荷,预防再梗死的发生。
- 阿司匹林可以抑制血小板凝集(必须立即开始并长期作用)。
- 置入肺动脉导管以检测左或右侧心脏衰竭并监测患者对治疗的反应。

护理措施

对于 MI 患者的照护应遵循的原则有,监测并发症,防止心肌进一步损伤,促进患者保持舒适、保证休息和保持良好心情。大部分 MI 患者须在重症监护室(ICU)接受治疗,在那里他们可以接受持续监护以防治并发症。

在照护 MI 患者时应遵循以下步骤:

- 进入 ICU 后,监测并记录患者的心电图、血压、体位、心音和呼吸音。
- 评估并记录疼痛的程度和持续时间,给予止疼药,避免肌内注射;若患者正在接受溶栓治疗时肌肉组织的吸收率无法预知,肌内注射可能引起出血。
- 给予首次剂量硝酸甘油后,应测量患者血压。
- 定时监测心电图以观察心率变化或判断有心律失常。定期将心律条放入患者的病例中用以评价。
- 在胸痛发作时,记录(服用硝酸甘油前后 12 导联心电图)血压值和肺动脉导管压力测量,监测其变化情况。
- 观察体液潴留的症状和特征(捻发音、咳嗽、呼吸困难和水肿),这些可能提示发生心力衰竭的先兆。仔细监测患者日常体重、出入量、呼吸、心肌酶水平和血压。听诊周期性的偶发呼吸音(长期卧床的患者在咳嗽后可出现肺膨胀不全湿罗音)以监测 S_3 或 S_4 奔马律和新出现的心杂音。

- 合理安排患者治疗和休息,尽量不打扰患者静养休息。
- 启动心功能康复计划,包括对患者及其家庭成员进行心脏疾病知识和活动锻炼方案,同时给予情感支持。
- 请营养科提供清流质饮食直到恶心症状减退。指导患者进食低胆固醇、低盐、低脂肪、高纤维素饮食。
- 给予大便软化剂以防止用力排便所导致的迷走兴奋和心率减慢。让患者使用床边便器并注意尽可能地提供隐私保护。
- 协助关节活动度训练。如果患者因严重 MI 而完全卧床休息,应经常进行翻身。抗静脉血栓袜有助预防静脉淤滞和血栓性静脉炎。
- 提供情绪支持,帮助患者缓解压力和焦虑情绪,必要时给予镇静药物。解释发病和治疗过程并答疑解惑。解释 ICU 环境和常规医护操作可减轻患者焦虑情绪。尽可能地让患者家庭成员参与到其照护中来。

　　出院准备:
- 全面解释药物剂量和治疗方案来提高患者对处方药物用法和其他治疗方法的依从性。告知时刻警惕药物的不良反应,建议患者进行自我观察并报告中毒症状(若患者服用地高辛,注意食欲不振、恶心、呕吐和黄视)。
- 检视患者是否需要饮食限制。若其必须遵循低盐或低脂和低胆固醇饮食,则需向患者提供一张其应该避免摄入的食物,并请营养师向患者及其家庭成员进行说明。
- 指导患者逐步恢复性生活。
- 告知患者及时报告典型或不规则的胸痛。梗死后综合征可引发胸痛,须与现有的 MI、肺梗死或心力衰竭所导致的胸痛相区分。
- 如果患者携带 Holter 检测仪,则向患者说明其目的和用途。
- 强调戒烟的重要性。
- 鼓励患者加入心功能康复训练项目中。
- 告知复诊流程,如到医院随访,行运动平板试验。

周围动脉闭塞性疾病

　　周围动脉闭塞性疾病(PAOD)是指因主动脉腔或其主要分支的阻塞或狭窄,而导致的血流阻断,最常发生在小腿和足部。PAOD 可影响颈动脉、椎动脉、无名动脉、锁骨下动脉、肠系膜动和腹腔动脉。阻塞可能是急性或慢性且通常会引起严重缺血、皮肤溃疡和坏疽。

　　预后取决于阻塞的部位,侧支循环的形成可抵消血流的减少,且在急性发病时,阻塞和畅通交替出现。

病因和发病率

　　PAOD 通常是动脉粥样硬化的并发症。

其阻塞的机制可以是内源性的：由于栓塞或血栓形成而导致，抑或是外因性的：因创伤或骨折所导致。发病的诱因有吸烟；增龄、高血压等状态；高脂血症和糖尿病；血管性疾病、心血管梗死或卒中者。

虽然 PAOD 在发病上没有特殊人口学特征，但 50 岁以上的男性发生间歇性跛行的危险性增加，间歇性跛行是外周动脉疾病的常见症状之一。

PAOD 的发病率随年龄的增加而升高，它也与心脏疾病死亡率的增加有关。

病理生理学

血管的狭窄导致血流的中断，通常发生在小腿和足部。当活动和锻炼增加时，肌肉血流供给无法满足代谢需求。

评估结果

PAOD 症状和体征由阻塞部位决定（见外周动脉阻塞性疾病类型）。

并发症

- 严重缺血
- 皮肤溃烂
- 坏疽
- 截肢

治疗

治疗方案取决于发生的是急或慢性阻塞，病因、发病部位和阻塞范围。对于轻微慢性阻塞，支持治疗包括戒烟、控制血压和步行锻炼。对于颈动脉阻塞的患者，需给予噻氯匹定或氯吡格雷联合阿司匹林进行抗血小板治疗。对于出现间歇性跛行的慢性阻塞疾病己酮可可碱和西洛他唑可促进毛细血管中血液的流动，尤其对不适宜手术的患者。

若是急性外周动脉阻塞的话通常需要通过手术使受累及部位恢复血液循环。详细过程包括：

- 粥样斑块切除术，即用钻孔和切片的机器将斑块去除。
- 球囊形成术，即在受累及部位置入带漂浮球囊血管压迫阻塞物。
- 动脉搭桥术，即通过自体或人造涤纶血管进行旁路吻合使血流流经移植的旁路血管绕过血栓阻塞部位。
- 联合治疗，即联合以上各种治疗。
- 栓子清除术，即用一根焊接有球囊的 Fogaty 导管将血栓物质从动脉壁去除。此项手术主要用于肠系膜、股骨或膝后窝动脉的阻塞。
- 激光血管成形术，即利用切除器和热探头激光将阻塞物蒸发。
- 旁路动脉成形术，即移除血栓形成动脉段将自体或人造涤纶血管移植到原血管处。
- 支架植入术，外科医生将一个导丝制成的网状物置入动脉血管中，其撑开后可以支撑血管壁防止再阻塞；血管支架通常在激光血管成形术或粥样斑块切除术后植入。
- 血栓动脉内膜切除术，外科医生将阻塞血管

外周动脉阻塞性疾病类型

阻塞部位	护理评估结果
颈动脉系统 ● 颈内动脉	● 受累部位听诊时脉搏搏动音消失或脉搏音减慢并伴有柯氏杂音 ● 神经功能障碍：因脑循环血量减少引起短暂性脑缺血发作（TIAs）导致单侧感觉或运动功能障碍（一过性单眼盲和偏瘫），也可导致失语症或构音障碍、意识混乱、心情低落和头痛（这些周期性发作的特征通常持续 5 ~ 10 min，但也可能持续 24 h，预示卒中先兆）
椎基底动脉系统 ● 椎动脉 ● 基底动脉	● 神经功能障碍：脑干和小脑短暂性缺血发作导致的双眼视觉功能失调、眩晕、构音障碍和"跌倒发作"（不伴有意识丧失的跌倒）；比较颈内动脉，椎基底动脉系统发生短暂性缺血不常见
无名动脉 ● 头臂动脉	● 局部缺血迹象（间歇性跛行）或在右臂 ● 神经功能障碍：椎基底动脉阻塞症状和体征 ● 可能播及至右侧胸部
锁骨下动脉	● 椎基底系统阻塞的临床表现和运动诱导的上臂移动障碍 ● 锁骨下动脉盗血综合征（特征表现为血液从脑部通过动脉阻塞侧的椎动脉流入到阻塞部位远端的锁骨下动脉） ● 很少发生坏疽（通常局限于指端）
肠系膜动脉 ● 肠系膜上动脉（最常受累） ● 腹主动脉 ● 肠系膜下动脉	● 肠缺血、梗死坏死、坏疽 ● 腹泻 ● 白细胞增多 ● 进食时恶心呕吐 ● 由于大量腹腔液和血浆流失导致的休克 ● 突发急性腹痛
主动脉分叉 （鞍区阻滞闭塞，是由心脏血栓脱落形成相关的急诊）	● 双侧小腿感觉和运动受损（肌无力、麻木、感觉异常和偏瘫） ● 双侧小腿缺血症状（突发疼痛、发冷，肢端脉搏搏动减弱或消失导致的小腿皮肤苍白）
髂动脉 （血栓形成综合征）	● 股动脉或肢端动脉搏动消失或减弱 ● 阳痿 ● 下背部、臀部和股部间歇性疼痛，休息可缓解 ● 可能出现股动脉杂音 ● 一般表现为双侧
股动脉和腘动脉	● 坏疽 ● 小腿用力时出现间歇性跛行 ● 足部缺血性疼痛 ● 小腿皮肤苍白厥冷；足部抬高位时皮肤变苍白 ● 踝部与足部触及不到动脉搏动 ● 胀痛（坏死和溃疡先兆）

切开,直接将阻塞的血栓和血管内膜切除。这项手术通常在血管成形术后进行,采用自体静脉或人造涤纶血管行搭桥手术(腘动脉或股动脉)。

- 溶栓治疗,包括使用尿激酶、链激酶或阿替普酶溶解血液内周斑块和血凝块。

如动脉重建手术失败、坏疽形成、持续的感染或者是顽固性疼痛存在,就需要进行截肢手术。其他治疗包括使用肝素预防栓子形成(针对血栓性阻塞)和血流恢复后的肠切除(针对肠系膜动脉阻塞)。

护理措施

除了治疗方案,应提供全面的患者教育,包括合理的足部护理。

解释所有诊断性的检查和流程,并劝告患者戒烟,遵医嘱治疗。

在进行急救时,手术前遵循以下步骤:

- 通过检查患者末梢搏动和观察皮肤颜色、温度来评估患者循环情况。

- 必要时给予止痛药。

- 遵医嘱持续静脉滴注肝素,应用流速监控器或输液泵来保证合适的输注速度。

- 用柔软的棉垫包裹患足,并经常变换体位以防止局部受压。严禁在患肢使用热水袋。

- 观察体液电解质失衡的征象,监测出入水量观察是否发生肾衰竭(每小时尿量小于30 mL)。

- 若患者患有颈动脉、无名动脉、椎动脉或锁骨下动脉阻塞,观察患者有无卒中征象,如

一侧手臂或小腿麻木和间歇性盲症。

行手术治疗后,需遵循以下步骤:

- 监测患者生命体征。通过检查患者末梢搏动和观察皮肤颜色、温度来持续评估患者循环功能。在病历中记录并与之前的评估和观察结果比较。严密观察出血征象(心跳过速和血压降低),并检查敷料有无渗血。

- 对于颈动脉、无名动脉、椎动脉或锁骨下动脉阻塞的患者,严密观察评估其神经系统变化情况,观察意识、肌力和瞳孔大小。

- 对于肠系膜动脉阻塞的患者,留置胃肠减压以行间歇性负压吸引。监测出入量(少尿提示手术期间可能损伤了肾动脉)。通过肠鸣音评估肠蠕动恢复情况。逐步加重的腹胀和腹部压痛可能提示肠缺血导致坏疽,必须进一步切除,不然会导致腹膜炎的发生。

- 对于鞍区阻滞闭塞的患者,检查末梢动脉以判断循环量是否足够。观察肾衰竭和肠系膜动脉阻塞(严重腹痛)的征象,以及心律失常,它将有助于判断是否有栓子的形成。

- 对于髂动脉阻塞者,监测患者尿量作为手术后肾低灌注量导致肾衰竭的征象,做好细致的导管护理。

- 对于股动脉和腘动脉阻塞者,协助患者早期下床活动,不鼓励久坐。

- 截肢术后,密切观察患者患肢残端,记录引流液的色量和时间。遵医嘱予以抬高患肢残端,适当给予镇痛剂。需向患者进行解释,幻肢痛属于正常现象,做好心理护理。

- 当患者准备出院时,指导其观察是否有移

植血管内阻塞或另一侧血管阻塞引起的复发征象（疼痛、苍白、麻木、偏瘫以及波动消失）。告诫患者不要穿紧身衣。

心脏瓣膜病

在心脏瓣膜病中，有 3 种损伤机制：瓣膜打开时狭窄、瓣膜关闭不全和瓣膜脱垂。这 3 种类型的损伤也可混合出现于同一瓣膜病例中。也可因心内膜炎（最常见）、慢性心功能不全和感染引起，而瓣膜病也可以导致心力衰竭。

老年人中，最常见的心瓣膜病是主动脉瓣狭窄和二尖瓣反流。但老年人的各瓣膜都可累及。

病因和发病率

获得性心脏瓣膜病的病因学可以有缺血（心肌梗死后）、炎症（结缔组织病）、退化（年龄相关的硬化、磨损和撕裂）或感染（风湿热）。主动脉瓣狭窄可能由风湿热或动脉粥样硬化导致。也可能源于心脏瓣膜感染导致，如心内膜炎。

在老年人中，可由于二尖瓣环的钙化而导致二尖瓣关闭不全。虽然仍不清楚它是如何发生的，但它可能与退行性变化过程有关。二尖瓣关闭不全有时与先天性异常有关，例如大血管异位和风湿热有关。

病理生理学

在主动脉瓣狭窄中，左心室压力会逐渐增高以克服由于狭窄的瓣膜打开时的阻力。附加的负荷使身体对氧的需求增加，同时心输出量减少导致冠状动脉灌注不足、左心室缺血和左心衰竭。

在二尖瓣关闭不全中——也可称为二尖瓣反流，损伤的二尖瓣使血流在收缩期从左心室流至左心房，其结果为，心房扩大以适应血液的反流。左心室也逐渐膨胀来适应心房血液量的增加并代偿心输出量的减少。心室肥大和舒张末期压力升高导致肺动脉压逐渐增加，最后导致左右两侧心脏衰竭。

评估结果

特征性的表现因受累及的瓣膜而不同。

主动脉瓣狭窄

即使在严重的主动脉瓣狭窄（狭窄至正常开口的三分之一）的病例中，患者也可能没有症状。最终，患者主诉劳力性呼吸困难、乏力、劳累后昏厥、心绞痛和心悸。若发生左心衰竭，患者可主诉有端坐呼吸和夜间突发性呼吸困难。若患者发生左心衰竭，可观察其外周水肿情况。

触诊可检测到颈动脉搏动减弱和异常脉搏。若患者患有左心衰竭，心尖可向下向外侧偏移。若患者患有肺动脉高压，可在心底部、颈静脉切迹和颈动脉处触及收缩期震颤。偶尔震颤可仅仅在呼气时或患者处于前倾体位时被触及。

对于无瓣膜钙化的儿童和青少年，听诊

可闻及收缩早期喷射样杂音。杂音在 S_1（第一心音）之后迅速出现且强度逐渐增加，在射血中期达到最强。杂音在主动脉关闭前刚好减退（见主动脉瓣狭窄杂音鉴别）。

杂音呈低沉的、粗糙摩擦音，在第二肋间底部最响。在瓣膜狭窄的患者中，杂音至少为 3 或 4 级。当瓣膜发生钙化时杂音消失。当主动脉瓣狭窄变严重时将出现分裂的 S_2（第二心音）。S_4（第四心音）的出现表示存在左心室高压，且在患有严重主动脉瓣狭窄的患者的心尖部位听到。

二尖瓣关闭不全

根据二尖瓣关闭不全的病情严重程度，患者可无症状或主诉端坐呼吸，劳力性呼吸困难、乏力、虚弱、体重减轻、胸痛和心悸。

体检可见颈静脉怒张，也应注意外周水肿。

听诊可闻及隐藏于舒张期杂音中轻微的 S_1。作为二尖瓣关闭不全最主要的特征，在心尖部可闻及 3~6 级或者更响的全收缩期杂音。也可闻及分裂的 S_2 和低沉的 S_3（第三心音），之后可闻及短促的、隆样舒张期杂音。在近期发生过严重二尖瓣关闭不全的正常窦性心律的患者，可闻及第四心音（见二尖瓣关闭不全心杂音鉴别）。

如果患者有肺水肿则在两肺听诊可闻及爆破声。

胸部触诊可发现宏大规则的脉率，并可在心尖区触及收缩期颤音。

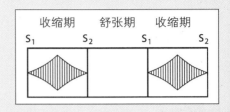

主动脉瓣狭窄杂音鉴别

主动脉瓣狭窄特征性杂音表现为主动脉瓣区向颈动脉放射的低调粗糙的强弱交替的杂音。

有明显肺动脉高压的患者中，可触及右心室拍打和肺动脉瓣关闭时的撞击。当左心房明显扩大时，可于心室收缩末期在胸骨边缘触及，似提升的右心室。若患者有右心衰竭则可在腹部触及发现肿大的肝脏。

并发症

并发症随累及的瓣膜不同而不同。

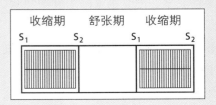

二尖瓣关闭不全杂音鉴别

二尖瓣关闭不全特征性杂音表现为由二尖瓣区向左腋线放射的高调隆隆样全收缩期杂音。

主动脉瓣硬化

- 左心衰竭（70 岁以后常见）
- 猝死

二尖瓣关闭不全

- 双侧心脏衰竭
- 肺水肿
- 心血管塌陷

治疗

治疗方案由相关症状的性质和严重程度决定。例如，出现心力衰竭则需要使用地高辛、利尿剂，严格限钠饮食，紧急情况下给予吸氧。其他措施包括：抗凝治疗或用抗血小板药物来预防受累及，或置换瓣膜周围血栓形成；在手术或牙齿保健以及瓣膜形成术前后预防性使用抗生素。主动脉球囊反搏器可暂时阻滞血液反流使血流流向主动脉。

如果患者出现不能用药物控制的严重症状和体征，则需要进行开胸手术，通过心肺旁路做瓣膜的修复和置换。

护理措施

- 密切观察心力衰竭或肺水肿的症状，并观察药物治疗的不良反应。
- 教育患者饮食禁忌、用药注意和坚持随访的重要性。
- 如遇术后患者，观察其高血压、心律失常和血栓形成的情况。监测生命体征、动脉血气分析值、出入量、每日体重、血生化指标、胸片和肺动脉导管测压数值。

静脉曲张

静脉曲张是由于静脉瓣功能不全而导致的静脉扩张、扭曲和充血。原发性静脉曲张是从浅表静脉开始的（大隐静脉及其分支）。继发性静脉曲张可累及深静脉和交通静脉。

随着年龄的增长，静脉扩张并伸展，静脉曲张和慢性静脉功能不全的易感性逐步增加。由于老年人的皮肤特点为脆弱且易破损，慢性静脉功能不全导致的溃疡需要很长时间才能愈合。

病因和发病率

导致原发性静脉曲张的易感因素有：

- 任何可以导致静脉血流淤滞或腹内压增加的因素，如肥胖或便秘
- 先天性静脉瓣或静脉壁薄弱
- 静脉曲张家族史
- 要求长时间站立的工作

导致继发性静脉曲张的易感因素有：

- 动静脉瘘
- 深静脉血栓
- 血栓栓塞
- 静脉系统损伤
- 静脉畸形

原发性静脉曲张有在家族中传播的倾向并累及双侧下肢小腿；女性发病率是男性的 2 倍。90 % 的静脉曲张为原发性的。在美国，

约有 10 % ~ 20 % 的人患有原发性静脉曲张。继发性静脉曲张往往发生在一侧小腿。两种静脉曲张都常见于中年期成人,其发病率随年龄而增加。

病理生理学

静脉是壁薄、可扩张的内膜上有瓣膜的血管,保持血液朝一个方向流动。任何削弱、破坏或扩张这些瓣膜的情况都会使血液回流到前一个瓣膜。当瓣膜无法承受淤积的血液,它就不能胜任其原有的功能,从而使更多的血液反流。

随着静脉血液量的增加,静脉压也逐步增加,静脉血管开始扩张。随着静脉血管的伸展,其血管壁变薄弱并失去了弹性。静脉血管变大,增粗且迂曲。体液静压力增加,使血浆从血管向周围组织渗出,引起组织水肿。

长时间站立的人们由于小腿肌肉不收缩未将血液送回心脏也会出现静脉血淤积。如果静脉瓣非常薄弱以致无法承受淤滞的血液时就会出现裂缝,导致血液的反流。

评估结果

患静脉曲张的患者可能没有症状或主诉轻到重度的腿部症状,如下肢沉重感,在夜间和天气温暖时加重,夜间抽筋;长时间站立或行走后出现弥散的钝性疼痛、乏力。锻炼可以使症状减轻,因为锻炼可使静脉回血功能好转。

检查受累小腿可见扩张、扭曲、发紫,呈结节样的静脉,尤其在小腿腓侧静脉池处。

深静脉功能不全可导致直立性水肿,小腿、踝部淤血。触诊可沿受累及的静脉和功能不全的静脉瓣处触及结节样凸起。

并发症

- 继发于静脉淤血的血栓
- 静脉淤血性溃疡
- 慢性静脉功能不全

治疗

静脉曲张的治疗包括:

- 治疗潜在的病因,例如腹腔肿瘤,必要时治疗肥胖。
- 应用抗血栓弹力袜或弹力绷带通过支持静脉,改善循环来抵抗下肢的肿胀。
- 规律锻炼以促进肌肉收缩力来促使血液回流和减轻静脉淤血。
- 向较小的或中等大小的静脉曲张注射硬化剂。
- 严重的静脉曲张需要外斜手术剥离和结扎。
- 静脉切除术(通过一个皮肤的小切口将曲张静脉切除,这个手术可以在门诊完成)。

护理措施

- 教育患者避免穿过紧的衣服,因其会影响静脉血的回流。
- 鼓励肥胖患者积极减肥以降低过高的腹内压。
- 教育患者在可能的情况下抬高小腿,将小腿位子置于高于心脏水平来促进静脉回流。
- 指导患者避免久站或久坐,因为这些动作会加重静脉淤滞。

- 剥脱结扎或注射硬化剂后，根据医嘱予镇痛药物缓解疼痛。
- 经常检查患者脚趾的循环情况，记录颜色变化及皮温，观察弹力绷带有无渗血，根据医嘱每班至少更换一次绷带，从脚趾缠至大腿，并抬高患肢。
- 注意并发症的症状和体征，如腿部感觉消失（提示可能有隐神经损伤）、小腿疼痛（提示可能有血栓性静脉炎）、发热（感染征象）。

呼吸系统

正如心血管系统一样，呼吸系统也在成年期经历巨变。增龄使呼吸系统的生理结构和功能逐渐退化，使老年人发生呼吸系统紊乱、疾病的风险大大增加。

典型与增龄相关的呼吸系统解剖学改变，如胸腔前后径的增大——钙代谢变化及肋软骨钙化的结果——降低了胸廓的活动度。骨质疏松和椎体塌陷导致的脊柱后凸，使问题愈加严重。呼吸肌也会随着增龄发生退变和萎缩，降低肺功能。

随着年龄的增长，肺通气能力可因多种原因减低。首先，肺弥散能力降低，并且吸气肌和呼气肌的肌力下降减少了肺活量。肺组织本身也发生退化，使得肺弹性回缩能力减弱。这使残气量增多，在一些老年人中，甚至会出现类似肺气肿的症状体征。最终，呼吸道的封闭使基底部通气不良，导致气体交换面积减小及氧分压降低。

典型的老年患者，正常动脉血氧分压降至 70 ~ 85 mmHg，氧饱和度下降 5%。肺部硬化，肺泡的数量和体积减小。呼吸道液体减少 40%，增加了肺部感染和黏液栓的风险。最大通气量、用力肺活量、肺活量、吸气储备容量均随年龄增长而减少，使老年人对缺氧耐受下降。加上外界因素——包括环境危害，如在污染区域居住的老年人面对糟糕的空气质量，缺乏运动以及吸烟等伴随终生的不良习惯——显而易见，老年人呼吸系统疾病患病风险如此之高。

对于此类患者，需要经常性地进行呼吸系统评估。你可能是医疗机构中第一个接触这些老年人的人，需要由你来发现这些肺部功能的早期变化并使患者得到及时的治疗。但同时你也需保持警惕：遗漏或误解一些误导性的肺部疾病症状和体征会导致增加患者诊断延误，而使其发展为更复杂的疾病的风险。

慢性阻塞性肺疾病

慢性阻塞性肺疾病（COPD）是由肺气肿或慢性支气管炎发展而来的一种慢性气道阻塞性疾病。在大多数病例中，支气管炎和肺气肿可同时发生。COPD 还总是表现出临床症状，许多患者仅引起轻微不适。然而，随着年龄增长，病情会趋向恶化，尤其是当老年患者伴有其他加重症状的疾病时。

病因和发病率

COPD 的诱发因素包括吸烟、反复发作

或慢性的呼吸道感染、大气污染、化学物质的职业暴露以及过敏。吸烟是最重要发病因素，它使纤毛运动减退并降低巨噬细胞吞噬功能，气道炎症使黏液分泌增加，破坏肺泡间隔，使细支气管纤维化。如果患者能在肺部损伤扩散前戒烟，早期的炎症性病变是可逆的。家族性和遗传性因素（如 α1-抗胰蛋白酶缺乏症）也可能引起 COPD 的发生。

COPD 作为最常见的慢性肺部疾病，大约影响了 1700 万美国人，其发病率正逐年上升。男性患病多于女性，可能与男性普遍吸烟成瘾有关。COPD 多发于 40 岁以上人群。

病理生理学

肺气肿和支气管炎各有其不同的病理变化。

肺气肿

肺细胞中蛋白水解酶的释放导致反复地炎症，使末端细支气管远端空洞不可逆地增大。这种增大破坏了肺泡壁，从而毁坏肺弹性纤维和肌肉组织，降低肺的顺应性。

为了循环足够的空气，气道内径发生改变以弥补肺功能的不足。炎症损伤并最终摧毁肺泡壁，形成巨大空洞（见异常肺泡的观察）。

肺泡间隔首先被破坏，使得肺泡不能在舒张后正常回缩，进而引起支气管在呼气时塌陷。呼气量被迫减少，潴留于肺部以至于过度膨胀（见气体潴留）。间隔破损可能只累及支气管和肺泡管，而肺泡小囊仍保持完整

（称为腺泡中央型肺气肿），或使整个肺泡受累（称为肺泡型肺气肿）以及累及肺下叶时会增加其他损伤（见肺气肿的两种分型）。

慢性支气管炎

慢性支气管炎多发于长期吸入刺激物的

异常肺泡的观察

罹患肺气肿的患者中，反复的呼吸系统感染破坏并最终摧毁肺泡壁，形成巨大空洞。被破坏的肺泡膨胀后不能正常弹性回缩，因此，呼气时细支气管塌陷，空气淤滞在肺内过度膨胀。当肺泡壁破损，肺部扩张，肺活量和肺残气量上升。

图示为肺气肿时肺部的病变。

正常肺泡

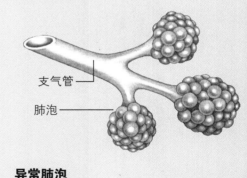

支气管

肺泡

异常肺泡

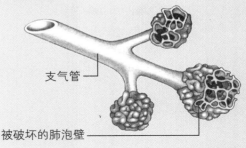

支气管

被破坏的肺泡壁

患者。刺激物使气管支气管分支发炎,刺激黏液分泌量增多,从而引起气道狭窄或阻塞。当炎症持续时,细胞排列发生变化使得呼吸道变窄,导致一些小气道受阻甚至严重的肺通气血流比失调,削弱肺泡的氧合作用。

慢性支气管炎导致黏液腺肥大和增生,杯状细胞增多,纤毛受损,柱状上皮细胞鳞状化生以及慢性支气管壁的白细胞和淋巴细胞渗透(见慢性支气管炎的改变)。杯状细胞的过多分泌妨碍了原本为清扫呼吸道颗粒物、刺激物和黏液的纤毛活动。黏液和残余的颗粒积聚在患者气道内,使其呼吸系统更为易感。

这种失调的状况还会导致炎症的扩散,

气体潴溜

肺泡壁变损或被破坏后,无法维持并保持气道始终开放。肺泡壁失去弹性回缩力后引起的气道塌陷,如图所示。

正常呼气

注意正常维持支气管开放的回缩力。

受损后呼气

注意弹性回缩力减低和狭窄的气道。

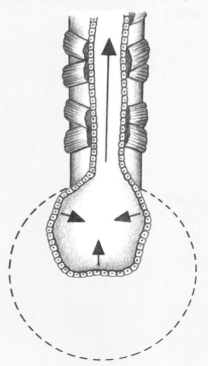

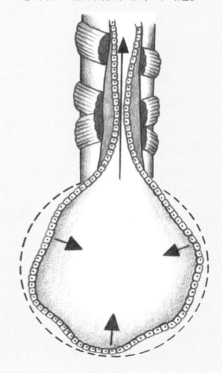

气道狭窄和气道内黏液增多。最终，气道发生阻塞甚至彻底闭塞，将气体淤滞在肺部终末细支气管远端气腔，以致肺通气不足，并使肺通气血流比（$\dot{V}/\dot{Q}$）失调引起低氧血症。

评估结果

评估内容可因两种病症不同而不同。

肺气肿

病史可发现患者有长期吸烟习惯；其他症状包括：

- 气短
- 慢性咳嗽
- 食欲减退所致的体重下降和注意力减退
- 桶装胸
- 缩唇呼吸
- 末梢发绀
- 杵状趾
- 呼吸急促
- 触觉震颤减弱
- 胸部扩张减少
- 呼吸音减弱
- 吸气时可闻及湿啰音或哮鸣音
- 呼气相延长并可闻及呼噜声
- 心音遥远

与年龄相关的呼吸系统改变可致使肺气肿的症状加剧。衰老所致的气流峰值降低，气体交换的减弱和肺活量减少使老年患者呼吸功能恶化。吸烟——实际上在加速肺部功能老化的基础上——可使疾病症状加重。随

肺气肿的两种分型

有 2 种肺气肿分型在老年人中较为普遍。全腺泡型（全小叶型）肺气肿破坏肺泡及肺泡小管。患病通常与年龄及 α_1－抗胰蛋白酶缺乏症相关。腺泡中央型（小叶中央型）肺气肿，通常与慢性支气管炎和吸烟相关，破坏呼吸性细支气管。

全腺泡型肺气肿

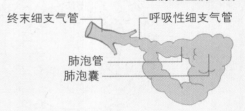

腺泡中央型肺气肿

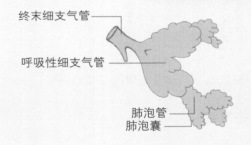

着年龄增长，肺部的防御机制和免疫系统也出现减弱，提高了细菌或病毒性感染导致肺炎的风险。

慢性支气管炎

患有慢性支气管炎的患者可能会主诉清嗓动作是他们早晨所做的第一件事，特别是吸烟的患者。他也会主诉自己有慢性的咳嗽

慢性支气管炎的改变

在慢性支气管炎中,刺激物不断使气管支气管树发炎,导致痰液形成的不断增加并使气道狭窄甚至阻塞。随着炎症的持续,杯状细胞和上皮细胞不断增生。由于自然防御机制受阻,气道残余物聚积在呼吸道中。由此处的插图可见这些变化。

正常支气管管腔横截面

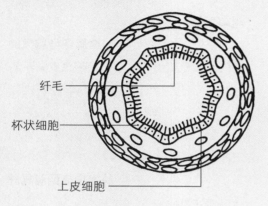

纤毛

杯状细胞

上皮细胞

患支气管炎而狭窄的支气管管腔

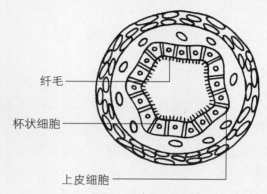

纤毛

杯状细胞

上皮细胞

咳痰史,气短以及频繁的呼吸道感染。

并发症

- 氧供不足引起的虚弱无力
- 肺心病
- 严重的呼吸衰竭
- 死亡

治疗

治疗主要针对减轻症状和预防并发症。由于大多数的 COPD 患者接受门诊治疗,他们需要综合性的指导来帮助他们遵照治疗方案并理解这一慢性进展性疾病的本质。若可行,鼓励患者登记加入肺部康复计划。敦促患者戒烟,提供其终止吸烟方面的指导或推荐戒烟计划。指导患者避免接触呼吸道刺激物,如二手烟、气雾喷雾类制品及室外空气污染。家中备置一台带有空气过滤作用的空调,加湿器可使患者更易于排出呼吸道分泌物。

代表性的治疗包括了 β 受体激动剂支气管舒张药(沙丁胺醇气雾剂或沙美特罗),抗胆碱能支气管扩张剂(异丙托胺)以及糖皮质激素(倍氯米松或氟羟氰化泼尼松)。患者通常使用定量雾化吸入器吸入这些药物。若患者发生呼吸道感染,则可能需要使用抗生素。

肺减容手术是一种比较新型的主要针对经筛选的初发肺气肿患者的治疗方法。手术摘除已失去功能的肺叶(疾病侵袭的肺部几乎失去通气和灌注功能），使正常的肺组织得以扩张并使膈肌回到正常的解剖位置。

护理措施

- 指导患者及其家庭成员学会识别早期感染征象，并告诫患者避免接触有呼吸道感染症状的人。为了预防感染，鼓励养成良好的口腔卫生习惯（咳嗽时以纸巾遮掩，或以弯臂遮挡）并勤洗手。推荐每年进行一次肺炎球菌及流感疫苗的接种。

- 为促进肺通气并减少气体潴留，教会患者缓慢呼吸，延长呼气时间至吸气时间的 2 ~ 3 倍，并撅唇吐气。

- 帮助排出气道分泌物，指导患者有效咳嗽。若患者痰液很多且难以排出，向患者家属示范体位引流和胸腔物理疗法。若痰液黏稠，敦促患者每日饮用 12 ~ 15 杯水（无禁忌时，1500 ~ 2000 mL）。建议特别是在冬季，可在家使用加湿器。

- 遵医嘱予以低流量吸氧。根据动脉血气分析的结果来确定患者缺氧及二氧化碳潴留的情况。

- 若患者将继续家庭氧疗，教会其正确使用设备。患有 COPD 的患者维持充足氧气的需要量通常低于 2 ~ 3 L/min，过高的氧流量会逐渐提高动脉氧分压，而患者的通气驱动力是建立于低氧基础上的，这将显著提高患者动脉二氧化碳分压。这种情况下，大脑中的化学感受器对二氧化碳的增高会相对不敏感。须告知患者及其家属过度的氧疗会消除低含氧量的呼吸动力，导致患者由二氧化碳潴留引起的意识不清和昏睡，甚至死亡。

- 着重强调平衡膳食的重要性。由于患者就餐容易引发疲倦，建议其少食多餐，并注意吸氧，就餐时给予鼻导管吸氧。

- 若患者使用定量雾化吸入器，应教会他正确使用方法。

- 若患者正在接受针对肺部感染的抗生素治疗，向他强调完成整个治疗过程的重要性。

- 帮助患者及其家庭成员调节其生活方式以适应由这种慢性疾病带来的诸多限制。指导患者遵照医嘱进行每日的日常锻炼和休息。如果患者拥有一部电动踏板车，建议他只在购物或其他需要额外运动量的活动时使用。

- 随着 COPD 进展，鼓励患者诉说自己的恐惧。

- 帮助预防 COPD，建议所有患者，尤其是有 COPD 家族史或处于疾病初期的患者不要吸烟。

- 敦促患者定期参加体格检查，包括肺功能测定和慢性咳嗽的医学评估来帮助 COPD 的早期诊断，及时给反复的呼吸道感染者提供治疗。

流行性感冒

流行性感冒（简称流感），是一种急性、高度接触传染的呼吸道疾病，可由 3 种不同类型的黏液流感病毒导致。它可散发或呈现流行性发病（通常在寒冷季节），往往在最初发病后的 2 ~ 3 周集中爆发，并在 1 个月内平息。

流感病毒的一个显著特点是其具有强大的抗原变异能力,使其能够感染那些很少或没有免疫抵抗力的新的人群。抗原变异可发生抗原漂移(即每年或每隔几年发生微小的变化)或抗原转移(重大变化可导致暴发)。

老年人和慢性病患者更容易得流感并对机体的影响更大。在这些群体中,流感甚至可能导致死亡。

病因和发病率

流感的传播是通过直接吸入患者的飞沫或间接使用被污染的物体,如水杯或其他被患者呼吸道分泌物污染的物品。

流感病毒被分为三型。A 型,最广泛,每年出现一次,每 3 年由于新的亚型出现而大流行一次。B 型,也是每年出现一次,但每 4~6 年才会出现大流行。C 型是地方性的,只造成零星发病。

病理生理学

流感病毒侵入呼吸道的上皮细胞,引起炎症和脱屑(见流感病毒的繁殖)。

评估结果

经过 24~48 h 的潜伏期,流感症状开始出现,可以包括突然发作的寒战、发热(体温达 38.3 ~ 40 ℃)、头痛、不适、肌肉酸痛(特别是在背部及四肢)和干咳。偶尔,患者主诉喉炎、声音嘶哑、结膜炎、鼻炎和鼻漏。通常在 3~5 天后症状和体征消退,但仍有咳嗽、乏力。

在有些患者中——尤其是老年患者——精神不振,容易疲劳并持续数周。发热持续 5 天以上提示有并发症的发生。肺炎,作为最常见的并发症,可由流感病毒或继发细菌感染导致。尽管流感已愈,但老年患者的合并征的症状和体征可能会恶化,应密切监测。

并发症

- 肺炎
- 肌炎
- 慢性阻塞性肺疾病急性加重
- 心肌炎(罕见)
- 心包炎(罕见)
- 横贯性脊髓炎(罕见)
- 脑炎(罕见)

治疗

无并发症的流感治疗包括卧床休息,摄入足够的液体,阿司匹林或对乙酰氨基酸来缓解发热和肌肉疼痛,右美沙芬或其他镇咳药以缓解干咳。不推荐使用预防性抗生素,因为它们对流感病毒没有作用。

当流感并发肺炎,支持治疗(液体和电解质的补充,氧气吸入和辅助通气)和针对细菌感染使用抗生素是必要的。对于心脏、中枢神经系统或其他并发症并无特殊处理方法。

抗病毒药物,如奥司他韦、扎那米韦、金刚烷胺和金刚乙胺,可以起到抑制神经氨酸酶,减少病毒从感染的细胞中的释放和限制病毒传播的作用。这些药物平均需要 1.5 天

流感病毒的繁殖

　　流感病毒,分为 A、B 或 C 型,包含遗传物质核糖核酸(RNA),由蛋白质覆盖和保护。RNA 位于携带用于病毒复制结构的基因中,这种遗传物质具有额外的突变能力,导致流感病毒新亚型的产生,对于病毒而言,病原体无法复制或仅由自身进行化学反应,它需要宿主的细胞。

　　当病毒附着到宿主细胞后,病毒 RNA 进入宿主细胞并开始复制其遗传物质和蛋白质,然后将其组装成新病毒的颗粒,这些新产生的病毒可以侵入其他健康细胞。

　　病毒侵袭可以破坏宿主细胞,降低呼吸道的防御能力,尤其是纤毛运输系统的功能,并诱发患者继发性细胞感染。

1. 病毒黏附宿主

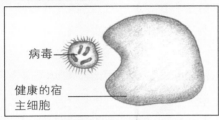

病毒

健康的宿主细胞

2. 病毒RNA进入宿主细胞

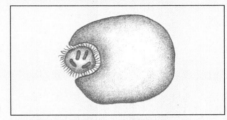

3. 病毒在宿主细胞中复制

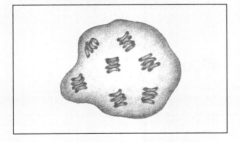

4. 新病毒颗粒的组装与释放

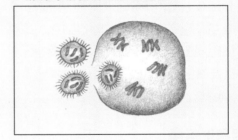

来减轻症状和体征及对抗疾病。患者必须在出现病毒感染症状和体征的 48 h 内接受抗病毒药物治疗。

　　可以通过接受流感病毒疫苗或鼻内疫苗来帮助预防 A 型和 B 型流感。

护理措施

　　除非出现并发症,流感不需要住院治疗。患者护理的重点在于缓解症状。

- 建议患者增加液体摄入量。热水浴或加热垫可缓解肌肉疼痛。可遵医嘱予非阿片类止痛药和退热药。

- 限制探视人员以保护患者,预防细菌感染或流感传播及探视者,采用飞沫防护措施。

- 指导患者正确处理使用过的纸巾以及正确的洗手方法来防止病毒传播。

- 观察有无继发肺炎的症状体征,如肺部水疱音,体温升高,咳嗽并伴脓血痰。协助患者逐渐恢复其日常活动功能。

- 告知由接种疫苗引起的可能的不良反应(接种区域的不适症状,发热、心悸、罕见感染性多发性神经根炎即格林—巴利综合征)。
- 目前也有鼻喷雾形式的流感减毒活疫苗,使用条件和禁忌证不同于灭活疫苗注射接种。需确保接种者知晓免疫接种后至多 21 天内可有流感病毒排出。

肺癌

尽管肺癌在很大程度上可以预防,但仍然被认为是人类最常见的癌症死亡原因。肺癌通常生长于支气管树管壁或上皮组织中。最为常见的分型有表皮样(鳞状细胞)癌,小细胞(燕麦细胞)癌,腺癌和大细胞(未分化)癌。虽然预后往往差强人意,因其确诊时的转移情况和分期以及细胞类型生长速度个人情况而不尽相同,确诊后的肺癌患者 5 年存活率仅为 13%。

病因和发病率

大多数专家认为肺癌的发生可归于易感宿主吸入的致癌物质。年龄大于 40 岁的吸烟者,特别当其始吸年龄小于 15 岁,每日吸烟量大于或等于 1 包(20 支),持续 20 年或工作环境可接触到石棉的人群均视为易感人群。

烟草中的危害物质会加速肺部细胞的变性。吸烟者中罹患肺癌的概率是非吸烟者的 10 倍;90% 的肺癌患者是烟民。患癌风险由日吸烟数量,吸入深度,初始吸烟年龄和香烟中尼古丁含量决定。其他因素也会增加易感性:在致癌工业环境及污染大气中的暴露量和接触时间(包括石棉、铀、砷、镍、氧化铁、铬、放射性灰尘和煤尘),以及家族遗传性。

病理生理学

肺癌最初由一个气道上皮组织细胞的转化开始。通常,细支气管及细支气管的一些特定部位,如部分分支和黏液形成部位,被认为更易受到致癌物质侵犯。

随着肺部肿瘤的生长,它会部分或完全地阻塞气道,从而引起肿瘤远端肺不张。肺部肿瘤也可能出血,引起咯血。早期转移可累及胸廓结构,如肺门淋巴结或纵隔膜。远端转移可累及脑,肝,骨骼,及肾上腺(见肺癌的肿瘤浸润)。

评估结果

由于肺癌早期通常无症状,该病往往诊断于进展期,由晚期症状体征的出现以致确诊。鳞状细胞癌和小细胞癌使致吸烟者咳嗽、声嘶、气喘、呼吸困难、咳血和胸痛。腺癌和大细胞癌会导致发热、虚弱无力、体重下降、厌食和放射至肩部的疼痛。

转移症状由肿瘤侵犯胸廓及远处结构的不同影响呈多样化:

- 支气管梗阻引起咯血、肺不张、肺炎和气喘。
- 颈胸交感神经受累引起瞳孔缩小、下垂症、眼球突出症和少汗。
- 胸壁侵犯会导致胸部刀刺样疼痛、呼吸困难加重,肩部严重疼痛并放射至手臂。

肺癌的肿瘤浸润

下图示肺肿瘤侵入细支气管并转移至肺门及隆突淋巴结。

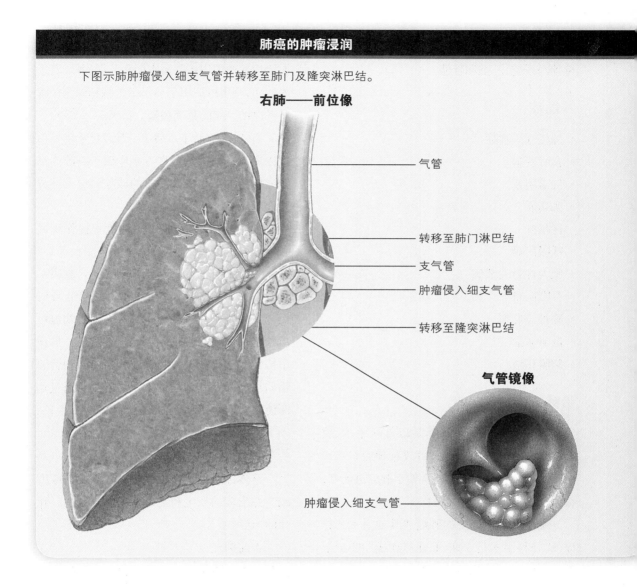

右肺——前位像

气管

转移至肺门淋巴结

支气管

肿瘤侵入细支气管

转移至隆突淋巴结

气管镜像

肿瘤侵入细支气管

- 压迫食管引起吞咽困难。
- 局部淋巴扩散导致咳嗽、咯血、喘鸣和胸腔积液。
- 心包受累引起心包积液、心包填塞和心律失常。

- 膈神经受累可致呼吸困难、肩部疼痛及横膈单侧移位。
- 侵犯喉返神经引起声音嘶哑或声带麻痹。
- 腔静脉阻塞引发静脉扩张并可引起头面、颈、胸、背部的水肿。

远端转移可累及身体各部,最常见在中枢神经系统、肝脏和骨骼。

并发症

- 神经性厌食症
- 食管受迫
- 气道阻塞
- 恶病质
- 杵状趾
- 呼吸困难
- 肥大性骨关节病
- 吞咽困难
- 膈神经麻痹
- 低氧血症
- 胸膜积液

治疗

现今较多的治疗选择是以外科手术、放疗、化疗组成的联合疗法,可改善预后并延长生存率。然而,由于治疗通常始于肿瘤进展期,很大程度上仅为姑息性治疗。

除手术无法切除的肿瘤或其他手术禁忌以外,外科手术是Ⅰ期、Ⅱ期癌症或一些特定的Ⅲ期鳞状细胞癌、腺癌、大细胞癌的首选治疗手段。术式包括局部切除(楔形切除术、肺段切除术、肺叶切除术或根治性肺切除)。针对较小的肿瘤(小于1.5 cm)可运用侵入性小的电视屏辅助胸腔镜手术(VATS)。VATS较其他手术创伤更小,且仅需小切口。

术前放疗可减小肿瘤体积,使手术切除可行。术前化疗可帮助提高有效率。推荐放射治疗普遍适用于肿瘤Ⅰ期和Ⅱ期病灶,若手术禁忌,则也可适用于局限于半胸和同侧锁骨上淋巴结受累的Ⅲ期肿瘤。

通常,放疗始于术后1个月以使手术伤口得以愈合。放射治疗将直接作用于胸腔内最倾向转移的部位。高剂量的放疗和植入性放射疗法也被广泛应用。

激光治疗,激光通过气管镜直接作用并破坏肿瘤组织。

紫杉醇、健泽、多烯紫杉醇、伊立替康和长春瑞滨与顺铂或长铂结合进行联合化疗时药效更佳且耐受性较好。其中许多药物也可单独使用以治疗小细胞和非小细胞癌。贝伐单抗作用于阻断滋养肿瘤的新生血供和营养物质从而限制其生长。埃罗替尼则是通过切断使肿瘤细胞分裂的信号传递阻止肿瘤生长。

护理措施

整体性支持护理和健康宣教能最大限度减少并发症的发生和提高术后恢复、放疗、化疗的速度。

术前护理:

- 健康照护团队应完善并强化患者对疾病及手术过程信息的掌握。
- 解释术后相关情况,如留置导管的置入、气管导管或(和)胸管的使用、伤口换药和静脉治疗。
- 指导患者有效咳嗽,深度的腹式呼吸以及关节活动(ROM)练习。

- 向患者保证其术后将获得镇痛药物及恰当的体位以减少术后疼痛,打消患者疑虑。
- 告知患者术前午夜起应禁食禁饮,术前夜或术日晨应用抗菌肥皂液沐浴,并服用一些术前药物,如镇静剂和抑制分泌物抗胆碱能药物。

　　胸腔术后护理:

- 保持气道通畅,监控患者胸管引流情况以帮助其恢复正常胸膜腔内压并预防术后或肺部并发症。
- 手术当日术后 1 h 内每 15 min 观测患者生命体征,术后 4 h 内每隔 30 min 观测,后每隔 2 h 观测一次。注意观察并及时报告呼吸异常情况或其他变化。
- 必要时吸痰,并鼓励患者开始深呼吸和进行有效咳嗽。经常观察患者分泌物。起初,痰液较稠厚,呈深色带血,而后将逐渐稀薄,1 天后应呈黄灰色。
- 观察并记录胸腔闭式引流量。保持管路通畅引流有效,水封瓶内液面随呼吸波动提示管路通畅。如有漏气应及时报告医生。协助患者置患侧卧位以增加引流量,促进肺复张。
- 如发现伤口散发恶臭味或敷料上有过多液体渗出应及时报告医生。除非发生伤口感染,伤口敷料通常在术后 24 h 更换。
- 监测出入液量并保持机体足够水分。
- 注意并遵医嘱治疗感染、休克、出血、肺不张、呼吸困难、纵隔移位和肺栓塞。
- 为预防肺栓塞,应用抗栓袜并鼓励进行关节活动(ROM)锻炼。

　　若患者正接受化疗和放疗期间护理:

- 向患者解释放疗和化疗中可能产生的不良反应,及时观察、有效预防和积极治疗。
- 通知营养科提供柔软、无刺激的高蛋白质饮食,鼓励患者在两餐间食用些高热量零食。
- 必要时提供止吐或止泻药物。
- 合理安排患者的治疗护理,以帮助患者保存体力。
- 放疗过程中,给予患者皮肤护理以减少皮肤破溃受损。若为门诊患者,告知其应避免穿着紧身服饰,或暴晒,或在胸部涂抹刺激性的药膏。指导患者功能锻炼来预防病变引起的肩部僵硬。
- 如若患者及家属决定中止治疗并采取姑息疗法,应向他们积极提供帮助。协助做好临终关怀,随时提供专业帮助。

阻塞性睡眠呼吸暂停

　　睡眠呼吸暂停是睡眠时呼吸的中断。一次发作性症状通常持续 10 s,1 h 内会有多于 5 次的典型发作。睡眠呼吸暂停多发于老年患者。

病因和发病率

　　尽管睡眠性呼吸暂停可由中枢性或神经性病因导致,但它更常是一类呼吸阻塞的结果,如软腭或舌阻塞上呼吸道。易发因素包括肥胖、家族史、粗脖围和异常解剖结构(凹下颌、异常上呼吸道、巨大的扁桃体或扁桃体肿、鼻塞或者颅面畸形)。

睡眠性呼吸暂停与高血压、心房纤颤、甲状腺功能减退、动脉粥样硬化和糖尿病等疾病相关。中枢神经系统（CNS）抑制剂，如肌松药物、镇静剂、止痛药和酒精会进一步松弛呼吸肌，减少呼吸动力会加剧病情或引发睡眠性呼吸暂停。吸烟引起的呼吸道肿胀，炎症使上呼吸道狭窄令病情恶化。仰卧体位也可能因重力原因使舌下垂挡住呼吸道，或肌肉和其他组织下垂阻塞而引发呼吸暂停。

睡眠性呼吸暂停普遍多发于 40 岁以上的男性，在更年期和绝经期的妇女中也有较高的发病率。

病理生理学

骨骼肌在睡眠时松弛下来。这种松弛会改变原本位于头和颈部中舌肌和其他解剖结构的位置，在胸壁仍保持持续活动的状态下会阻塞上呼吸道。呼吸缺少会导致动脉血中二氧化碳水平上升，pH 值降低。这些变化刺激神经系统，呼吸暂停 10 s 以上熟睡的人体将作出回应。这短暂的意识觉醒会纠正阻塞情况，使呼吸活动恢复。这一循环在整个睡眠过程中每隔 5 min 重复一次，影响患者无法得以安眠（见理解阻塞性睡眠呼吸暂停）。

评估结果

患者的伴侣会抱怨患者打鼾，辗转难眠，睡眠断断续续。伴侣也反映会有一段时间听见患者停止呼吸，而后重新开始打鼾。

患者会抱怨白天昏昏沉沉，智力下降，判断力迟钝，记忆力下降，晨起头疼，日间疲乏，胃食管反流，性欲减退和体重增加。

并发症

- 高血压
- 心力衰竭
- 卒中

治疗

轻到中度的睡眠性呼吸暂停的治疗目标是以非手术干预来保持气道通畅：

- 持续气道正压通气（CPAP）是轻度至严重睡眠性呼吸暂停的一线治疗方法，并通过不断改进仪器舒适度和减少生理限制来进一步提供更舒适睡眠。
- 减轻体重或改变睡眠姿势也能改善一些轻度的睡眠性呼吸暂停情况。抬高床头 30° 使舌头平放，以帮助保持开放的气道。侧卧位也可防止舌后坠。
- 睡前至少 6 h 避免饮酒或使用中枢神经抑制剂，可防止咽部肌松弛。
- 舌托或非外科类颈托帮助防止阻塞的装置可适用于轻度病例中。

对于其他较严重的病例，外科手术可以纠正因软组织或骨骼结构畸形所致的气道阻塞：

- 悬雍垂腭咽成形术，一种激光辅助手术，切除部分悬雍垂及上颚和咽后壁多余的软组织。
- 鼻手术通过切除息肉或纠正类似鼻中隔偏曲等畸形来保持气道开放。

理解阻塞性睡眠性呼吸暂停

当呼吸不受阻时，气体正常流动，当窒息发生时，气道被封闭，换气中止。

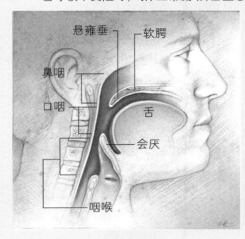

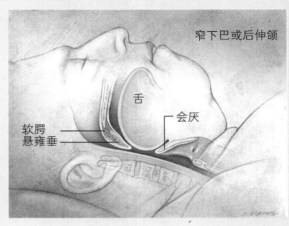

- 上下颌成形术可打开气道周围骨骼来扩大上呼吸道空间。
- 颏舌肌成形术增加舌肌张力来防止其在睡眠时向后倾倒。
- 舌骨成形术通过重塑舌骨来扩大气道。

护理措施

- 指导患者及其家属引起紊乱失调的可能原因。向患者解释该病症对其健康风险，可能造成的包括心脏的风险。
- 收集患者的健康史并进行护理评估来确定病因及影响因素。
- 通过健康史，评估患者睡眠形态，包括因连续受阻的睡眠引起的日间疲劳及正常活动功能受干扰的程度。
- 鼓励吸烟患者参加戒烟项目。
- 鼓励肥胖患者参与减重项目。
- 指导患者持续气道正压通气（CPAP）的使用方法，并给予相关设备信息。
- 确保 CPAP 上的鼻罩或面罩大小适宜以达到最理想运作效果。
- 若患者需接受手术治疗，向患者及家属提供术前和术后宣教。
- 遵医嘱给予药物治疗，并向患者提供药物可能产生的不良反应信息及应对方法。

肺炎

　　肺炎是损伤肺实质气体交换的一种急性

两处不同部位的肺炎病灶

下图展示大叶性肺炎累及病变部位(左图)和支气管肺炎(右图)。

大叶性肺炎　　　　　　　　　　**支气管肺炎**

感染。对于大多数肺部正常以及肺炎发作前免疫功能正常的患者预后较好。然而,肺炎是全美国第六大致死病因。

病因和发病率

肺炎可有几种分类方法:

- 微生物病原学:肺炎由病毒、细菌、真菌、原虫、分枝杆菌、支原体或立克次体引起感染。

- 病灶部位:支气管肺炎炎症病灶位于末端气道和肺泡;小叶性肺炎,位于肺叶局部;大叶性肺炎,炎症蔓延至整个肺叶(见两处不同部位的肺炎病灶)。

- 类型:原发性肺炎由直接吸入肺炎病菌所致;包括肺炎链球菌肺炎和病毒性肺炎。继发性肺炎常由有毒化学剂或其他危害(二重感染)引起肺部损伤,也可能通过血行传播将远处的细菌感染至肺部(见肺炎类型)。

细菌性和病毒性肺炎的诱发因素包括慢性疾病和乏力、癌症(尤其肺癌)、腹部或胸部手术、肺不张、普通感冒和其他病毒性呼吸道感染，如获得性免疫缺陷综合征、慢性呼吸系统疾病(包括慢性阻塞性肺病、哮喘、细支气管扩张和囊性纤维化)、流感、吸烟、营养不良、酗酒、镰状细胞性贫血、气管切开术后、暴露于有毒气体、误吸以及免疫抑制治疗。

吸入性肺炎的诱发因素包括年老、乏力、人工气道、鼻饲喂养、咽反射受损、口腔卫生不良和意识减退。

对于年老体弱的患者，细菌性肺炎可能继发于支气管炎、鼻窦炎、流感，甚至于一场普通感冒。

病理生理学

细菌性肺炎病灶可能发作于肺部任意部位，感染最初触发肺泡引起炎性反应和水肿。肺泡毛细血管随之充血，引起淤滞。随着肺泡毛细血管胞膜破裂，肺泡腔内充满血和分泌物，从而引起肺不张。当严重细菌感染的情况下，肺部呈现巨大肝样表现，如急性呼吸窘迫综合征(APRS)。

病毒性感染通常导致弥漫性间质性肺炎。首先攻击支气管上皮细胞，引起间质炎症和细胞脱落。接着播散至充满血液和分泌物的肺泡。感染进展期，肺泡形成透明胞膜，如伴有细菌性感染，严重的病毒感染在临床症状上与急性呼吸窘迫综合征相似。

在吸入性肺炎中，胃液或某些碳水化合物的吸入可能触发一些类似炎症改变，从而抑制大面积的肺泡表面活性物质。表面活性物质减少导致肺泡塌陷。酸性胃液可直接损伤气道和肺泡。随胃液吸入的食物残渣也会阻塞气道而减少气体流动，从而导致继发性细菌性肺炎的发生。

评估结果

肺炎的主要症状体征为咳嗽、多痰、肋膜炎、胸痛、恶寒战栗、气短、呼吸快而浅和发热。体格检查结果千差万别，局部或广泛弥漫的细湿啰音和胸腔积液也可表现为头痛、多汗、食欲减退和极度疲劳。年老的患者可能并没有常见的咳嗽和发热症状，但呈现为意识紊乱。

并发症

- 感染性休克
- 低氧血症
- 呼吸衰竭
- 脓胸
- 肺脓疡
- 菌血症
- 心内膜炎
- 心包炎
- 脑膜炎

治疗

抗菌疗法针对不同病原体各不相同，治

肺炎类型		
类型	**特征**	**治疗**
病毒性肺炎		
流感病毒	<ul><li>即使治疗预后也很差</li><li>由心血管衰竭所致死亡率达 50%</li><li>症状和体征：咳嗽（起初为干咳，接着咳脓性痰）、显著发绀、呼吸困难、高热、寒战、胸骨不适或疼痛、湿啰音、头痛、肌痛</li></ul>	<ul><li>呼吸衰竭给予支持治疗包括气管插管和辅助通气，针对发热或低体温可予以退热片和低温毯；对于 A 型流感病毒，给予金刚烷胺或金刚乙胺</li></ul>
腺病毒	<ul><li>起病隐匿（多发于青壮年）</li><li>预后较好，通常不留后遗症</li><li>症状和体征：咽喉疼痛、发热、咳嗽、寒战、烦躁不安、少量泡沫状咳痰、胸骨后胸痛、厌食、鼻炎、淋巴结肿大、两肺散在干、湿啰音</li></ul>	<ul><li>治疗目标是减轻症状</li></ul>
水痘	<ul><li>现今约有 30% 的成年人患有水痘</li><li>症状和体征：特异性皮疹、咳嗽、呼吸困难、发绀、气急、胸膜炎性胸痛、发疹后 1~6 天可见咯血和干啰音</li></ul>	<ul><li>支持治疗包括保持合适的体液平衡，重症患者给予氧疗</li><li>免疫功能不全的患者可静脉输注阿昔洛韦</li></ul>
巨细胞病毒	<ul><li>较难与其他非细菌性肺炎相区别。拥有健康肺组织的成年人患者，表现类似于核细胞增多症且多呈良性；而免疫功能不全的人群，则可无显著临床表现到致命感染等</li><li>症状和体征：发热、咳嗽、恶寒战栗、呼吸困难、发绀、体虚、弥漫性湿啰音</li></ul>	<ul><li>支持治疗包括足量的体液和高营养，氧疗和卧床休息</li><li>免疫功能不全患者病情较重，应用更昔洛韦或膦甲酸钠</li></ul>
原虫性肺炎		
耶氏肺孢子虫	<ul><li>多发于免疫功能不全的患者</li><li>症状和体征：呼吸困难、干咳、厌食、体重减轻、乏力、低热</li></ul>	<ul><li>抗菌疗法包括复方磺胺甲恶唑或喷他脒治疗</li><li>支持疗法包括氧疗，加强营养摄入，机械辅助通气</li></ul>
细菌性肺炎		
链球菌	<ul><li>由肺炎链球菌引起</li><li>症状和体征：起病急骤，恶寒战栗和持续高热 38.9~40℃；通常有上呼吸道感染的前驱症状</li></ul>	<ul><li>抗生素治疗首选青霉素，若患者青霉素过敏可用红霉素；治疗前应取血行细菌培养，不必等待培养结果，治疗持续 7~10 天</li></ul>

肺炎类型（续表）

类型	特征	治疗
细菌性肺炎		
克雷白杆菌	• 多发于慢性酒精中毒，慢性阻塞性肺疾病和糖尿病患者 • 症状和体征：发热和反复寒战；咳嗽咳铁锈脓痰（果酱样）；血氧不足引起的甲床、口唇发绀；浅、咕噜样呼吸	• 抗生素治疗使用氨基糖苷类，有严重感染时应用头孢菌素
葡萄球菌	• 多发于患有病毒性疾病如流感、麻疹以及囊性纤维化的患者 • 症状和体征：发热 38.9～40.0℃，反复恶寒战栗、咳脓血性痰、呼吸困难、气急、血氧不足	• 若葡萄球菌开始产生青霉素酶，抗感染治疗可由乙氧萘青霉素或苯唑西林连续 14 天 • 对脓气胸患者应用胸管引流排脓
吸入性肺炎	• 起病于由吞咽肌无力所致呕吐物和胃液及口咽内容物的误吸进入气管或肺部 • 胃酸引起的感染可能损伤呼吸道上皮细胞而引发急性肺水肿 • 亚急性肺炎可伴有空洞形成 • 异物吸入可能导致肺脓肿 • 症状和体征：湿啰音、呼吸困难、发绀、低血压、心动过速	

疗过程中需尽早对治疗方案进行再评价。支持性措施包括对血氧不足进行湿化氧疗，针对呼吸衰竭进行机械通气，高热量饮食及足够的液体摄入量，卧床休息和应用镇痛药物缓解胸膜炎性胸痛。机械通气的重症肺炎患者需要呼气末正压通气来提供足够的氧气。

护理措施

正确的支持照护能够提高患者舒适度，避免并发症，促进患者恢复：

• 保持气道通畅和充足的氧气。监测脉搏氧饱和度和动脉血气水平，尤其当患者低氧血症时。动脉氧分压低于 55 mmHg，给予补充吸氧。若患者患有潜在的慢性肺疾病时应谨慎给氧。

• 指导患者如何有效咳嗽和进行深呼吸锻炼来清除分泌物；鼓励患者坚持这样训练。需要气管插管或气管造口（机械通气与否）的重症肺炎患者应提供全面的呼吸治疗。经常用无菌技术吸痰为患者清除分泌物。

• 根据需要留取痰液标本，当患者无法自行咳出时运用吸痰术，将标本收集于无菌容器中及时送交与病理实验室。

- 遵医嘱给予抗生素或镇痛药物治疗,记录患者对药物的反应。发热及脱水患者需予以静脉输液从而补充水电解质。
- 维持充足的营养来消抵继发感染下的高分解代谢状态。通知营养科提供高热量、高蛋白质、松软易咀嚼的食物。鼓励患者进食。必要时提供鼻饲营养或肠外营养。
- 监测出入液体量,控制乳制品摄入来减少分泌物的产生。
- 提供患者安静、舒缓的环境,保证充足的休息时间。
- 通过向患者及其家庭成员解释所有操作(特别是插管和吸痰)来给予情感支持。鼓励家庭成员探访。根据患者年龄,设置一些转移其注意力的活动。
- 控制感染传播,正确处理分泌物。告诉患者咳嗽或打喷嚏时使用一次性纸巾;在床边粘贴防水内衬袋用于丢弃使用后的纸巾。
- 参考美国疾病预防控制中心建议,给予65岁及以上老年人注射肺炎链球菌疫苗(肺炎疫苗)。

肺栓塞

住院患者最常见的肺部并发症,肺栓塞是由脱落的血栓、心脏瓣膜赘生物或外来杂质所致肺动脉床的阻塞。尽管轻微栓塞所引起的肺梗死可毫无症状,但大片的栓塞(超过50%的肺动脉循环堵塞)伴随的梗死会迅速致命(见观察肺栓塞)。

病因和发病率

肺栓塞通常由起源于位于下肢静脉的移动栓子导致。超过半数的此类栓子产生于下肢深静脉。其他较常见的栓子来源包括骨盆、肾脏和肝门静脉、右心以及上肢。

肺栓塞的诱发因素包括长时间制动、慢性肺疾病、心力衰竭或心房纤颤、血栓性静脉炎、红细胞增多症、血小板增多症、自身免疫性溶血性贫血、镰状细胞贫血、静脉曲张、近期手术、下肢骨折或手术、烧伤、肥胖、血管损伤和癌症。机体脱水也是一个并发因素。肺栓塞较多发生于老年患者。

病理生理学

血管壁损伤、静脉淤滞或血液高凝状态直接导致血栓形成。创伤、血凝块溶解、突发的肌肉痉挛、血管内压力改变或外周血流变化都可使血栓松动或断裂。接着血栓——现在称为栓子——移行至右心,通过肺动脉进入肺部。在那里,栓子可能溶解,继续变成碎片或变大。

若栓子堵塞肺动脉,将阻止肺泡产生表面活性物质来保持肺泡的完整性。导致肺泡塌陷,进而引起肺不张。如血栓继续变大,将会阻塞大部分甚至全部的肺血管而导致患者死亡。

少数情况下,栓子可能含有空气、脂肪、细菌、羊水、滑石粉[药瘾者(吸毒者)通过静脉输注了口服药物所致]或肿瘤细胞。

观察肺栓塞

下图展示了一条左肺动脉小分支中的多个栓子和右肺动脉分支中的单个血栓，也可见梗死区域。

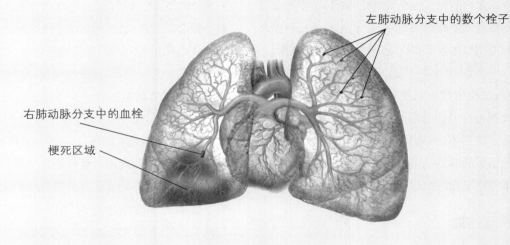

左肺动脉分支中的数个栓子

右肺动脉分支中的血栓

梗死区域

评估结果

主要的肺动脉的完全闭塞会迅速致命。较小或碎成片的栓子随着其不同的大小，数量和阻塞的部位产生不同的症状和体征。通常，肺栓塞的首要症状是呼吸困难或可伴有心绞痛或胸膜炎性胸痛。其他临床表现有心动过速、排痰性咳嗽（痰液可呈血性）、低热和胸腔积液。偶见大咯血、胸痛，下肢水肿。有较大血栓时，可见苍白、晕厥及颈静脉怒张。

另外，肺栓塞也可能引起胸膜摩擦音或循环衰竭的症状（乏力、脉速和低血压）和低氧（烦躁不安和焦虑）。

并发症

- 肺梗死
- 死亡

治疗

治疗旨在纠正阻塞的同时维持正常的心肺功能和防止栓塞复发。由于大多数栓子在10 ~ 14天内溶解，治疗方案包括按需氧疗和肝素抗凝治疗来防止新的栓子形成，随后口服华法林。肝素治疗时需每日监测凝血指标［部分凝血活酶原时间（PTT）］。

大面积肺栓塞或休克的患者需要纤维蛋

白溶解疗法配合溶栓剂(链激酶、尿激酶或组织纤溶酶原激活物)来加强肺栓子和剩余血栓的纤维蛋白溶解。栓塞导致的低血压需使用血管加压药。治疗脓毒性的栓子,尤其是心内膜炎时应用抗生素而非抗凝药物,并评估感染源。

外科手术治疗适用于无法进行抗凝治疗,抗凝治疗期间反复发生栓塞,或已经过溶栓剂治疗及已行肺动脉血栓内膜剥脱术的患者。该手术(需有血管造影术证明栓塞存在)包括腔静脉结扎、折叠术或置入下腔静脉滤器来将滤出血液循环回心脏和肺脏。

护理措施

- 鼻导管或面罩给氧。每日监测患者动脉血气水平观察是否有新的栓塞产生或呼吸困难有无加重。准备气管插管及辅助通气设备以应对严重的气体交换受损。
- 肝素通过静脉推注或连续滴注,遵医嘱给予。每日监测凝血功能变化;有效的肝素治疗可延长部分凝血活酶原时间,超出正常值1.5 倍以上。应密切注意患者有无流鼻血、散在出血点和其他非正常出血倾向,检查大便是否有隐血。确保患者远离外伤和受伤危险;避免肌内注射,并在静脉穿刺部位按压5 min 或直至出血停止,以此减少血肿发生。
- 当患者情况稳定时,鼓励他多走动,协助其进行四肢的等长练习和关节活动度锻炼。检查患者足背动脉搏动、足温和皮肤颜色来探测有无静脉淤滞。切勿按摩患者腿部。
- 提供一些转移注意力的活动来放松身心消解疲乏。
- 协助患者术后尽早起床走动来防止静脉淤滞。
- 维持机体正常所需营养和液体平衡促进恢复。
- 不要尝试霍曼斯(Homan's)征检查。
- 报告近期发生的胸膜炎性胸痛频率,以开具镇痛药处方。同时,诱发性肺量计可帮助深呼吸。提供纸巾和袋子来方便患者处理排出的痰液。
- 告诫患者不要跷二郎腿,这会促使血栓形成。
- 为缓解紧张感,向患者解释手术步骤和治疗方案,鼓励患者的家庭成员参与照护计划。
- 多数罹患肺栓塞患者需 3～6 个月的口服抗凝药物(华法林)治疗。建议此类患者应注意观察出血倾向(便血、血尿和较大的淤斑),根据医嘱正确服用处方药,咨询医生前勿擅自更改药物及剂量,避免加服其他药物(包括阿司匹林和维生素)。强调复查实验室检查(国际标准化比值: INR)以监测抗凝治疗效果的重要性。

肺结核

由结核杆菌引起肺部急性或慢性的感染。肺结核以肺浸润为特点,按肉芽肿形成可有干酪样、纤维化或空洞性改变。居住条件较拥挤,通风差且免疫功能不全者更易感。长期照护机构封闭的居住空间也对老年患者感染形成潜在威胁,需对入院老年人进行细致地筛查——包括对新入院患者——肺结核症状。

对常规抗结核药物敏感的结核菌株的患者,正规治疗后其预后较好。然而对于耐受 2 种或以上主要抗结核药物的患者,其死亡率达 50%。

病因和发病率

暴露于结核杆菌后,约 5% 的感染人群会在一年内发展为活动性肺结核;而其余人,病原微生物仅引起潜在的感染。宿主的免疫系统通常会将结核杆菌控制封闭于微小结节内。结核病菌伴随结节可隐匿多年后复发并传播。

对于老年患者,先前感染后隐匿的结核杆菌可成为特殊威胁源。较之年轻患者,老年患者通常缺乏强健的免疫系统且更易罹患慢性疾病,一旦结核杆菌被激活将使他们面临更大的风险。

全美肺结核的发生率不断上升,仅次于无家可归者、药物滥用和人类免疫缺陷病毒感染。在全球,肺结核引发的感染发病率和致死率每年新增 800 万 ~ 1 000 万。

病理生理学

尽管最初感染灶位于肺部,结核分枝杆菌通常也存在于身体其他部位。一些因素可增加感染被激活的可能,包括胃切除术、控制不佳的糖尿病、霍奇金淋巴瘤、白血病、矽肺、获得性免疫缺陷综合征、类固醇类激素或免疫抑制剂治疗后以及高龄。

当感染者咳嗽或打喷嚏时,病菌通过飞沫传播。呈空洞样病变的患者具有高传染性,因其痰液通常包含每毫升 100 万至 1 亿的结核杆菌。一旦有一个被吸入的病菌侵入肺泡即发生感染,并伴有肺泡毛细血管扩张和内皮细胞水肿。随着结核菌的增殖,多形核白细胞聚集,引起肺泡炎。这些有机体随淋巴系统蔓延至循环系统并由此遍及全身。

3 ~ 6 周后,应对分枝杆菌由细胞介导的人体免疫应答产生,通常能控制感染并阻止疾病。

如果感染复活,机体的典型反应为干酪样病变——坏死组织将转变为像干酪一样的物质。干酪状碎屑将停留在一处,经纤维化或被挖空,形成空洞。肺泡壁嵌满结核杆菌,一旦如此,被感染的干酪样坏死组织将随气管支气管树传播至全肺。肺外的结核杆菌累及位置包括胸膜、脑脊膜、关节、淋巴结、腹膜、泌尿道和肠道。然而,由于对乳制品巴氏灭菌的密切监测和抗生素应用,肺外的结核病在美国鲜有发生(见肺组织上的肺结核外观)。

评估结果

经过为期 4 ~ 8 周的潜伏后,结核病菌通常在最初感染时表现为无症状,但会产生一些非典型的表现,如疲乏、虚弱、缺乏食欲、体重减轻、夜间盗汗和低热。

发热和夜间盗汗作为结核病的特征表现,可能在老年患者身上并不明显,取而代之常呈现行为改变和体重下降,应仔细评估。

活跃期症状和体征包括咳嗽和咳黏液性痰、偶见咯血以及胸痛。评估包括胸部 X 线片,留取痰液或肺组织活检作快速耐酸性杆菌(AFB)培养。快速耐酸性杆菌培养结果需时 8 周。

肺组织上的肺结核外观

由一位肺结核患者的胸部 X 线片可见结节病灶,斑块状浸润(多见于上叶),空洞形成,瘢痕组织和钙化沉淀。

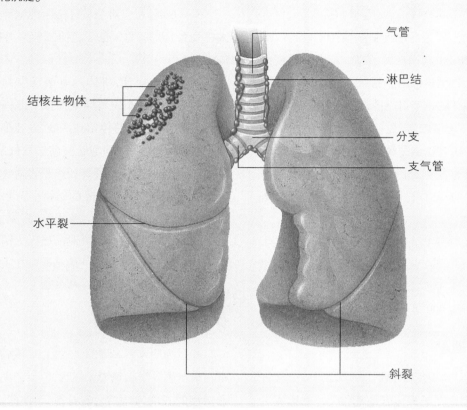

并发症

- 呼吸衰竭
- 支气管胸膜瘘
- 气胸
- 出血
- 胸腔积液

- 肺炎

治疗

尽管利福喷汀也被认为是结核治疗的一线药物, 但组成针对结核的核心治疗的四大一线药主要是异烟肼(INH),利福平(RIF),乙胺丁醇(EMB)和吡嗪酰胺。潜伏期的结核病通常应维持至少 9 个月的异烟肼治疗；对异烟肼产生耐药的潜伏期患者可配合 4 个月的利福平治疗。

对处于活动期的成年结核病患者，推荐治疗方案包括每日同时使用 4 种一线药物联合治疗 2 个月，继而 4 个月的异烟肼和利福平维持治疗；特异性药物疗法取决于患者的情况和组织易感性。若药物治疗中断，患者需再次从头开始新的治疗疗程或接受额外治疗。二线药物——包括环丝氨酸、乙硫异烟肼、对氨基苯甲酸、链霉素和卷曲霉素——针对特殊的情况或耐药菌株。

一些患者可能需要直接监督疗法（DOT），由一位指定的照护者直接监督患者服药情况。直接监督疗法的目的是监督治疗疗程减少耐药菌生长。

护理措施

对于肺结核患者，遵循以下护理措施：

- 对疑似或确诊结核患者立即实施结核病隔离预防措施。结核病隔离预防——包括负压病房，至少每小时 6 次的换气（空气需直接排尽于楼外）。
- 持续结核病隔离预防直至临床证实传染性降低（咳嗽次数及连续痰涂片检查上病原菌的大幅减少）。
- 教会传染患者咳嗽或打喷嚏时使用卫生纸并正确处理分泌物。在近旁放置有盖的垃圾桶，或在床边贴个带封条的袋子来处理使用过的卫生纸。

- 根据疾病预防控制中心对预防病原微生物传播的要求，指导患者离开自己房间时需佩戴口罩。
- 确保访视者和工作人员进入患者房间时佩戴贴合面部的特制呼吸器。
- 提醒患者保证充分的休息。强调平衡膳食对恢复健康的重要性。若患者有厌食情况，敦促其少食多餐。每周测体重并记录。
- 注意药物的不良反应。因为异烟肼有时会导致肝炎或周围神经炎，监测天冬氨酸转移酶和丙氨酸转移酶水平。可给予维生素 B 来预防或治疗周围神经炎。

如果患者服用乙胺丁醇，注意观察有无视神经炎，如果发生应及时停药。如果患者服用利福平，注意有无肝炎和紫癜发生。此外，还需观察其他并发症，如咯血。

对患者适当地进行如下药物宣教：

- 提醒戴隐形眼镜的患者，利福平可使其变色。
- 如果患者服用异烟肼，监测皮肤巩膜有无黄染。
- 如果患者服用乙胺丁醇，告诉患者及时汇报色觉和视力的改变。
- 出院前，建议患者注意药物的不良反应并及时反馈，强调定期复查的重要性，指导患者和家属辨别结核复发的症状和体征，强调必须进行长期抗痨治疗。
- 强调每日按医嘱服药的重要性，按照监督管理计划避免耐药的发生；

对于老年患者，采取以下步骤：

- 帮助老年患者维持较好的呼吸状态，注意监测并汇报 2 次复查期间呼吸状态的变化,对于住院患者,观察病情恶化的征象,如呼吸急促加重或者痰量增加。

- 如果老年患者吸烟,向其推荐对公众免费的美国癌症协会的戒烟计划。如果患者经常暴露于其他呼吸道刺激物,寻找方法改善环境以减少或消除暴露。

神经系统

从出生到死亡,人体的神经系统起着协调和管理所有其他系统,支配所有生理和心理功能的作用。因此,神经系统的改变会影响机体其他任意系统的功能。

随着年龄的增长,大脑和脊髓中的神经细胞的数目开始减少,大脑的总重量减轻 5%~17%。神经递质合成代谢作用减弱,使神经冲动传播减慢,应答时间延迟。此外,运动感知功能开始减退,并导致平衡功能障碍以及进一步延迟了应答时间。睡眠周期发生变化,表现为深睡期和快速动眼期频繁的觉醒,感知器官的功能也随着年龄的增长而减退。

老年患者常见的神经系统疾病包括阿尔兹海默病、卒中、短暂性脑缺血发作、失语症、谵妄、吞咽困难、帕金森和感觉被剥夺。

由于老年人很容易发生神经功能紊乱并且进展迅速,因此我们需要经常对其进行神经系统的评估。及时识别神经功能紊乱并进行干预,可维持老年人最佳功能水平和自理能力。然而,不要理所当然地认为老年人的所有神经功能的改变都与年龄相关,我们首先应该寻找出现该症状的病理学原因,如果不存在,再制定干预措施以帮助患者最大程度地维持自理能力和功能状态。

阿尔兹海默病

阿尔兹海默病(AD),又称原发性退行性痴呆,是一种大脑皮质(尤其是额叶)的进展性退行性功能紊乱,导致了超过半数的痴呆的发生。它主要表现为记忆力丧失(开始是近期记忆丧失),思维混乱,判断力下降,性格改变,定向困难和言语障碍。因为是原发性退行性痴呆,患者的预后一般较差。

病因和发病率

AD 的病因尚不明确,但存在一些与疾病的发生有关的因素,包括神经化学因素,比如神经递质乙酰胆碱、生长抑素、P 介质和去甲肾上腺素的缺乏;病毒因素,比如生长缓慢的中枢神经系统病毒;环境因素,比如反复的头部外伤或是暴露于金属铝或锰;以及遗传免疫因素。

遗传学研究表明常染色体显性形式的 AD 与早期发病和早期死亡有关,每年导致约 10 万名患者的死亡,AD 家族史以及唐氏综合征是两个明确的危险因素。

AD 不是特发于老年人,个体到达 60 岁后即可出现典型的症状,早期发病的患者甚至 40 岁时即可出现症状。65 岁以后,AD 患者的人数每 5 年翻倍,且至少 40% 的 AD 患者

阿尔兹海默病的类型：

阿尔兹海默病通常分为两类：家族性阿尔兹海默病和散发性阿尔兹海默病。

家族性阿尔兹海默病

阿尔兹海默病协会认为，家族性阿尔兹海默病是由于 PS1、PS2 或 APP 基因发生突变所致，存在突变基因的个体将患病基因传给下一代的概率是 50%，而突变基因通常会导致个体阿尔兹海默病的发生。科学家尚未完全揭晓突变基因的发病机制，然而他们发现 3 种基因均可以影响 β 淀粉的生成。

散发性阿尔兹海默病

散发性阿尔兹海默病不是由某一突变基因引起，相反，轻度的基因变异会影响个体发病概率。

散发性阿尔兹海默病中研究最多的是 APOE 基因，此基因负责一种蛋白质的合成，该蛋白质可将胆固醇及其他脂类输送出体外，同时参与脑细胞外膜结构和功能的维持。

APOE（载脂蛋白 E）基因常见 3 种亚型：APOE－ε2，APOE－ε3 以及 APOE－ε4，个体从父母双方各遗传一种亚型的基因。这三种亚型中，APOE－ε4 与散发性阿尔兹海默病的发生相关，研究表明，35% ~ 50% 的阿尔兹海默病患者存在至少一段这种亚型的基因。因此，科学家认为存在至少一段 APOE－ε4 等位基因的个体阿尔兹海默病发病的风险增加，存在一对 APOE－ε4 等位基因（来自父母双方）发病的风险则更高，并可致发病年龄提前。

年龄大于 80 岁。

病理生理学

AD 患者脑组织有 3 个标致性的特征：神经元纤维缠绕、神经炎性斑块以及颗粒空泡变性（见阿尔兹海默病的组织改变）。

其他组织结构的改变包括皮层萎缩、脑室扩张、大脑皮质血管周围淀粉样蛋白的沉积以及脑容量减少。在额叶和海马回的通路胆碱能神经元选择性地丢失，脑组织尸检显示弥漫性萎缩，且跟正常大脑重量（约 1 380 g）相比，大脑重量减轻至不足 1 000 g。功能的改变不一定反应脑变性的程度，因为患者通常可以在很大程度上代偿下降的大脑功能。

评估结果

发病比较隐匿，最初患者发生的改变不易察觉，例如：

- 健忘
- 近期记忆丧失
- 学习记忆新知识困难
- 个人卫生和仪表差
- 注意力难以集中
- 解决复杂问题的能力下降（早期征象）

渐渐地，患者越来越难完成需要抽象思维解决的任务以及需要判断的活动，逐渐出现沟通困难和严重的记忆、言语、空间定位能力和运动功能的退化，并使患者丧失协调能力，书写言语障碍。此外，性格的改变（比如坐立不安和易激惹）以及夜间觉醒都是常见的症状。

患者也可以表现出：

- 眼神接触的丧失
- 恐惧的表情
- 拧手和其他焦虑的表现

阿尔兹海默病的组织改变

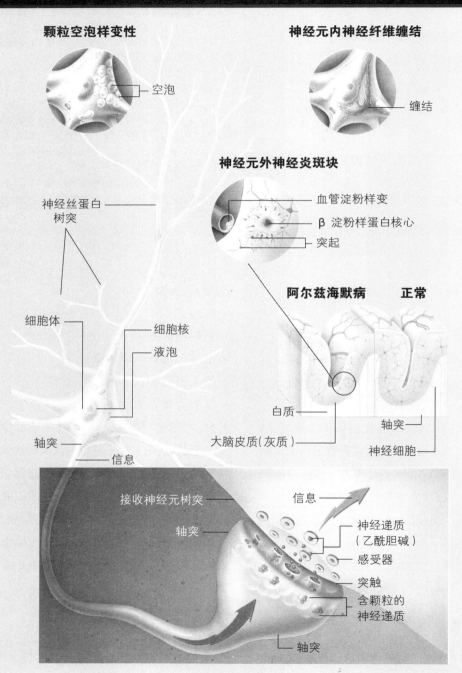

颗粒空泡样变性

空泡

神经元内神经纤维缠结

缠结

神经元外神经炎斑块

血管淀粉样变

β 淀粉样蛋白核心

突起

神经丝蛋白树突

细胞体

细胞核

液泡

轴突

信息

阿尔兹海默病　　正常

白质

大脑皮质(灰质)

轴突

神经细胞

接收神经元树突

轴突

信息

神经递质（乙酰胆碱）

感受器

突触

含颗粒的神经递质

轴突

- 撅嘴反射阳性

最终,患者出现定向障碍、情绪不稳以及逐渐加重的身体和智力功能障碍。患者易于出现营养不良、感染和外伤,并通常死于感染(见阿尔兹海默病的发展阶段)。

并发症

- 外伤
- 肺炎和其他感染
- 便秘
- 营养不良
- 抑郁
- 脱水

治疗

治疗的目的是延缓疾病的进展,解决行为问题,构建更安全的家庭设施,启动家庭支持系统,发现并治疗可能导致患者比如缺氧等功能紊乱的潜在问题。

多奈哌齐、利伐斯的明、加兰他敏、他克林等药常用来延缓认知功能和记忆力的丧失,美金刚烷与其他抗 AD 药物联用可以延缓中到重度 AD 症状的进展,加巴喷丁可以用来控制行为方面的问题,丙戊酸可以治疗情感障碍,30% 的 AD 患者可出现此症状。

护理措施

- 建立患者与其家庭成员的有效的沟通系统,以帮助其家庭成员适应患者不断变化的认知能力。

- 为患者及其家庭成员提供情感支持,向其解释患者的行为问题会因为过度的刺激或常规的改变而加重和恶化。进行疾病知识宣教,并帮助他们寻求社会公益服务和社区资源部门获得法律和经济上的支持和帮助(见阿尔兹海默病的发展阶段,202 页)。
- 焦虑可以让患者变得激动不安或恐惧,可通过指导其关注其他事物的干预方法来提供帮助。
- 为患者提供安全的环境,鼓励其按要求进行锻炼,并协助患者以保证动作的流畅。
- 监测患者吞咽能力,协助患者进餐,评估有无误吸发生。
- 必要时协助患者养成良好的如厕习惯,预防尿失禁和便秘的发生。
- 告知患者的家庭成员,当疾病发展到后期阶段,患者需要完全依赖照护者,适时为其家庭成员提供临终照顾相关知识。

帕金森综合征

以 1817 年英国首位精确报道该疾病的医生命名,帕金森综合征特征性的表现是进展性地肌肉僵直、运动障碍、不自主震颤和痴呆,又称帕金森神经机能障碍或震颤性麻痹。帕金森综合征在美国是最常见的严重疾病之一,各种不利因素的作用,通常为吸入性肺炎或其他感染,可导致最终的死亡。

病因和发病率

帕金森综合征的发病原因尚不明确,可

阿尔兹海默病的发展阶段

阿尔兹海默病的疾病进程可分为 3 个阶段,每个阶段的症状简要概括如下。

阶段	功能 / 检查	症状
轻度或早期	语言	命名不能、语言词汇少
	记忆	受损
	视空间能力	障碍
	计算能力	障碍
	性格	淡漠、偶尔悲伤、易激惹或抑郁
	克吕弗－布西综合征	缺乏
	运动系统	正常
	脑电图	正常
	CT/MRI	正常
中度或中期	语言	空洞型失语
	记忆	严重受损
	视空间能力	严重受损
	性格	淡漠或易激惹,多疑或易怒
	运动系统	坐立不安
	脑电图	慢波
	CT/MRI	脑萎缩
重度或晚期	智力	严重受损
	语言	言语重复、言语模仿、缄默
	运动系统	肢体僵化
	括约肌功能	失禁
	脑电图	弥漫性慢波
	CT/MRI	弥漫性脑萎缩

能的致病因素包括:年龄衰老、基因、环境(使用被除草剂或杀虫剂污染的井水的农村发病率更高)以及工业化合物(例如锰、铁以及钢铁合金)。

该综合征发病率为 2‰,大于 60 岁的人群中发病率最高。此外,反复大脑损伤的患者发病率也会增加。

病理生理学

帕金森综合征是退行性改变,与黑质(分泌和储存神经递质多巴胺的基底神经节的区域)中的多巴胺神经元有关。这个区域在椎体外系中扮演着重要的角色,用以控制姿势及协调自发动作。

通常,刺激基底神经节可导致精细的动作,因为乙酰胆碱(兴奋性的)和多巴胺(抑制性的)的释放是平衡的。多巴胺神经元的退化以及活性多巴胺的丢失可导致突触含有过多的兴奋性的乙酰胆碱以及僵直、震颤和运动迟缓的发生。其他非多巴胺神经元也会受到

阿尔兹海默病的疾病进展

告知阿尔兹海默病患者的家庭成员进行性恶化的疾病病程，帮助其制定后续照顾计划，讨论这种神经退化性疾病的发展阶段。

患者的家庭成员可能不会接受疾病加重的情况，关注他们的想法，如有必要，在其更容易接受时再次进行相关知识的宣教。

健忘

患者变得健忘，尤其是近期记忆，经常出现遗失钥匙等物品。识别患者的遗忘症状，他可能通过放弃一些可能揭发其健忘的任务而不表现出症状。由于患者的行为并没有破坏性并且可能是由于压力、疲劳或正常衰老因素所导致，患者此阶段通常不会就医。

混乱

患者越来越难处理那些需要计划、决策和评价的活动，如管理个人财政、开车以及完成工作职责，患者仍存在个人修饰的能力。当患者感觉不能适应环境的改变以及不能解决复杂任务时会出现社会退缩的行为，旅行变得很困难且易于疲劳。当患者意识到自己出现逐渐的功能丧失，会变得更加沮丧。当患者忘记关掉家用电器或处于危险环境中（如沸腾的开水），那我们就应该关注他的安全问题。就此，家庭成员应该考虑日间照护或送至监管照护机构。

日常生活能力下降

这个时期的患者失去了一些日常生活能力，如独立吃饭和清洗，可能出现体重下降。患者家庭角色缺失并逐渐依赖于基础照护者。患者随着语言听写能力的下降逐渐出现沟通困难，并且由于缺乏应对多感官环境的能力，患者变得兴奋、神志恍惚、踱步不安以及夜间觉醒。他可能将幻觉当做真正的人（假性幻觉），照护者必须时刻保持警惕因而出现身体和情绪耗竭，他们也可能出现易怒及健忘感。

完全恶化

在阿尔兹海默病发展的终末阶段，患者不认识自己、自己身体部位及其家人，长期卧床不起，仅出现一些无意识的小范围的活动。尽管患者可出现一些自发性的尖叫，但其无法进行语言沟通。活动限制的并发症包括压疮、泌尿道感染、肺炎以及萎缩均可出现。

影响，可能会导致抑郁和其他非动作症状的发生。此外，基底神经节与下丘脑相互联系，因此潜在性地影响自主神经和内分泌功能。

目前该综合征发病机制的研究多关于氧化应激所导致的黑质破坏。研究者认为氧化应激可以减少大脑铁含量，损害线粒体功能，抑制抗氧化剂功能和保护系统，减少谷胱甘肽的分泌以及破坏脂质、蛋白质和脱氧核糖核酸。大脑细胞比其他组织修复氧化损伤的能力更差（见帕金森综合征中的神经递质活动）。

评估结果

帕金森综合征的 6 个主要症状：

- 震颤
- 动作迟缓
- 肌肉僵硬
- 姿势平衡失调

- 自主运动减少
- 言语改变

疾病晚期可出现痴呆症状,并且一些患者可能出现记忆和精神障碍。

其他症状包括:

- 动眼神经危象(眼球固定上翻伴不自主颤动或闭眼时睑痉挛,通常伴随迟发性的自主动作)
- 吞咽困难
- 腿部、颈部以及躯干肌肉抽搐
- 多汗
- 失眠
- 构音困难和高音调单字节发音
- 流涎
- 面具脸
- 行走困难(步态不稳,可出现后退步态或前冲步态)
- 认知改变(痴呆)
- 抑郁及情感改变
- 泌尿系统问题和便秘

帕金森综合征本身并不导致智力障碍,但与其伴随其他功能紊乱可致,如动脉硬化。

并发症

- 跌倒外伤
- 误吸
- 泌尿道感染
- 活动障碍所致并发症
- 抑郁
- 皮肤破损

治疗

由于帕金森综合征无法治愈,因此,治疗的主要目标就是减轻症状和体征,最大限度维持患者的功能。治疗通常包括药物治疗控制症状和体征,物理治疗以及当药物治疗无效时行手术治疗。

几种药物或联合用药处方:

- 左旋多巴——卡比多巴可以抑制外周多巴胺的合成。
- 恩他卡朋或托卡朋可通过加强左旋多巴——卡比多巴的作用,而减少其使用剂量。
- 左旋多巴——卡比多巴——恩他卡朋的联合用药,适合无运动障碍,但一天 600 mg 或更少剂量左旋多巴而出现剂末"开关现象"的患者,可代替个体剂量或速效左旋多巴。
- 司来吉兰或雷沙吉兰含有多巴胺,可以增强左旋多巴的药效。
- 司来吉兰和维生素 E 可以推迟帕金森综合征患者残障的时间。
- 阿扑吗啡,罗匹尼罗以及溴隐亭可以减慢运动波动及运动障碍的发展。
- 三己芬迪和金刚烷胺可以缓解震颤、僵直以及运动障碍的症状。
- 抗抑郁剂可缓解疾病常伴随的抑郁症状。

当药物治疗无效时,可行立体定向神经外科治疗以缓解症状体征,如丘脑底部切开术和苍白球切开术。手术中,可通过电凝、冰冻、放射或超声破坏丘脑的腹外侧核,来阻止不自主运动。

帕金森综合征的神经递质活动

大脑冠状切面

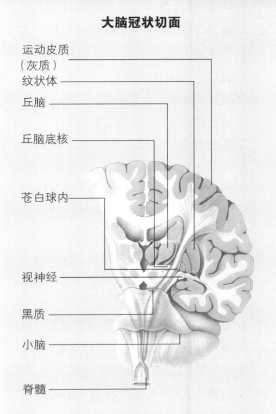

运动皮质（灰质）
纹状体
丘脑
丘脑底核
苍白球内
视神经
黑质
小脑
脊髓

大脑矢状面

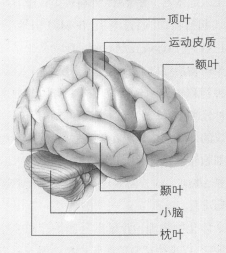

顶叶
运动皮质
额叶
颞叶
小脑
枕叶

多巴胺水平

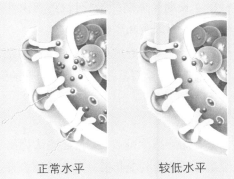

正常水平　　　较低水平

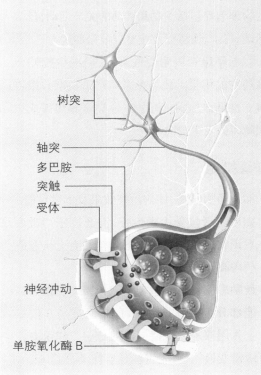

树突
轴突
多巴胺
突触
受体
神经冲动
单胺氧化酶 B

其他外科方式包括植入大脑刺激器,可改变帕金森综合征症状起源区域的神经活动,以及植入起搏器。手术中,外科医生在患者胸壁植入起搏器,并通过电极(在 MRI 引导下)连接丘脑、苍白球或丘脑底核。成功的手术可以减少药物治疗以及药物性不良反应。

神经移植技术包括使用患者身体其他部位的神经细胞,已被尝试并有不同结果。另一有争议的外科治疗是胎儿细胞移植,医生将胎儿脑细胞注入患者大脑,若注入的细胞在大脑中生长,并使大脑分泌多巴胺,即可阻止或逆转疾病进程。

个体化的物理治疗辅助药物治疗和神经外科治疗,以维持正常的肌张力和功能。适当的物理治疗包括主动和被动的关节活动,日常活动、行走、沐浴以及按摩以放松肌肉。

老年患者因耐受性降低,需减少抗帕金森药物的用量。此类患者需严密观察并报告直立性低血压、心律失常、睑痉挛和焦虑或意识障碍的发生情况。

护理措施

- 加强药物监测,评估治疗效果及不良反应。
- 如果患者接受手术治疗,需通过密切观察意识状态以及生命体征来监测有无出血或颅内高压的征象。
- 鼓励患者自立。患者常因频繁地震颤而只能部分控制其身体,因此常通过坐在椅子上并用双手来保持自己的稳定。建议患者缓慢变换体位,先将腿悬空摆动再起床。

- 鼓励患者进行主动关节活动锻炼和参加物理治疗,通过帮助其锻炼来维持肌张力及功能,减轻疼挛,提高协调性并鼓舞士气。
- 帮助患者建立日常活动计划以维持最佳功能。
- 帮助患者克服进食和排泄的问题。
- 协助进食并评估误吸的症状。
- 帮助患者建立规律的排便习惯,鼓励患者每日至少饮水 2 L,进食高纤维素食物,提供可上升的马桶座便于患者由站位到坐位的体位变换,评估是否需要肠道和膀胱训练。
- 指导患者的家庭成员如何通过合适的体位以及被动关节活动锻炼预防压疮和挛缩的发生。
- 告知患者的家庭成员患者应限制某些食物的摄入以免影响左旋多巴的疗效,以及居家安全措施,以防止意外事件的发生。
- 提供情感支持,告知患者及其家庭成员疾病相关知识,疾病进展以及药物不良反应。鼓励患者表达其内心想法,以及因疾病导致的进展性虚弱所致的挫折感。
- 建立长期和短期的治疗目标,意识到患者需要智力刺激和注意力转移。
- 向患者及其家庭成员推荐帕金森国家基金会或美国帕金森基金会,以寻求更多的信息。

癫痫

癫痫症或癫痫发作,通常被认为是发病于童年并持续到成年的一种失调综合征。然而,癫痫症可发生于任何人任何年龄段。有数据显示:癫痫发病于 60 岁之后的可能性与发病于 20 岁前的概率相似。因为老年患者的癫痫症状同时也是其他疾病的症状,如头部外伤和大脑肿瘤,因此对于癫痫症的诊断通常都被忽视了。

非典型痫发作(NES)是一系列的不自主的运动、感觉或行为,非异常的皮质放电所致。

病因和发病率

老年癫痫患者的发病原因尽管可能与卒中、神经变性疾病如阿尔兹海默病、创伤、肿瘤、酒精戒断综合征、感染,或代谢紊乱性疾病如尿毒症、高血糖、低血糖和低血钠血症有关,但通常仍不明确。危险因素包括痴呆、抑郁、创伤和酗酒。

非典型痫性发作可能与晕厥、偏头痛、惊恐发作或短暂性脑缺血发作有关,也可能是心理压抑的生理表现。

病理生理学

某些大脑神经元可能更易去极化或过度兴奋的,受刺激后比正常神经元更易放电而导致癫痫的发生。在这些神经元中,膜静止电势负性更弱或抑制连接丢失,这可能是因为 γ 氨基丁酸活性降低或局部电解质的变化。

受刺激后,致癫痫区域放电并将电流传至突触或周围细胞,这些细胞依次放电,冲动传至大脑一侧(部分发作)、大脑两侧(大发作)、皮质、皮质下或脑干部位。

癫痫发作时,大脑对氧气的代谢需求急剧上升,若此需求得不到满足,低氧血症和脑损伤随之发生,抑制性神经元的放电可减慢兴奋性神经元的放电并最终终止放电。

若抑制性放电未发生,则会出现癫痫持续状态:持续性的癫痫,或一次癫痫紧接着一次癫痫重复出现。如果不给予治疗,会出现致命的危险。

评估结果

基于癫痫的类别和病因的不同,其症状和体征也存在差异(见癫痫发作的分类)。若在患者未出现癫痫发作或原因是特发性时进行评估,其结果可能仅为正常临床表现。若癫痫与某个潜在的疾病相关,那么患者的病史或体格检查可反映该疾病的症状和体征,除非癫痫是由通常无其他症状的大脑肿瘤引起。

很多病例中,患者的病史表明癫痫的发作是不可预测的,并与活动无关。偶尔会有患者主诉一些诱发因素或事件,例如,癫痫总是发生在某个特定的时间,如睡觉时;或某个特定情况,如睡眠缺乏或情绪压抑。患者也可能主诉一些非特异性的改变,如头痛、情绪改变、昏睡以及肌肉阵挛性抽搐,这些症状在癫痫发作前可持续数小时。

经历过癫痫大发作的患者可能会描述发生的先兆,这些先兆代表着大脑病灶区域异常放电的开始。典型的先兆包括刺激性气味、胃肠道不适(恶心、消化不良)、神志恍惚、异常味觉或视觉障碍,如癫痫发作几秒或几分钟前出现闪光。

患者可能会讲述癫痫对其生活方式、日常活动以及应对机制的影响,也可能有癫痫持续状态的病史(见了解癫痫持续状态)。

如果看到患者癫痫发作,应注意患者癫痫的类型。另外,癫痫发作过程中的一些细节——必要时从患者的家庭成员或朋友获得信息,可帮助鉴别癫痫的类型。

老年非典型痫性发作患者,症状包括精神状态改变、凝视、黑蒙以及精神错乱。老年患者可同时存在简单的部分发作,仅表现为一侧上肢或下肢的麻木。发作 1min 后,老年患者通常出现精神错乱的持续状态,而容易跌倒,或出现短暂的瘫痪,持续几天甚至几周。

并发症

- 缺氧
- 颅脑外伤
- 跌倒所致骨折
- 癫痫持续状态所致死亡

治疗

典型的癫痫治疗由针对不同类型癫痫的特异性药物治疗组成,最常见的处方药包括苯妥英钠、卡马西平、苯巴比妥、丙戊酸钠以及治疗强直阵挛大发作和复杂部分发作的个性化用药扑米酮。丙戊酸钠、氯硝西泮和乙琥胺通常用来治疗失神发作(癫痫小发作),拉莫三嗪通常用来作为部分发作的辅助治疗,磷苯妥因是一个新型的静脉成品制剂,可有效治疗癫痫

持续状态。

如果药物治疗失败,可手术治疗移除已被证明的病灶区域以阻止癫痫的发作。当确定癫痫与某个潜在的疾病,如颅内肿瘤、脑脓肿或囊肿、或血管畸形有关时,亦可行手术治疗。

护理措施

对处于癫痫持续状态的患者采取以下护理措施:

- 提供心理支持。鼓励患者和其家庭成员表达内心恐惧和担忧,并且提供咨询服务。
- 如果患者服用抗痉挛药物,要不断地告知患者药物中毒的征兆和症状,比如言语不清、运动失调、昏睡、眩晕、嗜睡、眼球震颤、易怒、恶心和呕吐等。

R̠ 用药警示 许多老年人会服用多种药物,这增加了药物中毒的危险性,同时药物相互作用也增多。询问患者的用药史,并告知患者哪种药物会引起抗痉挛药中毒的征兆和症状。

- 在患者静脉滴注苯妥英时,要选用大血管,速度要慢(不超过 50 mg/min),并经常巡视。
- 有耐心地帮助患者理解癫痫、解释关于癫痫的错误言论和误解。解答患者及其家庭成员提出的关于疾病的任何问题,帮助他们正确认识癫痫。例如,让患者及其家庭成员明白,癫痫不具有传染性,如果接受正规的药物治疗,癫痫是可以控制的。同时也让他们明白大多数癫痫患者能够维持正常生活方式。

癫痫发作的分类

　　根据大脑异常放电部位的不同，可将癫痫发作分为两大类：部分性发作和全面性发作，每种类型又可以根据所描述的临床表现的不同进一步分类。

部分性发作

　　部分发作产生于大脑局部并引起特定症状。一些患者局部异常活动使整个大脑受累，导致全面性发作。局部发作包括单纯部分性发作（杰克逊运动发作和感觉性发作）、复杂部分性发作（精神运动性癫痫发作或颞叶癫痫发作）以及部分性发作继发全面性发作。

单纯部分性（杰克逊运动型）发作

　　该类型以局限性运动性痫性发作开始，它的特征是从发作部位逐渐扩展到大脑的临近部位。通常，患者会感到极度地僵硬或肌肉挛缩，并且在同一部位伴随着刺痛感。例如，痫性发作可能开始于大拇指，然后扩展到整只手或者手臂。虽然该类型癫痫可导致全面强制痉挛性发作，但患者很少出现意识丧失。

单纯部分性（感觉型）发作

　　在单纯部分性（感觉型）发作中，会出现知觉错误，如幻想、闪灯、针刺感、恶臭味、眩晕或者即视感。

复杂部分性发作

　　复杂部分性发作的症状差异性很大，但通常都有不自主运动。该类型患者发作前会有征兆和明显的迹象，包括呆滞、不断穿衣、解衣扣、无目的游走、舔唇或咀嚼和自言自语。该类型发作会持续几秒或长达 20 min，随后会出现意识障碍，持续几分钟。这种精神错乱或中毒会让观察者错误地认为是由药物或酒精引起的，患者对痫性发作没有任何记忆。

部分性发作继发全面性发作

　　该类型有简单的，有复杂的，可发展为全面性发作。其发展征兆表现为意识丧失，发生于开始时或之后的 1 ~ 2 min。

全面性发作

　　如其名，此类型的痫性发作会造成整个大脑的异常放电。包括几种不同的类型。

失神发作（癫痫小发作）

　　失神发作多发生于儿童，但也可发生于成年人。发病时患者意识丧失，瞬时两眼凝视不动、轻微咀嚼。失神发作结束后，患者可保持原来的姿势，继续原来的活动。通常，失神发作会持续 1 ~ 10 s，造成的损伤很小，患者甚至感觉不到。如果不正确治疗，失神发作会愈加频繁，每日可达到 100 次。失神发作可发展成全面强直痉挛性发作。

肌阵挛发作

　　又称双侧弥漫性癫痫肌阵挛，该类型发作以机体快速、非随意的肌肉收缩和意识丧失为特点，该肌肉收缩有时以间歇的方式出现。

强直阵挛性发作

　　通常，此类型痫性发作开始时患者会大叫一声，这种声音由肺内的强大气流冲击声带产生。随后患者会突然跌倒，并丧失意识。肌肉收缩（强直期），之后出现肌肉交替性收缩与松弛（痉挛期）。在此过程中患者可出现舌咬伤、尿失禁、呼吸困难、窒息和发绀等。神经异常放电停止，发作随之终止，通常持续 2 ~ 5 min。结束后，患者意识恢复，但会感觉茫然若失，说话困难。说话没有障碍的患者可主诉嗜睡、疲劳、头疼、肌肉酸痛、手臂或腿无力等。因此，发作之后，患者可能又很快入睡。

失张力发作

　　此类型的痫性发作以动作性肌张力和意识的丧失为特征。此类型会导致患者跌倒，因为有时又被称为跌倒发作。

了解癫痫持续状态

癫痫持续状态，可见于任何类型的痫性发作，是潜在的威胁患者生命的一种状态，患者经历的发作时间非常长（超过 5 min），或者癫痫发作期间不能完全恢复意识。最具生命威胁的是强直痉挛性发作引起的癫痫持续状态，且发作期间意识不能恢复。

癫痫持续状态是非常紧急的，因为它伴有呼吸窘迫。此种发作的发生原因有抗痉挛药物的突然撤出、缺氧或新陈代谢紊乱造成的脑病、急性脑创伤，仅次于脑炎或脑膜炎的败血症等。紧急治疗药物包括地西泮、苯妥英钠或苯巴比妥、静脉滴注 50% 葡萄糖（当以低血糖症状为主时）、静滴维生素 B_1（在慢性酒精中毒或戒酒阶段）。

- 向患者和其家庭成员解释遵从药物治疗计划的必要性，还要让其明白遵医嘱服用抗痉挛药物是安全的。加强给药指导，找到能够提醒患者按时服药的方法；强调按时服药的重要性；提醒患者检查剩余的药物数量，以便及时补充。

Rx 用药警示　为了防止药物相互作用，要指导患者，在没有咨询主治医生的情况下，不要随意增加药物，即使是保健品也不行。

- 指导患者识别药物可能发生的不良反应，包括嗜睡、昏睡、兴奋性增高、茫然若失、视觉和睡眠障碍等，这些症状都是调整药物剂量的重要依据。
- 向患者解释苯妥英可能造成牙龈出血，可以通过注意口腔卫生来缓解，指导患者一旦出现不良反应，应立即报告。

- 如果患者病情得到了控制，向患者解释定期检测抗痉挛药物血浓度和肝功能的重要性。
- 指导患者饮食规律，并在节食之前要咨询医生。向患者解释要保持足够血糖水平，因为足够的血糖水平能为中枢神经系统神经元的正常工作提供必要的能量。
- 如果患者开车，指导其去咨询所在地的车辆管理所，询问有关驾驶证的问题。美国大部分州规定，患者需要在癫痫康复之后一段时间才可以拿回驾驶证。
- 了解所在地有哪些能过帮助癫痫患者的社会组织，以方便患者咨询信息。

如果患者要进行手术，应采取以下护理措施：

- 为患者做好术前准备。
- 针对患者即将进行的手术类型，为患者提供术前术后护理。
- 对患者进行术前教育，并向患者解释术后的护理措施。

指导患者的家庭成员癫痫发作期患者的照护知识，这对全面强制痉挛性发作的患者非常重要，因为家庭成员可在第一时间提供帮助。指导患者的家庭成员做以下几点：

- 在痫性发作期间勿约束患者。
- 帮助患者取侧卧位，松解衣物，在头部垫软的或平的东西，如枕头、夹克衫或者手等。
- 清除周围的硬物。
- 如果患者牙关紧闭，避免强行向其口中放入任何东西，因为压舌板或者勺子可能导致口腔、嘴唇的撕裂、牙齿的错位，甚至呼吸窘迫。

- 如有必要，把患者的头偏向一侧，保持呼吸道通畅。
- 患者病情稳定以后，告知其已经恢复，让其安心。告诉患者发病的地点和时间，并向其解释痫性发作的情况。

卒中

卒中又称脑卒中，是一个或多个大脑血管损伤引起的脑部血液循环障碍。卒中可中断或减少大脑氧供，通常会对大脑组织造成严重的损伤或坏死。卒中发生后，大脑血供越早恢复，患者完全康复的可能性越大。然而，超过一半的幸存患者伴有永久性残疾，而且卒中还会在数周、数月或数年里复发。

根据血管损伤的原因，卒中可分为缺血性卒中和出血性卒中（见卒中分类）。

病因和发病率

卒中是血管堵塞的结果，通常为颅外血管，偶尔发生于颅内血管。增加卒中发生的危险因素有短暂性脑缺血发作史（TIA）、动脉硬化、高血压、肾脏疾病、心律不齐（具体为动脉纤维化）、心电图改变、风湿性心脏病、糖尿病、体位性低血压、心脏或心肌的扩张、三酰甘油升高、缺乏运动、吸烟和卒中家族史等。

发生卒中的主要原因是血栓形成、栓子和出血。对于动脉硬化、糖尿病和高血压发生率较高的中年和老年卒中患者而言，卒中发生的主要原因是血栓形成。血栓造成病变血管

供血区域大脑组织的局部缺血、充血和水肿；后者导致的临床症状比血栓本身导致的临床症状更多，但这些症状会随着水肿的消退而消失。血栓通常形成于患者睡眠中或刚醒时，也可发生在手术中或心肌梗死后。如果患者肥胖而且吸烟，则发生血栓形成的危险性会增加（见缺血性卒中）。

总体而言，男性的卒中发生率高于女性，但女性患者死亡率更高。非洲裔美国男性比非洲裔美国女性的发生率和死亡率更高。卒中可发生在任何年龄，但 75% 的患者年龄均大于 64 岁。

病理生理学

不管具体原因是什么，卒中发生的根本原因是氧气和营养物质的缺乏。自动调节机制会维持血液循环，直至旁系循环产生，为受影响的部位供应血液。如果代偿机制超负荷或者脑部血液断流超过 1 min，缺氧会导致脑组织的梗死。

血栓形成或栓塞会造成脑部缺血。闭塞血管供应部位神经会因为氧气和营养物质的缺乏而发生坏死，最终导致脑梗死。

对周围细胞的损伤会干扰新陈代谢，造成离子转运的改变，如局部酸中毒和自由基的形成。受损细胞中的钙离子、钠离子、水和兴奋性神经递质被释放出来，随之发生的细胞损伤和水肿会造成进一步的损坏。

对出血性卒中而言，脑灌注受损而导致梗死，血液本身形成占位性血肿。大脑的自动

卒中分类

根据发生的基本原因,卒中可分为缺血性卒中和出血性卒中。此表格描述卒中的主要类型。

卒中分类	描述
缺血性卒中	
血栓形成	<ul><li>卒中最常见的类型</li><li>通常由动脉粥样硬化引起;与高血压、吸烟或糖尿病等因素有关(疾病的发展与心肌梗死相似)</li><li>颅外或颅内的血栓阻断大脑皮质血流</li><li>颈动脉通常影响颅外血管</li><li>常见的颅内部位包括颈动脉分支,颅内椎动脉远端和基底动脉近端</li><li>可发生在睡眠中或刚醒时、手术中或心肌梗死发生之后</li></ul>
脑栓塞	<ul><li>卒中第二常见类型</li><li>从心脏或颅外动脉来的栓子漂到大脑血流中,并在中小血管聚集</li><li>栓子通常来源于房颤</li><li>通常发生在患者活动时</li><li>发展迅速</li></ul>
腔隙性脑梗死	<ul><li>血栓性卒中的一种</li><li>高血压可致大脑白质腔隙的产生,影响空洞内囊、基底核、丘脑、脑桥等</li><li>覆盖在小动脉穿通支内膜上的脂质使血管壁变得薄而脆,易形成微动脉瘤和动脉夹层</li></ul>
出血性卒中	
	<ul><li>卒中第三种常见类型</li><li>通常由高血压或动脉瘤破裂引起</li><li>破裂的动脉提供的血供减少,周围组织受淤血压迫</li></ul>

调节机制通过增加血液压力来保持脑灌注压力,维持平衡。增加的颅内压(ICP)使脑脊液(CSF)流出,恢复平衡。如果出血量较少,可以通过这种代偿机制维持患者生命,仅造成轻微的神经功能损害。如果出血严重,颅内压迅速升高且脑灌注停止,即使颅内压最终恢复正常也将造成许多脑细胞死亡。

评估结果

卒中的临床症状与受影响的动脉(供血的大脑部位)、损伤程度、大脑血供代偿的侧支循环建立情况有关。如果卒中发生在大脑左半球,那么症状出现在躯体的右侧;如果卒中在大脑右半球,那么症状出现在左侧。但是卒中造成脑神经损伤,那么症状发生在脑神经功能障碍的同一侧。症状通常根据受影响的动脉进行分类(见理解卒中的神经功能损伤)。

症状可分为前驱症状、一般症状、局部症状。前驱症状,例如嗜睡、眩晕、头疼、精神恍惚,这些比较少见。一般症状,如头疼、呕吐、

缺血性卒中

心脏血栓的常见部位

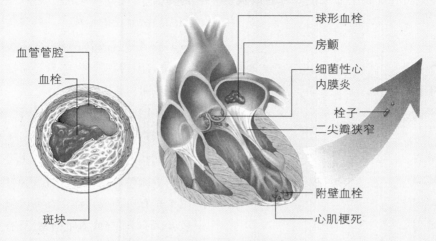

血管管腔

血栓

斑块

球形血栓

房颤

细菌性心内膜炎

栓子

二尖瓣狭窄

附壁血栓

心肌梗死

斑块形成、血栓形成和梗死的常见部位

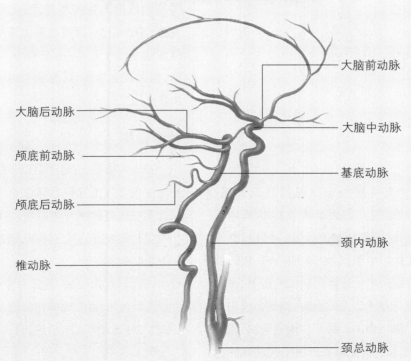

大脑后动脉

颅底前动脉

颅底后动脉

椎动脉

大脑前动脉

大脑中动脉

基底动脉

颈内动脉

颈总动脉

精神损伤、痫性发作、昏迷、颈强直、发热、定向障碍,这些是典型症状。局部症状,如感觉和反射的变化,反映出血或梗死部位以及是否恶化。

并发症

- 血压不稳定
- 体液平衡失调
- 感染
- 感觉障碍
- 运动障碍
- 言语障碍
- 认知障碍
- 挛缩
- 意识的改变
- 误吸
- 深静脉血栓
- 肺栓塞
- 抑郁
- 营养不良

治疗

首要的支持措施包括保持气道通畅、给氧和辅助通气。如果卒中在症状和体征出现的数小时内得以确切诊断,并且符合给药指征,可立即给予组织型纤溶酶原激活剂(TPA)。根据产生的原因与病情的程度,患者可能要接受开颅术以去除血肿,动脉内膜切除术以取出动脉内壁的动脉粥样硬化斑块,或颅外血管搭桥术来恢复阻塞或狭窄的动脉的血

流。也可能需要行脑室分流术来引流脑脊液。

其他的治疗包括物理康复、饮食疗法和药物治疗,可以减少危险因素,避免手术治疗和深静脉血栓的形成。一些具体的方法可以帮助患者适应身体的功能损害,比如吞咽困难、语言障碍和瘫痪,患者还可能需要针对抑郁的咨询和药物治疗。

常用处方药物治疗包括:阿替普酶,组织纤维蛋白溶酶原激活剂(TPA)的一种,在脑卒中症状出现的3 h内给药,可溶解凝块;肝素和华法林(香豆素),具有抗凝作用,特别适用于具有房颤或其他存在高风险心脏问题的患者;阿司匹林或氯吡格雷,具有抗血小板作用,可预防动脉粥样硬化性脑卒中或TIA;苯妥英钠或磷苯妥英制剂,可治疗或预防癫痫发作;多库酯钠,可通过软化粪便以预防用劲排便致颅内压升高;地塞米松,减轻相关脑水肿;对乙酰氨基酚,可缓解出血性卒中伴随的头痛。

护理措施

护理卒中患者,可采取以下措施:

- 确保患者气道通畅和氧合作用。关注患者有无呼吸窘迫或呼吸减弱。注意观察患者呼吸时面颊部的鼓起情况,鼓起的一侧即卒中受影响的一侧。
- 如果患者意识丧失,置患者于侧卧位,便于分泌物流出,必要时吸出口腔分泌物。如有必要,可通过人工气道进行机械通气或给氧气吸入。

理解卒中的神经功能损伤

此表格为卒中发生时常见的神经症状和体征。

受影响动脉	症状和体征
大脑中动脉	• 失语 • 言语障碍 • 视野缺损 • 患侧瘫痪（通常面部和上肢比下肢更严重）
颈动脉	• 虚弱无力 • 瘫痪 • 麻木 • 感觉改变 • 患侧眼睛一过性黑蒙 • 不同程度的意识障碍 • 血管杂音 • 头疼 • 失语 • 上睑下垂
椎 – 基底动脉	• 患侧虚弱无力 • 口周麻木 • 视野缺损 • 复视 • 平衡失调 • 言语困难 • 言语不清 • 眩晕 • 失忆 • 共济失调
大脑前动脉	• 意识恍惚 • 患侧虚弱无力和麻木（尤其是下肢） • 大小便失禁 • 平衡失调 • 运动和感觉功能受损 • 人格改变
大脑后动脉	• 视野缺损 • 嗅觉障碍 • 阅读障碍 • 昏迷 • 皮质盲 • 无瘫痪症状

• 监测生命体征和神经功能状态并记录，如有明显改变，立刻通知医生。密切观察血压、意识、瞳孔变化、运动功能（随意运动和非随意运动）、感觉功能、言语功能、皮肤颜色、温度、颅内压增高的症状和颈强直或松软。在卒中发生时，患者血压迅速上升。脉搏增快，主诉头疼。

卒中发生之后，采取以下措施：

- 下肢予以穿弹力长袜预防深静脉血栓的形成。注意肺栓塞的症状，如胸痛、呼吸紧促、面色晦暗、心动过速、发热和感觉器官的变化等。如果患者无应答，应密切监测血气水平；当二氧化碳分压升高和氧分压下降时，应及时报告医生。

- 保持水电解质平衡。如果患者可经口补充液体，可在液体限制范围内，经常给患者喂水。遵医嘱为患者静脉补液时，总量不宜太多、速度不宜太快，防止颅内压升高。每 2 h 为患者提尿壶或便盆，方便其大小便。如果患者出现尿失禁，可为其留置导尿管，但应尽量避免使用，以防止尿路感染的发生。

- 确保营养供应充足。患者经口进食少量的半流质饮食时，应先检查患者的吞咽反射是否正常。由于卒中患者常出现周边视野缺损，应将食物托盘放在患者视野范围内。如果患者不能经口进食，则为患者留置胃管。

- 管理胃肠道功能。注意患者在排泄期间是否出现紧张情绪，防止颅内压增高。遵医嘱改变饮食结构，并给予软化大便的药物，必要时给患者服用泻药。如果患者呕吐（通常发生在最初的几天里），协助患者取侧卧位，防止窒息的发生。

- 细致地做好口腔护理。清洁和冲洗口腔以清除食物残渣，需注意患者是否佩戴义齿。

- 精细地做好眼部护理。用棉签和无菌生理盐水去除患者眼部分泌物，遵医嘱为患者点滴眼药水。如果患者眼睑不能闭合，可遮盖患眼。

- 协助患者改变体位，正确摆放四肢。穿高帮运动鞋预防足下垂和挛缩；使用泡沫床垫、充气床垫或羊皮床褥预防压疮；至少每 2 h 翻身一次预防肺炎。抬高患肢并置于功能位，控制水肿。

- 协助患者功能锻炼。对患侧和健侧都进行关节活动度训练，指导和鼓励患者用健侧带动患侧进行功能锻炼。

- 遵医嘱给药，注意观察并及时汇报药物不良反应。

- 与患者建立并保持沟通交流。如果患者有失语症，为患者提供简单的表达基本需求的方法。向患者叙述问题，让他能够用这种方法来回答。耐心平静地重复你的问题，必要时使用肢体语言，来帮助患者理解。无应答的患者也可能听得到，因此不要在患者面前说你不想让他听到和记住的话。

- 提供心理支持。确定可行的短期目标，如有可能，让患者的家庭成员参与到患者的照护过程中，并解释患者的缺陷和优势。

- 如果患者视野缺损，告知照护者和家庭成员从视野正常侧靠近患者。

- 从患者入院时即开始康复训练。指导康复训练的内容取决于患者神经系统障碍的程度。为了加强指导，应让患者的家庭成员参与康复训练的各个方面。在家庭成员的配合和支持下，制定切实可行的出院计划，以及决定患者出院回家的时间。

- 必要时，指导患者梳头、穿衣和洗漱。在物理治疗师和职业治疗师的指导下正确使用必要的辅助设施(如助行器、厕所旁的手推车、坡道等)。患者可能会忘记自己一侧存在瘫痪(单侧性忽视),一定要教会患者检查自己的患肢,并保护其免受伤害。

- 如果需要语言治疗,鼓励患者尽早开始,并遵从语言治疗师的建议。
- 出院前,告知患者及其家庭成员一旦发现卒中先兆症状立即报告,例如严重头痛、嗜睡、精神恍惚和头晕等。强调定期复查的重要性。
- 如果医生为患者开具阿司匹林以降低栓塞性卒中发生的风险,指导患者服药时注意观察有无胃肠道出血症状,同时让患者和其家庭成员知晓对乙酰氨基酚不能替代阿司匹林。

短暂性脑缺血发作

短暂性脑缺血发作(TIA)是由大脑局部缺血造成的突发、短暂的神经功能障碍,通常持续 5 ~ 20 min,神经功能一般在 24 h 内恢复,且不留后遗症。TIA 又被称为小卒中,它可作为卒中发生的前兆。

病因和发病率

TIA 的发生原因包括血管狭窄、大脑动脉内的血栓、从身体其他部位运行到大脑的血栓(例如,心脏的血栓)、血管损伤和高血压等。如果患者患有动脉粥样硬化,即脂肪沉积在动脉内壁,那么发生 TIAs 和卒中的危险性非常大。

TIAs 的发生还有些不常见的原因,如血液系统疾病(包括红细胞增多症、镰状细胞贫血、血黏度增高症等)、脑内小动脉的痉挛和由肌纤维发育不良等造成血管壁的问题、血管的炎症(动脉炎、多动脉炎、肉芽肿性血管炎等)、系统性红斑狼疮、梅毒等。

约三分之一的 TIA 患者最终发生卒中,约 50% 的卒中发生于 TIA 后的一年中。

病理生理学

TIA 发生时,一般认为微栓子从血栓释放出来,暂时阻碍血流,特别是阻碍脑内末端小分支的血流。动脉轻度痉挛可导致血流异常,也可引发 TIA。TIA 诱因如同血栓性卒中。

TIA 最明显的特征是短暂的脑神经功能障碍,可完全恢复,但实际上也会产生微小的、难以察觉的功能障碍,这些功能障碍可导致血管性痴呆。

TIA 的症状和体征与受影响的动脉有关,包括复视、言语障碍(说话含糊不清)、单眼视力障碍、步态不稳或行走不协调、单侧肢体无力或麻痹、下肢无力所致跌倒以及眩晕等。

评估结果

TIA 或卒中的症状和体征都取决于脑部受影响的区域。卒中的症状是永久的,但 TIA 的症状是暂时的。症状和体征包括:

- 眩晕
- 语言功能丧失
- 难以听从指令
- 精神恍惚
- 发音困难

- 平衡和协调失缺
- 行走困难
- 单侧视力缺失(一过性黑蒙)

并发症

- 跌倒造成的损伤
- 痫性发作
- 卒中

治疗

　　TIA 发作时,治疗的目标是预防卒中,药物治疗包括使用阿司匹林或抗凝剂来减少血栓形成的风险。TIA 发作后或发作期间,预防性治疗包括颈动脉内膜切除术、脑内微血管搭桥术。

　　除此之外,还应该正确治疗潜在的危险因素的疾病,如高血压、心脏病、糖尿病、动脉炎、血液系统疾病等。

　　对于血液系统疾病的对症治疗包括静脉切开术和水合作用,潜在的血液异常也应该进行治疗。抗高血压药物可以用来控制高血压;降胆固醇药物可以帮助降低胆固醇水平;血小板抑制剂和抗凝药物(血液稀释剂),可以用来减少凝血的发生,其中最常用的药物是阿司匹林,其他药物包括双嘧达莫、氯吡格雷、阿司匹林/长效双嘧达莫、肝素、华法林等。TIA 卒中患者的治疗时间可能持续很长时间。

护理措施

- 遵医嘱给药,注意药物不良反应,并及时向医生汇报。
- 向患者解释遵医嘱服用抗高血压药物的重要性。
- 根据医嘱需要使用降低胆固醇活性药物,指导患者如何选择低胆固醇饮食。
- 适当地鼓励患者戒烟或者向他们提供戒烟课程的相关信息。

肌肉骨骼系统

　　衰老的过程会造成肌肉骨骼系统巨大的改变。肌肉纤维的数量减少,肌肉力量变小变弱。肌张力、肌力和耐力都下降了。韧带和肌腱变得僵硬,造成以膝关节、髋关节和脊柱关节最为明显的关节活动度的下降。关节表面磨损的增加,造成了滑膜弹性的下降。骨密度下降使骨骼变得脆弱。椎间盘变薄,致老年人每 20 年身高减少 1.3 cm。胸椎明显弯曲,颈椎屈曲,使得头颈部向前突出,髋部站立时的间隙变宽。活动变得小心谨慎,行走和保持平衡变得更加困难。

　　在骨骼和关节中,由于关节软骨中微小颗粒持续改变发展形成骨关节炎(典型的是遗传改变的原因,即使骨关节炎也可由关节创伤引起)。骨质疏松症是由于骨质流失超过骨量储存。跌倒、转移性癌和其他骨骼系统疾病,结果导致髋关节骨折变得越来越普遍。痛风由于尿酸盐的堆积引发痛风,在男性及绝经后妇女中比较常见。

　　通过了解衰老引起的各种各样的肌肉骨

骼系统的改变,能够更好地辨别老年患者的肌肉骨骼系统存在的问题和表现。也能够帮助老年患者理解这些改变,并且采取有效的方法来保持最佳的功能状态和健康情况。

骨折

骨质疏松相关的骨折是老年患者发病和导致死亡的主要原因。骨密度的减少是包括脊柱骨折和骨盆骨折在内的压力性骨折的主要原因。对于脆弱的骨骼系统跌倒也能引起骨折。

老年人中最常见的骨折类型是髋关节骨折、骨盆骨折和腰椎压缩性骨折。骨质疏松会导致股骨近端骨折、肱骨近端骨折、椎骨骨折、桡骨远端骨折和骨盆骨折。

骨折会引起大量的肌肉、神经和软组织损伤。骨折的预后不尽相同,这与活动受限的范围、畸形的程度、组织和血管损伤的程度、恢复情况息息相关,还受到患者的年龄、健康和营养状况的影响。营养状况较差的成年人,或者骨质疏松合并循环问题的患者,他们的骨骼将很难完全地愈合。

病因和发病率

老年人大多数上下肢骨折是由外伤引起,比如手臂撑地的跌倒或者老年人受虐待;虐待还会引起多处骨折和同一部位的反复骨折。然而,存在病理性骨骼病变时,轻微的咳嗽或喷嚏也可能引起骨折,比如骨质疏松症、骨肿瘤或者代谢性疾病。超长时间的站立、行走或者跑步也能引起老年人足踝部的压力性骨折。

病理生理学

骨折会破坏皮质部、骨髓及周围软组织的骨膜和血管。骨折端和骨膜之间会形成血肿,并且最终被肉芽组织取代。

骨组织的破坏会触发剧烈的炎症反应,骨折部位周围软组织和骨髓腔内的细胞会侵入骨折区域,同时血流量汇集到该处。骨膜、骨内膜和骨髓内的成骨细胞会生成类骨质(胶原早期骨,就是那些尚未钙化的组织,也称为愈合组织)。类骨质使骨外表面及骨折部位的断骨端变得坚硬。破骨细胞吸收被破坏的骨组织,成骨细胞重建骨骼,并且转化为成熟的骨细胞。

评估结果

从患者的病史中通常能知道引起骨折的原因。患者有典型的疼痛主诉,例如随着活动疼痛程度增加或者不能移动上肢或下肢。疼痛的严重程度取决于骨折的类型和软组织受破坏的程度。患者还会有肢体远端刺痛、麻木的主诉,提示有神经或血管损伤。

视诊可发现软组织水肿、受伤肢体明显畸形或变短,以及骨折部位的颜色改变。开放性骨折会造成明显的皮肤损伤和出血。轻轻地触诊通常可以发现骨折部位发热、捻发音和错位。损伤远端部位的麻木和手足末端的皮肤变冷通常提示神经和血管的损伤。

触诊可发现损伤远端部位的脉搏搏动消失，提示动脉和神经的损伤。

并发症

- 动脉损伤
- 骨折不愈合
- 脂肪栓塞
- 感染
- 休克
- 缺血性坏死
- 周围神经损伤

治疗

最基本的治疗目标是使损伤的肢体得到最大程度的功能恢复，预防并发症，外观尽可能不受影响。

紧急处理方法包括夹板固定断肢，冰袋冷敷疑似骨折的部位，抬高患肢，这都有助于减轻疼痛和水肿。严重的骨折会引起大量出血，需要直接按压止血治疗。严重骨折的患者也需要补液治疗（包括血制品），以预防或者治疗低血容量性休克。

确认骨折后，治疗从减少伤害开始（断肢重置至其正常的位置）。这样的治疗基于夹板固定，石膏固定，牵引或者手术修复。

在闭合复位术时（手动操作），局部麻醉药如利多卡因，止痛药如肌内注射吗啡，能够减轻疼痛；肌松剂劳拉西泮，或者镇静药如咪达唑仑，能够帮助肌肉必要的拉伸，从而重新固定骨骼。X线检查能够确认复位和正确的骨骼对位。普通的麻醉对于闭合复位很有必要。

当闭合复位术不能实施时，通过手术开放性复位方法能够降低损害和固定骨折部位，这类固定常会用到钢筋、钢板或者螺丝。之后，需要石膏固定。

当夹板或者石膏固定都不能保持断肢功能位时，常会用到皮肤牵引或者骨牵引，用一些称重砝码和滑轮来起到固定骨骼的作用。皮肤牵引时，橡皮筋绷带和棉布覆盖层被用来固定在患者皮肤表面。骨牵引时，一根金属针或金属线穿过骨折端骨的末端，并且用一些称重砝码来保持牵引有效。由于皮肤表面太脆，皮肤牵引在老年患者中并不可行。

治疗开放性骨折还需要仔细地清理伤口，预防破伤风，预防性抗生素使用，可能的话也需要手术治疗，来修复软组织损伤。

护理措施

- 骨折的患者往往受到惊吓并且处于痛苦中，要使伤者安心，减少痛苦，必要时使用镇痛药。
- 若患者发生了严重的开放性骨折，比如股骨骨折，观察患者是否存在休克的征象。监测患者的生命体征，脉搏变快、血压下降、苍白、皮肤潮冷，提示为休克。根据医嘱给予静脉输液和血制品治疗。
- 如果需要长期的牵引来治疗骨折，须定时帮助患者翻身，以增加患者的舒适感并预防压疮。配合主动关节活动来预防肌肉萎缩。鼓励患者深呼吸和咳嗽，避免发生坠积性肺炎。

- 长期制动应保证足够的液体摄入，预防尿潴留和便秘。观察肾结石的症状（侧腹部疼痛，恶心和呕吐）。

- 安排一些转移注意力的活动，让患者在牵引制动过程中表述自己的顾虑及因为牵引造成的问题。

- 提供良好的石膏护理。石膏湿润时，用软枕来支撑。观察石膏边缘的刺激皮肤情况，检查受伤肢体有无分泌物和气味，尤其是开放性骨折、复合伤、脱套伤。

- 鼓励患者尽可能早的床边活动和支撑着行走（牢记长期卧床的患者第一次下床时可能会发生晕厥）。

- 石膏拆除后，推荐患者进行物理治疗，以恢复患肢的活动力。

- 向患者演示如何正确使用拐杖。

- 对于使用石膏的患者观察并报告循环受损的症状，如皮肤寒冷、麻木、刺痛和颜色异常等。告诉患者勿将石膏弄湿，也不要把异物塞入石膏下面。

- 在没有得到医生同意的情况下，带有足部或腿部石膏的患者不能下地行走。使用高分子石膏的患者可以立刻下地行走，但是使用普通石膏的患者要等 48 h 石膏变硬变干后才能下地。

- 向患者强调定期复查的重要性。

痛风

痛风——也称痛风性关节炎，是一种因为尿酸盐沉积引起的代谢性疾病，导致关节疼痛、发红、肿胀。痛风可以发生在任何一处关节，但是大多数影响足部关节，尤其是大脚趾、足踝和足背。

原发性痛风在 30 岁以上的男性和服用利尿剂的绝经后妇女中发生较为典型。病程通常在疾病发作期间断断续续，症状不明显。老年人中继发性痛风居多。

在无症状的患者中，血清尿酸水平升高，但没有临床症状。有症状的痛风患者中，首次的急性发作发病突然，血清尿酸水平迅速到达巅峰。即使痛风可能发生在一个或者多个关节中，这类疾病发作时会引起极度的疼痛。轻度发作的痛风常常会较快平息，但是以不规律的间隔反复发作。重度发作会持续几天甚至数周。

在疾病发作期间没有症状的时期为间歇期。大多数患者在首次发病后的 6 个月到 2 年之间会第二次发病。有些患者在首次发作后的 5 ~ 10 年以后才有第二次发作。延迟的发作可能影响多个关节，在未接受治疗的患者中较常见。此类发作可能持续的时间更长，可能有更多的症状。游走性发作会影响不同的关节，最终累及跟腱，与鹰嘴滑囊炎有关。

从未接受过降尿酸治疗的患者最终会发展成为慢性多关节痛风。结果形成痛风石，形成持续疼痛的多发性关节炎。尿酸增高会导致尿酸盐沉积，称为痛风石，多发于软骨、滑膜、肌腱和软组织。

痛风石常见于指关节、手掌、膝关节、足

关节、前臂尺侧、跟腱，少见于内脏器官，比如肾脏和心内膜。倘若肾脏受累及，肾功能也会受到影响。

接受过治疗的痛风患者，预后较好。

病因和发病率

虽然原发性痛风的原因尚不明确，仍然有提示与嘌呤代谢的基因缺陷相关联，其导致了尿酸过量，尿酸无法代谢或者两种原因都有。

继发性痛风常常是继发于其他疾病，比如肥胖症、糖尿病、高血压、红细胞增多症、白血病、骨髓瘤、镰状细胞型贫血和肾脏疾病。继发性痛风也会由一些药物治疗引起，比如氢氯噻嗪、吡嗪酰胺。

病理生理学

当血液或体液中尿酸过多时，尿酸会结晶形成痛风石——尿酸盐沉积在全身的结缔组织中。这些结晶会诱发中性粒细胞的急性炎症反应，中性粒细胞开始吞噬结晶。当中性粒细胞释放出溶酶体时，不仅破坏组织，并且发生长期的炎症反应。

评估结果

患者的既往史可能提示该患者的亚健康生活方式及高血压和肾结石病史。患者主诉夜间醒来时大脚趾或其他脚趾疼痛。患者会主诉疼痛加剧，以至于无法忍受床单的重量或者其他人在房内行走引起的振动。患者主诉有寒战和低热。

视诊发现关节肿胀、暗红或发紫，活动受限。你也可能发现痛风石，尤其是在耳朵、手部和足部（见认识痛风石）。

在慢性痛风后阶段，痛风石表面的皮肤会形成溃疡，并有白色的渗液或脓性分泌物。慢性炎症反应和痛风石会继发影响关节退化。可能会导致关节的侵蚀、变形甚至是丧失功能。

触诊会发现关节处变热和压痛。生命体征评估也会发现发热和高血压。如果患者发热，通常可能存在隐匿性感染。

并发症

- 肾结石
- 动脉粥样硬化性疾病
- 心血管疾病
- 卒中
- 心肌梗死
- 高血压
- 痛风石破溃感染及神经问题

治疗

正确的治疗目标有三点：
- 第一，终止急性发作。
- 第二，治疗高尿酸血症，降低尿酸水平。
- 第三，预防痛风反复发作和肾结石。

痛风急性发作的治疗包括卧床休养，制动并保护感染及疼痛的关节，局部冷敷。止痛药，如对乙酰氨基酚，能缓解轻度发作痛风引起的疼痛。急性炎症反应需要非甾体类固醇抗炎药或者肌内注射促肾上腺皮质激素。口服或皮内注射促肾上腺皮质激素也能治疗急性发作。

慢性痛风的治疗包括使尿酸水平下降到小于 6.5 mg/dl。为了确保正确的药物剂量，患者首先需要进行 24 h 尿液分析，以了解基本的尿酸量。如果尿酸排出量太少，则需服用别嘌呤醇降低尿酸（如果患者有肾功能减退则减小药物剂量）。

排尿酸药能促进尿酸的排泄并抑制尿酸的累积。然而，这类药物对于肾功能受损的患者基本没有疗效，且不能用于肾结石的患者。每日使用 1～2 次的秋水仙素能有效预防痛风急性发作，但不影响尿酸水平。

辅助治疗强调避免酒精，尤其是啤酒和白酒，还要避免高嘌呤的食物，如凤尾鱼、动物肝脏、沙丁鱼、动物肾脏、牛羊的胸腺及小扁豆。肥胖的患者应该减重，因为减重能降低尿酸水平，减轻疼痛关节上的压力。

在有些案例中，有的患者可能需要外科手术治疗来改善关节功能，矫正变形的关节。如果痛风石形成溃疡或者感染，则必须去除。去除痛风石也能用来预防溃疡形成，改善患者的外表形象，便于穿脱鞋子或者手套。

护理措施

● 为了分散患者的焦虑情绪，提高应对能力，应鼓励患者表述自己的焦虑情绪。要耐心地倾听。鼓励患者及其家庭成员在每一个

认识痛风石

晚期痛风患者，尿酸沉积形成不规则黄白色结节称为痛风石。常见于耳郭和大拇趾。

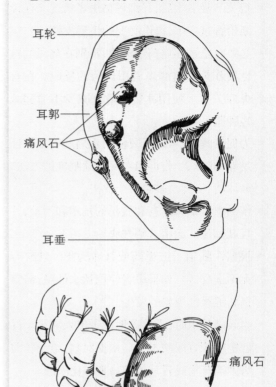

阶段共同参与决策讨论。尽可能真诚地回答患者关于疾病方面的问题。

● 在活动度和疼痛允许的情况下，鼓励患者自我照护。提供足够时间让患者尽可能地完

成自己日常生活活动。

- 鼓励卧床休养,可使用床上的支架来撑起床单,以避免床单接触到敏感的、发炎的关节。

- 行关节吸引术后,仔细评估患者情况。在诊断检查过程中,提供必要的情感支持。

- 必要时给予疼痛药物治疗,特别在痛风的急性发作期。监测患者用药后的反应。在有炎症关节上使用冰袋冷敷来减少不适和减轻肿胀。

- 为促进睡眠,可以反复使用止痛药物来保证足够的睡眠。告诉患者促进睡眠辅助方法,如沐浴、抓背及多给一个枕头。

- 帮助患者掌握休息和放松的技术和活动,并且鼓励他们运用这些方法。

- 根据医嘱给予抗炎药或其他药物。观察有无不良反应。如果患者使用秋水仙碱,需警惕肠道紊乱现象的发生。

- 当鼓励进水时,需精确地记录出入液量。保证定期检查尿酸水平。根据医嘱,给予碳酸氢钠类药物或者其他药物来碱化尿液。

- 给予低嘌呤和营养丰富的饮食。

- 手术治疗后的 24~96 h,关注有无急性痛风发作。术前和术后,根据医嘱使用秋水仙碱来预防痛风发作。

- 督促患者饮用大量液体(每日至少 2 L),以预防肾结石的发生。

- 所有的治疗、检查和操作前要做好解释工作。在第一次针吸检查之前要提醒患者可能疼痛。

- 确保患者能够理解阶段性评价尿酸水平的理由。

- 指导患者放松的技巧。鼓励他们定时进行放松锻炼。

- 指导患者避免富含嘌呤饮食,如凤尾鱼、动物肝脏、沙丁鱼、动物肾脏、午餐肉和小扁豆,因为这些食物会升高尿酸水平。

- 要与肥胖患者讨论逐步减重的方法。向患者解释高蛋白质低脂肪饮食的好处。

- 若患者正在使用别嘌呤醇或者其他药物,指导他们观察药物的不良反应(包括恶心、呕吐、乏力、眩晕、尿频和疱疹性皮炎)。提醒患者使用丙磺舒或磺吡酮,避免使用阿司匹林或者其他水杨酸盐。这类药物合同作用的结果导致尿潴留。

- 提醒长期使用秋水仙碱药物前 3~6 个月需用别嘌呤醇或促排尿酸药物的进行治疗,强调提高用药依从性的重要性。

- 督促患者要控制高血压,尤其是那些有痛风结节侵犯肾脏的患者。牢记利尿剂不建议用于痛风患者,他们更适合于其他可替代的抗高血压药物。

骨关节炎

　　骨关节炎是关节炎中最常见的一种,它会引起关节软骨的退化,会影响关节边缘和软骨边缘新骨的形成。这类慢性退行性疾病关节软骨的改变,最常见于髋关节和膝关节。

　　根据关节受牵连的范围和严重程度,关节功能受到影响的程度可以从轻微的指关节活动受限到髋膝关节几乎不能活动。骨关节炎的进展速度也不同；在关节退化的早期，关节可以很平稳地活动。

病因和发病率

原发性骨关节炎可由代谢、遗传、化学因素和机械因素引起的。继发性骨关往往继发于特定的情况——最常见的情况包括创伤损伤或先天性髋关节发育不良。内分泌紊乱，如糖尿病、代谢性疾病（软骨钙质沉着病）和其他一些关节炎都能引起骨关节炎。

骨关节炎在男女中都会发生，通常发生在 40 岁以后，中年开始出现早期的症状且随增龄进一步发展。

病理生理学

骨关节炎发生在滑膜关节。关节软骨面退化，并且在关节软骨边缘形成新骨。随着增龄，软骨变硬，关节液减少，关节腔间隙变窄。机械性损伤侵犯关节软骨，导致潜在的危险。这会让软骨下的骨骼变硬、变薄。

软骨微粒刺激滑膜层细胞，使之纤维化而限制了关节的活动。关节滑液漏出至骨面损坏处。新骨（骨刺或骨膜）在关节边缘形成，导致骨性轮廓改变关节变大。骨刺损伤周围软组织引起疼痛。

评估结果

患者常常主诉进行性的症状和体征。病史中既往有外伤史。大部分情况下，患者主诉关节疼痛，尤其是在锻炼或者负重运动以后。

休息片刻能使疼痛好转。

其他主诉有晨僵（通常是 30 min 内和活动后缓解）。

随着天气改变，当关节活动收缩就会痛并限制移动。这些症状在肥胖患者、姿势差的人或者工作负重大的患者中更为明显且糟糕。

视诊会发现关节肿胀，肌肉萎缩，受影响部位的畸形及步态异常（当发生髋关节炎和膝关节炎时）。指关节炎会引起末端和相邻近的关节出现坚硬结节，多见于女性中，男性也可见。起初有疼痛感，这些硬结节逐渐变红、肿胀和疼痛。手指可能会发麻且失去灵活性。

触诊发现关节有柔软、发热但不红，活动时有摩擦感，关节不稳，肌肉痉挛和活动受限。

并发症

- 屈曲挛缩
- 半脱位与畸形
- 关节僵硬
- 骨囊肿
- 骨质增生
- 脊髓压迫综合征（颈椎骨关节炎）
- 神经根压迫
- 马尾综合征

治疗

治疗目标是减轻疼痛，改善活动力，减少残疾。治疗方法包括药物治疗、休息、物理治疗、辅助移动器具，必要时手术治疗。

药物治疗包括非类固醇类抗炎药。有些

了解骨关节炎

关节软骨的退行性特征是由于衰老或者其他易于引发因素引起的逐步病变过程,比如关节异常或者外伤。以下这些表述将能帮助你理解骨关节炎的进展过程。

正常解剖

正常的,骨与骨结合在一起,软骨——光滑的纤维组织,覆盖于骨骼的每一端,关节腔隙里充满了滑液。这些滑液起到润滑关节的作用,帮助关节活动,就像汽车里的润滑油。

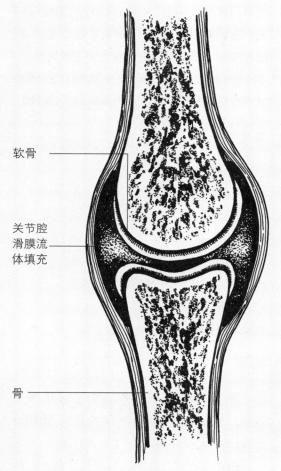

软骨

关节腔
滑膜流
体填充

骨

早期

在出现问题的关节表面,软骨开始变长。早期骨关节炎的患者,往往是没有明显症状的,或仅是轻微,关节活动后有隐痛。休息后不适减轻。患者也可能感到关节僵硬,尤其是在清晨。通常关节僵硬持续 15 min 或者更短。

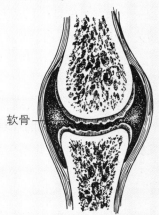

软骨

晚期

随着疾病的进展,整片软骨可能都碎裂,并形成骨刺,软骨的碎片在关节腔内游离漂浮。此时更为常见的就是在休息的时候也能感到疼痛,并整天感到疼痛。活动越来越受到限制,而且关节僵硬持续的时间更长甚至活动后也不能缓解。

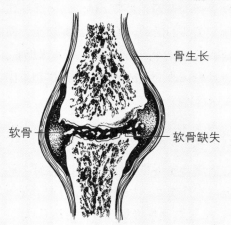

骨生长

软骨

软骨缺失

患者,关节腔内注射皮质激素也有效果。该注射治疗,每4～6个月进行一次,可以延缓手部硬结的形成。膝关节内注射人工关节液能够减轻关节疼痛6个月。

充足的休息非常必要,要做到劳逸结合。物理治疗包括按摩、热疗、手部石蜡治疗,指导活动练习降低肌肉痉挛和萎缩,采用保护性措施预防关节负重。有使用拐杖、背带、手杖、助步器、颈托或者牵引的方法来减少局部压力,提高活动稳定性。减重的方法能够帮助肥胖患者。

一些病例中,患者因严重残疾或者不能控制的疼痛,则需要手术治疗。全关节置换术或部分关节置换术是用假体来取代退化了的关节部分。关节融合术是将骨骼融化固定的方法,这种方法在脊柱(椎板切除术)手术中常见。

护理措施

- 帮助活动受限的患者,给予足够的心理支持。给他们表达活动受限和关节结节感受的机会。在整个治疗过程中,鼓励家属和患者一同参与。诚恳地回答他们的问题。

- 在关节活动与疼痛允许的范围内,鼓励患者自我照护。给他足够的时间来完成各项日常生活活动。

- 帮助患者提高睡觉质量,调整疼痛药物的剂量以达到最佳休息状态。向患者提供基本的辅助睡眠方法,如沐浴、背部按摩和多加一个枕头。

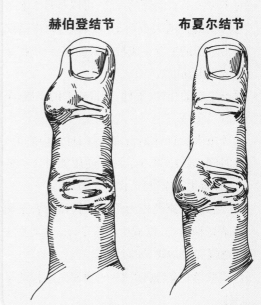

骨关节炎的症状

末梢指间关节的背外侧面可出现赫伯登结节,这些骨和软骨的增生往往硬而且没有痛感。它们通常发生于中年和老年骨关节炎患者。布夏尔结节与赫伯登结节相似,但不如其常见,多发于近端指间关节。

赫伯登结节　　　　布夏尔结节

- 评估疼痛形态,必要时使用止痛药,并观察患者用药后的反应。

- 帮助患者掌握放松与休息的技巧,鼓励其应用。

- 根据医嘱给予抗炎药物或其他药,观察用药后的不良反应。

- 手部关节处,根据医嘱给予热敷和石蜡浸泡,来缓解疼痛。

- 对于腰椎关节有问题的患者,提供硬床垫或者床板,来减轻晨痛。

- 对于颈椎关节有问题的患者,调整颈托固定来避免颈椎的压缩。使用时间长要观察皮肤有无刺激的表现。
- 对于髋关节有问题的患者,用温湿的热垫来减轻疼痛。根据医嘱使用止痉挛的药物。
- 对于膝关节有问题的患者,可以每日 2 次进行医生处方的关节活动范围练习以保持肌张力。帮助患者完成抗阻力的锻炼,以提高患者肌肉强度。
- 检查患者的拐杖、手杖、背带或者助步器,是否恰当合适。
- 指导患者制订计划合理安排日间和夜间休息时间。鼓励患者学习并使用能量守恒的方法,简化工作过程,保护关节。
- 指导患者要避免用力过度。告知患者正确的站立和行走,以减少负重活动,尤其要注意弯腰和捡拾物品的时候。
- 告知患者要穿合脚的鞋子,要修复磨损的足后跟。
- 推荐患者家中安装安全设施,如浴室里的把手。
- 指导患者完成关节活动度锻炼,适当地进行锻炼。
- 建议患者保持体重,减少对关节的压力。
- 指导患者正确使用拐杖或者其他骨科辅助设施,并且要强调合理使用这些辅助设施的重要性,需要定期检查这些设备。提醒患者辅助设备的不合理使用,可能造成身体组织的伤害。
- 推荐使用坐垫,也建议使用抬高的坐便器。

这两个方法可以减少因为从坐位到站立姿势造成的压力。

- 肯定患者的努力成果,指出生理功能的改善并继续保持。
- 必要时,引荐患者给职业治疗师或者居家护士,以帮助其来学会应对完成日常生活活动。

骨质疏松症

骨质疏松症是骨代谢疾病,骨质再吸收的比率加快,而骨质形成的比率变慢。结果就是骨量减少。受到影响的骨骼钙磷流失,变脆,易骨折。

骨质疏松症可以是原发性疾病,也可以是继发某些疾病,如长期使用类固醇药物。原发性骨质疏松症可以分为先天性、Ⅰ 型和 Ⅱ型。先天性骨质疏松症可以影响成人和儿童。Ⅰ 型骨质疏松症与雌性激素流失有关会导致骨小梁和骨皮质的流失。这一类骨质疏松症的患者可发生脊柱和腕关节的骨折。Ⅱ 型骨质疏松症以骨小梁和骨皮质流失,肱骨近端、胫骨近端、股骨颈和骨盆反复骨折为特点。

病因和发病率

原发性骨质疏松症的病因不明,但是可能与以下因素有关:

- 长期钙质摄入不充分造成轻度但是长期的负钙平衡
- 性腺和肾上腺功能下降
- 雌激素缺乏导致的蛋白质代谢紊乱

- 久坐的生活方式
- 维生素 D 摄入不足

继发性骨质疏松症与一些原因有关，如长期的激素治疗、肝素治疗、肢体废用（如偏瘫）、酗酒、营养不良、风湿性关节炎、肝脏疾病、吸收不良、坏血病、乳糖不耐症、甲亢、成骨不全症及骨萎缩（局限于手部和足部、反复发作）。

75% ~ 80% 的骨质疏松症患者是女性。白人女性和亚洲女性较非裔美国女性常见。Ⅰ型骨质疏松症常见于 51 ~ 75 岁女性。Ⅱ型骨质疏松症常见于 70 ~ 85 岁的男性与女性。

病理生理学

在正常骨质中，骨质形成与吸收是基本守恒的。补充治疗使得吸收增快，补充的骨量与吸收量相同。内分泌系统通过甲状旁腺激素，刺激成骨细胞的形成和抑制破骨细胞的合成来维持血浆和骨钙代谢。

成骨的过程慢于重吸收的过程则形成了骨质疏松症。比如说，肝素通过抑制骨胶原合成或者加快骨胶原分解来促进骨质重吸收。无论内因或者外因导致的激素水平的升高，都会抑制肠道对钙质的吸收以及成骨细胞的活动。

评估结果

患者既往史可以提示这是一个绝经后的患者或者存在已知的疾病因素引起继发性的骨质疏松症。通常是老年女性患者会主诉其在弯腰拿东西时听到明显的声音，并在后背感觉到突发的疼痛，或者她们会主诉在过去的数年里这样的疼痛缓慢地进展。

如果患者有椎体的压缩性骨折，她会主诉背部疼痛和躯干的放射性疼痛。任何一个小的动作都会加剧这个疼痛。

视诊见患者背部有驼峰。她可能会主诉人变矮了（见身高缩减的检测）。

触诊示肌肉痉挛，脊柱活动减少，伸展因弯曲而受限。

并发症

- 腰椎压缩性骨折
- 髋关节和腕关节骨折
- 活动力下降

治疗

治疗的目的是要控制骨质流失，预防骨折，控制疼痛。骨质疏松的治疗主要是以轻柔的运动为方法的物理治疗及药物治疗来减慢疾病进展的速度。其他治疗方法包括辅助设施使用，或者手术。

药物治疗包括二磷酸盐，比如福善美和磷酸钠，能预防骨质流失并减少骨折的风险。补充钙质和维生素 D 有助于维持正常的骨质代谢。雷洛昔芬和降血钙素能降低骨质重吸收和减慢骨密度的下降速度。

外科手术（切开复位术和内固定）能治疗

身高缩减的检测

骨质疏松症患者典型的表现为身高缩减。脊椎骨反复骨折会导致脊柱弧度增加，从而出现脊柱后凸的情况（如下图所示）。（虽然这种情况是骨质疏松患者的显著特点，但即使没有这种疾病的老年人也可能出现这样的畸形。）

胸腹腔容量减少，活动耐力下降、肺功能不全和伴随着身高的缩减腹部突出。

评估身高缩减程度时，嘱患者站立，双手向两侧平举，保持与地面平行。测量患者身高和双臂伸展距离（从一侧最长手指指端到另一侧最长手指指端的距离）间的差值，超过约4 cm 的部分即提示为身高缩减的值。

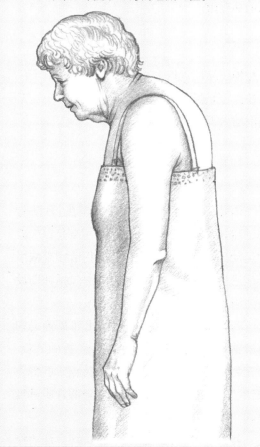

股骨的病理性骨折。柯雷氏骨折需要复位和4 ~ 10 周的石膏固定。

为了预防原发性骨质疏松症，老年患者应当保证足够的钙质摄入——适当补充钙——定期地运动。氟化物治疗也能起到一定的预防作用。雌激素和雄激素替代疗法能延迟骨质流失，预防骨折，然而此疗法仍然是有争议的。激素替代疗法降低骨质的重吸收和提高骨密度，但也会增加乳腺癌的风险。

继发性骨质疏松症能够通过有效治疗原发疾病，术后的早期活动，观察有无吸收障碍，治疗甲亢来得到预防和控制。减少饮酒和咖啡因的摄入，戒烟也有助于预防继发性骨质疏松症。

护理措施

- 针对患者易骨折的特点制定护理计划，重点是合适的体位、步行的方法、符合规定的运动锻炼。

- 向患者提供情感支持，确保他们能够应对活动受到限制的情况。让患者有表达情感的机会。可能的话，可以安排同伴教育，互相交流生活经验。

- 鼓励患者的家庭成员参与全部治疗过程，诚恳地回答问题。

- 在患者活动允许的情况下，在其疼痛耐受的范围内，鼓励患者尽可能地完成自我照顾，让其有足够的时间，在自己熟悉的地方完成这些日常生活活动。

- 每日检查患者皮肤有无发红、发热，有无出现新的疼痛区域,此可能是新的骨折的征兆。

- 让患者进行适当的运动锻炼,每日协助其起床走动数次。根据患者的情况,进行被动的关节活动度锻炼,或者鼓励他们进行主动运动。确保患者参加安排的物理治疗。

- 保证患者的安全。保持床栏抬起。始终轻柔小心地搬运患者。告知辅助人员,骨质疏松症的患者是容易发生骨折的,在协助移动时需注意。

- 向患者提供富含维生素 D、钙质和蛋白质的饮食,以帮助骨代谢。

- 根据医嘱给予止痛药和热敷以缓解疼痛,评估患者用药效果。

- 做好所有的治疗、检查和操作前的解释工作。比如,向围术期的患者和其家庭成员解释所有术前和术后的流程及治疗。

- 保证患者及其家庭成员完全理解处方药物的给药原则。指导如何确认药物的不良反应,应及时地报告医生和护士。

- 教育使用雌激素药物治疗的患者进行自我乳房检查。并且告诉她们至少每月自我检查一次,一旦发现乳房肿块立刻报告医生。强调定期妇科检查的重要性,还要告知她们一旦发现不正常的阴道出血应及时就诊。

- 如果患者补充钙质,要鼓励其多饮水,保证足够的尿液排出,避免引发肾结石、高钙血症和尿钙过高。

- 特别要注意在受伤以后,如果有新的疼痛发生,要立刻就诊。

- 建议患者睡坚实的床垫,避免睡过软的床垫。

- 视情况教会患者正确使用背带。

- 完整地向患者及其家庭成员解释何谓"骨质疏松症"。如果他们不理解这个疾病过程,可能会为了没有预防骨折的发生做点什么而感到无用内疚。

- 演示恰当的身体力学。言传身教地向患者展示如何弯腰捡拾物品,如何避免扭转动作,如何避免长时间弯曲身体。

- 鼓励患者安装安全设施,比如家中的把手和扶手。

- 患者的饮食中钙质含量要丰富。提供给他们钙质丰富食物的清单。Ⅱ型骨质疏松症可能可以通过摄取足够的钙质和定规律运动来达到预防的效果,做好解释。激素和氟化物治疗也能够预防骨质疏松症。

- 继发性骨质疏松症可通过治疗原发病,术后或者外伤后早期活动,减少饮酒,仔细观察有无钙吸收障碍的疾病,放松治疗甲状腺机能亢进来达到预防的目的,做好宣教工作。

- 帮助患者尽快适应,展示其努力适应的成果。必要时,转诊至职业治疗师或者居家护士以帮助其来应对完成日常生活活动。

佩吉特病（变形性骨炎）

佩吉特病,又称变形性骨炎,是一种以早期骨重吸收增加(破骨期)继而过量异常骨质形成(成骨期)为特征的缓慢进展的骨代谢性疾病。新生的骨组织无序、易碎、脆弱,导致外观和内部结构的严重畸形。

佩吉特病通常影响一处或多处骨骼（最常见于脊柱、骨盆、股骨和头骨）。偶有患者存在多发的骨骼畸形。大约5%的患者或有恶性改变。

这种疾病是致命的，尤其是合并心力衰竭（病变范围广泛导致心搏输出量不断增加）、骨肉瘤、骨细胞癌。

病因和发病率

虽然确切地佩吉特病病因未明，仍有理论显示这是由慢性隐匿性的病毒感染引起（可能是腮腺炎病毒）。常见于40岁以上男性，80岁以上老年人发病率更高。

病理生理学

在该病中，加快的破骨细胞的重吸收在骨松质中反复发生。骨小梁减少，血管纤维组织取代了骨髓，这个过程仅次于快速的、异常骨形成过程。骨胶原纤维在新生骨组织中排列紊乱，骨基质中糖蛋白水平下降。由于过量骨形成，部分再吸收的骨小梁结构变厚变大，骨组织变软变弱。最终佩吉特病进展到不活跃期，异常重物达最低限度或消失。

评估结果

该病临床表现迥异，早期无症状。随着疾病进展，患者可能主诉剧烈、持续的疼痛。如果脊柱或神经根受到不正常骨组织的侵犯，患者将会活动受限并且疼痛会随着负重量增加而加剧。

如果患者头骨受到侵犯，视诊发现以患者前额和枕骨为特征的头盖骨增大。

患者可能会主诉他的帽子尺寸变大了，可有头痛。其他的畸形包括驼背（因压缩性骨折或椎骨受侵犯引起的脊柱弯曲）和桶状胸，胫骨或股骨不对称引起的身高下降。触诊会发现受侵犯的区域发热和变软。

并发症

- 失明和失聪
- 病理性骨折
- 高血压
- 肾结石
- 高钙血症
- 痛风
- 心力衰竭
- 呼吸衰竭

治疗

没有症状的患者无需治疗。有症状的患者需要药物治疗。

皮下、皮内或者肌内注射，进行降血钙素的治疗。患者需要长期的降血钙素的治疗，需要引起注意的是在治疗的最初几周内，疾病情况会有所好转。患者也可口服二磷酸盐（诸如磷酸二钠、阿伦磷酸钠、氨羟二磷酸二钠、替鲁磷酸盐、利塞磷酸钠）来延缓骨质的重吸收，减轻骨质的损害，降低血清碱性磷酸酶的水平和减少尿液中羟脯氨酸的排泄。用药后1～3

个月内情况有所改善。

普卡霉素(一种细胞毒性抗生素,可以降低血钙水平,降低尿液中羟脯氨酸含量,减少血清碱性磷酸酶水平)用药后 2 周以内疾病能得到缓解并且在 1 ~ 2 个月内可以观测到血清中生化指标的改善。普卡霉素会破坏血小板或者危害肾功能,所以仅在情况危重,需要迅速缓解症状或者对其他治疗不耐受的患者中使用。

患者自我服用降血钙素或者二磷酸盐的药物能够帮助他们进行日常活动。即使如此,这些患者也可能会需要外科手术治疗来减少或预防病理性骨折,纠正继发畸形及减轻神经损伤。为了降低骨周围增生大量的血液,术中引起的大量出血造成的危害,需要在手术前开始进行降血钙素、二磷酸盐或者普卡霉素的药物治疗。由于佩吉特病影响了聚甲基丙烯酸甲酯的含量,关节置换术很难开展。根据患者的症状,其他的治疗方法因症状迥异而略有不同。

护理措施

- 每日评估患者疼痛程度,以评价止痛治疗的有效性。观察有无新发的疼痛或者活动受限,这可能与新发的骨折有关。观察有无感觉或者活动障碍,比如听力、视力或者行走障碍。
- 监测血清钙和碱性磷酸酶的水平。
- 长期卧床患者需仔细做好皮肤护理预防压疮发生,经常更换睡姿,使用水垫预防压疮,

使用防足下垂鞋具预防足下垂。

- 准确记录出入液量。鼓励患者摄入足够的液体来减少肾结石的形成。
- 帮助患者适应由于佩吉特病引起的生活习惯的改变。教会患者缓慢移步,如果需要,使用辅助设施。
- 鼓励患者参加推荐的锻炼项目,但是要劝诫他们避免不动或者过度活动。
- 建议使用坚实牢固的床垫或床板来减少脊柱畸形。
- 对患者解释所有药物的作用及服用方法。指导患者合理使用止疼剂。
- 防止在家跌倒,强烈要求患者去除地面上的毯子和小型障碍物。
- 强调常规检查对评估并发症的重要性,包括视力和听力的检查。
- 演示如何正确注射降钙素以及轮流交替选择注射点。告知患者可能会发生的不良反应(包括恶心、呕吐、注射点发炎、脸红、手部瘙痒和发热)。消除患者疑虑强调这些反应都是轻微的不会频繁发生的。
- 告知患者喝果汁前或餐后 2 h 服用此药物能增加羟乙膦酸钠的吸收(牛奶或其他高钙食物会影响药物吸收)。分配好每日的剂量减少药物不良反应,并且观察报告胃痉挛,腹泻,骨折和加剧或者新增的骨疼痛。
- 建议患者服用普卡霉素并观察感染的迹象,包括体温升高,容易淤青和出血。督促患者按时定期报告实验室检查结果。
- 指导患者及其家庭成员向社会机构寻求支

持,类似于家庭健康看护机构以及佩吉特病基金会。

消化系统

随着人体增龄,消化系统也会发生一些改变。肠蠕动和平滑肌张力会随着年龄增长而降低,黏膜萎缩,肝脏缩小。这些改变延缓了食管和胃排空的时间,造成了咽食少量食物后的饱胀感。胃酸分泌的改变导致了消化不良、食欲减退,胃酸反流可以由药物和疾病引起。其他并发症还包括便秘和大便失禁。

便秘是老年人最常抱怨的,便秘是由于肠蠕动减少,引起消化物质在大肠中通过的时间延长,可能使水分被重吸收,导致大便变硬。其他导致便秘的因素还包括液体摄入的减少;肛门括约肌控制能力减弱;排便反射衰退;活动减少;制动;长期依赖缓泻剂排便以及某些药物的不良反应。

大便失禁在消化功能方面来说有可能是由于年龄或相关疾病引起的,少数情况是由骨骼肌肉或神经的改变引起(比如盆底肌肉减弱或男性前列腺增大)。严重的大便失禁会导致严重的社会心理影响并威胁着老年人的自理能力。

其他老年人常见的消化系统疾病包括直肠癌、结肠憩室病、食管癌和胃溃疡。

结直肠癌

结直肠恶性肿瘤最常见的是腺癌。其中有半数左右是在乙状结肠部位的无蒂病变,其余属于息肉样病变。

结直肠癌的肿瘤生长速度缓慢,很长一段时间内局限在一个部位。早期诊断的,5年生存率为50%。若在淋巴转移前诊断并切除肿瘤的话,75%的患者可能被治愈。

病因和发病率

尽管引起结直肠癌的确切原因尚未知,但是有研究表明经济发达地区的发病率较高,这就意味着和饮食有某种关系,过量摄入动物脂肪,特别是牛肉以及低纤维食物。

在美国及欧洲,结直肠癌是第二大常见的肿瘤。男女分布较为平均,而且40岁以后较为常见。

病理生理学

结直肠癌中最常见的损伤是中度分化型腺癌。这类肿瘤生长缓慢,并且很长一段时间中无任何临床症状。乙状结肠及降结肠的肿瘤向四周浸润性生长,压迫肠腔。在诊断上来说,升结肠的肿瘤一般较大而且在身体检查触诊时较易发现(见结直肠癌的类型)。

评估结果

肿瘤生长的部位决定了症状和体征。如果肿瘤生长在右半结肠,患者在早期可无任何症状,因为大便在右半结肠本就呈半流体稀糊状。患者可有黑便或柏油样便史,然而,会报告有贫血、腹痛、腹块等症状。随着病程的进展,患者可出现全身无力、腹泻、肠梗阻、厌食、

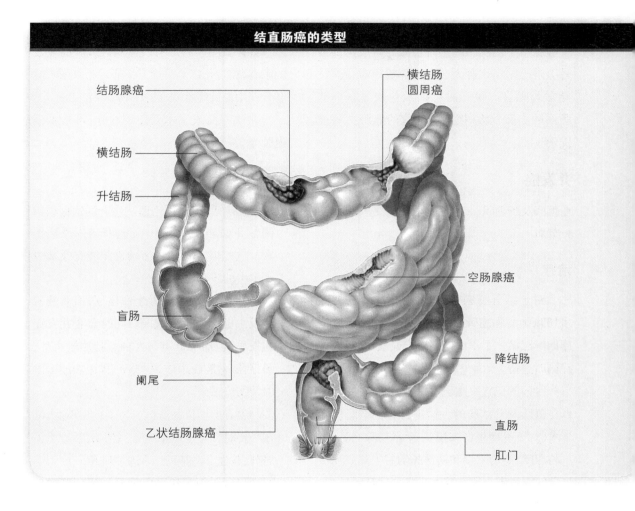

结直肠癌的类型

结肠腺癌

横结肠

升结肠

盲肠

阑尾

乙状结肠腺癌

横结肠
圆周癌

空肠腺癌

降结肠

直肠

肛门

体重减轻呕吐等症状。

　　左半结肠癌在病程早期就可出现梗阻的症状，这是由于当粪便经过此段时已由糊状变为团状。患者常会出现直肠出血（通常会被归因为痔疮），间歇性绞痛或腹胀和直肠感到有压力。

　　随着病程的进展，顽固型便秘、腹泻、带状或铅笔样状便会越发严重。患者会注意到

排气或排便可以减轻疼痛。同时患者会在排便时发现暗红或鲜红色血便或黏液血便。

　　直肠癌患者的排便习惯会发生改变，开始时表现为大便急迫感（晨起腹泻），或腹泻、便秘两者交替。患者还会注意到大便上有血或者黏液并且会有里急后重感。在病程后期，患者会有直肠部位的胀痛和钝痛，有时表现为直肠或骶骨区持续疼痛。

腹部检查可发现腹胀或可见的包块。腹壁静脉由于门脉阻塞出现扩张。腹股沟及锁骨上淋巴结出现肿大。在腹部听诊时会闻及异常肠鸣音。触诊时可扪及包块。右半结肠癌肿一般较大，横结肠部位的癌肿更易被发现。

并发症

- 腹胀及肠梗阻
- 贫血

治疗

对于结直肠癌来说，最有效的治疗是手术切除肿瘤和癌旁组织以及可能已浸润癌细胞的淋巴结。手术后使用化疗或放疗，或放化疗同时进行。

肿瘤的位置决定了手术方式：

- 在盲肠及升结肠的肿瘤需行右半结肠切除术（对于晚期患者来说）。手术切除回肠、盲肠、升结肠的末端和横结肠的右半部分及相应的肠系膜。
- 对于横结肠近端及中段的结肠肿瘤来说，右侧结肠切除术包括整段横结肠或横结肠中的一段及相应肠系膜和血管。
- 对于乙状结肠部位的癌肿来说，手术通常仅限于乙状结肠及肠系膜。
- 直肠上段的肿瘤需实行前侧或低位前侧切除术。现如今吻合器的使用，可行比以往更低位的切除术。
- 直肠下端的肿瘤需行经腹切除术，并需行永久性结肠造口术。

如果发生转移或有残留病灶或肿瘤复发的患者，需行化疗。治疗方案通常为氟尿嘧啶联合使用左旋咪唑或亚叶酸钙。

在手术前或手术后使用放疗，可帮助消退肿瘤。

护理措施

- 结肠切除手术前，严密监测患者的饮食结构调整并根据医嘱给予泻药、灌肠剂及抗生素。这些措施帮助清洁肠道并能有效减少手术中的腹腔污染。
- 手术后，严密监测患者生命体征，出入液量以及水电酯质平衡状况。同时监测并发症的发生，包括吻合口漏、出血、肠功能紊乱、肠穿孔、盆腔腹膜破裂、狭窄、排尿功能障碍以及伤口感染。
- 关心患者的切口和造口。为了减少不适，可在必要时合理使用止痛药，根据医嘱给予止痛剂，其他方法帮助患者改变卧位。
- 鼓励患者正视造口并尽早参与到自我护理中。教会患者良好的卫生习惯及皮肤护理。切口愈合后即可让患者淋浴或洗澡。
- 向造口师咨询，为患者制订术后照护方案。
- 观察放疗的不良反应（包括恶心呕吐、脱发、精神萎靡），并提供患者减轻不良反应的方法，给予慰藉。
- 在化疗期间，注意观察并发症（如感染）和预期的不良反应，并准备好应对这些反应的方法。采取措施减少不良反应，例如用生理盐水漱口,预防口腔溃疡。

- 为预防感染,在护理静脉导管和伤口护理时严格遵守无菌技术。根据机构中心护理规范更换静脉输液和置管处敷贴,指导患者饭前饭后以及如厕后洗手。

- 倾听患者的恐惧和忧虑,在患者自感焦虑和压力很重的时期给予陪伴。

- 鼓励患者识别出能够促进他舒适和放松的措施。试着使用这些方法,同时鼓励其家庭成员也这么做。

- 尽可能与患者和其家庭成员共同决定照护方案。

- 向患者解释造口会发红、潮湿、水肿、消除患者的顾虑,术后水肿会逐渐消退。

- 手术前后向患者展示肠道内的图像,强调术后肠道的情况。使用教学小册子来丰富教学(这些小册子可从美国造口协会付费获得或免费从制造造口袋的生产厂家中获得)。如果可以,请康复的造口患者进行一次术后访视。

- 向患者的家庭成员们解释乐观积极的行动有助于患者的自我调节。

- 在患者术后恢复自理能力时,立即指导患者结肠灌洗。当恢复正常排泄时,建议患者每天选择固定时间进行灌洗,许多患者发现每1~3天灌洗对于建立排便规律非常必要。

- 指导患者进高纤维饮食。

- 当腹泻、肛门排气、便秘时,告诉患者先从饮食方面寻找原因。向患者解释这些症状会消失。告知患者哪些食物会缓解便秘,并鼓励患者增加液体及纤维的摄入。

- 在遇到腹泻的问题时,建议患者使用苹果酱、香蕉及米饭。提醒患者只有在医生指导下才能服用泻药或止泻药。

- 告知患者几个月后,当造口已建立固定排便规律时,可以不用戴造口袋。将造口袋专用的保护套或海绵纱布放置在造口周围可以起到保护造口,吸收黏液或分泌物的作用。告知患者在建立固定排便规律前,患者同样可以在不损伤造口或造口周围的组织的情况下恢复体力活动,包括运动。

- 如果患者想游泳,可以在造口上放置造口袋或造口保护套。告知患者避免从事重体力活动,由于腹部肌肉变薄,容易造成疝。建议患者制定一个循序渐进的锻炼计划来增强腹部肌肉。这个计划需要在医生的指导下进行。

- 强调定期复查的重要性。罹患大肠癌的患者会增加患上另一种原发肿瘤的风险。患者应每年进行体检(乙状结肠镜,常规直肠指检和大便隐血检查)以及随访检查。

- 如患者接受放疗或化疗向患者解释化疗或放疗的治疗过程。确保患者能够了解经常出现的不良反应,以及可以减轻或预防不良反应的方法。

- 向患者传授关于美国癌症协会指南中对于大肠癌的筛查,包括像将每年一次得直肠指检纳入常规体检(详见大肠癌检测指南)。

- 向患者推荐家庭医疗保健中心,患者可以在家检查身体情况。

大肠癌检测指南	
以下是由美国癌症协会推荐的对于大肠癌的早期筛查的方法。这些指南适用于 50 岁以上的男士和女士。	
筛选方法	**频率**
大便隐血试验	• 每年一次
乙状结肠镜	• 每 5 年一次
大便隐血试验加上乙状结肠镜	• 大便隐血试验每年一次 • 乙状结肠镜每 5 年一次
肠镜	• 每 10 年一次
双重对比钡灌肠检查	• 每 5 年一次
* 大多数临床医生会倾向于结合大便隐血试验和乙状结肠镜检查而不是单项检查。	

憩室病

憩室病是指胃肠道任何一部分向外的囊状突起。憩室可在从近咽部底端到肛门中任何部位生长,其中乙状结肠处最为常见,其他典型的生长部位包括十二指肠,胰腺附近,或法特壶腹以及空肠附近。尽管胃憩室并非少见,但它可以是消化性溃疡或肿瘤的前期表现。

憩室病有两种临床分型。一为憩室形成时期,此时憩室已存在但可无症状。二为憩室炎阶段,此时炎症产生,会导致像梗阻、发炎以及出血等更严重的并发症。

病因和发病率

饮食,特别是精制的食物可能是因素之一。纤维缺乏降低粪便在肠道停留时间,肠腔弯窄,排便时腹腔内压增高。

憩室病在 45 岁以上的人群中较为常见,并且影响 30% 的 60 岁以上成年人。憩室病在食物量足及富含纤维的国家中较为少见。

病理生理学

当肠腔内的压力集中在薄弱区域如血管进入肠道处,引起胃肠壁肌肉连续性中断时,憩室形成。此时,管腔内的压力迫使肠子外突,形成一个袋状(憩室)。

憩室炎是指当未消化的食物和细菌积聚在憩室中,形成一个坚硬的物质(粪石)。由于此物切断了憩室薄壁的血供,增加了被结肠中细菌侵袭的易感性。细菌感染后导致炎症(详见结肠憩室)。

评估结果

通常来说,患有憩室的患者自感无症状。有时会有左下腹部疼痛,但会随着排便或排气而有所缓解。患者有时会出现便秘腹泻交替出现。评估通常无任何临床发现。偶尔触诊腹部时会出现左下腹压痛。

憩室炎患者可能有憩室史,做胃肠道造影时偶然被发现。调查显示患者通常有低纤维摄入的饮食习惯。患者可能最近吃了带有籽或者核仁的食物,如番茄、花生、爆米花、草莓或一些难消化的粗粮,如玉米和芹菜。籽类食物和难消化的粗粮会卡住憩室颈部,导致憩室炎。

憩室炎患者普遍表示有左下腹中度疼痛,表现为钝痛或者持续痛。咳嗽、抬举重物或拉紧会加剧疼痛。其他症状和体征还包括轻度恶心、胀气、间断性的便秘,有时伴有直肠出血。有些患者会出现腹泻。

在视诊憩室炎患者面部痛苦状。触诊可能证实患者的右下腹痛,患者还可能出现低热。

对于急性憩室炎来说,患者会出现肌肉痉挛及腹膜刺激征。触诊腹部会有紧张感及反跳痛。如果炎症部位靠近直肠,直肠指检可能能够触到突出的团状物。

并发症

- 直肠出血
- 由于动脉或静脉的被侵蚀造成的门静脉脓血症
- 瘘形成
- 梗阻
- 穿孔
- 脓肿
- 腹膜炎

治疗

患者的治疗是由憩室病的类型以及症状的严重程度决定的。无症状的憩室通常只要求进食高纤维食物,避免食用坚果、瓜子以及爆米花,并不需要治疗。造成疼痛的中度胃肠道不适,便秘或排便困难的肠憩室需进食流质或低渣饮食,软便剂以及一次剂量的食物矿物油。这些方法可缓解症状,减少刺激,降低憩室炎的风险。在疼痛消退后,患者会从增加的饮水量(每日 8 杯水量),多渣饮食以及增容药物如洋车前草等中获益。

对于那些没有穿孔征象的轻度憩室炎的患者,治疗主要是预防便秘及抗感染。治疗包括卧床休息,流质饮食,给予软便剂,使用广谱抗生素,给予哌替啶止痛治疗以及松弛平滑肌,给予解痉药如溴丙胺肽淋控制肌肉痉挛。

对于更加严重得憩室炎患者来说,治疗除以上方法外,再配合静脉输液。患者需要禁食以及留置胃管来缓解腹内压。

有出血的患者需要补充血液并严密监测水电解质平衡。出血通常都会自行停止,如果持续出血,有效方法是使用血管造影放置导管并向出血的血管中输入后叶加压素。

结肠憩室

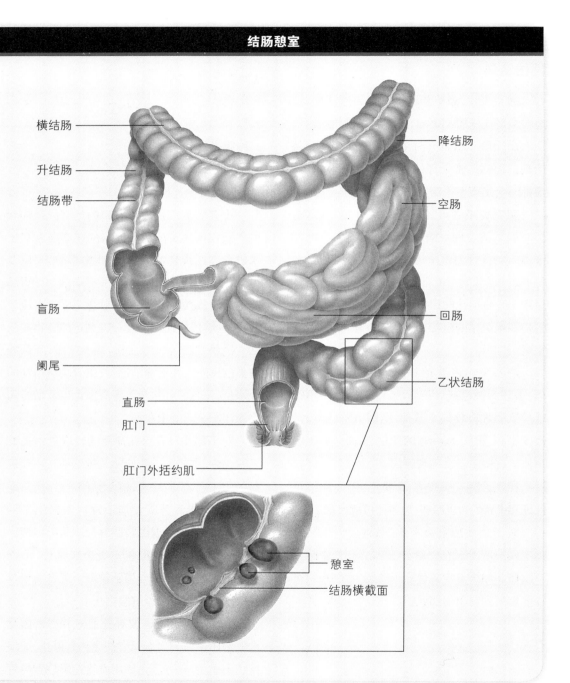

横结肠

升结肠

结肠带

盲肠

阑尾

直肠

肛门

肛门外括约肌

降结肠

空肠

回肠

乙状结肠

憩室

结肠横截面

偶尔需要手术治疗。如果憩室炎患者对药物治疗无效或在同一部位反复发作,患者可能需要切除病灶所在部分的肠腔。

护理措施

护理憩室病的患者时,遵循以下步骤:

- 牢记相对憩室病而言,憩室炎更需要干预,因为它能造成严重的症状及并发症。
- 如果患者出现焦虑,提供心理支持。倾听患者的主诉,适时地给予帮助解除疑虑。
- 遵医嘱给药(抗生素、软便剂、解痉剂),观察患者的用药后效果和不良反应。如果疼痛加剧,按医嘱给予止痛药。
- 仔细观察大便的色质量,注意胃肠蠕动的频率。
- 急性憩室炎的患者保持卧床休息。嘱患者勿做咳嗽、抬举、用力拉等增加腹内压的动作。
- 遵医嘱进食。急性发作期的患者需进流质饮食,如果患者症状严重或有恶心呕吐或腹部膨隆的情况,需置胃管并遵医嘱间歇抽吸。严格确保患者禁食,并严格监控静脉输液。当症状好转后,逐渐开始进食。杜绝提供患者易嵌顿进憩室囊的食物,如瓜子,坚果及带果皮的水果。
- 观察患者有无并发症相关的症状和体征。观察有无体温升高,腹部疼痛加剧,血便以及白细胞增多。
- 如果有憩室出血,患者需要进行血管造影并灌注血管加压素。定时检查足背动脉搏动,

保持患者的腿从腹股沟处呈弯曲状,同时观察加压素诱导液体潴留(患者若出现不安、焦虑、腹部绞痛、癫痫发作、少尿或无尿,可能提示出现了液体潴留)。观察有无严重的低钠血症(低血压、脉象快而细弱、寒战、皮肤湿冷、发绀提示低钠血症)。

- 如果手术已经确定好时间,按常规术前护理。同时还需一些特别护理,如抗生素应用以及术前几日给予特殊饮食。

在行结肠切除术后,按以下步骤:

- 观察有无感染的征象。做好伤口护理。因为手术切口处可能已经受感染,定时查看敷料及排泄物有无感染迹象(敷料上有无脓液或恶臭),需要时及时更换伤口敷料。
- 观察有无术后出血,观察患者有无低血压,血红蛋白及血细胞比容水平有无降低。
- 准确记录出入液量,按医嘱给予静脉输液及药物。
- 保证胃管引流通畅,若胃管滑脱,立即通知医生,切勿回插。当患者拔除胃管后,按医嘱逐步增加饮食,并观察患者对饮食改变的承受能力。
- 如果患者行结肠造口术,提供患者表达他自己感情的机会并给予情感护理。
- 确保患者了解预期效果及处方药物的不良反应。
- 审阅推荐食谱,鼓励患者每日饮水 2 000 ～ 3 000 mL,强调粗粮饮食的重要性,便秘和用力排便的危害,建议患者在食物中增加难消化纤维的食物,如新鲜蔬果,全谷物面包

或荞麦食品,告知患者高纤维饮食会暂时导致腹部胀气,建议患者使用软便剂或缓泻剂来缓解便秘症状。

- 告知患者当遇到以下情况要告知医生:体温大于等于 38.3℃、腹痛加剧或持续疼痛超过 3 天或便中带血,强调这些症状可能预示并发症的发生。

- 术后指导患者结肠造口护理方法,并安排造口师提供上门指导。

食管癌

食管癌是食管中的恶性肿瘤,食管癌有多种亚型,原发性鳞状细胞癌和腺癌。此病几乎是致命的(见常见的食管癌)。

病因

引起食管癌的确切原因还未知,但是易致病因素已经确认了,包括长期大量吸烟、过度饮酒造成的慢性刺激;贲门松弛或狭窄造成食物淤积而引起的慢性炎症;有头或颈部的肿瘤史以及营养不良;有未治愈的口炎性腹泻或普-文二伦综合征(PLUMMER-VINSON 症)。

食管癌在 60 岁以上的男性中较为常见,在全世界中都有发生,但是发病率有地域差异,如日本、俄罗斯、中国、中东及南非特兰斯凯地区较为常见。

病理生理学

大部分的食管肿瘤为低分化的鳞状细胞癌。腺癌发生率较低且较易发生在食管下三分之一处。食管肿瘤大多呈真菌样及浸润样生长,并部分收缩食管内的管腔。

早期的转移通常是由黏膜下淋巴结转移,侵犯邻近的重要的器官。如果患者幸免于原发性扩张,肝脏和肺通常是远处转移的脏器。其他转移的部位还包括骨头、肾脏及肾上腺。

评估结果

疾病早期,患者会主诉饱胀感、受压,消化不良或是胸骨后疼痛。患者会使用抗酸剂来缓解胃部不适。随着病情加重,患者会出现吞咽困难及体重下降。且吞咽困难的程度是随着病情的加重呈而不同。早期,是轻度的吞咽困难,表现为吃了固体食物后下咽困难,特别是肉类。继而为吞咽质地粗糙食物困难,有时甚至当患者进食液体时也不能下咽。

随着食管内肿瘤的增大超出食管腔大小的限制,有的患者会出现声音嘶哑(由于喉部神经受累引起)、慢性咳嗽(可能是误吸引起)、厌食、呕吐以及食物反流的症状。患者还会出现吞咽时疼痛以及背部的放射痛。

晚期食管癌患者会出现消瘦、恶病质及脱水的症状。

并发症

- 无法控制分泌物
- 食管梗阻
- 纵隔炎

- 食管下括约肌失去控制
- 吸入性肺炎
- 气管、支气管瘘
- 主动脉瓣穿孔

治疗

　　食管癌诊断时已是晚期，所以手术及其他治疗手段都只是减少疾病的影响。

　　姑息疗法主要是通过一些治疗手段保持食管的通畅，包括食管扩张、激光疗法、放疗以及在肿瘤旁安装支架以防止肿瘤阻塞食管（类似 Celestin 管）。根治性手术疗法可以切除肿瘤或切除食管或者食管与胃的一部分。化疗及放疗可减慢肿瘤的生长。胃造口术或空肠造口术可帮助提供足够的营养。一旦出现瘘，可采取修复术。内镜下激光治疗和双极电凝疗法可通过蒸发癌组织恢复吞咽功能。如果是食管上段肿瘤，激光不能准确的定位，使用止痛药来控制疼痛。

护理措施

- 观察患者的营养状况及饮食的液体程度，提供患者高热量、高蛋白质饮食。若患者出现吞咽固体食物困难，可将患者的食物搅拌成泥状或给予流质饮食，并给予营养配方制剂。按医嘱给予管饲，和胃外营养。
- 为预防食物吸入，在喂餐时给予患者半卧位并让患者有充分的时间咀嚼食物。如果出现食物反出，给予患者口腔护理。
- 有胃管的患者，处方流质（通常为 200~500 mL）

缓慢重力滴注喂食（20~30 min）。喂食前让患者咀嚼点食物，这样可以促进胃液分泌以及类似正常进食。
- 必要时按医嘱给予止痛药。促进患者舒适度，例如协助变换卧位（repositioning）以及分散患者注意力。
- 手术后，严密监测患者生命体征，水电解质平衡以及出入液量。如有病情出现变化立即通知医生。观察患者有无出现并发症、感染、瘘道形成、肺炎、脓胸以及营养不良。
- 如果患者接受了食管吻合术，给予患者平卧位，以防吻合口缝线因为张力过大而崩开。观察有无吻合口漏的症状。
- 如果患者植入了食管内支架，要确保该支架没有堵塞或脱落。一旦堵塞或脱落有可能会导致纵隔穿孔或肿瘤向下侵蚀。
- 放疗后，观察患者有无食管穿孔、肺炎、肺纤维化以及脊髓炎这些并发症。
- 化疗后，采取一些措施减少药物不良反应，例如用盐水漱口预防口腔溃疡。让患者多休息，并按医嘱服药来降低不良反应。
- 预防感染。
- 在治疗期间回答患者关于治疗的相关问题，并告知患者手术及其他治疗的预期效果。聆听患者的害怕及担忧，在患者有严重焦虑期间陪伴患者。
- 鼓励患者采取促进舒适和放松的行为，并让其家庭成员也参与进来。
- 尽可能将患者纳入护理决策中。
- 向患者解释术后护理过程：胸腔闭式引流，

常见的食管癌

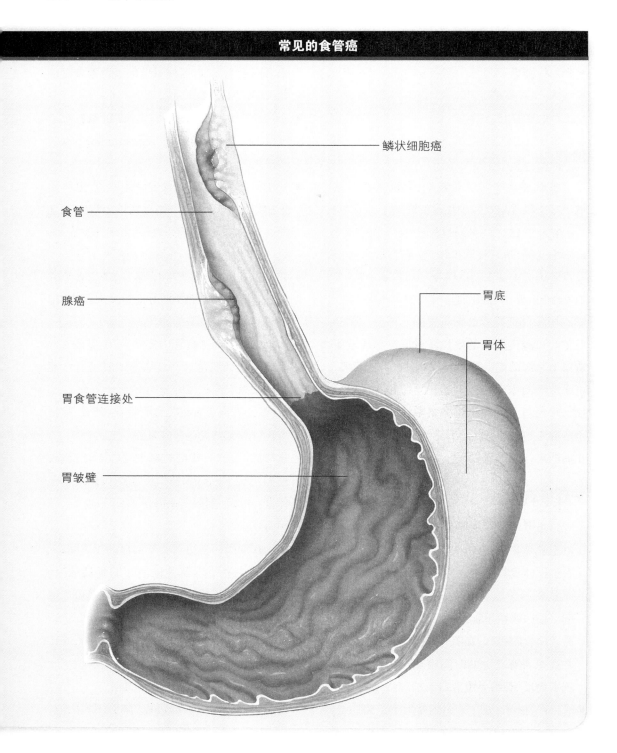

鳞状细胞癌

食管

腺癌

胃底

胃体

胃食管连接处

胃皱壁

胃肠减压及放置胃造瘘管。

- 让患者的家庭成员参与到胃管的护理中。包括在喂食前确认胃管的位置，做好胃管周围皮肤的护理，在鼻饲时及鼻饲后保持患者置半卧位。
- 强调必须要保证足够营养。请营养师指导患者及其家庭成员。若患者有吞咽固体食物困难的情况，建议患者将食物做成糊状或流质，并进食高热量、高蛋白饮食，以防止体重减轻。同时建议添加市场上可获得的高热量配方食物。
- 鼓励患者在术后恢复期间及放、化疗期间尽可能按正常作息时间规律生活。告诉患者这帮助他有自我控制感以及减少制动而产生的并发症。
- 建议患者劳逸结合，活动劳累和引起疼痛应停止活动。
- 让患者及其家庭成员求助于组织，比如美国癌症协会。

食管裂孔疝

食管裂孔疝是指腹腔内脏器通过膈肌缺损处进入胸腔所致的疾病。通常来说，无任何临床症状。

病因和发病率

疝是指人体组织或器官一部分离开了原来的部位，通过人体间隙、缺损或薄弱部位进入另一部位。对于食管裂孔疝来说，是由于增加的腹内压使部分胃体通过隔膜向外凸出形成的。腹水、怀孕、肥胖、穿着紧身服装、瓦尔萨尔瓦动作（体操动作）、紧绷、咳嗽或极度的体力消耗会引起腹内压的增高。

这种疾病的发生率随着年龄的增加而增长。60 岁的人群中有 60% 的人有食管裂孔疝。然而，其中很多人都没有任何临床症状；有些是做吞钡实验时偶然发现或是在做隐血实验时发现。女性的患病率高于男性。

病理生理学

食管裂孔疝有 3 种类型：滑动性疝、食管旁疝及混合疝。混合疝包含了滑动性疝及食管旁疝的特征（见食管裂孔疝的类型）。

食管旁疝的病因还不确定。有一种理论认为是胃在隔膜下未能很好地固定，当腹内压增高时胃的上半部分滑动到了食管裂孔处。

滑动性疝是由于食管及隔膜连接处的肌肉变松，当腹内压增高时，食管下半部分及胃上半部分进入胸腔形成的。这种肌肉的松弛有可能与年龄增大、食管肿瘤、脊柱侧弯、外伤或手术引起的。滑动性疝也可能是由于先天的膈肌畸形造成的。

评估结果

滑动性疝出现的临床症状时患者典型主诉为胃烧灼感、食管下括约肌松弛及食管反流症病史反应。患者饭后的 1 ~ 4 h 内出现胃烧灼感并随着平卧嗳气等增加腹内压的情况而加重。胃烧灼感还可伴随胃反流或呕吐。患者还会出现胸骨后或剑突下疼痛（特别是在餐后或就寝时）、胃内容物反流感、胃胀及胃痉挛。

需注意食管旁疝的患者通常是无任何临床症状的。因为这种类型的疝气不会影响食管下括约肌的功能，常不会引起胃反流或食管反流。当出现症状时，通常是由于进入膈肌的胃发生了嵌闭造成的。患者会出现饭后过度饱胀感，当疝对呼吸造成影响时，会出现气喘及窒息的感觉。患者还会出现类似于心绞痛一般的胸痛。

并发症

- 胃食管反流
- 食管炎及食管溃疡
- 吸入性肺炎
- 呼吸窘迫
- 食管狭窄
- 食管闭锁
- 胃溃疡
- 腹膜炎

治疗

治疗的目标是减轻或更正食管括约肌缺损的症状以及预防并发症。药物、生活方式的改变及饮食改变能减少胃食管反流的症状。

抗酸剂可以中和反流的胃液，使用抗酸剂是治疗间歇性反流的最佳治疗措施。为了加强抗酸治疗的疗效，可以采取每小时给药，然而对于抗酸剂的选择应考虑到患者的肠道功能。组胺 α 受体拮抗剂能减轻反流进食管功能。组胺 α 受体拮抗剂能减轻反流进食管

的胃液的酸性。

增强食管下括约肌张力的治疗药物主要为胆碱能药物，例如氯贝胆碱。甲氧氯普胺也可以用来刺激平滑肌的收缩、减少饭后的反流。

其他减少间歇性反流的方法还包括限制增加腹内压的活动及禁止患者吸烟，因为吸烟能刺激胃酸产生。改变饮食习惯，少食多餐，忌吃辛辣刺激的食物也能减少反流。

少数患者药物治疗后症状及体征仍然出现，或发生并发症时，则需要实行手术治疗。手术指征包括食管狭窄、大量出血、肺吸入或嵌顿的胃组织发生绞窄。虽然手术方式有很多种，但是最常见的方式是在胃食管连接处放置一个人造补片增强食管下括约肌的屏障功能。手术可经腹或胸腔两种方法进行。使用腹腔镜进行疝修补术现在非常常见。胸腔显微镜下行疝修补术是一种更新的治疗手法。

罕见术后并发症包括黏膜糜烂、溃疡、胃囊出血，由于疝囊袋的大小和位置造成的左肺受压，肠扭转。

无括约肌缺损的滑动性疝很少会产生反流或症状，因此也无需治疗。大的可旋转的疝以及食管旁疝需要进行手术修复（即使是无任何症状），由于并发症发生率高，特别是发生绞窄。

护理措施

- 帮助患者准备诊断性检查。行内窥镜术后，观察患者有无穿孔的症状（血压降低、脉象

食管裂孔疝的类型

这些图片刻画出正常的胃以及食管裂孔疝的主要形式。

对于滑动性疝来说，胃及胃食管连接处都滑动并进入胸腔，因此胃食管连接处在膈肌上方。当食管下段括约肌缺损时，会引起反流及烧灼感等症状。

对于食管旁疝或滑动性疝来说，胃大弯的一部分通过缺损滑进膈肌，这种类型的疝不会引起反流及灼心感等症状，因为食管下括约肌的关闭机制并未受到影响，然而，它会引起胃的移位或拉伸，或导致疝突出部分的绞窄。

滑动性疝

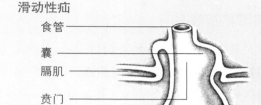

食管
囊
膈肌
贲门
胃体
十二指肠

正常的胃

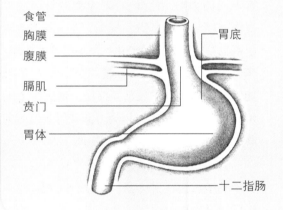

食管
胸膜
腹膜
膈肌
贲门
胃体
胃底
十二指肠

食管旁疝或滚动性疝

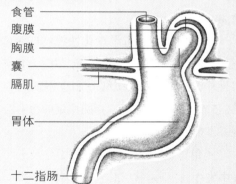

食管
腹膜
胸膜
囊
膈肌
胃体
十二指肠

细速、休克及突然发生疼痛）。

- 遵医嘱合理使用抗酸剂及其他药物，监测患者用药后反应。
- 减低腹内压，预防吸入性肺炎，嘱患者采取头高卧位睡觉（抬高床头 15 ~ 30 cm）。
- 如需手术，做好围术期准备，给予适当的术前护理。

- 向患者解释疾病的典型症状、诊断的检查以及常规的治疗方法。指导患者一些常规药物的服用。

消化性溃疡

消化性溃疡是一种在黏膜处发生的局限性病变，它可以发生在食管下段、胃部、十二指肠或空肠。主要是十二指肠溃疡和胃溃疡,两者都是慢性病(见了解消化性溃疡)。

病因和发病率

研究者已经证实幽门螺杆菌是导致消化道溃疡的主要原因。研究还发现幽门螺杆菌会释放一种毒素,这种毒素会促使黏膜产生炎症和溃疡。

对于幽门螺杆菌导致的消化性溃疡来说,酸是造成细菌感染的主要原因而不是主导原因。其他的高危因素还包括使用特定药物——非甾体抗炎药和病理性胃酸分泌过多,如胃泌素瘤。

十二指肠溃疡占了消化性溃疡的80%,它对小肠的近端部分造成影响,20～50岁的男性中最常见,且以缓解—加重慢性病程特征。5%～10%的十二指肠溃疡的患者会出现并发症并需要手术治疗。

侵犯胃黏膜胃溃疡通常在中年及老年男性中发生,特别是贫穷和营养不良。长期服用阿司匹林以及长期酗酒也会引起胃溃疡。在老年患者中,胃溃疡的死亡率为80%。

病理生理学

虽然胃内包含的酸性分泌物能消化食物,但是它自身也会防御胃黏膜损伤。厚的胃黏膜坚韧层能保护胃免受自身消化、机械创伤和化学损伤。前列腺素提供另一道防御线,胃溃疡的成因也许是黏膜屏障损坏的结果。

十二指肠受到布鲁纳腺体作用的保护,防止溃疡形成。这些腺体产生一种黏性的碱性分泌物来中和酸性食糜。十二指肠溃疡的出现就是过多酸性保护的结果。

幽门螺杆菌释放一种能破坏胃和十二指肠黏膜的毒素,降低上皮细胞对酸性消化的防御,还会引起胃炎和溃疡病。

水杨酸盐和其他非甾体抗炎药抑制了前列腺素(保护溃疡形成的物质)的分泌。某种疾病,如胰腺炎、肝性疾病、克隆病、先天性胃炎和胃泌素瘤综合征也会促进溃疡形成。

其他因素也可能对患者形成消化性溃疡有不同的影响。比如血型(A型血易形成胃溃疡,O型血易形成十二指肠溃疡),其他遗传因素也可能使患者得消化性溃疡易感性增加。暴露于刺激物,如烟草、酒精和咖啡,这些都可能加快胃酸的排空和黏膜损伤。情感压力也可引起溃疡形成,这是因为胃酸和胃蛋白酶刺激的增加和黏膜防御能力的降低。

物理损伤和自然衰老也是危险因素。随着年龄增长,幽门括约肌可能逐渐磨损,使胆汁反流进胃里。这就是老年人容易得胃溃疡的常见原因。

评估结果

评估结果以溃疡类型的不同而不尽相同。胃溃疡患者会主诉进食后疼痛,这是因为食物对黏膜的摩擦所致。患者也可能会有恶心呕吐的主诉。十二指肠溃疡的患者会主诉嗳气、腹胀、疼痛或上腹部饥饿样疼痛。这是胃酸产生过多的结果。食物和抗酸剂会减轻

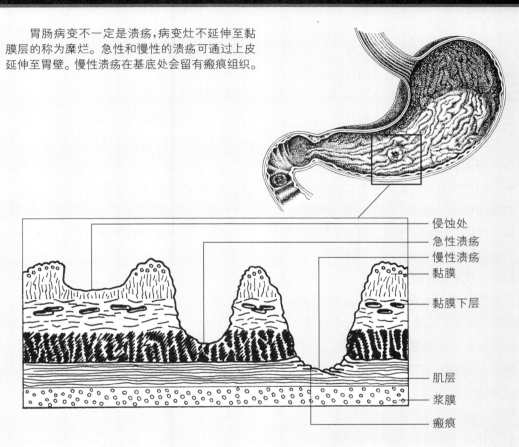

了解消化性溃疡

胃肠病变不一定是溃疡,病变灶不延伸至黏膜层的称为糜烂。急性和慢性的溃疡可通过上皮延伸至胃壁。慢性溃疡在基底处会留有瘢痕组织。

- 侵蚀处
- 急性溃疡
- 慢性溃疡
- 黏膜
- 黏膜下层
- 肌层
- 浆膜
- 瘢痕

疼痛,但是通常 2～4 h 后又会复发,这是因为食物不再对胃酸有缓冲作用。

并发症

- 出血
- 休克
- 胃穿孔

- 胃梗阻

治疗

药物治疗是针对基本症状,强调药物疗法,卧床休息,饮食习惯改变和减少压力。患者症状或体征严重或伴有并发症可能需要手术治疗。

药物疗法的目标是根除幽门螺杆菌,减少胃分泌物,保护黏膜不被进一步损坏和减轻疼痛。

药物包括:

- 铋和其他两类抗微生物药剂,通常有四环素类或阿莫西林、甲硝唑。
- 抗酸剂用来减少胃酸过多。
- H_2 受体拮抗剂如丙咪替丁或雷尼替丁,减少胃分泌的短期疗法(最多 12 周),或质子泵抑制剂如兰索拉唑应用 12 周。
- 胃黏膜保护的药物如硫酸铝用来治疗十二指肠溃疡(硫酸铝在溃疡表面形成蛋白质复合物,形成一层保护层阻止胃酸和胃蛋白酶的进一步消化侵蚀作用)。
- 抗分泌药物如米索前列醇。如果溃疡形成是由于服用非甾体抗炎药,或者因关节炎的情况需要持续使用非甾体抗炎药。
- 镇定药和镇静剂如氯氮和苯巴比妥用来治疗胃溃疡患者。
- 对十二指肠溃疡患者,抗胆碱能类药如溴丙胺太林是用来抑制迷走神经对壁细胞的作用和减少胃泌素的产生及过度胃酸作用(这些药对胃溃疡来说是禁忌药物)。

标准疗法也包括身体休息和减少活动,这能帮助减少胃酸分泌。饮食疗法包括每日 6 顿少量多餐(或每小时进食一点),比每日三餐更好。

如果发生胃肠道出血,紧急治疗包括含去甲肾上腺素的冰盐水冲洗胃管,胃镜找到出血点和凝结处并用激光或烧灼来控制出血。

这种疗法使手术时间延后直到患者情况稳定。

手术指征包括穿孔,保守治疗无效,可疑肿瘤和其他一些并发症。手术类型根据消化性溃疡的位置和病变的程度来选择。

护理措施

护理消化性溃疡患者请按以下步骤:

- 按处方用药,观察患者预期效果和不良反应。大多数药物会减轻患者的不适,因此需询问患者疼痛是否减轻。
- 按医嘱每日提供 6 餐,少食多餐,或每小时进餐。指导患者进餐时细嚼慢咽,两餐之间可吃些小点心。
- 安排患者作息时间,使患者充分休息。
- 观察患者有无并发症:出血(突然发生的乏力、晕厥、寒战、头晕、口渴、排便感或大便稀松,柏油样,甚至鲜血便);穿孔(疼痛减轻后突然发生急性上腹部痛和板状腹、心动过速、发热或反跳痛);梗阻(有饱胀感,进食后呕吐各种未消化食物);渗透(疼痛放射至背部,夜间不适)。如果有以上这些情况,立即通知医生。

术后护理:

- 保证持续胃肠减压(术中插入的)。如果胃肠减压无效勿重置管,因为置入它可能会破坏缝合线或吻合口,此时应立即通知外科医生。
- 监测出入液量包括胃肠减压引流量。监测肠鸣音。让患者禁食直到肠蠕动恢复或胃肠减压管拔除或夹闭。

- 补液及补充电解质,评估患者的脱水、低钠及代谢性碱中毒状况,这些情况可继发于胃减压胃液吸出后,按医嘱给予肠外营养;此通常因患者术后需要禁食 1 周或更长时间。
- 遵医嘱使用麻醉剂及止痛剂来控制术后疼痛。
- 观察并报告并发症:出血;休克;铁、叶酸或维生素 B_{12} 缺乏性贫血和倾倒综合征。
- 教会患者有关消化性溃疡的知识,帮助他们识别体征及症状,解释按时间进行的诊断性检查及相应的治疗。严密观察与并发症有关的体征,督促患者有情况立即通知医生。
- 查阅患者是否合理使用处方药,讨论每一种药物的预期作用和可能发生的副作用。
- 指导患者餐后 1 h 服用抑酸剂。如果患者需要限盐饮食,叮嘱其只能服用低钠的抑酸剂。告诫患者抑酸剂可能带来的排便习惯的改变(服用含镁的抑酸剂会腹泻,服用含铝的抑酸剂会发生便秘)。
- 检查患者服用的全部药物。抑酸剂会抑制许多其他药物的吸收,包括地高辛。与患者共同制定服药计划表。
- 鼓励患者改变生活方式。解释情绪紧张会加速溃疡的发生和延长愈合时间。帮助患者识别导致焦虑的情况,指导其放松的技术,如分散注意力和冥想。
- 如果患者吸烟的话,劝诫其戒烟,因为吸烟会刺激胃酸分泌。为其提供戒烟计划作为参考。
- 告知患者阅读非处方药物的标签,并避免选用含有皮质类固醇,阿司匹林或其他非甾体类抗炎药,例如布洛芬。向患者解释这些药物会抑制黏液分泌从而是胃肠道容易受到胃酸的侵蚀。建议患者使用备选镇痛药,如对乙酰氨基酚。提醒其避免选用系统抗酸药,如碳酸氢钠。因为它们会被吸收到血液中引起酸碱失衡。
- 告知患者即使西咪替丁、法莫替丁和其他组胺受体拮抗剂可以从药店买到,也不要在未咨询医生的情况下自己服用。这些药物可能会重复医嘱药物的作用或掩盖重要的症状。
- 为避免胃部手术后的倾倒综合征,建议患者餐后躺下休息,在两餐间饮水而不是在进餐时,避免大量进食碳水化合物。进高蛋白质、低碳水化合物食物,每日分 4~6 餐少量多餐次。

内分泌系统

内分泌系统由各种组织和腺体组成,这些组织和腺体能够分泌激素到血液。随年龄的增长,激素分泌和代谢都发生退化改变,靶组织对激素刺激的敏感度也下降。

在老年人中,内分泌紊乱是导致疾病和死亡的潜在因素。例如,糖尿病或甲状腺疾病可以隐匿地发展直到出现明显的并发症。通常,这些疾病往往在常规体检或其他疾病检查过程中被偶然发现的。

糖尿病在老年患者中更为流行。此外,老

年人可缺乏糖尿病典型的烦渴、多食和多尿症状。直到当患者出现了白内障、神经疾病、足部溃疡、外周血管疾病甚至是非酮症低血糖昏迷等并发症才被诊断出来。

对于甲状腺，与年龄相关的变化有腺实质缩小，并可引起纤维化和淋巴浸润。会影响甲状腺正常功能的结节和小而稳定的甲状腺肿也会随年龄增长而多发。甲状腺功能减退可能会因为其症状类似于正常老化反应而难以诊断出来。

甲状腺功能亢进在 60 岁以后的发病率是之前的 7 倍。当合并有糖尿病时，患有甲状腺功能亢进的老年人可能几乎没有症状，缺乏典型的坐立不安，异常多动和精神紧张的表现。共存疾病的症状也会进一步混淆临床表现。

切实理解你要照护的老年患者患有的内分泌疾病。通过识别内分泌疾病在老年患者中的不同表现，你可以发现潜在危险的疾病。

糖尿病

糖尿病是一种以完全或部分胰岛素缺乏或抵抗导致的血糖过高状态的慢性疾病。它以碳水化合物、蛋白质和脂肪代谢障碍为特征。

正常情况下，胰岛素将葡萄糖运输到细胞中参与能量代谢或转化为糖原贮备。它还能够促进蛋白质的合成和游离脂肪酸在脂肪组织的贮存。

胰岛素缺乏使机体组织摄取必要营养用以能量消耗和储存的途径受到损害。

原发性糖尿病分为两型：1 型，特征为胰岛素完全缺乏；更为流行的是 2 型糖尿病，其特点是伴有各种程度胰岛素分泌不足的胰岛素抵抗。

 北美原住民的某些部落中高发 2 型糖尿病；其中一些部落 2 型糖尿病的发生率高出美国其他部落的 154%。某些行为可能与此高发病率有关：

- 高热量，高碳水化合物和高脂肪饮食
- 高肥胖率
- 静态生活方式
- 将肥胖身躯视为理想体型的观念（瘦体型被认为是不健康的表现）

这些人群——以及其他一些高危人群，如西班牙裔和非洲裔的美国人——需要更频繁地做疾病的筛查。

病因和发病率

不论 1 型还是 2 型糖尿病，其病因尚不清楚。遗传因素可能对所有类型糖尿病都有一定的作用。自身免疫性疾病和病毒感染可能是 1 型糖尿病的危险因素；静态生活方式和饮食习惯与 2 型糖尿病的发生有关。

其他的危险因素包括：

- 肥胖，其与内源性胰岛素抵抗有关
- 生理上或精神上的压力，其可延长压力激素水平升高的时间（皮质醇、肾上腺素、胰高血糖素和生长激素），这些可以升高血糖水平，从而增加胰腺负担。
- 代谢综合征，发生 2 型糖尿病的先驱表现。

老年人中,代谢综合征发生率要至少高出 60～69 岁者 42%,70 岁及以上者则要高出 43%。

- 服用会抵抗胰岛素功能的药物,包括噻嗪类利尿剂、肾上腺皮质激素和口服避孕药。

虽然 1 型糖尿病可发病于各个年龄段,但其多发于 30 岁前;患者通常较瘦弱,需要使用外源性胰岛素和饮食管理来控制病情;2 型糖尿病通常发生于 40 岁以上肥胖的成人,但其在北美青年中正越来越常见。这一型糖尿病一般采用在药物治疗的基础上配以饮食和运动治疗,药物治疗也包括胰岛素治疗。

糖尿病被认为影响到 6.3% 的美国人(1800 万人口),约有三分之一的人没有被确诊。不同性别中其发病率相同并随年龄增长而增加。

病理生理学

1 型和 2 型糖尿病有各自独立的、可区分的病理生理本质。在 1 型糖尿病的易感人群中,一个触发事件,可能是病毒感染,病毒感染触发自身抗体的产生,而这一抗体能杀死胰腺中的 B 细胞。这就导致胰岛细胞减少和分泌量缺乏。胰岛素缺乏——当超过 90% 的 B 细胞受到破坏——将会导致高血糖、脂解作用增强和蛋白质分解代谢。

2 型糖尿病是一种由于胰岛素分泌受损,不适当的肝糖原产生,外周胰岛素受体不敏感或这些因素的综合作用下的慢性疾病。抗体可以破坏胰岛素、身体分泌胰岛素能力受损并

导致血糖水平不受控制。

评估结果

患有 1 型糖尿病的患者通常会有快速发展的症状和体征。2 型糖尿病患者的症状和体征的表现则缺乏特征性且长期维持,呈逐步发展。胰岛素缺乏可导致高糖血症,使体液从组织内向外转移,从而出现渗透性利尿、多尿、脱水、烦渴、黏膜干燥和皮肤弹性差。这些患者通常会有糖尿病家族史、妊娠期糖尿病或分娩婴儿超过 4 kg、病毒感染、其他内分泌疾病、近期压力或创伤,或是使用升高血糖水平药物的情况。

在酮症酸中毒和高渗性非酮性糖尿病状态,脱水可以引起血容量减少和休克。对于未控制的 1 型糖尿病,即使患者狠命地吃,尿中葡萄糖的排出也常常会导致体重降低和饥饿感。患者可主诉乏力、视觉改变、频繁地皮肤和尿路感染、皮肤干燥和发痒、性行为困扰和阴道不适。所有这些都是高糖血症的症状表现。白色念珠菌感染是一种常见的真菌感染,它多发于乳房下皮肤皱褶处,指甲周围或两趾之间。

视诊可见视网膜病或白内障形成。皮肤改变,尤其是小腿和足部皮肤的改变提示外周循环受损。常见症状可有因小血管损害而导致的浅棕色鳞片状斑点(皮肤病)。

肌肉消耗和皮下脂肪丢失都是 1 型糖尿病的证据;2 型糖尿病则是易肥胖,特别是腹部肥胖为特点。长期影响可见神经病变、动脉

粥样硬化和外周自主神经病变。外周神经病变通常累及手足,产生麻木感和疼痛。患者也可因感觉受损而有未察觉的受伤和感染。

有自主神经病变的患者可能患有胃轻瘫导致胃排空延迟、餐后呕吐或饱胀感。他也许还会主诉夜间腹泻和阳痿。

触诊不仅会发现皮肤弹性差和与脱水有关的黏膜干燥,而且还能发现外周末梢脉搏变弱,皮温变冷,反射迟钝等现象。用单丝尼龙线和音叉来评估双足,也许会发现防御性感觉消失。听诊时也许会出现直立性低血压。酮症酸中毒患者由于体内丙酮产物的增加会呼出特有的烂苹果味气体。

2 型糖尿病老年患者通常有抑郁和记忆衰退。你也许会观察到他会出现沮丧焦虑和短时记忆的衰退。

并发症

- 心血管疾病
- 肾病
- 视网膜病变
- 酮症酸中毒和高渗性昏迷
- 感染
- 足部畸形

治疗

对于 1 型糖尿病的患者治疗包括:胰岛素替代治疗,饮食和锻炼。目前胰岛素的替代治疗方案有单次给药,混合给药,分离混合给药和多剂量给药。在多剂量给药时要用到胰岛素泵。

胰岛素分为短效型(胰岛素或优泌乐),中效型(低精蛋白锌胰岛素),长效型(甘精胰岛素),或者短效和中效型的胰岛素(70/30 或 50/50 的低精蛋白锌胰岛素和正规人体胰岛素)混合在一起。

一些患者用优泌乐取代胰岛素治疗也许会有一定的益处,因为它起效快(15 min),注射后马上可以进食。而且每次作用时间短(4 h),这样就降低了两餐之间和夜间发生低血糖的风险。对药物治疗效果不明显和需长期免疫抑制的患者可以考虑胰岛细胞和胰腺的移植。

2 型糖尿病的患者需要口服降糖药来激发内生胰岛素的产生,在细胞层面上提高胰岛素的敏感度,同时抑制肝脏的糖质新生并且延缓胃肠道对碳水化合物的吸收。研究表明:肥胖的 2 型糖尿病患者通过脂肪酶抑制剂治疗(如奥利斯特)配合低热量的饮食可以明显地降低体重。患者经过这种治疗后血糖得到明显的改善,心血管并发症的风险也降低了。糖化血红蛋白、空腹血糖以及餐后血糖都有显著的改善。

不管是哪一类的糖尿病患者都要有计划规律的饮食,这种饮食不仅保障了患者的营养需求,还能控制患者的血糖和适当的体重。肥胖的 2 型糖尿病患者需要减肥。1 型糖尿病的患者需要根据他们的生长阶段和活动水平摄入高热量的饮食。为了更好地控制血糖,患者必须坚持定时进食。

维生素 E 还在研究中,因为它的细胞作用也许可以减低 2 型糖尿病血管疾病的风险。研究者已经肯定了它的抗氧化作用并且发现大剂量的维生素 E 有抗炎性反应作用。研究还表明由于维生素 E 减少了了内皮中的血小板形成,它也许可以降低心脏病和卒中的危险。尽管美国糖尿病协会对维生素 E 的效果和长期使用的安全性提出了质疑,但是它对引起 2 型糖尿病的代谢综合征有一定的影响,也许可以预防此类疾病。

护理措施

- 正确记录患者的生命体征、体重、出入液量和热量的摄入。监测血清血糖和尿丙酮水平。
- 密切观察糖尿病治疗中的急性并发症,尤其是低血糖(神志模糊、大脑活动迟钝、眩晕、乏力、皮肤苍白、心动过速、出冷汗、抽搐和昏迷)立即给予患者含糖食物,例如,果汁、硬糖、蜂蜜。如果患者意识丧失,可静脉点滴葡萄糖。根据医疗机构确立的低血糖管理专业方案流程。
- 观察有无高渗性昏迷的预兆(多尿、口渴、神经系统异常和目光呆滞),这类高渗性昏迷需要静脉输入液体和胰岛素来纠正。
- 监测糖尿病对心血管疾病的影响,例如脑血管,冠状动脉和周围血管的损伤。另外,还要观察其对周围神经和自主神经系统的影响。
- 提供细致的皮肤护理,尤其是对下肢。积极治疗所有的损伤、割伤和水疱。避免穿着紧身的裤袜、鞋子,避免穿束紧长筒袜、穿着拖鞋、重压的被子。根据需要请教专业的足病医生。
- 观察有无尿路和阴道的感染,鼓励患者摄入充足的水分。
- 监测糖尿病神经病变的预兆(四肢的麻木,足下垂和神经元性膀胱)。
- 咨询营养师,按照热量、蛋白质、二氧化碳和脂肪的供给量给患者制定个性化的饮食。
- 鼓励患者倾诉患疾病的感受以及糖尿病对生活方式和预期寿命的影响。提供情感上的支持和患者情况的真实评价。强调合理的治疗,患者可以拥有几乎正常的生活方式和预期寿命。帮助患者建立对疾病的自我管理的策略。必要时,让患者及其家庭成员咨询专业顾问。鼓励病患加入健复支持组织。
- 强调认真遵医嘱和控制血糖的重要性。宣教要适合病患的需求和能力。交流饮食、用药、运动、监测技术,个人卫生和怎样预防和识别低血糖和高血糖的症状。
- 为了生活方式符合要求,鼓励其改变。强调控制好血糖对健康有长期的影响。告诉患者及其医生需要根据美国糖尿病协会的现行标准确立适当的糖化血红蛋白测试目标。
- 对于行动积极,认知功能良好,长期生活规律没有并发症的老年人说明严密监测血糖、血压,控制血脂的好处,使用年轻糖尿病患者的治疗目标。如果患者长期罹患重度糖尿病,期望生命有限,病态的状况或者长期有稳定而微小的糖尿病并发症,较宽松的糖化血红蛋白标准也许更加适合。

- 严密监测老年人的药物治疗过程,观察并发症的预兆。牢记:药物使用从最小剂量开始,以达到在没有不良反应的情况下目标血糖控制范围内。使用二甲双胍患者要警惕肾功能不全,正在用罗格列酮治疗的患者,观察有无体液滞留和心力衰竭的征兆。警惕那些正在接受磺酰脲类,胰岛素促分泌素和胰岛素治疗的患者发生低血糖症。牢记:为了确保用药安全,使用胰岛素的患者和照护者必须视力良好,动作灵活和认知水平正常。

- 教会患者怎样护理自己的双足:应该每日清洗双足,仔细擦干脚趾缝,观察有无鸡眼、老茧、红肿、水肿、青紫和皮肤破溃。告知患者皮肤出现任何改变时立即向医生汇报。建议他们穿着舒适、宽松的鞋子,千万不要赤脚走路。

- 敦促患者每年常规眼科检查,及时发现糖尿病视网膜病变。观察糖尿病神经病学的信号和症状,强调感觉障碍会导致受伤,加强安全防护。

- 当发生小疾病,例如,感冒、发热、胃部不适时教会患者怎样做好糖尿病管理。

- 为了防止糖尿病加重,教会高危患者避免相关风险因素,例如,保持好适当的体重和进行常规的运动。

- 教会患者及其家庭成员怎样监管好饮食。告知他们如何阅读超市里食物标签上的脂肪,碳水化合物,蛋白质和糖的含量。

- 鼓励患者及其家庭成员和美国糖尿病协会和相关教育者取得联系,获得进一步的信息。

低血糖症

　　低血糖症是一种异常危险的低血糖水平。当血糖突然下降太快,当血糖释放速度落后于组织需要或者当过量的胰岛素进入血液中,血糖过低就会发生。一旦发生就会缺氧,当血糖失去时,大脑将停止活动。长期的低血糖会导致组织损害,甚至死亡。

　　有两种类型的低血糖会发生:反应性低血糖和空腹低血糖。反应性低血糖是指机体对消化的反应或者是过量的使用胰岛素而导致的。空腹低血糖是因为在禁食期间发生的血糖下降。这一类型是比较罕见的,大多数出现在清晨早餐前。

　　低血糖引起的体征和症状取决于患者血糖下降的速度。缓慢的出现血糖下降主要引起中枢神经系统的体征和症状,较迅速的血糖下降主要导致肾上腺素样体征和症状。

病因和发病率

　　两种不同的低血糖症有不同的诱因,而且发生在不同类型的患者身上。反应性低血糖主要是由于注射了过量的胰岛素,很少是因为摄入了过多的口服降糖药物而导致的。在一个轻度(早期)糖尿病患者的身上,反应性低血糖也许是因为注射胰岛素后摄入碳水化合物或者过量的注射胰岛素导致的。

　　非糖尿病患者也有可能由于餐后胰岛素释放剧增而发生反应性低血糖。有时候也称之为餐后低血糖,当患者进食甜食时这个类型的反应性低血糖就会消失。在一些患者身上,反应性低血糖的诱因尚不明确(自发反应)。也许是由于全肠内营养后发生的胃倾倒综合征,或者是因为糖耐量功能异常所致的。

空腹低血糖常常由于过量的胰岛素,胰岛素类似物或者反调节激素的下降导致的。这可能是外源性因素导致,例如酒精,药物的摄入或者也有可能是内源性因素,如器官受损导致的。内源性低血糖也许是肿瘤和肝脏疾病诱发的。胰岛瘤——胰腺小胰岛细胞瘤——分泌过多的胰岛素,抑制肝糖原的合成。这类肿瘤 90% 都是良性的。

非内分泌引起的空腹血糖低的诱因之一是严重的肝脏疾病,例如,肝炎、肿瘤、肝硬化和心力衰竭肝淤血引起的等。这些疾病都会削弱糖原从肝脏的摄取和释放。

内分泌因素有胰腺胰岛细胞的结构损害,肾上腺皮质缺乏,一方面,这会导致低血糖是因为糖质新生所需的皮质醇和肾上腺皮质酮的分泌减少。另一方面,会导致脑垂体功能不足,降低了促肾上腺皮质激素和生长激素的水平。

病理生理学

大脑的新陈代谢主要是依靠其所在血供中的葡萄糖。大脑从脑细胞储存的糖原中能转化出的葡萄糖是非常有限的,几分钟就能耗尽。因此,大脑是首先受到血糖下降影响的器官之一。大多数人会发生微妙的注意力集中能力的减退进而发展成为判断能力的损害,抽搐和昏迷。长期的低血糖有可能会导致大脑永久性的损害。

神经,激素还有代谢也会发生改变。另外,骨骼肌和肝脏中储存葡萄糖的糖原也会发生改变。低血糖触发了胰多肽的产生,这是激素对肾上腺素和糖原的反应。

评估结果

疑似低血糖病史的患者应该记录好过去 24 h 摄入的食物,药物和酒类的种类。用药史和手术史也许能揭示发病的诱因,例如,胃切除术和肝脏疾病。

反应性低血糖会有肾上腺素样症状,例如,出汗、焦虑、饥饿、紧张和乏力,这些都提示血液中的葡萄糖水平在迅速的下降。空腹低血糖表现为中枢神经系统的紊乱,例如,头晕目眩、头痛、视物模糊、焦躁不安和精神状态的改变。长期血糖下低,患者的病史(必要时,从患者的家庭成员和朋友那里获取)也许会显示曾经出现过抽搐,意识水平的下降和昏迷的情况。药物性低血糖的患者可能会经历血液中的葡萄糖迅速或者缓慢下降的过程。

视诊能发现肾上腺素样症状:出汗、皮肤苍白和震颤或者中枢系统的症状:焦躁不安,精细活动能力的缺失和意识改变。触诊脉搏会发现心动过速。

并发症

- 永久性的脑损伤
- 跌倒和受伤

- 死亡

治疗

反应性低血糖症需要饮食调节来使延缓葡萄糖的吸收和胃排空。最典型的是少食多餐；避免摄入单一的碳水化合物（酒类和果汁）；要摄入复合的碳水化合物，纤维素和脂肪。患者也许要服用抑制副交感神经系统冲动的药物来减慢胃排空和肠蠕动和抑制迷走神经释放胰岛素的冲动。

对于空腹低血糖症来说，患者有可能需要接受手术和药物的治疗。有胰岛瘤的患者应该手术切除。药物治疗包括使用无利尿作用的噻嗪类药物，例如，二氮嗪可以抑制胰岛素的分泌；链霉素和激素，例如，糖皮质激素和长效的糖原。

对于严重的低血糖症（出现意识混乱和昏迷），常规首要的治疗是静脉输入 50% 的葡萄糖溶液。进一步的治疗是不间断地输入葡萄糖直到患者可以进食为止。有肾上腺素样症状但无中枢神经系统症状的患者只需口服甜食，不需要静脉用药。

护理措施

- 观察和报告高危患者发生低血糖的症状。
- 完善各项措施保护好无意识的患者，例如：保持呼吸道通畅。
- 监测静脉输入葡萄糖情况，避免发生高血糖，循环系统负荷过重和细胞脱水。在治疗高胰岛素血症所导致的低血糖时，要逐渐地终止葡萄糖溶液的注射，不可突然停用。
- 遵医嘱测量血糖。
- 监测用药后的效果，严密观察有无并发症的发生。
- 向患者解释说明各项诊断性检查的目的，准备事项和相关过程。
- 强调遵医嘱饮食预防血糖骤降的重要性。建议患者少量多餐，睡前有必要吃一些小点心来保持血糖的平稳。避免饮酒和咖啡因，因为它们会诱发严重的低血糖的发生。
- 肥胖和糖耐量受损的患者，建议他们限制热量的摄入并且要求其减肥。必要时，协助患者找一个减肥机构。
- 告诫空腹低血糖的患者千万不要延迟就餐的时间，更不要少吃一顿。如果患者觉得不够吃时，请他及时寻求医师的帮助。
- 探讨患者的生活方式和个人习惯，帮助他们鉴别哪些是诱发因素，例如，不良的饮食结构，压力和糖尿病治疗依从性差。解释说明患者需要改变的或者要避免的诱发因素，如果必要，指导他们压力缓解的技巧，鼓励他们参加相关的支持机构。
- 当患者锻炼时要尤为注意饮食的摄入，只运动而不增加额外的热量会导致血糖下降。
- 告知患者随身携带快速起效的碳水化合物（例如，硬的糖果）。建议其佩带好医疗信息识别腕带，或者描述患者病情和紧急救治措施的病历卡。
- 对于因为药物治疗（胰岛素注射和口服降糖药）引起的低血糖患者，根据患者的病情，

黏液水肿性昏迷的管理

黏液水肿性昏迷是临床上的急症，常常可以致命。它的病情进展大多比较缓慢，但当压力严重增大或者长期的甲减，昏迷可能会突然发生。诱发因素有感染、受凉和创伤，其他还包括停用甲状腺药物，使用镇静剂、阿片类或者麻醉类药物。

黏液水肿性昏迷患者会出现呼吸窘迫，所以他们动脉血中的二氧化碳分压会升高。心排出量减少后脑缺氧也会发生，患者就会出现昏迷和体温过低，生命体征表现为心动过缓和血压偏低。

抢救措施

如果患者出现昏迷，立即采取以下措施：

- 保持呼吸道的通畅，必要时应用呼吸机辅助通气。
- 通过静脉滴注维持循环血量。
- 持续的心电监护。
- 监测动脉血气来判断有无缺氧或者代谢性酸中毒。
- 用毯子包裹来为患者保暖，不要使用电热毯，因为这样有可能会引起血管舒张，从而导致休克。
- 监测体温直到体温正常稳定。
- 遵医嘱大剂量的静脉滴注左甲状腺素来代替甲状腺激素。严密观察生命体征，因为快速纠正甲减会引起心脏不良反应。
- 监测患者的出入液量和每日体重。在治疗过程中，尿量应该增加，体重减轻。如果没有这些变化，立即汇报医生。
- 补充液体和其他物质，例如，糖类。监测血清电解质的水平。
- 遵医嘱使用皮质醇治疗。
- 检查可能的感染源，例如，血液、痰液或尿液。这些感染都可能会引起昏迷。积极治疗感染或者其他潜在疾病。

帮助患者检阅复习控制糖尿病的要素。

- 如有必要，教会患者按医嘱药物治疗或者手术治疗。
- 由于低血糖症是慢性疾病，鼓励患者定期就诊。
- 鼓励患者及其家庭成员探讨患者相关的病情和治疗方案。

甲状腺功能减退

甲状腺功能减退时，由于甲状腺素三碘甲状腺原氨酸（T3）和甲状腺素（T4）的缺乏造成了新陈代谢的减慢。

甲状腺功能减退分为原发性和继发性。原发性甲减是由于甲状腺腺体自身的紊乱引起。继发性甲减是由于刺激甲状腺正常功能的失败，或者靶器官不能对正常血液中的甲状腺激素做出反应。无论哪种甲减都会进展成黏液腺瘤，临床上，黏液腺瘤更为严重，被视为急症（见黏液水肿性昏迷的管理）。

病因和发病率

甲减是一系列的异常导致的甲状腺激素合成不足。通常引起甲减的主要原因是甲状腺手术（甲状腺切除术），放射治疗后炎症性反应，慢性自身免疫性甲状腺炎（桥本）和炎症性病变，例如，淀粉样变性，肉状瘤病。

当脑垂体不能产生促甲状腺激素（TSH），下丘脑不能产生促甲状腺释放激素(TRH)时，会发生甲减。另外，先天性合成甲状腺功能异常，碘缺乏（饮食结构）或者服用抗甲状腺素的药物（例如，丙基硫氧嘧啶）导致不能合成甲状腺激素时，也会出现甲减。

甲减在美国女性中最为普遍，40～50岁的人群中，发病率有明显的增高。较年长的人也会罹患临床症状不明显的甲状腺功能紊乱（见老年人轻度甲状腺功能紊乱）。

病理生理学

甲状腺功能减退症能反映出下丘脑、垂体或甲状腺功能紊乱。由每个组织产生负反馈的机制所致。然而，下丘脑、垂体功能障碍很少引起甲减。

慢性自身免疫性甲状腺炎——也称为慢性淋巴毒性甲状腺炎——自身抗体破坏甲状腺组织时发病。与甲状腺肿相关的慢性自身免疫性甲状腺炎，称为桥本甲状腺炎。此自身免疫过程的原因尚不清楚，遗传因素起到一定的作用，特异性人类白细胞抗原亚型与之相关有高的患病风险。

甲状腺之外的抗体可以从两个方面影响甲状腺。首先，抗体阻止 TSH 受体，妨碍 TSH 的产生，其次细胞毒性抗甲状腺抗体可触发甲状腺结构破坏。

评估结果

患者的病史也许不是那么的典型，或者

老年人轻度甲状腺功能紊乱

虽然还需要进一步的研究来证明筛查和治疗这种疾病的好处，但是老年人是甲减的高危人群，也有可能会有轻度的甲状腺功能紊乱已基本可以确定了。当老年人体内的促甲状腺激素（TSH）水平升高，而甲状腺素（T4）水平正常时，就会发生亚性甲减。这种疾病会演变成为甲减，而且还与动脉粥样硬化的心血管疾病有密切的联系。检查会发现有轻微血清脂蛋白和心功能异常。

虽然左甲状腺素治疗时风险和效果是相伴的，但是有亚性甲减患者还是需要接受它的治疗来维持血清 TSH 水平达到正常值。

老年人同样有患临床症状不明显的甲减的风险。TSH 水平下降也许和房颤，骨骼中矿物质脱除有关。

病情的发展也比较缓慢。患者会主诉没有精力、疲劳、健忘、畏寒、体重增加和便秘。当病情不断发展下去，还会出现厌食、性欲下降、月经过多、感觉异常、关节僵硬和肌肉痉挛。

视诊可以发现患者的外貌和行为有特征性的变化。这种改变一方面表现为精神稳定性下降，另一方面表现为由于舌苔变厚变干导致说话嘶哑，缓慢和含糊不清。

观察会发现患者干燥，片状和无弹性的皮肤，浮颜面和四肢。眶周水肿和上眼睑下垂。头发干枯而稀少，头发脱落形成斑秃，外三分之一的眉毛脱落。指甲变厚而且脆弱，表面可见有横向或（和）纵向的凹槽。患者还会表现出共济失调，意向震颤，眼球颤动。

触诊会发现皮肤冰冷、苍白、脉搏微弱和心动过缓；肌无力、骶骨和外周水肿；反射松弛时间延迟(尤其是在跟腱)。甲状腺组织本身不容易触及,除非存在甲状腺肿大。

听诊会发现肠鸣音减少甚至消失,低血压,快而遥远的心音和偶发的呼吸音。叩诊和触诊会发现腹部膨胀或者腹水。

并发症

- 黏液性水肿昏迷
- 恶性贫血
- 胃酸缺乏症
- 贫血
- 甲状腺肿
- 精神错乱

治疗

甲减的推荐治疗包括:使用合成的左甲状腺素(T4)逐渐替代甲状腺素,偶尔:三碘甲状腺氨原酸(T3)的治疗慢慢开始,尤其是老年患者,为了避免心血管的不良反应。每 2～3 周增加用药剂量直到获得预期的治疗效果。

对于黏液性水肿昏迷和需要急诊手术(由于中枢神经系统被抑制)的患者有必要进行快速治疗。这些患者需要静脉输入左甲状腺素,同时也要配合氢化可的松的治疗。

文化背景 在北美五大湖地区的土壤里含碘量少,因此生长出的植物含碘量也少。居住在这里的人们应该摄入足够的碘,食用含碘盐。在发展中国家,预防性的碘供给可以有效地降低缺碘性甲状腺肿的发病率。

护理措施

- 常规观察并正确记录患者的生命体征,液体的摄入,尿量和每日的体重。

- 监测好患者的心血管情况,听诊心音和呼吸音,密切观察患者有无胸痛和呼吸困难现象。给予充足的休息,逐渐增加活动量,避免疲劳,降低心肌耗氧量。观察有无坠积性水肿和骶尾部水肿,穿抗血栓弹力袜并且抬高四肢来促进静脉血回流。

- 鼓励患者深呼吸咳嗽,预防肺部并发症。限制液体的摄入,低盐饮食。

- 听诊肠鸣音,检查是否有腹胀,检测肠蠕动的频率。给予患者高纤维低热量饮食,鼓励患者运动来预防便秘和促进减肥。根据需要使用通便药或者大便软化剂。

- 监测精神和神经状况。观察患者有无定向不清,意识水平下降和失聪。如果需要,指导患者重新定向,人、地点和时间。听力损害者运用适当的沟通技能,解释说明各项活动都需要缓慢小心,避免使用镇静药物,必要时,保持环境的固定一致,以免产生困惑和受挫感。给予患者和其家庭成员支持和鼓励。

- 给予细致的皮肤护理,长期卧床的患者,每 2 h 翻身一次。在沐浴后,使用不含酒精的皮肤护理产品或者润肤露。

- 对于那些不能经受寒冷的患者要准备额外的衣服和毯子。条件允许情况下调整室内的温度,为患者多穿几件衣服。

- 在甲状腺替代治疗过程中,观察患者有无出现甲状腺功能亢进的体征或者表现,如坐立不安、出汗和过度的体重下降。
- 鼓励患者用语言表达她的内心感受和因为自我形象改变或者其他原因造成的抛弃感而引起的恐惧。帮助他们正确认识自我并塑造自我应对的策略。鼓励他们忽略外形的因素,培养兴趣建立起积极的自我形象,使患者安心,甲状腺替代治疗能够改善他们的外表。
- 帮助患者及其家庭成员理解患者外表和情绪改变的原因。告知他们甲亢患者通常会有情绪的改变,强调这样的情况会随着治疗进展而有所改善。鼓励患者的家庭成员接受他们的改变并帮助患者度过这个治疗阶段。条件允许的话,建议患者及其家庭成员向心理咨询师寻求帮助。
- 指导患者及其家庭成员识别和报告威胁生命的黏液性水肿症状和体征,强调发生呼吸障碍和胸痛时迅速就医的重要性。
- 指导患者及其家庭成员长期激素治疗的方法。强调长期用药的重要性,患者必须按照规定服药,不能突然停药。建议患者佩戴医疗信息手环,随身带药。
- 建议患者及其家庭成员每日准确记录患者体重。
- 指导患者平衡膳食,多食富含高纤维素食物,大量液体,预防便秘,限制钠的摄入以防体液潴留,还需限制热量摄入,减少体重的增加。
- 告诉患者要劳逸结合避免劳累。
- 强调定期进行实验室检查,以评估甲状腺功能的重要性。

皮肤系统

随着机体的衰老,所有的皮肤层发生着巨大的改变。年轻人中,皮肤细胞大约每3周更新一次。但是老年人,这种更新则每2个月发生一次。由于胶原和弹性蛋白的退化,皮肤弹性下降,表皮的撕裂和剥脱的风险上升。生黑色素细胞数量减少使得皮肤光敏性增加。生黑色素细胞的缺少导致了白发的形成,当毛细血管供血减少时,皮肤颜色也会发生改变。

还有一些改变也在发生。真皮层和表皮层黏附削弱造成皮肤皱纹增加和松弛,尤其在四肢、颈部和脸部最为明显。剧烈的日照加剧了皱纹的形成。由于血供的减少,皮肤保持体温的功能也随之下降,导致了老年人四肢更觉寒冷。血管变脆导致了老年人更易发生老年性紫癜。

皮下组织和其他的身体组织中脂肪减少,造成老年人更易发生压疮。

尤其在肩胛骨、粗隆、膝盖和其他骨突处。老年人也更有可能发生带状疱疹、银屑病,还有那些由于汗腺分泌减少引起的干皮症和皮肤瘙痒症。

作为护士,老年护理大量的工作就是要保证老年人皮肤完整和处理皮肤受损。理解老年人皮肤系统发生的改变及衰老影响皮肤因外伤和感染而得到修复的机制,将有助于你更好地护理。老年手术患者伤口换药,局部应用药物,瘙痒的处理,或压疮危险因素的评估。

压疮

压疮是发生在骨隆突处最常见的皮肤和皮下组织的细胞坏死,特别是尾骶部、坐骨结节处、大转子、足跟、踝和肘部。溃疡通常是表浅的,由于局部皮肤受到刺激引起的,或者是深部的组织受压。深部的损伤通常要到损伤穿透到表皮才能被发现,而此时通常会引起皮下组织破坏。

病因和发病率

压力,尤其是骨隆突处的压力,影响正常的血循环功能,是大多数压疮的原因。局部压力的大小和持续的时间是影响压疮的严重程度主要因素。外界局部皮肤的压力维持 1 ~ 2 h 会造成组织缺血和增加毛细血管压力,导致水肿和多处小血管血栓形成。炎性反应致溃疡形成并使细胞缺血性坏死。反过来,坏死的局部组织使机体更易受到细菌的侵犯,引起感染（见常见的压疮部位）。

剪切力,当力作用从组织层移向另一侧时,也能引起压疮。这种力使皮肤拉伸,挤压局部的组织循环。比如,当患者床头抬高时,患者处于向前和向下的重力方向,并且形成了剪切力。患者皮肤和床的摩擦力,比如他们向下滑而不是抬起臀部时,也会引起压疮。

潮湿,无论是由于出汗还是失禁引起的,都能引起压疮发生。潮湿能使皮肤层变软,也会为细菌滋生提供温床,导致皮肤破损。

衰老也是压疮发生的因素之一。随着增龄,肌肉和皮下组织减少,皮肤弹性下降。这两个因素都能增加压疮发生的风险。

其他的发生压疮和延迟愈合的危险因素包括营养不良、糖尿病、麻痹、心血管疾病和增龄。此外,肥胖、体重过低、水肿、贫血、不良的卫生习惯和暴露于化学剂中也增加了风险。

病理生理学

压疮是由皮肤破损和皮下组织损伤所导致的。外部压力作用的区域阻碍了局部组织的供血,导致了缺血和缺氧。由于毛细血管塌陷血栓形成,导致组织水肿和坏死。缺血也会引起毒素的堆积,这些毒素进一步导致组织受损,从而引起组织坏死。

评估结果

患者发生压疮总有一个或多个诱发因素。视诊早期的受损伤的皮肤表面,可以发现受压区域皮肤发红、发亮,当压力缓解时由局部的血管舒张引起的。当表皮红斑的进展时,则可见小水泡或者皮肤破损,最终形成坏死或者溃疡。

深部组织和骨骼之间受压引起损伤,注意到表皮区域的炎症。细菌在受压部位形成炎症,最终感染引起坏死,有臭味和脓性分泌物穿透皮下溢出。由于感染和坏死,阻止了正常的肉芽组织的形成,在皮肤伤口处可见黑痂

常见的压疮部位

压疮可以发生在任何受压部位。变换体位,时常仔细检查皮肤情况改变以预防压疮。

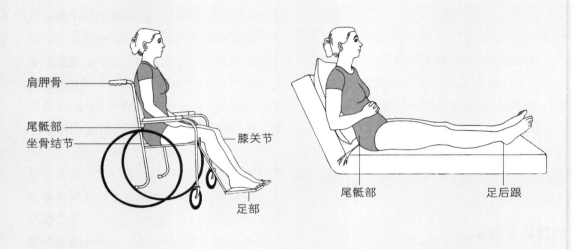

肩胛骨

尾骶部
坐骨结节

膝关节

足部

尾骶部   足后跟

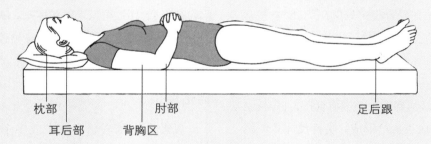

枕部   肘部   足后跟

耳后部   背胸区

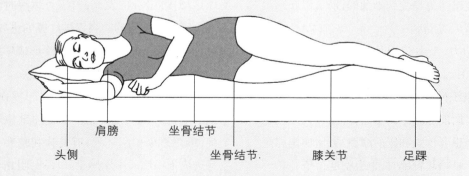

肩膀   坐骨结节

头侧   坐骨结节.   膝关节   足踝

（见压疮的分期）。

并发症

- 菌血症和败血症
- 坏死性筋膜炎
- 骨髓炎

治疗

压疮的预防至关重要，可以通过活动和适当锻炼的方法来促进循环，保证足够的营养摄入来维持皮肤健康。一旦发生压疮，对于受累部位处理包括解除压力，保持皮肤干燥和清洁，促进愈合。为解除压力，可以使用一些衬垫、气垫床和特殊的床具，但是仍然需要给患者翻身和变换卧位。富含蛋白质、铁和维生素 C 的饮食能够帮助促进伤口愈合。

根据压疮的分期还有一些其他的治疗。一期压疮的治疗目标是增加皮肤柔韧性，刺激局部血液循环，促进修复，预防皮肤破损。可以使用一些特殊的方法，比如使用皮肤润滑油、密闭敷料、水胶体敷料、血管扩张的喷雾成漩涡浴。

二期压疮的治疗还包括使用生理盐水清洁伤口表面，这能有助于去除表面分泌物，预防深层皮肤破损和感染。

三期和四期压疮的治疗目标是治疗已存感染，预防深部感染，去除坏死组织。方法包括使用碘伏冲洗伤口，用颗粒样和可吸收敷料填塞伤口。这些敷料能够促进伤口分泌物排出并吸收。此外，还有含酶软膏，比如清创膏或枯草菌酶，能够分解坏死组织，长肉膏清洁深部感染的溃疡，促进新细胞的生长。

坏死组织的清创在伤口修复方面是很有必要的。一种方法便是使用开放的湿性敷料，吸收溃疡内渗液，并去除坏死组织和敷料。偶尔需要外科手术或者化学方法进行清创。严重的，患者可能需要植皮。

护理措施

- 每班需检查长期卧床患者的皮肤，有无颜色、肿胀、温度和感觉的改变。对于已有压疮的患者要检查伤口大小和损伤程度的变化。
- 至少每 2 h 为卧床患者翻身。减少剪切力的伤害，床头抬高不能超过 60°。让患者的双膝稍微弯曲。
- 帮助患者被动关节活动或鼓励他们主动活动关节。
- 预防制动患者发生压疮，使用减压垫。
- 做好皮肤护理。不使用刺激性大的肥皂，保持皮肤干燥和清洁。轻轻地按摩受压皮肤的周围，而不是已经受压的部位，以促进皮肤修复。涂抹润肤露直至吸收。出汗多的患者和失禁的患者，需要勤换床单。
- 失禁患者要经常给予使用便盆和尿套。使用单层的尿垫，因为过多的垫子容易让卧床患者出汗，也容易皱褶，刺激皮肤。
- 用普通的生理盐水冲洗开放的伤口。如果可能的话，暴露在空气和日光中，促进修复。
- 鼓励患者足够的进食食物和水，以维持体重

压疮的分期

以下这些图片解释了压疮不同分期。

疑似深部组织损伤

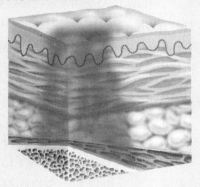

第1阶段

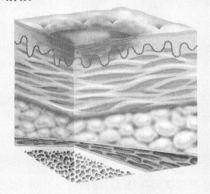

第2阶段

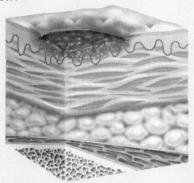

第3阶段

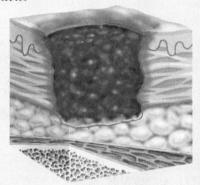

第4阶段

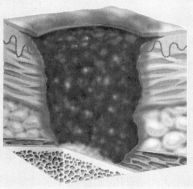

不明确阶段

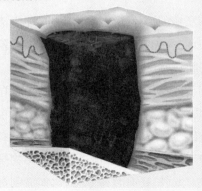

和促进伤口修复。向营养师咨询有助于新生组织生长的饮食方案。鼓励患者少食多餐，摄入足够的蛋白质和低热量。协助虚弱的患者就餐。

- 由于贫血和血糖升高会导致皮肤破溃，观察患者血红蛋白指标、血糖水平和糖化血红蛋白。
- 解释减压垫和局部敷贴的功能，展示如何正确使用它们。
- 指导患者及其家庭成员正确的更换体位的方法，主动或被动的关节锻炼方式。
- 强调良好卫生习惯的重要性。指导患者避免使用损伤皮肤的物品，比如刺激性的肥皂，含酒精的产品，如碘酒，还有六氯酚的产品。
- 根据情况，解释清创的过程，准备植皮手术。
- 指导患者及其家属认识并且记录修复的过程。要根据压疮的分期进行护理。
- 鼓励患者平衡膳食，摄入足够的水分，解释这些成分对皮肤健康的重要性。指出富含维生素 C 食物有助于伤口修复，促进铁质的吸收，以帮助胶原的形成。

带状疱疹

带状疱疹是一种由于水痘带状疱疹病毒感染引起的单侧的急性炎症反应，也会引起水痘。这种感染多发于成年人。它通常造成局部的水痘性皮肤破溃，沿着外周神经分布区域发生严重的神经痛。

如果病毒感染没有波及到大脑，该疾病的预后良好。大多数患者都能完全康复，除了可能留有瘢痕，角膜损伤而影响视力。偶尔神经痛也可能持续数月甚至数年。

病因和发病率

带状疱疹是由脑神经节潜伏的水痘病毒引起或先前存在的水痘病毒感染引起。发病原因不明。

带状疱疹多发于 50 岁以上成年人。

该疾病偶有反复。带状疱疹也能见于免疫缺陷或者其他免疫功能紊乱的成年人。

病理生理学

一些观点认为抗体在原始的感染中抵消后，病毒得到复制。然而，如果没有足够的抗体，病毒会在神经根内持续繁殖，破坏神经元宿主，并且从感觉神经传至皮肤。

评估结果

带状疱疹于发热和乏力起病。在 2 ~ 4 天的时间内，剧烈疼痛、瘙痒和感觉过敏或异常的情况加重，部位多发于躯干，偶发于四肢。持续或间断的疼痛通常要持续 1 ~ 4 周。起病 2 周后，疼痛部位爆发出小红点，然后破溃（这些皮肤破损通常是沿着躯干单侧发生的）。有时没有结节出现，但是一旦出现小结节，则会迅速充满清透的液体或者脓。10 天以后，水疱收干并结痂。水疱破溃后容易引起感染，严重者会导致局部淋巴结肿大，甚至局部坏死。严重的疼痛发生在皮疹以前，痂形成以后。

带状疱疹偶尔侵犯脑神经，尤其是三叉神经和动眼神经或颈神经节。这可能会引起外耳道的水疱，同侧面部麻痹，听力缺失，头晕和食欲下降。三叉神经受累会引起眼睛痛，角膜和巩膜的损伤，及影响视力。较少见的是动眼神经受累，这会引起结膜炎，眼外肌无力，上睑下垂，散瞳麻痹。

还有一些少见的案例，带状疱疹会引起中枢神经系统的感染，肌肉萎缩、运动麻痹（通常是短暂的现象）、急性横贯性脊髓炎、上升性脊髓炎，更为常见的是感染还会引起急性尿潴留和单侧横膈膜麻痹。老年人中通常会发生带状疱疹后神经痛，难治性疼痛可持续数年。瘢痕很可能是永久的。

免疫缺陷的患者可能会发生广泛的带状疱疹感染，双侧皮损，分布广泛。

并发症

- 疱疹后神经痛
- 永久性瘢痕

治疗

抗病毒治疗是主要的治疗方法。阿昔洛韦能抑制皮疹发展，预防并发症。辣椒素，经皮电神经刺激，小剂量的阿米替林是目前治疗疱疹后神经痛的主要方法。如果是发病早期的话，局部涂抗病毒软膏是很有效的。

带状疱疹能够自行愈合，也需要对症治疗。治疗的目的是缓解皮肤瘙痒和神经痛，外涂炉甘石或其他止痒的润肤露；阿司匹林，也

可联合可待因或其他止痛药；偶尔，火棉胶和混合的酊剂应用于未破溃的皮肤。如果水疱引起了细菌感染，应当包括全身的抗生素治疗。

三叉神经带状疱疹的患者，角膜受累时需要滴入碘苷软膏或另一种抗病毒药物。为了帮助患者缓解带状疱疹后遗性顽固性神经痛，医生应系统地使用皮质类固醇——如可的松或肾上腺皮质激素——以减少感染（虽然这些药物的使用仍有争议）。医生也会开些与吩噻嗪类合用的镇静药、止痛药或三环类抗生素。在一些免疫力低下的患者中，静脉注射阿昔洛韦可预防威胁生命的感染性的疾病。大剂量的干扰素（一种抗病毒蛋白）已被应用于疱疹病变，仅限于皮肤癌的患者。

护理措施

护理计划应强调保持患者的舒适性，保持个人卫生，预防进一步的感染。在患者急性阶段，充足的休息和支持性照顾可适当促进疾病的治愈。

采取以下步骤：

- 如需要使用炉甘石洗剂，从优将它应用于病变处。若病变严重且已扩散，使用湿性敷料。干燥性疗法，如氧疗或真空床法，及使用磺胺嘧啶银（含银）软膏。
- 告诫患者避免抓挠病变处。
- 如果囊泡破裂，遵医嘱冷敷。
- 减少口腔病变的疼痛，告知患者使用软毛刷，进食软的食物或使用生理盐水或碳酸氢钠口腔冲洗。

- 减少神经性疼痛,绝不限制或延迟镇痛剂的使用。带状疱疹带来的疼痛可能很严重,故需严格按计划使用镇痛剂。带状疱疹后遗性神经痛,应咨询疼痛专家来减轻疼痛,避免镇痛剂耐受的危险。
- 反复确定患者的疼痛直至平息。鼓励患者分散注意力或做放松活动。
- 建立飞沫传播和接触传播的预防措施。播散性带状疱疹需要与原发性水痘一样的隔离预防措施。

泌尿生殖系统

衰老给泌尿生殖系统带来了很大的变化。随着膀胱肌变弱以及膀胱容量的减少,老年人会出现排空膀胱困难,导致尿潴留于膀胱。随着年龄增长,会出现排尿反射延迟,盆底肌肌力减弱,尤其在生育双胞胎或三胞胎孩子后的女性中尤为常见。

在老年男性中,前列腺增生症很常见,且会导致尿道问题。护理干预应关注患者的症状管理和前列腺术后护理。

在老年人中,慢性肾衰竭的发生可随着与衰老相关的疾病的并发症增多而增多,如慢性肾小球肾炎、糖尿病、高血压等。治疗其他疾病的药物也可导致慢性肾衰竭。老年人常表现为原有病情的恶化,而非氮质血症(肾脏无法移除血液中的氮)和其他的典型体征和症状。

在老年人中,尿失禁也很常见,常给其带来窘迫感、社会隔离、抑郁以及活动受限。患者可因为尴尬而难以启齿,或者觉得这是衰老的正常表现,所以你需要提供仔细富于同情心地评估以察觉是否有失禁。

尿道感染在老年人中可能仅引起不明确的症状和体征。尿道感染常伴其他泌尿生殖系统疾病,所以将会挑战医护人员的评估能力,需要使用恰当的护理措施和健康教育方法以帮助治疗疾病,预防疾病的发生。

对女性而言,绝经标志着生育能力的丧失,迎来性功能及身体形象的改变。雌激素水平下降,会增加心脏病、骨质疏松以及实体肿瘤的风险。老年女性有更高的风险罹患乳腺癌,70% 的新发病例是 50 岁以上的老年人。检测乳腺癌的最佳方式是定期乳房自查以及每年乳房钼靶检查。钼靶检查可检测出自查时小的无法触得的肿瘤。

对于很多泌尿生殖系统疾病,老年人往往缺乏典型的临床症状和体征,故需要专业的评估能力来发现这些问题。

良性前列腺增生症

虽然大部分 50 岁以上的男性都有前列腺肥大的情况,但是前列腺增生症是指前列腺增大到足以压缩尿道,引起尿道阻塞。根据前列腺肥大的大小,年龄和患者的健康情况以及阻塞的程度,前列腺增生症可通过手术或保守治疗。

病因和发病率

与年龄相关的激素活性的改变、动脉硬

化、炎症以及代谢或营养失调均可导致前列腺增生症。

前列腺增生症的发生率随年龄的增长而升高。男性年龄大于 40 岁以后，前列腺增生症发生率显著增加，大于 50 岁的男性发病率为 50%，而大于 70 岁的男性发生率为 80%。

病理生理学

随年龄增长雄激素的产生减少，导致雄激素与雌激素水平失衡而引起双氢睾酮含量水平增加。激素平衡的改变会引起尿道周围组织前列腺增生早期非恶性的改变。纤维瘤性（大量纤维腺体组织）结节持续增长，压迫正常腺体（结节性增生）。增生的主要是腺体组织，包含纤维间质和平滑肌。

前列腺逐渐增大，可推向膀胱，通过压迫或扭曲前列腺尿道阻碍尿液流出。进行性膀胱膨胀会导致结石形成或膀胱炎（见前列腺良性肿大）。

评估结果

良性前列腺增生症的临床表现依据前列腺肿大的程度以及受累及的小叶而不同。患者常常抱怨一组典型的前列腺疾病的症状和体征：尿液流径变细及排尿力量的减弱，尿流中断、尿不尽以及排尿开始困难，导致紧张及

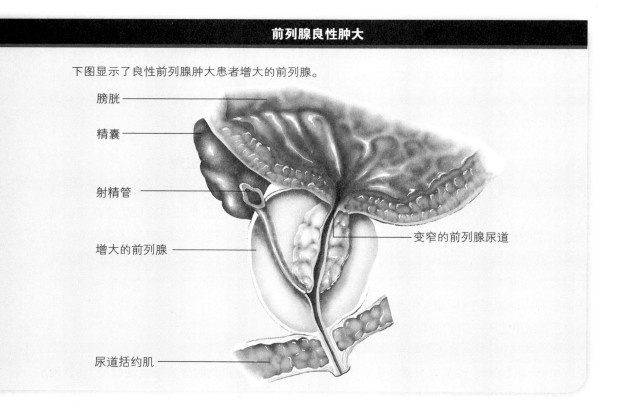

前列腺良性肿大

下图显示了良性前列腺肿大患者增大的前列腺。

- 膀胱
- 精囊
- 射精管
- 增大的前列腺
- 变窄的前列腺尿道
- 尿道括约肌

排尿不尽感。随着阻塞愈来愈严重,患者会主述尿频夜尿、滴沥、尿潴留、失禁,可能出现血尿。

体格检查发现耻骨联合上方可见正中线肿块,表示排空不完全的膀胱。触诊可及膨胀的膀胱,直肠触诊发现增大前列腺。

并发症

- 尿潴留、尿道感染或结石
- 膀胱壁小梁形成
- 逼尿肌肥大
- 膀胱憩室和小囊
- 尿道外口狭窄
- 肾积水
- 反常性(溢出性)尿失禁
- 急性或慢性肾衰竭
- 急性阻塞后多尿

治疗

保守疗法包括前列腺按摩、坐浴、短期限制液体摄入(预防膀胱膨胀),当发生感染时,抗菌治疗。定期性交可帮助缓解前列腺充血。特拉唑嗪和非那雄胺治疗也证明有效。特拉唑嗪(坦索罗辛和哌唑嗪)以及 α 受体阻滞剂能缓解前列腺和膀胱的肌肉,减少排尿下坠感。非那雄胺可抑制 $5-\alpha-$还原酶的作用,故可阻止睾酮转化为双氢睾酮。此法可逐渐缩减前列腺的大小。

手术是唯一有效缓解急性尿潴留、肾积水、严重的血尿、反复发生的尿道感染、姑息性缓解无法忍受的症状的方法。

如果前列腺重量小于 57 g,即可进行经尿道(前列腺)切除术。在这个过程中,(经尿道)前列腺切除器用拉钩和电流移除组织。对于高危患者,使用留置导尿管不断引流能减轻尿潴留。其他经尿道的操作包括用手术刀或激光汽化前列腺或者前列腺切除。

其他的手术包括外科开放手术移除前列腺。以下某个操作可能适用:

- 耻骨上前列腺切除术是最常用的操作,且对在膀胱区域里的前列腺肥大特别有用。
- 对年老患者体内较大的腺体,常进行经会阴前列腺切除术。这个手术经常导致阳痿和尿失禁。
- 耻骨前列腺切除术允许可直视。手术通常可保持性能力和排尿控制能力。
- 尿道微波(热疗法)目前仅被应用于某些患者。这个手术比 α 肾上腺阻滞剂要有效,但不如手术有效。

护理措施

对有前列腺增生症的患者采取以下措施:

- 帮助患者做好诊断性检查和手术准备。
- 检测和记录患者的生命体征,摄入量和出量,还有日常体重。仔细观察去梗阻后利尿的指标(比如尿量增加和低血压),这些可能会导致脱水、低血容量、休克、电解质丢失和无尿。
- 为泌尿道感染患者遵医嘱使用抗生素,尿道检查操作包括工具使用和膀胱镜检查。

- 如果发生尿潴留,试着插入导尿管。如果导管不能经尿道通过,要辅以耻骨上膀胱造口引流术,注意观察膀胱快速减压。

- 避免给予前列腺增生症的患者消肿剂、镇静剂、抗抑郁剂或者抗副交感神经作用药物,因为这些药物会加重阻塞。

前列腺手术后,采取以下步骤:

- 保持患者舒适,注意观察防止术后并发症。观察休克和出血的症状。经常检查导尿管(开始 2~3 h 每 15 min 检查一次),观察导管是否通畅和尿液的颜色;检查敷料是否渗血。

- 术后,许多泌尿学专家建议插入三通导尿管,建立持续的膀胱冲洗。如果病人正在膀胱冲洗,保持有效冲洗的流速,并确保导尿管通畅,冲洗后尿液澄清呈浅粉色。观察是否因冲洗液吸收进入全身循环而致心脏负荷过重。如果使用常规导尿管,更需密切观察。若因血块堵塞导致引流停止,常遵医嘱在无菌技术下,使用 80~100 mL 生理盐水灌洗。

- 注意前列腺手术最严重的并发症——败血症性休克。严重的寒战、突然高热、心动过速、低血压和其他休克症状立即报告。迅速遵医嘱静脉输入抗生素。注意观察有无肺栓塞,心力衰竭,急性肾衰竭发生。监测生命体征,中心静脉压和动脉压。

- 遵医嘱使用东莨菪碱和鸦片栓剂或其他抗胆碱药,以减少经尿道前列腺切除术后膀胱痉挛的发生。

- 开放术后保持患者舒适。使用镇痛栓剂(除经会阴前列腺切除术后),使用镇痛药控制切口疼痛。经常更换伤口敷料。

- 持续静脉输注,直到患者可自己喝足够的水(每日 2~3 L)来保持足够的液体。

- 遵医嘱使用大便软化剂和泻药,防止用力排便。勿行肛指检查,因为直肠检查可导致出血。

- 导尿管移除后,患者会经历尿频、尿漏,有时可能有血尿。消除患者及其家属疑虑,患者可缓慢重获排尿控制能力。

- 加强对活动的限制。告知患者术后 1 个月内避免进行举重,剧烈活动以及长时间骑自行车,因为这些活动可加重出血的倾向。同时提醒患者术后几周内不要进行性交。

- 告知患者识别泌尿道感染的症状和体征。鼓励患者向医生进行自我报告,因为感染可加重阻塞。

- 指导患者遵医嘱使用口服抗生素药物,并告知患者使用温和的泻药的指征。

- 当患者无法排空膀胱或出现血尿或发烧时,敦促患者及时求医。

乳腺癌

乳腺癌是女性中最常见的癌症。据统计,在美国,八分之一的女性在其一生中会得乳腺癌。男性乳腺癌在所有男性癌症中占 1%,在所有乳腺癌中占不到 1%。

由于早期诊断和多元治疗,局限性乳腺癌的 5 年生存率为 98%。淋巴结是否受累是最有价值的预后预测。70% ～ 75% 的淋巴结阴性的女性,与 20% ～ 25% 的淋巴结阳性的女性相比,使用辅助治疗,生存率可达 10 年以上或更久。

病因和发病率

乳腺癌的病因尚不明确,但其在雌激素减少的女性中高发。乳腺癌可发生于青春期后的任何时期,但在 50 岁以上人群中更常见。诱发因素很明确,有家族史的女性就有患乳腺癌的高风险,尤其是直系亲属(母亲、姐妹、或母亲的姐妹)有乳腺癌的。

其余高危女性包括:

- 月经周期长,月经初潮早(小于 12 岁),绝经迟(大于 55 岁)
- 服用激素类避孕药
- 使用激素替代疗法五年以上
- 使用己烯雌酚预防流产的
- 未曾孕育
- 30 岁以后怀孕的
- 有单侧乳腺癌的
- 患有卵巢癌,尤其年轻的时候
- 暴露于低水平电离辐射的

近期,科学家发现了 BRCAI 和 BRCA2 基因。低于 10% 的乳腺癌被认为与这些基因突变有关。然而,这些发现让有可能患乳腺癌的高危女性有了遗传倾向测试的选择。

低危女性包括:

- 20 岁前怀孕的女性
- 多次怀孕
- 本土美国人或亚洲人

病理生理学

乳腺癌多发生于左外上象限。生长速率各不相同。理论上讲,缓慢生长的乳腺癌将花费 8 年的时间变得明显,长至 1 cm 可触及。乳腺癌经淋巴系统和血液扩散,通过右心传递到肺部,最终到达另一侧乳房、胸壁、肝、骨和脑。

大部分乳腺癌来自乳腺终末导管小叶单元上皮。浸润性导管癌增长慢但转移早(占乳腺癌的 70%)。

乳腺癌可根据组织学表现和病变位置分为:

- 由上皮细胞发展而来的原位癌。
- 乳腺导管发展而来的导管内癌(包括乳腺上皮内癌病)。
- 乳房实质浸润癌。
- 反映肿瘤生长迅速的炎性乳腺癌(很少见),表面皮肤出现水肿,发炎和硬结。
- 小叶原位癌,反映肿瘤生长累及腺体组织叶。
- 髓质或局限性癌症由一个有较快的增长速度的大的肿瘤组成。

描述性术语应该与分期和或淋巴结状态分类系统相结合,以便更清晰地理解癌症的程度。术前和术后,最常用的癌症分期系统是 TNM 分期(肿瘤大小,淋巴结浸润,转移性进展)(见了解乳腺癌)。

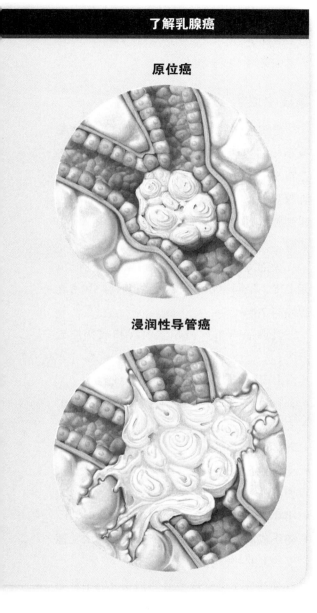

了解乳腺癌

原位癌

浸润性导管癌

评估结果

可能发生乳腺癌的警示信号有：

- 乳房有肿物或肿块（硬，无压痛的肿块通常是恶性的）
- 乳房的大小或对称性改变
- 皮肤改变、增厚、乳头周围鳞状皮肤、凹陷、水肿（橘皮样改变）或溃疡
- 皮温改变（温、热或粉红色区域；未泌乳的妇女，越过育龄期就要怀疑是乳腺癌，除非证明不是）
- 不正常的泌乳（在非母乳喂食时任何形式的自发流出乳汁，非泌乳女性经过彻底的检查，挤压乳房有分泌物流出；溢液可能是墨绿色、白色、奶油状、浆液性或血性。）
- 由母乳喂养的婴儿拒绝吮吸一侧乳房
- 乳头改变，如瘙痒、灼热、糜烂或回缩
- 疼痛（不常常是乳腺癌的症状，除非肿瘤进展，但也需要被检查）
- 骨转移、病理性骨折、高钙血症
- 手臂水肿。

并发症

- 感染
- 运动能力下降
- 淋巴水肿

治疗

乳腺癌的治疗有很多争议。在可选择的治疗中，患者和医生应考虑疾病的分期，患者的年龄和绝经状态，手术对外形的影响。乳腺癌治疗包括手术、化疗、放疗、药物疗法或联合治疗。手术包括乳房切除术或乳房肿瘤切除术。乳房肿瘤切除术可在门诊进行，仅需手术，尤其是肿瘤很小且腋窝淋巴结未受累。在很多情况下，手术可结合放疗。

两阶段过程，其中外科医生切除肿块，并确定它的恶性程度，再与患者讨论治疗方案，这是可取的，因为此法允许患者参与到自己的治疗计划中。有时肿瘤被临床诊断为恶性的，此计划就可在手术前实行。在乳房肿瘤切除术和腋窝淋巴结清扫术中，肿瘤和腋窝淋巴结被切除，留下了完整的乳房。简单的乳房切除术切除了乳房，却没有切除淋巴结和胸肌。乳腺癌改良根治术移除了乳房和腋窝淋巴结。乳腺癌根治术，此手术方法现在应用减少了，移除乳腺，胸大肌和胸小肌，腋下淋巴结。

乳腺癌扩散至区域淋巴结，被认为是重要的预后指标。前哨淋巴结活检，可靠又侵略性小的操作，用于识别——采集最接近乳腺肿瘤的前哨淋巴结。在患者手术中，腋窝淋巴结被注射染料以利于识别，然后送病理室评估乳腺癌扩散程度。如果淋巴结活检是阴性，患者可不进行腋窝淋巴结清扫，以免影响自身危险因素和长期并发症的可能。

乳房重建术可与乳房切除术同时进行，也可在之后计划进行。乳房重建术有几种可行的选择，包括乳房内植术或横形腹直肌肌皮瓣植入术。

化疗，在辅助治疗和初始治疗中，根据TNM 分期和雌激素受体状态等因素，使用多种细胞毒性药物联合化疗。最常使用的抗肿瘤药物是环磷酰胺、氟尿嘧啶、甲氨蝶呤、多柔比星、长春新碱和紫杉醇。绝经前后的女性患者，常用的联合药物是环磷酰胺、多柔比星和紫杉醇。

他莫昔芬，一种雌激素拮抗剂，可作为绝经后雌激素受体状态阳性的患者的选择性辅助疗法。它也可减少乳腺癌高危女性的风险。

也可选择外周造血干细胞疗法，但其很少应用于已进展的乳腺癌患者中。

在肿瘤切除术前或术后，进行初步放射治疗，对无远处转移的早期小肿瘤有效；也可用于预防和治疗局部复发。炎性乳腺癌术前放疗可帮助肿瘤在术中更易控制。

雌激素、孕激素、雄激素、氨鲁米特抗雄激素治疗也可用于乳腺癌患者。这些药物治疗法有效——与乳腺癌是系统疾病，而非局部疾病有关——使手术切除减少。

护理措施

为乳腺癌患者提供好的照顾，从疾病史开始，评估患者患病体验，决定患者疾病相关知识认知度。术前，确保了解患者安排的手术类型，以更好地为患者做准备。如果安排的是乳房切除术，除了常规的术前准备（如皮肤准备和禁食），为患者提供以下信息：

- 教会患者深呼吸和咳嗽，以预防呼吸道并发症，以及如何旋转脚踝以预防血栓栓塞。
- 告知患者躺在患侧或将手或枕头放在切口上可减轻疼痛。术前，告知患者伤口会在哪里。告知患者将会接受止痛药且不用担心药物成瘾。充分缓解疼痛能鼓励患者咳嗽和运动，并促进患者一般状况。在患者手下垫一小枕可提供舒适。

- 鼓励患者尽早下床(一旦麻药消退或术后第一个傍晚)。

- 向患者解释术后会使用伤口引流或负吸装置,以去除累积的浆液性或血质液体,促进伤口愈合。

术后,提供患者以下护理:

- 换药前后检查伤口,及时报告出血情况。

- 测量并记录引流的量,还要注意颜色。预计在第一个4 h内引流液为血性而后变成浆液性。

- 检查循环状态(血压、脉率、呼吸和出血情况)。

- 普通麻醉后至少监测48 h的出入液量。

- 告知患者不可让任何人在患侧抽血、输液或量血压,因为这些操作会加重淋巴水肿的可能。

- 观察手术切口。鼓励患者及其陪伴者在第一次换药时,尽可能正视手术切口。

- 建议患者询问医生乳房重建术,或致电当地或州医学会的整形重建手术医生的名称。很多情况下,在乳房切除术前就已经计划乳房重建术了。

- 指导患者关于假乳的知识。美国癌症协会的康复小组可提供指导,情感支持和咨询,以及卖假乳的地区列表商店。

- 提供心理和情感上的支持。大部分患者害怕癌症及毁形的可能,担心失去性功能。向患者解释乳腺手术不影响性功能,患者术后即可恢复性功能。

- 向患者解释她会经历乳房幻觉综合征(一种现象,即患者在经历乳房组织切除后,该处有针和针头刺痛的感觉)或乳房切除后抑郁。聆听患者关注的问题,提供支持,并提供患者一个合适的组织如提供照顾和分享经验的成功康复小组,帮助在医院或家中的乳腺癌患者。

慢性肾衰竭

慢性肾衰竭通常是肾功能进行性减退的最终结果。它也可由偶然突发快速进展的肾单位功能损害性疾病引起,最终形成不可逆的肾损伤。在75%以上肾小球滤过功能丧失前几乎没有症状。然后,剩余的正常的肾实质逐渐破坏出现肾功能下降的体征。

慢性肾衰竭渐变阶段包括:

- 肾功能代偿期[肾小球滤过率(GFR)为正常的35%~50%]

- 肾功能不全期(GFR为正常的20%~35%)

- 肾衰竭(GFR为正常的20%~25%)

- 晚期肾病(GFR少于正常的20%)

此综合征不治疗会致命,而持续透析或者肾移植可以维持生命。

病因和发病率

慢性肾衰竭可能的原因:

- 慢性肾小球疾病,如肾小球肾炎

- 慢性感染,如慢性肾盂肾炎和结核病

- 先天性异常,如多囊肾病

- 血管疾病,如肾血管硬化或高血压

- 阻塞疾病，如结石或者良性前列腺肥大
- 免疫疾病，如全身性红斑狼疮
- 肾毒性药物，如长期氨基糖苷类药物治疗
- 内分泌疾病，如糖尿病肾病
- 损害循环的疾病，如镰状红细胞性贫血

病理生理学

慢性肾衰竭由肾单位损坏引起，并最终引起不可逆的肾损伤。肾单位损伤是渐进性的，损坏的肾单位没有作用也不能恢复功能。肾脏可以保持相对正常的功能，直到 75% 的肾单位失去作用。幸存的肾单位变大并提高过滤、再吸收、分泌的能力。当肾小球滤过率（GFR）下降，代偿排出还会持续一段时间。

评估结果

患者的病史可包括导致肾衰竭的疾病或者状况，但是他可能在很长一段时间内没有任何体征。症状和体征通常在 GFR 为正常的 20% ~ 35% 时发生，此时几乎身体所有系统都已经受到了影响。评估结果反映了受影响的系统，许多结果反映了不止一个系统受影响。

肾脏

在某些液体和电解质失衡的情况下，肾脏不能保留盐分，导致低钠血症的发生。患者可能会主诉口干、疲劳和恶心。可观察到低血压、皮肤肿胀、精神萎靡，导致进一步的嗜睡和意识模糊。而后，随着功能性肾单位数量的减少，肾脏的排泄钠和钾的能力也随之下降。

尿量减少，尿液稀释，伴随结石和晶体的出现。血清中钾含量的增加会导致肌肉兴奋，然后是肌肉无力、不规则的脉搏、血钾水平升高出现威胁生命的心律失常。钠潴留引起体液负荷过量，随之而来的水肿是显而易见的，发生代谢性酸中毒。

心血管

当累及心血管系统时，评估结果显示高血压和不规则脉搏。可发生威胁生命的心律失常。波及心包时，用听诊器可听到心包摩擦音，这是由尿毒症毒素引发的心包炎和过敏。如果心包出现积液，你可能会听到远处的心音。如果心力衰竭，可以听诊到双肺底湿啰音和触诊发现外周水肿。

呼吸

肺的变化包括肺巨噬细胞活动的减少而导致易感染性。如果出现肺炎，可能会注意到整个肺部呼吸音的降低。双侧肺底湿啰音表明出现了肺水肿。累及胸膜时，患者可主诉胸膜疼痛，听诊到胸膜摩擦音，胸腔有积液。代谢性酸中毒时出现库斯莫斯呼吸。

胃肠道

当胃肠道黏膜炎症和溃疡时，口腔检查会发现牙龈溃疡和出血，甚至可能发生腮腺炎。患者可能会主诉由食管、胃、肠受累引起的呃逆，感觉口腔内有金属腥味，厌食，恶心和呕吐。你可能会注意到呼气时有尿毒症的

恶臭气息（氨的气味）。腹部触诊和叩诊可引出疼痛。

皮肤

观察皮肤通常出现苍白，淡黄的青铜色。皮肤干燥，有鳞状紫癜、瘀斑、瘀点，出现尿毒症霜（通常在患者病危或临终时），薄而脆的指甲与特征线条。

头发干燥、脆弱，也有可能变色和容易脱落。患者通常会主诉难以忍受的瘙痒。

神经系统

可注意到患者有意识状态的改变，轻微的行为改变、短时记忆差及注意力不集中、情感淡漠、嗜睡、烦躁进而为意识模糊、昏迷和癫痫发作。头痛和视力模糊表明发生了尿毒症。患者主诉打嗝、肌肉痉挛、震颤、抽搐，这是由肌肉兴奋引起的。患者还主诉腿多动综合征。外周神经病的首要症状之一就是腿多动症，有腿脚疼痛，灼烧感，瘙痒时，可通过自发地摇晃移动和摆动它来减轻症状。这种状况最终发展成感觉异常，运动神经功能障碍（双侧足下垂），除非开始透析才可缓解麻痹。

内分泌系统

有慢性肾衰竭的成人可有不孕症史，性欲减退，女性闭经史，男性阳痿史。

血液系统

检查可发现紫癜，胃肠道出血和体腔出血，易擦伤由血小板减少症和血小板缺陷引起的瘀斑，瘀点。

肌肉骨骼系统

患者可有病理性骨折史，主诉因钙——磷失衡而引起的骨骼肌肉疼痛，以及随之而来的甲状旁腺激素失衡。注意到患者步态异常或无法行走。

并发症

- 贫血
- 外周神经病
- 心肺及胃肠道并发症
- 性功能障碍
- 骨骼缺陷

治疗

保守治疗的目标是对症治疗。根据患者的症状和体征确定特殊饮食方案。低蛋白质饮食可减少生产肾脏无法排泄的蛋白质代谢的终产物（患者接受连续腹膜透析应给予高蛋白质饮食）。高热量饮食可预防酮症酸中毒，保持导致分解代谢和组织发育停止负氮平衡。饮食中应限制钠、磷、钾的摄入。

保持液体平衡，需要严密监测生命体征，体重变化，尿量（如果是无尿的情况下）。液体潴留可利用袢利尿剂如呋塞米（仍有肾功能的情况下）并限制液体摄入来减轻。小剂量洋地黄苷可用于由于液体过多引起的水肿；抗高血压药物可用于控制血压并辅助水肿消退。

饭前使用止吐药可减轻恶心和呕吐，奥美拉唑、西咪替丁或雷尼替丁可减少胃刺激。甲基纤维素或多库酯能帮助预防便秘。

贫血必须补充铁和叶酸，严重的贫血需要输注新鲜冰冻细胞或洗涤红细胞。输血仅可暂时缓解贫血症状。促红细胞生成素（促红素α）可刺激骨髓细胞的分裂分化，产生红细胞。

药物治疗通常能减轻相关症状。止痒剂，如阿利马嗪或苯海拉明可以止痒，氢氧化铝软膏能够降低血清磷酸盐的水平。补充维生素（尤其是维生素 B 和维生素 D）和必要的氨基酸对患者也是有益的。

对于发现高钾血症仔细检测血钾是必要的。严重高钾血症的急诊治疗方法包括透析疗法和使用 50% 的高渗葡萄糖溶液静注，常规胰岛素，葡萄糖酸钙静注，碳酸氢钠静注以及钠离子交换树脂。由心包积液引起的心包填塞需要紧急的心包穿刺或者手术。

钙磷失衡可用磷酸盐结合剂，钙补充剂和减少食物中磷的摄取来治疗。如果继发甲状旁腺功能亢进，则可施行甲状旁腺切除术。

透析和胸腔穿刺能够减轻肺水肿和胸腔积液。

血透或腹透（尤其是新技术，例如持续性不卧床腹透和持续性循环腹透）能帮助控制终末期肾病多数临床症状。选择不同透析方式可以纠正水电解质紊乱。然而，维持透析本身会产生一些并发症，包括蛋白质流失，顽固性腹水和透析性痴呆。对于一些终末期肾病的患者来说肾移植可能是他们最终的治疗选择。

护理措施

慢性肾衰竭全身的临床表现需要细致和仔细的协同支持照护。

给予良好的皮肤护理。每日洗澡，使用多脂皂，燕麦浴和润肤露来缓解瘙痒。使用中性肥皂和水进行会阴护理。支起床栏杆防止患者瘀斑。协助患者翻身，使用可屈的泡沫或软床垫防止皮肤破损。

给予良好的口腔护理。经常使用软刷清洁患者牙齿减少呼吸的异味。硬糖和漱口水能减少金属味和缓解口渴。

提供少量的、可口的、有营养的食物。避免食用有饮食限制的食物并鼓励摄入高热量食物。必要时可咨询营养师。

监测患者的高钾血症。观察腿部和腹部有无抽搐或腹泻。当血钾升高时，观察有无肌肉抽搐和脉搏微弱。监测心电图中高的 T 波、宽的 QRS 波、延长的 PR 间隙及 P 波缺失，此提示高血钾。

仔细评估患者体内水平衡状态。检查颈静脉扩张，听诊肺啰音。仔细测量每日的摄入和排出量，包括排泄、呕吐、腹泻及失血量。记录每日体重、有无口渴、腋下出汗、舌燥、高血压和外周水肿。

检查骨或关节并发症。小心地协助患者翻身和保证安全以防止病理性骨折。对卧床不起的患者进行被动的关节运动。

鼓励患者进行深呼吸和咳嗽练习来防止肺充血。

听诊干湿啰音和减轻的呼吸音。警惕肺水肿的临床症状（例如呼吸困难和烦躁不安）。按医嘱给予利尿剂和其他药物。

注意无菌操作。在静脉滴注时使用微孔滤膜，观察感染迹象（无精打采、高热和白细胞升高）。在寒冷和流感季节告诫患者避免与感染人群接触。

仔细观察并记录癫痫发作的情况。酸中毒给予注射碳酸氢钠，癫痫给予注射镇静剂或抗惊厥药。拉上床栏杆，保持口腔气道通畅并在床边放置吸入设备。定期评估神经功能状态，检查低钙血症（面神经征和特鲁孚氏征），观察低血钙的临床指标。

观察出血症状。观察穿刺点出血时间有无延长。检测血细胞比容和血红蛋白水平，检查粪便、尿液和呕吐物有无出血。

报告心包炎的体征和症状，比如心包摩擦和胸痛。观察吸气时血压下降 15 ~ 20 mmHg 时摩擦音的消失情况（奇脉），此是心包填塞的早期症状。

仔细设计给药时间表。餐前服用铁剂，餐后服用氢氧化铝凝胶，餐前半小时服用止吐药。在适当的间隔期服用降压药。如果高血钾患者需用聚磺苯乙烯进行直肠灌注，应使用润滑剂来放松肛周区域。确保聚磺苯乙烯灌肠能排出。否则会引起便秘且不能降低血钾水平。建议使用抗酸剂来取代氢氧化铝凝胶结合磷酸盐。切勿给予镁剂，因为肾脏排泄功能差而导致中毒。

如果患者需要透析，每 2 h 检查血管是否通畅以及手臂的供血和神经功能（检查体温、心率、毛细血管再充盈及感觉）。如果有动静脉瘘管，可以触诊感受血管震颤和听诊血管杂音，应轻柔的触摸避免闭塞瘘管。报告可能发生血栓的症状。不要在置有动静脉瘘管侧手臂测量血压、静脉输注、抽血或穿刺侧注射，因为这些操作可能破坏动静脉瘘或阻塞血流。

透析当天早晨停止给予服用降压药并指导患者。

透析后检查失衡综合征，这是突然纠正了血液化学成分异常状态的结果。症状可从头痛到癫痫发作。检查透析置管处拔管后的过量出血，采取加压包扎或吸收性明胶海绵。仔细监测血压。

教育患者如何用药以及要注意哪些不良反应。建议在早晨服用利尿剂，这样就不会影响睡眠。如果患者需做透析，指导患者如何调整用药时间配合透析。

指导贫血患者多休息以保存体力。

告知患者当出现腿部痉挛或过度的肌肉抽搐情况应及时报告。强调坚持随访监测电解质的重要性。

告知患者避免高盐和高钾饮食。鼓励坚持控制水和蛋白质的摄入。为防止便秘，重视锻炼及保证充足的膳食纤维。

如果患者需要透析，需要记住患者及其家庭成员正处于极端压力下。机构尽可能提供透析培训课程；如果没有，需要指导教会患者及其家庭成员。主题包括进行透析的原因；并发症；相关疾病的体征和症状；如何检查出血、电解质失衡和血压的改变；饮食；锻炼；透析装置的使用方法。

如果患者及其家庭成员需要帮助来应对慢性肾衰竭，为他们提供咨询服务。

解释如何护理腹透管、动静脉瘘或其他血管接入装置以及如何进行细致的皮肤护理。阻止可能碰撞或刺激血管接入部位的动作。

建议患者佩戴具有医学鉴定信息的手腕带或携带患者信息卡。

子宫内膜癌

子宫内膜或者说子宫癌症包括了子宫内膜内层癌细胞的生长。Ⅰ期癌症的 5 年生存率是 75% ~ 95%；随着癌症的进展，生存率随之减少。对于Ⅱ期癌症，大约是 50% 的生存率；Ⅲ期只有 30%；Ⅳ期生存率则少于 5%。

病因和发病率

子宫内膜癌似乎是与很多易感因素有关，包括：

- 子宫异常出血
- 糖尿病
- 家族倾向
- 子宫息肉或内膜增生史
- 高血压
- 低生育指数或停止排卵
- 未生育
- 肥胖
- 持续的雌激素刺激

子宫内膜癌通常影响年龄在 50 ~ 60 岁的绝经后妇女；30 ~ 40 岁的妇女很少发生，30 岁之前极少发生。大多数患子宫内膜癌的绝经前妇女有无排卵月经周期或其他激素失调。据报道大约每年有 33 000 例新增子宫内膜癌的病例；每年有 5 500 人死于子宫内膜癌。

病理生理学

在大多数病例中，子宫内膜癌为腺癌且发生了晚期转移，通常是从内膜转移到宫颈、卵巢、输卵管和其他腹腔组织。它可以通过血液或淋巴系统播散到远处器官，如肺和脑。淋巴结累及也会发生。子宫内膜腺棘细胞癌、内膜基质肉瘤、淋巴肉瘤、混合中胚层肿瘤（包括腺肉瘤）、平滑肌肉瘤较少见（见子宫内膜癌的进展）。

评估结果

子宫增大、持续和偶尔的绝经前出血和任何绝经后出血症状常常提示为子宫内膜癌。起初分泌物可能是水样的、混有血丝的，但逐渐会变成血性的。其他症状和体征，有疼痛和体重减少，直到癌症进一步恶化时才会出现。

并发症

- 肠梗阻
- 腹水
- 出血

治疗

根据疾病的程度，有多种治疗方法：

子宫内膜癌的进展

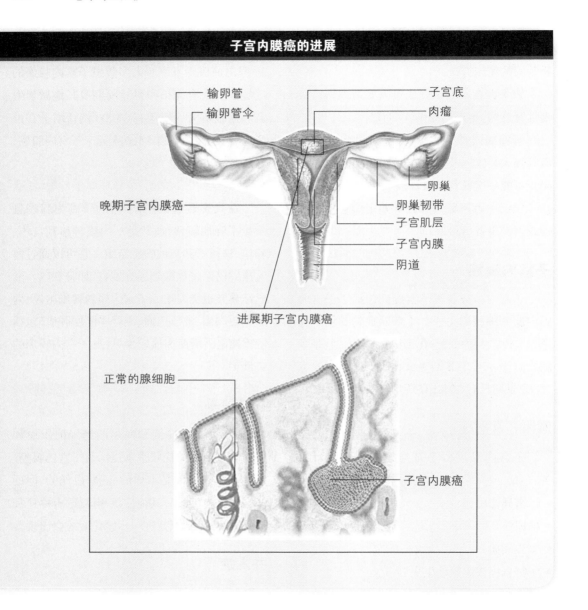

输卵管

输卵管伞

子宫底

肉瘤

晚期子宫内膜癌

卵巢

卵巢韧带

子宫肌层

子宫内膜

阴道

进展期子宫内膜癌

正常的腺细胞

子宫内膜癌

- 罕见治愈,手术通常包括腹式全子宫切除术;双侧输卵管卵巢切除术;保留、不保留盆腔的网膜切除术和腹主动脉旁淋巴结切除术。全清扫指去除所有盆腔器官,包括阴道,且只有足够允许手术切除疾病部分的理由才可以。

- 当肿瘤类型未被很好区别时,手术前 6 周行腔内或外部放疗(或两种兼用),此可抑制复发和延长生存时间。
- 使用合成孕激素的激素疗法,比如甲羟孕酮或甲地孕酮,可能用于全身疾病。他莫昔芬(产生 20% ~ 40% 有效率)作为 2 线用药治疗进展期子宫内膜癌。
- 化疗、顺铂、紫杉醇、多柔比星、依托泊苷、吉西他滨等各类药物联合方案适用于其他疗法均无效的情况。

护理措施

　　子宫内膜癌患者需要做好患者教育以帮助她们应对手术、放疗和化疗。需要护士提供优质的术后护理和心理支持。

　　手术前,采取以下措施:

- 强化那些医生告诉患者的手术相关内容,解释常规检查(如手术后的第一天早上复测验血指标)和术后的护理。
- 如果患者接受了淋巴结切除术和全宫切除术,需向她解释手术后 5 天需要伤口引流。同时解释留置导尿的护理。
- 手术期间和手术后使用防止静脉曲张的长筒袜。
- 确保患者血型已做鉴定并进行交叉配血。
- 如果患者处于绝经前期,告知她卵巢切除会引起绝经。

　　手术后,采取以下步骤:

- 每班测量伤口引流液的量。如果引流量超过 400 mL 立即告知医生。

- 如果患者需要皮下注射肝素,遵医嘱持续给药,直到患者完全能走动。遵医嘱给予预防性抗生素,做好留置导尿护理。
- 每 4h 检查生命体征。观察并及时报告并发症的症状和体征,比如出血、腹胀、剧烈疼痛、气促或其他呼吸困难。遵医嘱给予止痛剂。
- 常规鼓励患者深呼吸和咳嗽来帮助预防并发症。鼓励每一个醒着的时刻都使用诱导性肺量器来帮助肺扩张。

　　对于接受放疗的患者,采取以下措施:

- 弄清楚患者是接受内部还是外部放疗、或者两者都要。通常,先采取内部放疗。
- 解释内部放疗的过程,回答患者的问题,鼓励她表达恐惧和担心。
- 解释内部放疗通常需要住院 2 ~ 3 天,肠道准备,用碘伏灌洗阴道,流质饮食,植入前晚禁食。
- 注意内放疗也需要留置导尿。
- 告诉患者,如果是在手术室进行,需要全身麻醉。她被安置成仰卧位的体位,膝盖和髋弯曲、脚跟放在搁脚板上(膀胱截石位)。
- 告知她医生可能在阴道内植入放射源,或放疗团队会在她病房内置放射源。
- 牢记患者被植入放射源后立即采取安全防范措施,包括时间、地点和屏蔽。
- 告诉患者她会被安置在单独的房间。
- 鼓励患者放射源在作用时限制活动。如果患者愿意,可以适当抬高床头。确保患者能轻松拿到她需要的任何物品(呼叫铃、电话、水)。帮助患者活动上臂(禁止活动下肢以防内防疗剂脱落）。

- 如果需要，给予镇静剂帮助患者放松和保持平静。合理安排待在患者身边的时间以减少护理人员暴露于辐射的时间。
- 每 4h 检查患者的生命体征，观察皮肤反应，腹部不适或脱水的证据。
- 告知探视者安全预防措施，在患者房间门上悬挂防范措施的告示。

对于接受外部放疗的患者，采取以下步骤：

- 在开始放疗前教育患者和家属相关知识。告诉患者治疗疗程是每周 5 天共 6 周。告诫她不要擦去为了治疗而用不褪色墨水在身体做的标记，因为这对于每次治疗都摄入准确定位于身体同一地方有重要作用。
- 指导患者保持高蛋白质、高碳水化合物、易消化饮食来减少腹胀和保证热量。遵医嘱给予地芬诺酯与阿托品减少腹泻，此为盆腔放疗后可能的不良反应。
- 减少皮肤破裂和皮肤反应的危险，告诉患者保持治疗区域皮肤干燥，避免穿着的衣服摩擦放疗区域皮肤，避免使用加热垫，酒精擦洗和任何护肤霜。
- 教导患者使用阴道扩张器来预防阴道狭窄，以便于阴道检查和性交。
- 记住，子宫内膜癌患者需要特殊的咨询和心理支持来帮助她应对疾病和治疗。出于对生存的忧虑，她可能会担心治疗会改变她的生活方式，会避免性亲密。解释除了全盆腔脏器切除术，阴道是保持完整的，等她康复

后，性交是可以的。即使不能回答患者提出的每一个问题时，医护人员出现在她身边和关注她也会帮到患者。

卵巢癌

卵巢癌是女性第五大常见癌症，在美国是妇科死亡的主要原因。在接受过乳房癌治疗的女性中，转移性卵巢癌比转移到身体其他部位更常见，这也许与 BRCA1 或 BRCA2 基因突变有关。

疾病的预后随卵巢癌的组织学类型和阶段不同而不同，但是是很差的，因为卵巢癌产生很少的早期迹象，确诊时通常是晚期。早期发现，大约 90% 处于原位的卵巢癌妇女生存时间在 5 年以上。总生存率在 45% 左右（见卵巢癌和卵巢癌的常见转移部位）。

超过 50% 的卵巢癌妇女的死亡年龄在 65 ~ 84 岁，而超过 25% 的卵巢癌妇女死亡年龄在 45 ~ 64 岁。

病因和发病率

至今卵巢癌的确切病因尚不可知，但是患病人数最多的人群是 40 岁以上的妇女。其他影响因素包括初产妇、不孕、月经不调、激素替代疗法，暴露于石棉、滑石粉、工业污染物等。

病理生理学

原发性上皮细胞瘤，占卵巢癌的 90%，起源于缪勒上皮；生殖细胞肿瘤，起源于卵细胞；性索肿瘤，起源于卵巢间质。卵巢癌通过

局部扩散或表面播种,偶尔通过淋巴和血液在腹腔迅速扩散。通常腹膜外转移是通过横膈膜进入胸腔,可造成胸腔积液。其他转移途径较少见(见卵巢癌和卵巢癌的常见转移部位)。

评估结果

通常,患者的体征和症状随肿瘤大小而变化。一侧卵巢在它产生明显症状前可以长到非常大。有时在较早时期,卵巢癌会引起腹部不适,消化不良,轻度的胃肠道功能障碍。随着疾病进展,会引起尿频、便秘、盆腔不适、腹胀和体重减轻。肿瘤破裂,扭转或感染可能会引起疼痛,年轻患者可能会有拟似阑尾炎症状。颗粒细胞肿瘤有女性化效应(例如绝经前妇女会有月经间隙期的出血),相反的,男性细胞瘤会有男性化效应。晚期卵巢癌会引起腹水、绝经后出血和疼痛(较少),体征和症状与转移部位有关(最常见的是胸腔积液)。

并发症

- 水和电解质失衡
- 下肢水肿
- 腹水
- 肠梗阻

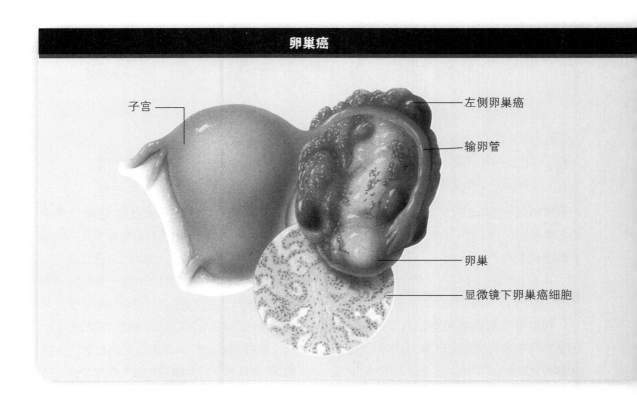

卵巢癌

子宫

左侧卵巢癌

输卵管

卵巢

显微镜下卵巢癌细胞

卵巢癌的常见转移部位

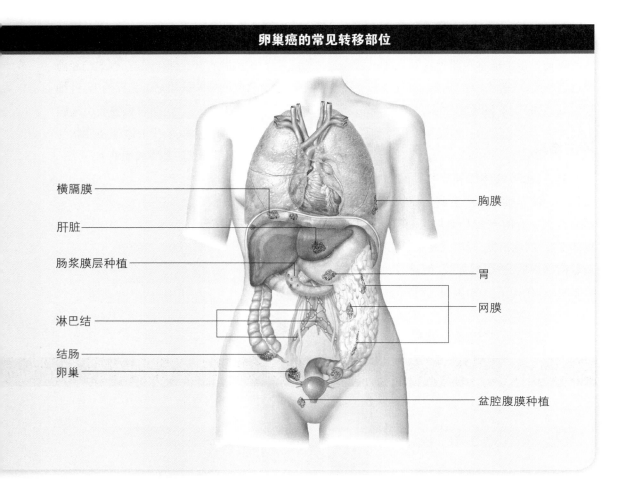

横膈膜
肝脏
肠浆膜层种植
淋巴结
结肠
卵巢

胸膜
胃
网膜
盆腔腹膜种植

- 营养不良
- 恶病质
- 胸腔积液

治疗

根据肿瘤的分期和患者的年龄,卵巢癌需要不同手术、化疗联合治疗方案,有些病例需要再加放疗。

卵巢癌通常需要积极治疗,包括经腹全子宫切除术、双侧输卵管卵巢切除术及肿瘤切除术、网膜切除术、阑尾切除术、淋巴结清扫淋巴结活检、组织活检和腹腔冲洗。如果肿瘤与周围其他器官紧贴在一起,完全切除肿瘤是不大可能的,累及的器官也不能被切除的。

化疗能够延长大多数卵巢癌患者的生存时间,但是对于晚期卵巢癌很大程度来说只是姑息性的。然而,有些患者已达到长期缓解。对卵巢癌有效的化疗药物包括多西他赛、顺铂、卡铂、拓扑替康。这些药物通常是联合给药,也可用于腹腔内给药。

放疗通常不被用于卵巢癌,因为其导致的骨髓抑制会影响化疗药物的疗效。放射性核素治疗已成为辅助疗法,但是会引起小肠梗阻和狭窄。

护理措施

卵巢癌有很多不同的特殊治疗和照护方案,主要依据癌症的性质和其他因素,如患者年龄、总体健康状况。然而,一般的护理措施适用于所有患者。

手术前,护理措施:

- 认真解释所有的术前检查,预期的治疗过程,手术和手术后的过程。
- 强化解释医生已经告诉患者的并已罗列在手术知情同意书上的手术过程相关内容。解释知情同意书上罗列的众多手术方案,是因为手术的范围只有当手术开始后才能决定。

手术后,护理措施:

- 及时监测生命体征,经常检查静脉注射液体。观察记录入量和出量,做好导管护理。定时检查伤口敷料,看是否有过量的渗出和出血,并观察感染的症状。
- 观察腹胀。提供软忱放于腹部以防伤口疼痛。鼓励咳嗽和深呼吸。协助患者更换体位,鼓励术后短距离行走。
- 观察和治疗放疗、化疗的不良反应。

- 为患者和其家庭成员提供心理支持。鼓励面对面的沟通,阻止患者的家庭成员对患者的过度关照。

前列腺癌

前列腺癌是50岁以上男性最常见的癌症。腺癌是最常见的形式;肉瘤发生率很少。大多数前列腺癌起源于前列腺腺体后部,其余的起源于尿道附近。恶性前列腺癌很少发生于老年男性前列腺尿道的良性前列腺肥大患者中。前列腺癌在发展至晚期之前几乎没有症状。

病因和发病率

前列腺癌发生的 4 个疑似因素是:家族史或种族倾向,环境暴露,并存的性传播疾病和内源性激素的影响。进食含脂肪的动物产品也有关系。尽管雄激素调节前列腺的生长和功能,也有可加速肿瘤的生长,升高的雄激素水平和前列腺癌之间还没有确切的联系。当原发性前列腺病变发生转移,通常会侵入前列腺囊,沿精囊或筋膜之间的输精管扩散。

前列腺癌的发病率在非洲裔美国人中最高,亚洲人最低。事实上,非洲裔美国人有着全球最高的前列腺癌发病率,且被认为是该病的高危人群。相比其他癌症,前列腺癌的发病率随年龄的增高而增高,也是 75 岁以上老年男性最常见的癌症死亡原因。

病理生理学

通常,当原发性前列腺病变扩散并超出前

列腺腺体,它会侵入前列腺囊,沿精囊或筋膜之间的输精管扩散。内分泌因素可能起着重要作用,这也导致研究者们怀疑雄激素加速肿瘤生长(见前列腺癌和前列腺癌的转移途径)。

评估结果

前列腺癌的体征和症状只有在疾病晚期才会出现,表现为排尿困难,尿流细,尿潴留,原因不明性膀胱炎,较少出现血尿。患者排尿、射精和排便时会感到背部下段疼痛。

并发症

- 脊髓受压
- 深静脉血栓
- 肺栓塞
- 脊髓痨

治疗

前列腺癌的治疗取决于临床评估、对治疗的耐受性、预期寿命和肿瘤分期。必须仔细地选择治疗方案,因为患前列腺癌通常是老年人,而老年人经常合并有其他疾病,比如高血压、糖尿病或心脏病。

治疗方案因疾病的阶段而各有不同,通常包括放疗、前列腺切除术、睾丸切除术减少雄激素分泌,运用合成雌激素(己烯雌酚)和

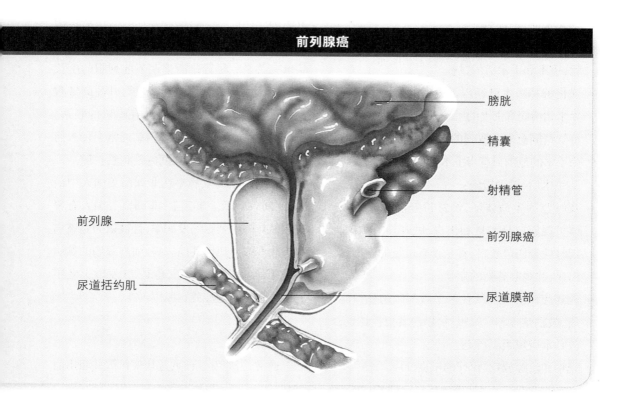

前列腺癌

膀胱

精囊

射精管

前列腺

前列腺癌

尿道括约肌

尿道膜部

前列腺癌的转移途径

当原发性前列腺癌发生转移，通常侵入前列腺包膜，沿着精囊囊周筋膜间的射精管扩散。

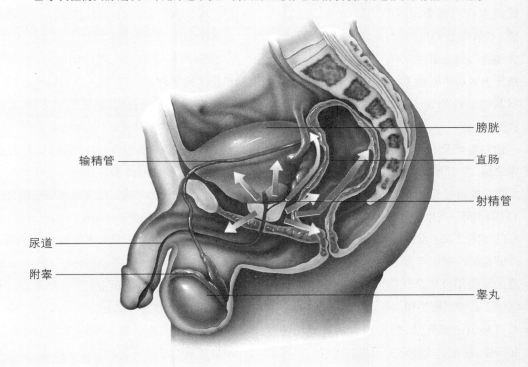

抗雄激素(如复方醋酸环丙孕酮、醋酸甲地孕酮和氟他胺)的激素治疗。根治性前列腺切除术一般对局部病变有效。

外照射放射治疗可用于治疗局部浸润性病变和缓解骨转移的疼痛。内照射治疗，也被称为短距离放射治疗，指将内部放射性粒子直接放在肿瘤内或肿瘤附近。这种方法减少了对周围组织的伤害。粒子可以被暂时或永久地留在体内。单纯注射放射性核素 89 锶也被用于治疗因骨转移而引起的疼痛。

如果激素治疗、手术、放疗都不可行或不成功，可以尝试化疗(米托蒽醌和泼尼松、雌氮芥、戈舍瑞林、醋酸亮丙瑞林、多西他赛、紫杉醇的联合应用)。然而，目前药物治疗只有有限的效果。联合多种治疗方法也许是最有效的。

护理措施

对于身患前列腺癌的患者，护理计划应该强调的是心理支持、术后护理和放疗后不良反应的处理。

前列腺切除术之前，按如下措施实施护理：

- 解释术后可能会出现的问题（如阳痿和失禁）和放疗后的反应，与患者讨论留置导尿管和换药的必要性。
- 指导患者每小时做 1～10 次的会阴部锻炼。嘱其收缩两侧臀部，保持此姿势数分钟后放松。

前列腺切除手术或者耻骨上前列腺切除手术之后，按如下措施实施护理：

- 为防止失血过量，定时地检查敷料、手术切口和引流情况；观察患者有无失血的症状（面色苍白、血压下降和脉率升高）以及感染的症状。
- 保证充足的液体摄入。
- 遵医嘱使用抗痉挛药物以解除术后的膀胱痉挛。必要时服用镇痛药。
- 术后常出现尿失禁；保持患者的皮肤清洁和干燥，避免引流液和尿液浸润皮肤。
- 术后 24～48 h 后，鼓励患者做会阴部锻炼。
- 做好导尿管护理——尤其注意使用三腔导尿管进行膀胱冲洗时，当患者主诉疼痛时，检查导尿管有无折叠和堵塞。告知其不要拉拽导管。

经尿道前列腺切除术后，按下列措施实施护理：

- 观察是否有尿道狭窄（排尿困难，排尿压力减小和尿流变细，排尿急迫）以及腹部膨胀（尿道狭窄处或者导尿管堵塞）的症状。
- 遵医嘱冲洗导尿管。

会阴前列腺切除术后，按照如下措施实施护理：

- 避免测量肛温或插入任何种类的直肠管。
- 给予吸收漏出尿液的尿垫、橡胶圈供患者坐起和坐浴以减轻疼痛和炎症。

会阴和耻骨后的前列腺切除术，按照下列措施实施护理：

- 解释在拔除导尿管后，漏尿是正常的，会逐渐减轻。
- 当患者接受激素疗法时，注意观察不良反应。男性乳房发育、液体潴留、恶心、呕吐常见于使用乙烯雌酚的患者。患者也可能出现血栓性静脉炎，尤其是使用己烯雌酚的患者。

放射疗法之后，按照如下措施实施护理：

- 观察常见的不良反应：直肠炎、腹泻、膀胱痉挛和尿频。通常在内照射治疗开始后前 2～3 周内会出现膀胱炎。
- 说服患者每日至少摄入 8 杯（2 L）水。
- 根据医嘱给予镇痛药和抗痉挛药物。

感官系统

随着年龄的增长，感官能力——听力、视力、触觉和味觉——逐渐衰退。通常失去听力和视力是最令人苦恼的，因为听力和视力直接影响到了人的行为活动和日常生活的能力，威胁到了个体的独立性和人身安全，阻碍了人际沟通和交流。

听力损失的主要形式分为传导性听力损失（声音传导障碍位置是从外耳到镫骨和前庭窗的通路）和感音神经性听力损失（耳蜗或听

觉的第八对脑神经功能病变,导致声波在内耳与大脑之间的传播通路中断)。

最常见的年龄相关性的两种失聪是盯聍(耳垢)填塞和老年性耳聋,前者会导致声音的传导障碍和耳硬化症(即位于内耳的听小骨逐渐变硬),后者为最常见的感音神经性老年性耳聋,影响内耳和耳蜗后区域。它首先表现为对高频率声音的失聪,逐渐发展为对中低频率声音的失聪;同时也会发生前庭结构的退化、耳蜗和螺旋器的萎缩。

50岁时,要警惕年龄相关性视力受损。40～45岁时,老花眼,眼睛聚焦能力下降,视野变窄,周边视力下降,使得很多中年人需要佩戴矫正眼镜。虹膜失去弹性,并且不能有效应对明/暗环境。虹膜逐渐衰退,不正常的色素积淀增多。瞳孔变得更小,从而减少了到达视网膜的光线数。晶状体变黄,导致难以辨别浅蓝色、浅绿色和浅紫色。

玻璃体也会随着年龄的增长而退化,出现玻璃体混浊和漂浮物,甚至会与视网膜脱离。漂浮物(少量的碎片或凝胶)在玻璃体中累积,并逐渐覆盖视野。房水再吸收减少,眼内压力增加,更易患青光眼。角膜失去了它的光泽和变平,角膜周边出现灰白色环状混浊(老年环)。巩膜增厚变硬,脂肪沉着体致其发黄。结缔组织增生导致瞳孔括约肌肌肉硬化。房水再吸收减少,患者易发生青光眼。晶状体体积增大,透明度下降。晶状体失去弹性(老花眼),眼的调节能力变差。

老年患者常见视力问题包括白内障、晶状体浑浊(视力下降)、干眼症(主要是由于泪腺分泌泪液减少)、睑内翻和睑外翻(刺痛、且鼻泪管排出眼泪减少)、青光眼(以眼内压升高为主要特征的视功能受损)、黄斑变性(主要是由于视网膜动脉变硬和视网膜脱落,而视网膜脱落是视网膜层的分离)。

由于听力和视力的丧失严重影响了人们的个人追求和社交活动,应定期对老年患者进行全面的评估,并通过手术或药物治疗解除患者的痛苦。

年龄相关性黄斑变性

在美国,至少10%的老年人因黄斑变性遭受不可逆性中央视力缺失。黄斑变性主要包括萎缩性(也被称为退化和干性)和渗出性(也被称为出血性或湿性),前者占70%。在美国,此病变通常影响双眼,是美国60岁以上老人主要致盲原因。

病因和发病率

尽管黄斑变性的具体原因还不清楚,但可能的因素有增龄、感染、炎症和外伤,遗传因素可能也有一定的关系。吸烟、缺少抗氧化剂(如维生素 C 和维生素 E)也可增加发生率。

病理生理学

视网膜动脉的硬化和阻塞导致的年龄相关性黄斑变性,通常和与年龄相关的退行性变化有关。因此,黄斑区的血管新生(新血管化),使中央视力全部模糊。潜在的病理变化主要

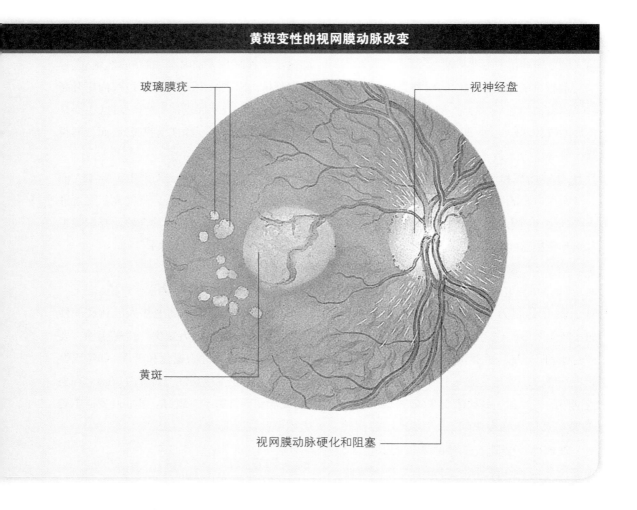

黄斑变性的视网膜动脉改变

- 玻璃膜疣
- 视神经盘
- 黄斑
- 视网膜动脉硬化和阻塞

发生在视网膜的色素上皮层、布鲁赫(Bruch's)膜和黄斑系统的脉络膜毛细血管。

萎缩性黄斑变性时，细胞外黄色色斑即玻璃膜疣，在视网膜的色素上皮层下面积累；它们可能在黄斑区很明显。玻璃膜疣常见于老年人。随着时间的推移，玻璃膜疣会变大并且数量越来越多。当视网膜的色素上皮层剥离并且萎缩之后就会失明。

当脉络膜中新的血管通过布鲁赫膜的缺损处，侵入视网膜色素上皮层的潜在空间后，就会发生渗出性黄斑变性。当这些血管渗漏后，视网膜色素上皮层的液体增多，导致视线模糊(见黄斑变性的视网膜动脉改变)。

评估结果

· 患者可主诉看书时，眼前出现黑点(暗点)。

他可能会诉说中央视力间歇性模糊且在逐渐恶化,也可能主诉看到直线出现扭曲。

干性黄斑变性的患者,可在视网膜下看到玻璃膜疣。若玻璃膜疣位于黄斑以外,患者无症状。若玻璃膜疣位于黄斑,患者主诉看书时视力越来越模糊,这是最显著的临床表现。而湿性黄斑变性的患者会很快出现临床症状,主诉直线变得扭曲、看到的字母歪歪扭扭。

并发症

- 失明
- 眼球震颤

治疗

激光照射疗法可以减少患者视网膜下的新生血管,降低视力严重受损的发生率。维替泊芬联合光动力治疗,是一种新式的激光疗法,在特定的患者中效果很好。

护理措施

- 帮助患者获得助视器,如为视力差的患者提供放大镜和特制的灯具。建议患者预约弱视专家门诊。
- 提供情感支持,鼓励患者表达出害怕和担忧。
- 指出患者居住环境需要改变之处,以保证其安全。
- 向患者解释黄斑变性通常不会影响周边视力,可以进行正常的日常活动。
- 如果患者爱好阅读,向其推荐相关服务

机构,比如美国盲人基金会或者盲人俱乐部。类似这样的机构可以提供使用盲文课程和阅读替代物,比如书籍和其他资料的录音带。

眼睑炎

眼睑炎是一种常见的眼睫毛毛囊和上、下眼皮的睑板腺炎症。眼睑周围红肿,严重影响上、下眼皮,容易复发、迁延为慢性病。

病因和发病率

脂溢性(非溃疡性的)眼睑炎通常是由头皮、眉毛、耳朵等处的脂溢性皮炎所导致。溃疡性(葡萄球菌)眼睑炎是由金黄色葡萄球菌感染引起(这种感染也有可能造成睑板腺囊肿和睑腺炎)。

脂溢性眼睑炎在老年人中更加常见,但红色毛发人群也会发生此病。溃疡性眼睑炎、脂溢性眼睑炎可能会同时发生。如果在眼部病变发生前就治疗,两者都是可以控制的。

病理生理学

眼睑炎的病理生理改变包括局部细菌感染造成的眼睑发生细菌定植,免疫系统损伤,细菌毒素、排泄物和某些酶所造成的损伤。

评估结果

通常患者主诉眼睑发痒、灼热或异物感,早晨醒来时,眼睑边缘分泌物结成硬痂,上下眼睑粘连。

视诊可见患者总是不知不觉地柔擦眼睛（导致眼睑周围红色发红）和频繁眨眼。患者眼睛周围有蜡状鳞屑（暗示脂溢性眼睑炎）；睫毛上有片状鳞片，睫毛脱落，或眼睑周围出现溃疡（提示溃疡性眼睑炎）。

并发症

- 角膜炎

治疗

尽早治疗对于防止复发和并发症是非常重要的。对于患有脂溢性眼睑炎的患者，每日清洗（用棉签或毛巾蘸取温和的洗发水）以去除眼睑周边的鳞屑。患者应同时清洗头皮和眉毛，然后用热毛巾敷眼部。

溃疡性眼睑炎的患者同样需要采用上述方法，另外在睡觉前使用磺胺剂或其他合适的抗生素眼膏，可以联合使用抗生素和类固醇激素如强的松（祛病菌素或磺胺醋酰泼尼松龙）。

对于虱病引起的眼睑炎，要用镊子去除幼虫，或使用毒扁豆碱或其他杀虫药膏。

 用药警示　毒扁豆碱或其他杀虫药膏会引起瞳孔缩小、头痛、结膜刺激，药膏刺激角膜会引起视力模糊。

护理措施

- 每日至少 2 次眼睑护理。用棉签蘸取婴儿洗发水，甩掉棉签上多余的洗发水，从眼睑边缘到睫毛末端，自上到下清洗，轻轻地清洗上眼睑缘。然后以同样的方式清洗下眼睑缘。用一条的湿的热毛巾擦去洗发水。
- 鼓励患者自己进行眼睑护理。
- 向患者演示如何使用棉签或者毛巾去除眼睑上的鳞屑，并指导患者坚持每天做。
- 演示如何热敷：首先向一个干净的碗里倒入热水，然后将干净的毛巾浸入水中，接着把毛巾拧干，将热毛巾放置在闭合的眼睑上（注意水不要太烫，否则会烫伤皮肤），直到毛巾冷却，整个过程持续 15 min。
- 热敷 15 min 后，指导患者涂抹抗生素眼药膏。

白内障

白内障——导致视力逐渐下降的常见原因——晶状体或者晶状体囊混浊。光线被混浊晶状体阻挠，无法投射在视网膜上，导致视物模糊。所以，传递到大脑的是一个模糊的图像。

白内障通常是双眼发病，但是单侧眼睛的发病过程是独立的。外伤性白内障是特例，它通常是单侧的、先天性的白内障，病变保持固定。

病因和发病率

白内障根据病因不同分为以下几类：

- 老年性白内障，主要发生于老年人，可能是由于晶状体蛋白质发生化学变化所致。

- 外伤性白内障,外力损伤晶状体,使得房水进入晶状体,晶状体受伤部位混浊、液化,并波及整个晶状体。
- 并发性白内障,多发生在葡萄膜炎、青光眼、色素性视网膜炎或者视网膜脱落之后,也会因全身性疾病引起,如糖尿病、甲状旁腺功能衰退、过敏性皮肤炎、电离辐射或红外线照射。
- 中毒性白内障,是由于药物或化学物质的毒性所致,如泼尼松、麦角生物碱、樟脑丸和酚噻嗪类药物。

白内障最常见于 70 岁以上人群。约 95% 患者通过手术恢复视力。

病理生理学

不同类型的白内障病理生理不尽不同。老年性白内障的特点是晶状体蛋白质聚积,氧化损伤,色素沉着等。外伤性白内障,晶状体破裂发生吞噬或炎症反应。并发症性白内障的发生机制因疾病的不同而不同——例如糖尿病,晶状体内积聚的葡萄糖会导致房水渗入晶状体。

典型的白内障发展过程分为下列几个阶段:
- 不成熟期:晶状体不是完全混浊。
- 成熟期:晶状体完全混浊且视力明显下降。
- 肿胀期:晶状体充满房水,可能导致青光眼。
- 过熟期:晶状体蛋白质变性加剧,导致多肽渗漏出晶状体囊。若房水流出通道受阻,可引发青光眼。

评估结果

通常,患者主诉没有疼痛症状,视力逐渐下降,夜晚开车对车前灯有眩光感,读书看字不清,在明亮的阳光下感觉到畏光、视力差。若患者晶状体中央混浊,可主诉在暗光下比在亮光下视力好。这是由于白内障是核中心病变,当瞳孔扩张时,患者可以通过晶状体未混浊的周边部看清物体。

用手电筒视诊发现瞳孔呈乳白色,晚期白内障瞳孔后有一片浅灰色的区域。成熟期白内障,红光反射消失。

并发症

- 完全失明

治疗

白内障的治疗方式是手术摘除混浊的晶状体并植入人工晶状体来纠正视力。可当天手术或门诊手术。白内障囊外摘除术是最常见的手术方式,去除晶状体前囊和皮质,并且保证晶状体后囊完好无损。一般这种手术要使用晶状体超声乳化设备,使用超声波将晶状体粉碎,再抽吸、冲洗碎片。在这个过程中,外科医生植入后房型人工晶状体。此手术适用于所有年龄段的患者。

白内障冷冻囊内摘除术,将整个晶状体摘除,并且不损伤晶状体囊(将湿润的晶状体黏附于超低温的金属探针上,轻拉移除,简易、安全)。外科医生摘除晶状体后,将人工晶状体植入前房或后房,佩戴角膜接触镜或无晶体眼镜纠正视力。

手术并发症可能的包括玻璃体损伤(术中),缝合松动和切口渗漏导致浅前房、虹膜脱出、前房积血、瞳孔阻滞性青光眼、视网膜脱落和感染。

接受人工晶状体移植的患者,可以立即感受到视力的改善。但是人工晶状体纠正的仅仅是远视力。术后4～8周,患者需要佩戴合适的眼镜或角膜接触镜。

如果患者不接受人工晶状体,他还可以选择临时的无晶体白内障眼镜。术后4～8周,进行屈光检查,选择合适的长期佩戴的眼镜。

部分患者白内障囊外切除术后,在晶状体后囊(术后完整保留)长出一层新的膜,降低了视觉的敏锐度。这种膜可以通过泪道激光器(Nd:YAG)激光后囊薄膜切除术,恢复视力。但是单纯的激光手术是不能根除白内障。

护理措施

- 术后密切观察患者,直至其从麻醉中复苏。拉起床栏,监测生命体征,帮助患者进行早期活动。
- 术后遵医嘱使用防护眼镜或眼罩。
- 患者在麻醉苏醒恢复后,就可出院,提醒其次日复查。嘱其避免剧烈咳嗽、用力排便或托举重物,以防眼内压力增大。
- 建议患者征询医生的意见后,再行房事。
- 指导患者或其家庭成员涂眼药膏或滴眼药水的方法。

- 告知患者出现眼部分泌物增多,眼部剧痛(镇痛剂无法缓解)或者视力急剧下降,要立即通知医生。

青光眼

青光眼是由于眼压增高损害视觉神经而导致的一组疾病。青光眼可为原发性或先天性疾病,可继发于其他原因,如外伤、感染、手术或局部使用皮质类固醇。原发性青光眼有两种形式:开角型青光眼(又称慢性、单纯型或窄角型)和闭角型青光眼(又称急性、窄角型)。闭角型青光眼,发生突然,48～72 h即可失明。

病因和发病率

开角型青光眼是由于退化的小梁网堵塞房水的外流,眼内压力增大,导致视神经受损。约90%青光眼患者为开角型青光眼,而且发生家族遗传。

闭角型青光眼是由于前房角关闭导致眼内房水流出受阻,导致眼内压骤然升高。闭角型青光眼的原因可能是外伤、瞳孔扩大、压力或任何因素 导致的虹膜前移(如晶状体出血或肿胀)。

继发型青光眼可能继发于葡萄膜炎、外伤、药物(如皮质类固醇)、静脉闭塞或糖尿病。某些情况下,新生的血管(新生血管生成)堵塞眼房水的流出。

青光眼是致盲的主要原因之一,美国40～50岁人群青光眼发生率为2%,70岁以上人群为 8%，占美国新近诊断的失明人口数的 12%。青光眼在非洲裔美国人中发病率最高，是非裔美国人最常见的失明原因。青光眼的早期检查和有效治疗有助于良好的预后保护视力。

病理生理学

慢性开角型青光眼是由于眼内的房水过多或阻碍房水从小梁网巩膜静脉窦流出，造成眼内压升高和眼神经损伤。对于继发性青光眼，外伤或手术会加重阻塞的危险，水肿和其他异常情况也会造成眼内的房水外流受阻。

急性闭角型青光眼是由于虹膜和角膜间的前房角狭窄，导致眼内房水的外流受阻，虹膜增厚、前移导致房角关闭，或水肿的虹膜挤压迫小梁网，房角关闭（虹膜周围前粘连）。以上 3 种途径都可能导致眼内压的骤然升高（见青光眼的视神经乳头改变）。

评估结果

由于开角型青光眼，起病隐匿，进展缓慢，患者无自觉症状。一段时间后，患者会主诉晨间头部隐痛，眼睛轻微疼痛，周边视觉失缺，会看到光线周围的光晕，视觉敏锐度下降（尤其在晚上），佩戴眼镜不能纠正视力。

闭角型青光眼发作迅速，情况紧急。患者主诉眼睛疼痛、眼内压力增加，视物模糊，视觉敏锐度下降，会看到光线周围的光晕，以及恶心和呕吐（眼内压升高造成）。

检查可以发现单侧眼睛炎症改变，角膜混浊，以及中度散大的瞳孔，对光反应消失。眼部触诊，用指尖按压患者闭合的眼睑，发现眼内压高。对于闭角型青光眼，触诊感觉一侧眼通会比另一侧硬。

并发症

• 完全失明

治疗

对于开角型青光眼的患者，首要治疗目标就是通过药物来减少眼内房水的产生，从而减轻眼内压。药物包括：β 阻滞剂，如噻吗洛尔（哮喘或心动过缓的患者慎用）或倍他洛尔；α 激动剂，如溴莫尼定酒石酸盐可以降低眼内压；局部碳酸酐酶抑制剂，如多佐胺。其他药物主要是肾上腺素和缩瞳眼药水如毛果芸香碱，前者可以扩大瞳孔（闭角型青光眼禁忌使用），后者用来促进眼内房水的外流。

药物治疗无效的患者，可采取氩激光小梁成形术或滤过手术（小梁切除术）。这个手术是为眼内房水创造一条外流通路。

氩激光小梁成形术，眼科专家将氩激光束聚焦照射在需要在开放角度的小梁网上。激光热量会产生热烧伤使小梁表面发生改变，进而促进房水外流。

小梁切除术，外科医生切开巩膜瓣，露出小梁，移除小的阻塞组织，并进行周边虹膜切除，使结膜下形成房水外流的通道和一个滤过泡。术后，患者需要结膜下注射氟尿嘧啶来维

青光眼的视神经乳头改变

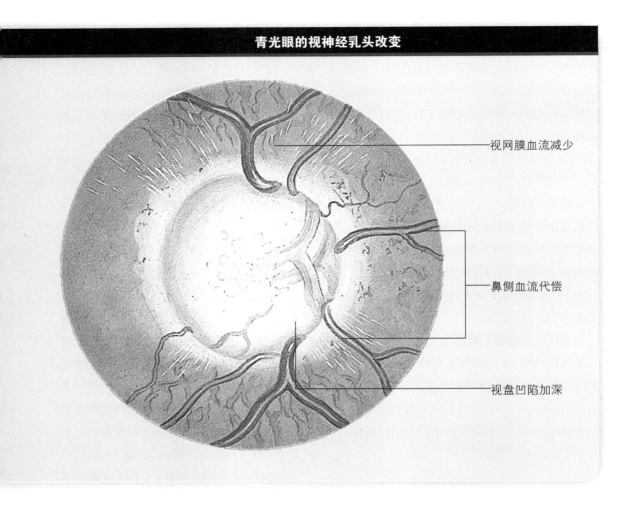

视网膜血流减少

鼻侧血流代偿

视盘凹陷加深

持瘘管的通畅。

闭角型青光眼是眼科急症,需要紧急降眼压治疗。术前首先药物治疗以降眼压:乙酰唑胺,噻吗洛尔,毛果芸香碱(收缩瞳孔,使虹膜与小梁网分离,允许房水外流),静滴甘露醇或口服甘油(通过血液高渗作用,迫使房水流出)。如果这些药物都不能降低眼压,必须迅速进行氩激光小梁成形术或者小梁切除术,以挽救患者的视力。

小梁切除术,是切除部分虹膜重建房水的外流通路,降低眼内压力。几天后外科医生会对另一只眼进行预防性虹膜切除术,以预防健侧眼睛发生青光眼。

如果患者疼痛剧烈,需使用阿片类镇痛

药。小梁切除术后,治疗措施主要包括使用散瞳眼药水使睫状肌松弛,减少感染,预防粘连。青光眼的治疗最后一步需要管路或瓣膜持续降眼压。

护理措施

- 对于闭角型青光眼的患者,遵医嘱给予药物,进行氩激光小梁成形术或小梁切除术的术前做好身体和心理准备。

- 仅对感染的眼睛使用散瞳眼药水。对于未发生感染的眼睛,这些眼药水会引发闭角型青光眼,威胁患者的残存视力。

- 小梁切除术后,遵医嘱给予药物扩瞳。遵医嘱局部使用皮质类固醇(外用)使瞳孔得到休息。

- 手术后,使用眼罩或眼防护装置保护患侧眼睛,置患者平卧位或健侧侧卧位并给安全防护措施。

- 遵医嘱使用镇痛药物。

- 鼓励患者术后早期下床活动。

- 鼓励患者表达出担心慢性症状的心情。

- 强调遵医嘱服药的重要性,可以维持低眼压,预防视神经乳头改变导致视力丧失。

- 做好所有诊疗的解释,尤其是手术过程,帮助患者减轻焦虑。

- 告知患者丧失的视力不能再完全恢复,但治疗可预防视力进一步下降。

- 指导患者的家庭成员如何改变患者环境以保证其安全。如保持走廊清洁无障碍物,必要时重新调整患者的房间布局。

- 告知患者需要立即就医的症状与体征,如突然视力下降或眼部疼痛。

- 与患者讨论青光眼的早期筛查和预防的重要性。强调 35 岁以上的所有人,尤其是有青光眼家族史者,需要每年检查眼内压力。

听力丧失

在美国,听力损害是最常见的残疾, 65 岁以上的患者中,发病率占第三位。声波传导的机械性障碍或神经性障碍会造成听力丧失,主要分为传导性、感音性和混合性。

传导性耳聋,声音从外耳道传到内耳(镫骨与前庭窗的交界处)时会被阻断。在感音性耳聋,声波在内耳与大脑之间的传导过程中被阻断。老年性耳聋,是最常见的一种感音性耳聋,50 岁以上的人群患病率较高,且听力不能逆转和纠正。混合性耳聋包含传导性和感音性耳聋。

无听力损伤病史的患者可能会突然出现耳聋,可以是传导性的、感音性的或混合性的,而且常常会影响到另一只耳。根据病因,要立即采取治疗(48 h 内),也许能恢复听力。

噪声引起的耳聋可以是短暂的,也可以是永久的。这种耳聋常见于长期工作于噪声环境中的工人、军事人员、狩猎者和摇滚音乐家。

听力丧失可能是部分性的,也可能是完全性的,可使用美国医学协会的公式计算:平均纯音听阈大于 25 dB,每增加 1 dB 丧失 1.5% 的听力。

病因和发病率

传导性耳聋最常见的原因是耵聍(耳垢)嵌塞,这种情况常发生于耳道窄且多毛的患者。传导性耳聋可由任何阻塞外耳道的东西引起(如异物、水肿或感染性分泌物)或鼓膜增厚、回缩、瘢痕或穿孔导致。其他病因包括外耳道革兰氏阴性菌感染引起的中耳炎、外耳炎,以及耳硬化症引起的镫骨前庭关节硬化。

感音性耳聋是由耳蜗或者听神经(第八对脑神经)损伤引起。老年性耳聋常由耳蜗中的毛细胞或神经纤维减少,或药物毒性引起。导致神经性耳聋的其他原因包括感染性疾病(如麻疹、腮腺炎和脑膜炎)、动脉硬化、耳硬化症,头部及耳部外伤以及耳蜗螺旋器的退化。感音性耳聋也可能由于长期暴露于噪声很大的环境(85 ~ 90 dB),或短期暴露于很强的噪音(大于 90 dB)中。感音性耳聋也可偶发于听神经瘤(一种良性肿瘤,但也可威胁生命)。

突发性耳聋的病因仍未知,但其可能的病因性包括以下几种:痉挛或血栓形成引起的内听动脉闭塞、临床亚型腮腺炎及其他细菌病毒感染、听神经瘤或梅尼诶病的单次发作。

突发性耳聋的其他原因可能是:代谢紊乱,如甲状腺功能减退症、糖尿病及高脂蛋白血症;血管病变,如高血压动脉硬化;神经病变,如多发性硬化和神经梅毒;血液恶性疾病,如白血病和血液高凝状态;耳毒性药物,如妥布霉素、链霉素、奎宁、庆大霉素、呋塞米、依他尼酸。

病理生理学

传导性耳聋是声音从外耳道传到内耳(镫骨与前庭窗的交界处)时被阻断。感音性耳聋则根源于耳蜗或者听神经(第八对脑神经)的损伤,从而导致内耳或脑部的声音冲动传导中断。混合性耳聋则是影响声波传导和感受所造成的听力障碍。

评估结果

传导性耳聋的患者,可能有近期上呼吸道感染史。患者韦伯试验和林纳试验均阳性(林纳试验阳性提示是感音性耳聋)。

突然性耳聋的患者可能近期暴露于较强的噪声中,或短期暴露于特强的噪声中。患者会主诉持续耳鸣、短暂的眩晕。听力测试显示患者有一定频率(约 4 000 Hz)的听力丧失,当他长期暴露于很强的噪声环境中,则会丧失所有频率的感知。韦伯试验及林纳试验,可判断传导性或感音性耳聋。

老年性的感音性耳聋,患者的病史是最有价值的评估工具,因为患者可能没有注意到耳聋或者否认耳聋。评估病史常可发现有无使用耳毒性物质。听力测试常常检测出高频率音的丧失。林纳试验阳性则表明感音性耳聋。

并发症

- 沟通交通困难

治疗

耳聋的治疗,因疾病的种类和病因的不同而不同,包括药物控制感染、溶解耳垢、手术(镫骨切除术、鼓室成形术、人工耳蜗移植和鼓膜切开术)、助听器或其他帮助交流的有效方法,以及用于因中耳炎引起的耳聋的抗生素和消肿剂。使用镇痛药控制疼痛,退热药降低体温。治疗突发性耳聋,需要对潜在病因进行进一步识别。

对于非经常暴露于高于 90 dB 噪声环境的耳聋,夜间睡眠往往有助于患者恢复正常听力。随着听力的损害,治疗方案应包括语言和听力的康复锻炼,因为单独助听的效果甚微。

严重耳聋或几乎听不到的患者可以选择人工耳蜗移植。这种方法是通过手术把人工耳蜗移植到耳后皮肤,人工耳蜗产生一系列的声音帮助患者理解所处的环境中的声音。与助听器不同,助听器只能扩大声音,而人工耳蜗能处理环境中的声音,将其转化为可以传递给大脑的电脉冲。在美国,约 1.3 万名成年人和 1 万名儿童已接受人工耳蜗移植。

老年性耳聋则必须要使用助听器。

饮食干预有助于防止进一步的听力丧失。研究表明,相同年龄组的高胆固醇饮食的人群比低胆固醇饮食的更易丧失听力。

护理措施

- 回答患者的疑问,鼓励他们表达对听力丧失的担忧,适当时提供心理安慰。

- 如果患者因听力丧失难以理解诊疗程序,则对治疗和过程给予清晰简单的解释。讲话时与患者面对面,明确清晰、缓慢地用正常声调讲话,并给予其足够的时间理解所表达的意思。提供纸笔以帮助交流,并告知其他员工患者存在的交流问题。

- 与能够读懂唇语的患者讲话时,要在他的视野范围内,并通过举手和摆手等吸引患者的注意(触碰患者可能会造成不必要的惊吓)。然后,选择光线充足的位置,直接站在患者面前,清晰、缓慢地讲话。

- 将听力丧失的患者置于他能观察到一切活动和接触他人的地方,因为此类患者非常或完全依赖视觉。

- 鼓励患者使用助听器,因为他在使用助听器过程中会经历自我怀疑和忧虑。

- 给予患者及其家庭成员机会,表达其对听力丧失的担忧和期望。帮助其选择可替代的交流方法。

- 教育患者及其家庭成员相关听力丧失的病因和治疗措施。

- 解释所有的检查和治疗过程。对需要手术的患者,给予术前、术后指导。

- 对于使用助听器的患者,向其演示如何使用和维护仪器,并建议其随身携带备用电池。

提醒患者助听器不能将听力完全恢复到正常水平,它使讲话声音变大,但不能更清晰。鼓励其多练习以获得最佳的听力效果。建议患者学习唇语,增加助听器的有效性。告知患者如助听器需要维修,他可以向维修处借助听器。

- 对于临时性听力丧失的患者,强调过度暴露于噪声环境的危害,并鼓励患者在噪声环境中使用保护性设备。
- 若患者因耳垢堆积导致听力丧失,医生会建议患者耳部清洁和灌洗,向其演示合适的技术及冲洗药物。
- 若患者因中耳炎导致听力丧失,告知患者需要用抗生素及消肿剂,并告知患者药物的不良反应。
- 评估用药情况,包括剂量是否合适,给药方式及可能的不良反应。
- 鼓励患者告知医生耳痛情况。

视网膜剥离

发生视网膜剥离后,剥离的视网膜层会在视网膜下腔产生积液。可能是原发或继发的。

视网膜剥离常常只发生于一侧眼睛,但随后另一侧眼睛也会发生。视网膜剥离很少自行愈合,但通常可通过手术成功修复。预后视力的好坏,取决于视网膜剥离区域的大小。

病因和发病率

视网膜剥离可以是原发性或继发性的。原发性视网膜剥离是由于视网膜或玻璃体的自发性改变;继发性视网膜剥离是由于其他原因,如眼内感染或外伤。

视网膜剥离最常见的病因是视网膜有裂孔或裂伤。视网膜裂孔使玻璃体液体渗漏于视网膜层之间,并且将视网膜感觉层与脉络膜层分离。成年人的视网膜剥离通常是由年龄相关性的退行性病变引起的(导致视网膜自发性裂孔)。造成视网膜剥离的因素包括近视、白内障手术和外伤。

视网膜剥离可能是由于炎症、肿瘤或系统疾病导致的液体进入视网膜下腔,也可由玻璃体条索或玻璃体膜对视网膜的牵引(如由糖尿病视网膜病变导致的玻璃体机化增殖、后葡萄膜炎、或创伤性眼内异物引起等)引起的视网膜分离。

疾病的发生率无性别差异。儿童视网膜病变常由于早熟、肿瘤(视网膜母细胞瘤)或外伤。视网膜剥离还可以遗传,常伴有近视。

病理生理学

外伤或退行性改变引起的视网膜剥离使视网膜感觉层与色素上皮层分离。这种分离使液体从玻璃体进入视网膜的色素上皮层与神经上皮层之间。

导致液体进入视网膜下腔的压力,使网膜进入玻璃体而远离脉络膜循环。视网膜剥离脉络膜的血供,就无法发挥作用。不及时修复,剥离的视网膜就会引起永久的视力下降。

评估结果

早期，患者可主诉看到漂浮的点和闪光。当视网膜剥离加剧时，患者出现慢性、无痛性视力丧失（似在看轻纱、窗帘、蜘蛛网）。他可能把面纱与特定的视野模糊对象联系在一起。

并发症

- 严重的视力损害
- 可能致盲
- 另一侧眼有视网膜剥离的危险（自发性视网膜剥离）

治疗

根据视网膜剥离的位置和严重程度，在手术修复前，要限制眼球运动以防止进一步的剥离。患者头部位置要恰当，借助重力作用使得剥离的视网膜靠近脉络膜。

视网膜外周部的裂孔可采取冷冻治疗，视网膜后部的裂孔可使用激光治疗。

视网膜复位，也要进行巩膜扣带术。手术过程中，外科医生会在修复部位放置硅胶板或海绵，并用环扎带将其固定，对脉络膜和视网膜轻微施加压力使其接触。巩膜扣带术可以使用硅胶、油、空气、气体等替代玻璃体。

护理措施

- 给予鼓励和情感支持，以减少患者因视力下降而产生的焦虑。
- 术前准备：用温和的（无泪、无刺激）洁面乳清洁脸部。遵医嘱给予抗生素和散瞳药或散瞳眼药水。
- 黄斑部受累时，让患者卧床休息（如厕或床上大小便）以防止视网膜进一步剥离。
- 术后，遵医嘱采取恰当的体位（体位依据手术方式的不同而不同）。遵医嘱应用止吐药，防止眼压增加。嘱患者避免任何会增加眼压的活动。
- 激光术后，观察激光部位有无轻微角膜水肿和角膜缘周边充血。使用冰袋减轻水肿和不适，遵医嘱使用对乙酰氨基酚治疗头痛。
- 若患者接受球后注射，由于眼睑保持部分开放，给予保护性眼罩，保护眼部。
- 去除保护性眼罩后，遵医嘱给予散瞳、甾体类或抗生素滴眼液。提供冷的敷料垫盖在眼部以减少肿胀和疼痛，但要注意勿对眼部施加压力。
- 需要时给予止痛药，并持续评估疼痛。
- 鼓励腿部运动和深呼吸运动，以防止卧床制动后的并发症。
- 向患者解释激光疗法与手术过程可在同一天进行，提前提示患者术后几天会发生视力模糊。
- 指导患者术后几天休息，避免开车、弯腰提重物和其他增加眼压的活动。劝阻患者避免可能撞到眼睛的一切活动。
- 向巩膜扣带手术的患者演示如何正确滴眼

液。术后遵医嘱采取卧位,必要时给予图片指导。

- 若发生光敏反应,建议患者佩戴太阳镜。
- 当患者头痛时,必要时指导患者服用对乙酰氨基酚,并采用冰袋敷眼睛减轻眼部水肿、缓解疼痛。
- 评估眼压增高和感染的症状,强调这些症状需要及时给予关注。
- 评估早期视网膜剥离的症状和体征,强调需要立即治疗。

常见疾病,不寻常的护理

应变老化的主要难题之一是要应对很多疾病,有时候不止一种疾病,而且常常是慢性疾病,随之出现的是身体逐渐衰弱,不能对抗疾病。患者需要给予最好的照护,同情他们遭遇的疾病,掌握疾病对老年人影响的知识以及老年人照护的技能。了解老年人所面对的疾病以及疾病对他们的影响,就能为老年患者提供特殊的照护。

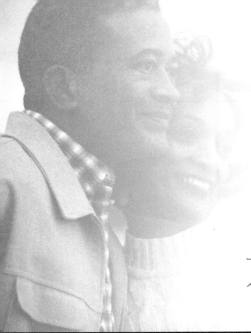

第 **7** 章

性爱：
不只属于年轻人

"世间万物，或美于性爱，或不及性爱，但均不能取而代之。"
——W.C.菲尔茨

提到老年人，我们通常不会联想到性生活。事实上，许多人认为随着年龄的增长性生活也会逐渐消失，而年龄增长所致的生理或心理的改变，也影响了老年人对令人满意的性生活能力或意愿。当今社会，我们大多数人仍持有这样一种过时的观点，老年人年老色衰毫无吸引力，对性生活不感兴趣，而且已经没有了性行为能力。

但是我们逐渐清楚地认识到越来越多的老年人对于性生活是感兴趣的，它使老年生活变得美好。而且研究显示，男女老年人均能维持他们的性生活和兴趣直到 80 岁，他们享受亲密的、令人愉悦的和温柔的性行为。事实上，令人满意的性行为能帮助老年人保持健康的生理和心理。

时间轴：百年性爱发展史

老年人能很好地证明性爱的存在是极其久远的。让我们快速浏览一下在过去的一个世纪里美国人对于性爱的观点和容忍度的改变。

1943 年 贝蒂·葛兰宝成为第二次世界大战时期最著名的海报女郎

1946 年 比基尼推广

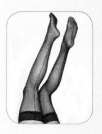

1939 年 丝袜开始销售

1923 年 查尔斯顿舞风靡全美

1929 年 劳伦斯的《查泰莱夫人的情人》一书因为内容淫秽在美国被禁；而这一裁决在 1959 年被推翻

1913 年 玛丽·菲尔普斯·雅各布发明胸罩

1917 年 脱衣舞女玛塔·哈里受雇成为一名间谍

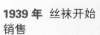

1948 年 艾尔弗雷德·金赛的《男性性行为》一书出版并广受好评；随后《女性性行为》一书于 1953 年出版

1900   **10**   **20**   **30**   **40**

1965 年 超短裙问世

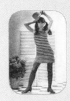

1965 年 "要做爱，不要作战"的徽章于母亲节当天的和平示威活动中在芝加哥中被发放；该口号在整个 60 年代被非主流派别使用

1965 年 9 月 11 日发生纽约市大停电，9 个月后该地区的医院迎来一次戏剧性的生育高峰被认为与此有关

1966 年 马斯特斯与约翰逊的《人类的性反应》一书出版

1953 年 玛丽莲·梦露为《花花公子》创刊号拍摄照片

1956 年 猫王的"扭胯"在沙利文秀上刮起一阵旋风

1969 年 同性恋解放运动"石墙暴动"在纽约爆发

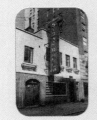

1969 年 伍德斯托克音乐节诞生

1972 年《性爱圣经》出版

1972 年《巴黎最后的探戈》使马兰白龙度大方光彩；这部电影被美国电影协会认定为 X 级

1973 年 堕胎在美国合法化

1973 年 美国精神病协会将同性恋从精神障碍官方条目中去除

1980 年 露丝·韦斯特海默在电台主持节目"就性而言"

1989 年 肖恩康纳利（59）作为"最性感男士"登上人物杂志封面

1998 年 FDA 批准伟哥上市成为第一个治疗阳痿的口服药

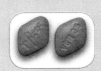

1998 年 克林顿总统因作伪证妨碍司法公正，在莫妮卡·莱温斯基外遇事件和葆拉·琼斯诉讼案中滥用职权而被弹劾

2004 年 马萨诸塞州宣布同性恋婚姻合法

50　60　70　80　90　2000

65 岁以后的性爱

根据美国老年管理局的统计,2008 年大约有 0.22 亿的女性和 0.16 亿的男性超过 65 岁,占总人口比重的 12.6%,大约每 8 名美国人中就有一名老人——而且这一比例还在逐年上升。到 2010 年,超过 65 岁的老人会占美国人口的 20.1%,到 2020 年这一数字会是 23.6%。与此同时,美国的出生率却持续下降。

这种人口形态学的改变意味着作为护士的我们应更好地满足老年人对于健康照护的需求。我们应掌握必要的专业技能和知识来委婉和巧妙的应对老年人的性问题。如此,我们不仅能提高老年患者的生活质量,也能延长他们的寿命。

无知和误解

要理解老年人的性爱,首先要了解误区是如何形成的。当今社会,我们在广告、电视节目、杂志或是网络上能看见各种各样有关于性的图片。其中大多数是年轻漂亮苗条的男女青年的形象,偶尔也会有一些非常有魅力的中年人,但几乎没有用老年人来描绘性的。相反,我们所能见到的老年人的形象大多是一个老奶奶在火炉边打毛衣或是一个老爷爷躺在他的摇椅上看报纸——不会带有任何性暗示。

常见的误区:

- 只有年轻人需要性爱
- 老年人的性爱是不庄重的
- 老年人在一定年龄之后会失去性生活的能力

- 随着年龄的增长人们会逐渐厌倦性爱

事实情况

事实是完全相反的。一份 1999 年美国退休者协会的调查报道显示,那些大于或等于 45 岁的人认为随着年龄的增长他们伴侣的身体变得更为迷人,这打破了原有的认为性生活会随年龄增长而减少的误区。随着人们寿命的延长、更健康的生活方式和照护需求的满足,老年人在晚年也能享受性生活。

一份 2007 年发表于《新英格兰医学杂志》的研究显示:老年人仍能保持性能力。这项研究调查了从 57 ~ 85 岁的 3005 位老年人,发现他们中的大多数人仍然会和自己的伴侣进行性生活。在 57 ~ 64 岁的人群中,有 73% 的老年人表示最近有性生活发生。

这一百分比会随着年龄的增长而下降。65 ~ 74 岁的年龄段中近期有性生活的占 53%,而 75 ~ 85 岁的年龄段中比例下降到 26%。不过,这一研究证实了尽管老年性生活的比例会随着年龄增长而有所下降,但大多数的老年人仍认为性生活是生活中十分重要的一部分。不幸的是,该研究显示虽然老年人在性生活中常常遇到各种问题,但他们几乎很少和医护人员讨论这些问题。

“婴儿潮”一代步入老年

“婴儿潮”的一代人打破了老年人性行为的传统观念,在婴儿潮出生的老年人——那些刚刚开始步入 65 岁的老年人——对于性的看法和他们的上一代是完全不同的。当他们年轻的时候他们享受性表达，而且在年老的时候他们也不会改变这种观点。和他们的上一代一样，大多数在婴儿潮出生的人看重的仍是温暖、关怀、安全和稳定的性关系。但是由于他们在成年后可以很容易地得到避孕药，因而他们有更开放的性观念。他们会鼓励同性恋或变性者承认自己的性取向，而不是迫使他们在公众面前隐藏自己的性取向。

理解老年性爱是给老年患者的性生活提供护理帮助的基础，所以下面我们应该了解生理衰老和其他因素是如何影响老年人的性生活的。

生理改变和其他因素：减少老年性生活？

随着年龄的增长，老年人在性生活方面经历了特异性的改变。男性需要花更长的时间勃起但射精变快，而女性的阴道润滑功能则有所下降。20 世纪 70 年代 ~ 20 世纪 80 年代间的几个里程碑式的研究显示，无论男性还是女性都不会因为年龄的增加而明显减少对性的反应或是丧失性高潮的能力。此处，研究发现长期禁欲会导致生殖道因停用而发生萎缩。（见随着年龄增长而发生的生理变化）

除了生理改变，其他的问题——如文化禁忌、道德标准和消极的自我形象——同样也影响着老年人的性生活。在章节的后半部分，我们会对不同生命阶段，慢性疾病和药物是如何影响老年性生活的进行具体阐述。

身体：不再如从前

尽管性功能的减弱是身体老化的正常现象，但这种改变常常困扰着许多老年人。帮助老年患者理解这种性反应的减弱是正常现象，提醒他们终生可保留性高潮的能力，能帮助他们更好地适应这种改变。

女性的改变

对于女性而言，较为明显的改变是出现皱

随着年龄增长而发生的生理变化

下面这个表格主要列举了一些随着男性和女性的年龄增长而发生的可能会对他们的性生活和性功能产生影响的生理变化。

男性的生理变化	女性的生理变化
● 勃起迟缓 ● 射精前的分泌物变少 ● 射精的力度减弱 ● 勃起的硬度减弱 ● 勃起持续时间变短 ● 两次勃起间的时间变短 ● 仍有生育能力	● 阴道壁变得干燥，萎缩 ● 阴道缩短、变窄 ● 阴道内的酸性分泌物变少 ● 阴蒂可能会变小

纹,乳房下垂和驼背。这些改变会使女性丧失自我形象从而减少她们的魅力。通常一个性感迷人的女性形象是没有皱纹和拥有坚挺的胸部,这导致了老年女性自我形象问题的出现。

除了这些较为外在的改变外,那些隐藏在深处的改变同样影响着老年女性的性健康。比如,泌尿道的改变就严重影响着老年女性的性健康。

大约 50% 的膀胱功能丧失伴随膀胱充盈感觉减弱的女性患者,会发生尿失禁或者是因为膀胱突出而发生漏尿。尽管她们经常使用尿垫或是沐浴,但是对于尿味的恐惧仍然使得这部分老年女性感到自我魅力的丧失。许多人认为尿失禁是一个羞于启齿的话题,因此这些患者很少和别人讨论这个问题,哪怕是医护人员。而患者对于尿失禁对老年性生活产生的影响相关问题就更难以启齿了。

指导患者进行凯格尔健康操可能会对解决尿失禁有一定的帮助。如果无效,那服用一些药物,进行手术或是接受治疗也能在某种程度上解决这一问题。

另一个潜在的改变是更年期,它会降低女性性欲,在性交前多花一点时间刺激女性可能有所帮助。阴道干燥和变薄是典型的改变,这使性生活变得不舒适;如果女性没有足够时间的性刺激,萎缩的阴道组织会加重这个问题,而使用水性的润滑剂则会提高女性的舒适度。

如果患者有子宫脱垂的问题,阴茎插入会变得十分困难和不舒适。患者可以在行走时使用子宫帽来改善子宫脱垂的问题,或者如果患者符合手术适应征,必要时,可以行手术改善。

在更年期以后,女性通常需要更多的时间达到性高潮,她们也不再像以往那样感觉强烈。而兴趣的丧失,身体状况的下降等原因也会加重这一问题。

子宫切除术位列美国成年女性手术的第二(排在剖宫产之后),它也改变了许多女性的性生活。大约有三分之一的女性在 60 岁左右会接受子宫切除术,这类女性会经历一些改变。比如,神经分布的改变会影响润滑作用和高潮。子宫颈和黏液分泌腺体的切除使患者的阴道润滑度下降,从而导致性交疼痛。或者阴道上半部的改变或去除——对性冲动高度敏感的区域——可能会导致患者性敏感和性冲动的下降。然而,大部分的女性很少因为子宫切除术在性方面受到影响。和年轻患者一样,面临着一个或多个性表达问题的老年患者仍然需要爱、温暖、分享、亲密、欲望和触摸。为这些患者提供适当的帮助,告诉她们如何得到所需的信息和资源,以帮助她们很好地应对这些问题。

男性的改变

老年男性同样面临许多挑战。他们也经历着外貌的变化——皮肤松弛、皱纹、白发、头发稀疏——影响着他们的自尊心和自我魅力。大多数老年男性仍保持着对性的热情,尽管慢性疾病可能会减弱他们的精力和感兴趣的程度。

正如女性,男性性行为也需要更多的时间和精力。老年男性需要花比青年男性更长的时间勃起，更容易早泄；慢性疾病如糖尿病，药物如降压药和抗抑郁药，也会引起患者早泄。警惕那些可能会停止服用药物的老年人，这么做对他们造成的健康威胁就不仅仅只是一个潜在的性问题了。

随着年龄的增长，男性的射精能力可能会减弱，也不会有那么强烈的性高潮，且需要更长的时间来恢复。壮阳药可以帮助解决这个问题，而且许多男性使用这些药物。2007年发表于《新英格兰医学杂志》的一项调查研究表明：14% 的男性受访者表示他们使用药物或保健品来提高性功能。

如果患者告诉你他有性功能障碍的问题，建议他做一个全面的健康评估，包括服用药物的评估和性功能障碍程度的评估，来帮助我们确定所需的措施和是否需要使用壮阳药物。如果患者有心血管疾病，提醒他们避免通过非正规的途径购买此类药物，如网购或是邮购。同时，确保患者明白与他们的心血管医生探讨这些药物的作用和不良反应的重要性。

其他问题：压抑欲望

其他因素也会影响老年人性爱，比如来自配偶的原因，疾病的影响，手术和药物等。庆幸的是：对于多数情况，都是有解决办法的。

配偶的问题

一个客观事实是通常女性要比男性长寿，而且随着年龄的增长这一比例会持续上升。所以，老年女性通常很难找到另一半，而那些长寿的男性却可以找到多个女性伴侣。《新英格兰医学杂志》的研究表明 80% 的 75 ~ 85 岁的男性有老婆或是亲密的伴侣，而在相同年龄段的女性中只有 40%。

这种不平等可能会造成一些危险的行为。比如，在那些独立的机构，老年女性数量远远超过男性，男性可能会和几个女性发生性关系，这增加了性传播疾病（STIs）的发生。

在同等条件下，一个离婚或丧偶的老年女性再婚的可能性要远远小于男性。无论男女，遗产的纠纷或者是和成年子女的冲突也影响着老年人再婚。同时，因为需要照顾患有慢性疾病或者残疾的伴侣，也可能严重限制了老年人的选择。

慢性疾病

慢性疾病不但减弱了老年患者的持久力，而且一些伴随疾病所产生的生理变化也影响着性生活。药物和手术有时可以减轻这些慢性疾病所产生的影响（见疾病和性生活）。

主要手术

手术也能影响性功能。正如前面提到的，子宫切除术所导致的激素和身体结构的改变都可能会对女性产生影响。尽管手术本身并不会引起性功能障碍，但事实上，研究显示大部分女性几乎很少因为手术而产生性生活方面的不良影响，甚至一些术前就有的症状反而在术后消失了。

乳房切除术也可能影响女性性功能。一

疾病和性生活

疾病会对老年人的性生活产生很大的影响,无论是生理还是心理方面。几种老年人常见的疾病会使他们的性生活变得更为困难。

心脏病

虽然有心脏病的老年人会避免进行性生活因为他们害怕在性生活的过程中会突发心脏病,但是研究显示性生活过程中或是之后很少发生心源性死亡。事实上,性生活相当于轻等程度的锻炼并能释放压力。

然而在心肌梗死、心力衰竭或是搭桥手术之后,老年患者会被建议禁欲一段时间。在心肌梗死后,通常需要禁欲 8 ~ 14 周。确切时间取决于患者的需求、身体状况和并发症的情况。

在心力衰竭伴肺水肿后,患者通常需要禁欲2~3周,或直到正常活动时——比如爬两层楼——没有任何不适症状。如果进行有效管理,性生活甚至可以帮助患者提高他们的身体状况。

有心绞痛的老年患者应该在一种放松的状态下进行性生活,最好是在一整晚睡眠后的早晨。采用仰卧的体位能够减少体力的消耗(相当于爬一层楼或是散步一个街区);在性生活前服用硝酸甘油能够预防或缓解心绞痛的发生。提醒正在服用硝酸甘油的患者不能服用万艾可(伟哥)来治疗性功能障碍,因为这可能会导致严重的,甚至是致命的低血压。

高血压

有轻中度高血压的老年患者不需要严格控制性生活。但是患有不可控的高血压或是服用降压药的男性患者可能会有勃起功能障碍。

糖尿病

老年糖尿病患者可能会有勃起功能障碍的问题;发生率是普通人的 2 倍。但糖尿病不会影响患者的性欲。

中风

中风会影响性功能,但是通常不会影响性欲,除非患者大脑功能受到了严重的损害。一些男性中风患者可能会有勃起功能障碍。如果中风导致患者行动不便,那老年人在性生活的过程中可以借助枕头、床头板,或是头顶的把手来完成。

甲状腺功能减退

甲状腺功能减退会降低患者的性能力。

关节炎

骨关节炎或是风湿性关节炎所造成的疼痛都会使患者的性欲减弱或是表现变差。缓解方法如锻炼、休息和热敷都可以用来帮助减轻疼痛,从而提高性生活的质量。

在疼痛减轻的时候进行性生活会有所帮助。对于一些患者来说,性生活甚至可以使他们在 4 ~ 8 h 内缓解疼痛,这可能是因为性生活后所释放的内啡肽、生成的激素,或是这种身体活动本身。

慢性或是反复发作的前列腺炎

这种疾病所致的疼痛可能会降低患者对性生活的兴趣。热水澡、凯格尔健肌操和坐浴都可以缓解不适感。

膀胱炎或尿道炎

性生活所致的黏膜改变会使症状变得更为严重。

阴茎硬结病

在阴茎硬结病的患者中大约有一半的人在性交的过程中会感到不舒服。如果患者的阴茎弯曲角度过大的话,那他可能无法进行性交。药物和手术效果都不佳,但是有时这些症状在几年以后可能会自行消失。

慢性肾病

无论男女,患有慢性肾病的老年人体内的血清睾酮水平都会下降。多数患者都会有性欲下降,男性可能会有勃起功能障碍。患该慢性疾病的男性患者通常会变得焦虑或抑郁,这也会影响其性功能。

帕金森综合征

随着神经症状的进展,老年男性也会出现勃起功能障碍。通常这种慢性疾病会导致患者抑郁,并最终导致男性勃起功能障碍,无论男女都可出现性欲降低。

慢性肺气肿和支气管炎

呼吸困难会影响所有的体育活动,包括性生活。在性生活中稍作休息,或是找到一些更为轻松的方法来迎合对方,也可在性生活前吸氧或是使用气雾吸入剂也会有一定的帮助。

药物警示　药物与性生活

一些可能对性功能产生影响的药物。

抗抑郁药物

- 三环类抗抑郁药,例如阿米替林,多塞平,丙咪嗪和去甲替林
- 单胺氧化酶抑制剂,例如苯乙肼和反苯环丙胺
- 抗精神病药物,例如甲硫哒嗪,替沃噻吨,氟哌啶醇
- 抗躁狂类药物,例如碳酸锂
- 选择性 5- 羟色胺再摄取抑制剂,例如氟西汀,舍曲林和帕罗西汀

抗高血压药

- 利尿剂,包括螺内酯和噻嗪类
- 中枢性降压药,包括甲基多巴和利舍平
- α 受体阻滞剂,包括哌唑嗪和特拉唑嗪
- β 受体阻滞剂,包括普萘洛尔和美托洛尔

激素

- 亮丙瑞林
- 诺雷得

个失去乳房的女性会觉得自己缺少女人味或是害怕自己对伴侣缺乏吸引力,这些感受可能会抑制她的性欲。

对于男性而言,前列腺癌根治术可能会对男性性功能产生影响。在经尿道切除前列腺后,男性患者可能失去性功能或发生阳痿;他们也可能会发生逆行射精。

创新性的应对方法

不同的方法——包括一些非常简单的解决方法——能够帮助许多老年患者重新享受性生活。比如,在早晨进行性生活,当夫妻双方都得到了很好的休息,这能提高患者的持久性。把时间改到早晨也能帮助那些患有骨关节炎的患者,因为骨关节炎的症状通常在早晨会较轻。患有呼吸道疾病的患者可以在性生活前使用吸入剂来帮助改善呼吸道状况,从而提高持久性。在性生活前使用止痛药可以减少性生活引起的不适。

不同的姿势也能使性生活更为舒适。一些指导,如网络资源和书面材料,能帮助老年患者决定哪种姿势让他们更为舒适,并且避免了他们和医护人员讨论的尴尬;但是你需要确保患者使用的资源是可靠的。

此外,相互手淫也是一种在无法进行性生活情况下的维持性满足的方法,或者当关节炎影响患者相互手淫时使用自慰器。

使用药物

老年患者通常会使用的药物包括非处方药和处方药,其中许多药物会对性功能和性生活产生不良影响。护理人员应做好准备回答患者可能问到的关于药物和其不良反应的问题(见药物和性生活)。

性功能评估：采用委婉的方式

老年人性功能的评估要求评价所有年龄引起的能够影响患者性功能的生理和病理改变。为了能更正确地进行评估，获取必要的信息，你需要接受你所提出的问题，有时你会发现在自我的性观念和在评估患者的性功能时保持一种开放和不歧视的态度是一件很困难的事。但是请记住委婉的，鼓励性的方式会使老年患者更愿意与专业照护人员谈论这种较为私密的，尴尬的话题。

在开始评估前，请选择一个安静的，放松的，能保护患者隐私的环境。在整个评估过程中，请保持眼神交流和对患者的尊重。

PLISSIT 模式

利用 PLISSIT 的首字母来帮助你评估老年人的性功能：

- 获得允许（Permission）：在和患者进行这种私密的性问题讨论前获得他们的允许。
- 有限的信息（Limited Information）：向患者提供必要的有限的信息来帮助他们消除误解和保持性功能。
- 具体的建议（Specific Suggestions）：向患者提供的意见应该是针对性的能够解决他们实际性生活问题的建议。
- 强化治疗（Intensive Therapy）：如果有必要的话，安排强化治疗来解决他们的实际问题。

摘自 Springer Science+Business Media: Esmail, S., et al. "Sexuality and Disability: The Role of Health Care Professionals in Providing Options and Alternatives for Couples," *Sexuality and Disability* 19 (4): 267-82, Winter 2001.

详细说明：PLISSIT模式

有一种评估模式能帮助我们评估老年患者的性功能，即 PLISSIT 模式。这种模式为我们提供了一种简单的循序渐进的方法，根据该方法我们可以更顺利地完成整个评估过程（详见 PLISSIT 模式）。

PLISSIT 模式包括 4 个简单的步骤，它能指导整个谈话过程。开始时也许你和患者对这个过程可能会感到不舒服，但你们还是必须遵循这些步骤。承认你和患者对整个过程感到少许的不适应是可以被接受的，这种承认可以显示你的诚恳，促进护患信任，帮助患者放松情绪，表明这部分病史的重要性。通过提问引导患者提供足够的信息来了解问题和危险因素。

获得允许

首先，在评估患者性功能之前，必须得到患者的允许。这么做能让患者感觉到自主权和控制能力。比如，你可以这么问："如果我要问你一些有关你性生活和性功能的问题，你能接受吗？"

或者，在你提问前你可以做一些简单的事实陈述，比如："许多老年人在性生活方面都有一定的问题。如果我问一些关于你这方面的问题不知道你是否介意？"像这样在简单事实陈述之后再征求患者的许可，不仅能让患者了解到这个问题不只是老年人经历的性问题，也能让他了解到性生活对于老年人的重要性。

一旦你开始了性生活这个话题，就可以

开始提问,收集和健康相关的问题以及了解哪些部分是患者需要被指导或告知的。但是收集到多少有用的信息取决于你以何种方式提问。不要提那些只能回答是或不是的问题或是那种患者只能回答一两个字的问题,尝试使用一些开放式的问题。比如,"你对性生活担忧吗?"你得到的答案可能就仅仅是一个简单的"不担忧"。但是像"你对现在的性生活有什么担忧呢?"这样的问题会让老年人想起他们曾经有过的担忧,但他们不知道如何表达,可能他们害怕被否认或是怕医护人员震惊。但是如果你问的是"你最近几个月在性生活方面有什么改变吗?",这样就能让患者说出健康相关改变的重要信息。你可以经常通过复述患者的答案并进而提出更为敏感的问题,比如采用什么方法提高患者性生活质量之类的话题。你可以在患者的回答中收集一些信息来帮助你得到确切的问题。

有限的信息

一旦收集好了你所需要的信息,你可以针对一些患者担心的问题提供帮助,比如解释哪些变化是因为年龄而导致的正常变化,哪些变化可能是和他或她的疾病有关或所服用的药物所引起的。记住你自己的知识水平和患者想要了解的意愿都会限制信息的内容。

具体的建议

接下来,我们要给患者一些具体的建议。比如,你可能需要和患者的主治医生讨论一下更换导致某种问题的药物。或者和患者讨论以前应对某种相似问题的方法,看看这些方法现在是否仍然有用。

强化治疗

你也可能发现你的患者某个特别的问题需要强化治疗。如果是这样的话,你可能需要把患者转诊给专科医生(见案例学习)。

完成评估

一些具体的问题可以让我们较为全面地了解老年患者的性生活状况和进一步了解的内容。这些问题是:

● 你能告诉我你是怎么看待你的性生活的吗?

案例学习

有一位最近被诊断为糖尿病的患者来到你工作的诊所,和你讨论在他和他的妻子进行性生活时他阴茎勃起的问题。虽然你很清楚他是希望得到帮助以解决问题,但是他似乎对于和你讨论这个问题有点紧张和犹豫。

批判性思考题

1. 你如何有效地利用 PLISSIT 模式来帮助你收集所需要的完整的性健康史的相关信息?

2. 提哪两个能帮助患者表达自己所遇到的性问题的开放性问题?

- 你对满足自己以后的性需求有什么担忧或是疑惑吗？
- 随着年龄的增长，你觉得你和你的伴侣的性生活有怎样的改变？
- 你觉得我能提供什么帮助或者信息来帮助你满足自己的性需求？

就像上面我们提到的，你得到的答案可以帮助你了解更关键的内容。如果患者提到使用药物——举例来说，高血压药——你可以通过更明确的问题来了解药物的使用是否和患者的性功能有关系，如果患者有慢性疾病，你可以进一步询问这种疾病是否影响了他的性功能，然后你可以帮助患者了解药物或是慢性疾病史如何影响性功能的。

在整个评估的过程中，尽可能地投入并尽可能少地打断患者。当你在倾听时，注意患者的错误理解或是缺乏的知识，提供适当的建议能帮助患者提高性生活质量。如果患者提到任何可以影响其性生活或是对其健康有害的事情时，如果情况允许的话，向患者解释清楚这种危险并与患者讨论避免这种危险的方法。

应对评估时的尴尬

尽管你努力保持一种敏锐、中立的态度，但作为护士，你仍可能在这一过程中感到尴尬不适。健康教育通常是不会涉及性，特别是对于老年人。而且你可能和其他人一样处于过时的思想和误区的环境中。有一种方法可能可以帮助你一定程度上改善这种尴尬的情形，那就是正视自己的性生活并使之舒适。以下的方法可能可以帮助护士减少焦虑，提高护士对于老年性生活的认识。

让自己舒服

一种让护士适应 PLISSIT 模式和其他评估问题并提高你在和老年患者交谈中获取信息的能力的方法是和你的同事练习这些问题。通过角色扮演提问各种不同类型的患者——包括一些不常见的性关系类型——他们可能有各种各样的性健康问题。牢记许多老年人可能很抗拒聊性生活，因此这类的角色扮演练习就显得更为重要了。

录像

可以尝试着把你的角色扮演练习拍成录像，这样你可以从中了解你自己的行为和语言反应。特别要注意的是你自己的行为反应，你可能会惊讶地发现这样可以真实地揭露你的焦虑水平。

不可打破砂锅问到底

一个能有效增加对老年人性生活的了解和减轻过程中焦虑程度的方法是进行"性功能障碍"的小游戏。这个游戏用于教导护士如何识别老年人的性功能障碍，目前已经在一个项目中给护士们进行了测试，虽然现在还不能使用。与没有进行游戏前的知识相比，参与游戏的护士都在老年性功能障碍方面的知识方面有了明显的提高。虽然这个游戏还需要更多地研究来论证其有效性，但它还是很有前途的。

命名游戏

另一个游戏可以使你对某些性功能专有名词脱敏而减低你的焦虑。在这个游戏中，一些医疗照护人员会用老年人和公众对阴茎的称呼来替代专有名词。你会发现这个游戏通常会带来一些尴尬的场面——和很多笑声。在这个游戏的尾声，参与者们普遍都消除了大部分焦虑，而且都已经意识到人们对身体部位的可能叫法。很多医疗机构用这种方法帮助训练在性传播疾病诊所工作的医疗照护人员。

非常态：其他的生活方式

当你开始进行性功能评估时，如果你的老年患者不是我们绝大多数人眼中幸福的模板——异性恋，请不要惊讶。比如，当一位老年患者有婚外性行为，他可能不愿意和你讨论这些性方面的问题，尤其是如果你还是位特别年轻医疗照护人员。患者可能是个男（女）同性恋或变性者，可能会害怕和你讨论这方面的问题。你甚至可能会发现一位已婚的患者他在自己的婚姻之外还有一位同性的恋人，请牢记，你的工作只是用一种开放的、没有偏见的态度来和他们沟通交流，而不是判断是非对错。

虽然通常认为性行为是男女之间的一种行为，且在绝大多数的科学文献中都这样描述，但美国疾病预防控制中心、美国国立卫生研究院和一些其他的有公信力的网站都认为性行为也包括了男（女）同性恋和变性者。美国 2000 年的人口普查中提供了一些关于美国老年人性生活方面的有趣的统计数据，比如，在 97% 的美国州县中至少有一对是老年同性夫妇，而在所有的同性夫妇中，65 岁以上的老年同性夫妇所占的比例超过了 10%。

如果你的患者在性生活方面有其他的选择，请记住他所有的任何性问题都可能是年龄和他与众不同的性生活方式共同造成的。总而言之，对于所有的老年患者，耐心地倾听和仔细地评估对于发现患者在性生活和其他健康方面的风险，提供一些必要的帮助都是十分关键的。

男性同性恋

随着美剧如《威尔和格蕾丝》《拉字至上》和电影如《断背山》中对同性关系的描写，越来越多的同性关系在公共视野中出现。虽然大部分人仍然不认为同性恋是一种"正常的"性关系，但是同性恋已在社会接受上获得了巨大的进步，包括在美国一些州同性恋婚姻已经合法了。这些进步可以帮助我们在和老年男同性恋患者讨论他们的性问题时更容易进行。

那些被其他男性所吸引的男性（男同性恋）可能来自各种族和各阶层。大约有 5%~7% 的男性承认自己是男同性恋，当然实际数字可能更高。

所带来的风险

如果老年男性患者与其他男性发生性行为，他可能更容易患有性传播疾病，特别是被人类免疫缺陷性病毒（HIV）所感染，这种病毒会导致获得性免疫缺陷综合征（AIDS）。到2005年为止，在所有男性HIV感染者中男同性恋占到了71%，需强调这一风险在这类人群中是十分高的，以及为他们提供一些可靠的健康教育。有固定的，唯一的性伴侣的男同性恋患有性传播疾病的风险是非常低的。

用数字来说话

以下这些统计数据是来自于对不列颠哥伦比亚省社区的1900名男同性恋进行的社会调查，超过15%的受访者表示在性生活的过程中使用过甲基苯丙胺，许多人从来没有进行过HIV病毒测试，那些HIV阳性患者比没有患病的人更喜欢使用毒品。在被确诊为HIV的患者中，53%的患者期望让他们的伴侣知道他是HIV携带者，而在没有被HIV病毒感染的人群中有74%希望他们的另一半告诉他们是否为HIV携带者。这些统计数据充分说明了性传播疾病在男性同性恋人群中的高风险，且有多个性伴侣的风险最高。

毒品的危害

使用毒品也可能增加这类人群的风险。饮酒会使人降低自制力从而冒险不使用安全措施，使用其他"聚会"毒品，比如迷幻药，氯胺酮，羟基丁酸——有时和硝酸吸入剂一起使用，通常叫催情剂——会使人自制力更低从而增加了危险性性行为的风险。

即使是肛交，使用甲基苯丙胺也会增加性传播疾病传播的风险。直肠上也有许多非常靠近表面的血管，甲基苯丙胺使这些血管充盈，为HIV、梅毒和其他性传播疾病进入血液循环创造了一个有利的渠道。为了防止性传播疾病的扩散，公共卫生组织提倡和鼓励在肛交时也使用安全套，虽然人们常常忽略这一建议。

令人无法接受的事实

不幸的是在我们当今社会中仍然有许多人歧视同性恋。在1973年，美国精神病学会在精神障碍诊断统计手册中把同性恋正式列为官方的精神病种类，虽然在1992年美国精神病学会取消了这一规定。

尽管现代社会对于同性恋的接受度越来越高了，但仍有许多男同性恋表示他们不会主动寻求健康医疗咨询，因为一些对同性恋仇恨情绪使其变得非常困难。许多人仍害怕公开，导致许多男性同性恋——包括老年男同性恋——害怕寻求专业的医疗照护人员的帮助来提高他们的性健康和降低风险。

女性同性恋

和男性同性恋一样，女性同性恋也面临同样的健康高风险。美国妇产科学会（ACOG）在2008年的一份通讯稿中讨论了这些风险，在这篇通讯稿中，作者迫切要求女性同性恋和双性同性恋患者去进行各类性传播疾病的检查。这篇文章指出，因为大多数女性同性恋同时也有一个男性伴侣，所以她们有更高的患性传播疾病的风险，这给医疗照护人员提了个醒：女

老年女性同性恋所面临的健康风险

女性同性恋健康网站(http://www.womenshealth.gov /FAQ/lesbian-bealth.cfm),由美国卫生与人力服务部维护,提供了一些与女性同性恋健康相关的常见的问题的答案。它提醒我们女性同性恋在健康照护方面所面临的严峻挑战,并且对于某些疾病她们有更高的风险,包括:

- 心血管疾病
- 肥胖
- 酗酒和滥用药物
- 肿瘤
  - 子宫内膜癌
  - 子宫体癌(除子宫内膜癌)
  - 乳腺癌
  - 宫颈癌
  - 卵巢癌
- 家庭暴力
- 多囊卵巢综合征
- 骨质疏松症
- 性传播疾病
  - 细菌性阴道炎
  - 人乳头瘤病毒
  - 阴道滴虫病
  - 生殖器疱疹
  - 梅毒
  - 衣原体感染
  - 淋病
  - 乙型肝炎
  - 艾滋病病毒
  - 获得性免疫缺陷综合征
  - 阴虱

性在单纯同性关系中同样也面临健康风险。

这篇通讯稿也讨论了口交,肛交和其他一些非直接性行为,他们指出无论是同性还是异性在口交时都不常使用安全套或是牙用橡皮障。没有防护措施的非直接性行为也会增加性传播疾病传播的风险,包括淋病、衣原体、单纯疱疹病毒(HSV)和梅毒,就口交而言得单纯疱疹病毒的风险最大。

根据美国妇产科学会的研究结果,应该用一些直接的、私密的问题来询问患者,包括老年女性同性恋患者,以获得准确的性健康史。这和给患者测体温或是测血糖是同样重要的,这也能揭示她的性生活和整体健康的风险。

那些你不知道的……

问你的老年女性同性恋患者什么样的问题来获取一个准确的性健康史是至关重要的。但是许多女性同性恋,特别是一些老年女性同性恋,由于害怕他人的歧视和偏见,而非常抗拒以一种开放的态度和你讨论她们的性健康史。更糟的是,这种对于歧视和偏见的害怕甚至使许多女性同性恋拒绝寻求健康方面的帮助,即使已经出现了一些困扰她们的急性健康问题。而且女性同性恋很少会像正常女性一样去做一些预防性的健康检查,因而许多女性同性恋无法从常规的胸部检查、巴氏涂片检查、乳房钼靶检查、肿瘤筛查和其他一些早期诊断中得到益处。

如果不是很了解女性同性恋患者所面临的健康风险,可以登陆由美国卫生和人类服务部所经营的网站,上面对一些常见的女性同性恋的健康问题做了详细的阐述。可以利用这个优质资源帮助自己更好地照顾老年女同性恋患者,通过解答许多护理人员自己的疑惑或是更好地掌握该如何询问你的患者(见老年女性同性恋所面临的健康风险）。

双重危机

心血管疾病是威胁美国女性健康的第一大杀手，女性同性恋也同样无法避免。而且她们可能比一般的普通女性具有更高的风险，除了心血管疾病也包括一些其他的危险疾病。

于所有女性而言心血管疾病的风险因素包括吸烟，肥胖和巨大的压力，这些因素在女性同性恋中是广泛存在的。一个老年女性同性恋由于年纪的增长和绝经可能会面临更高的风险。如果你的老年女性同性恋患者也是高风险人群，请确保她们知晓戒烟，限制高胆固醇和锻炼的重要性。

女性同性恋通常体重指数会比一般女性要高，她们在腹部有更多的脂肪。高体重指数不仅增加了她们患心血管疾病的风险，也增加了其患乳腺癌、卵巢癌、子宫癌和结肠癌的风险。

饮酒过度

总体而言，不管是男（女）同性恋或变性者，他们酗酒和滥用药物的风险都比普通人群要高。虽然在过去的 20 年里女性同性恋酗酒的比例在不断下降，但在老年女性同性恋人群中这一比例并没有下降。所以请确保在评估老年女性同性恋患者时需评估有无酗酒的迹象。

家庭纠纷

在性健康史评估的过程中，请不要忽略家庭暴力的可能性。女性同性恋可能因害怕歧视和误解而很少主诉家庭暴力。如果一对夫妻有了孩子，受虐的那一方可能因为害怕争夺抚养权而更不愿说出来。

疾病的威胁

一些疾病会威胁到老年女性同性恋的性健康。举例来说，多囊卵巢综合征（PCOS）影响了 5% ~ 10% 的 20 ~ 40 岁的女性，但有证据表明这一比例在女性同性恋中更高。一个患有多囊卵巢综合征的女性患者可能会面临月经失调或是闭经、不孕、雄激素水平增高、胰岛素生成改变、卵巢囊肿和一些心脏、血管及全身外观的改变。虽然老年女性同性恋患者因为年龄的关系，可能在这一阶段不会面临因为这一疾病而产生的问题，但是请牢记她们在年轻的时候可能出现过这些问题。由多囊卵巢综合征所引起的心脏病、卒中和糖尿病随着年龄的增长会给这些老年女性同性恋带来更大的健康风险。多囊卵巢综合征可能是一些老年女性同性恋体重指数高，腰围粗和向心性肥胖的原因之一。

老年女性同性恋也同样面临着性传播疾病的威胁，这种威胁会随着伴侣的增加而增加。性传播疾病的传染途径为月经血，阴道分泌物和其他体液途径。黏膜接触和皮肤接触，共用情趣用品也会增加传染的可能性。虽然细菌性阴道炎本身不是性传播疾病——在没有保护措施的性行为过程中经常发生——也会增加性传播疾病的发生。

人类乳头状瘤病毒（HPV）是造成尖锐湿疣的原因，可通过性接触传播，增加了女性患宫颈癌的风险。因为非常多的女性同性恋拒绝接受一些预防性检查如常规的巴氏涂片检查，因此老年同性恋并不能发现人类乳头状瘤病毒感染。

其他类型的性传播疾病包括阴道滴虫病，在性接触的过程中寄生虫通过阴道分泌物从一个人传播到另一个人。单纯疱症病毒，通过直接的生殖器接触进行传播的一种病毒，会引起病灶区域疼痛，通过使用药物能减轻其数量和发作程度，这些病灶仍会传播病毒甚至在被感染者服用药物期间，这些病灶在皮肤表面是看不见的，所以如果 2 人保持性接触的话，另一方被感染的风险是很高的。虽然梅毒很少在女性伴侣之间传播，但如果老年女性同性恋患者有明显的不可治愈的外阴病灶，她也应该进行梅毒检查。

降低风险

像对其他患者一样，为老年女性同性恋患者提供一些类似的意见以提高他们的性健康和整体健康水平。建议进行常规的健康检查，强调由于同性关系带来的健康风险。如果患者有多个性伴侣，向她们解释需要定期检查性传播疾病的原因和如何进行安全的性行为。

如果她过度肥胖或是抽烟，指导健康饮食，帮助制定运动计划，并且建议她们参加戒烟俱乐部。如果她们酗酒或者滥用药物，帮助她们掌握一些缓解压力的技巧，如果可行的话，建议她们参加一些俱乐部如匿名戒酒俱乐部。如果你怀疑她是家庭暴力的受害者，和她谈谈以确定其可能性，并提供一些寻求帮助的相关信息。

变性患者

当那些从一种性别变成另一性别的人逐渐变老，你可能会发现你正在照顾的是一个变性的老人。虽然通常一个人不会直到中年才进行变性，但是在过去的 50 年内通过手术来进行变性的人越来越多，这意味着越来越多的变性人正在进入晚年。

十件事

许多医疗照护人员应该了解但其实并不了解这些变性者。丽贝卡·艾莉森博士，同性恋医疗协会（GLMA）董事会成员，列出了一个清单来帮助我们了解这些事情。"十件变性者应该和他的医疗护理人员讨论的事" 列举了同性恋医疗协会的医疗护理人员认为变性者关注的最常见的医疗健康问题。它们是：

- 获得医疗保障的方式
- 疾病史
- 激素水平
- 心血管健康水平
- 肿瘤
- 性传播疾病和安全的性行为
- 饮酒和吸烟
- 抑郁和焦虑
- 是否注射硅胶

- 是否健身

艾莉森博士解释说变性者在过去经常被医疗照护人员所拒绝。医疗保险通常也不会涵盖变性或变性之后可能出现的问题所造成的费用,这会导致很多患者在得到医疗帮助前就已经病得很严重了,变性者也可能会因为害怕被拒绝而对医疗照护人员隐藏他们真正的疾病史。艾莉森博士要求医疗照护人员像医治其他患者一样去医治变性患者。

逐渐出现的风险

老年变性患者面临着特殊的健康风险,因为激素治疗作为他们治疗的一部分。使男性女性化的雌激素可能会增加血栓、高血压、高血糖、水潴留的风险;抗雄激素可以导致脱水、低血压和电解质紊乱。女性服用睾酮变得男性化可能会造成肝脏损伤。若他们在信誉差的医护人员或没有医疗指导下服用这些药物时,这些风险会更大。

因为变性所需的激素治疗和各种压力都是诱发心血管疾病的重要因素。变性者更可能患心血管疾病,如突发心脏病和卒中,许多人还有吸烟的行为,这更增加了风险。因为害怕被别人发现,许多人不去寻求医疗帮助,甚至在已经有明显的心脏病和卒中的临床症状时。

激素治疗也增加了变性者患癌症的风险。变性女性患乳腺癌的风险增加,而变性男性则很可能会患肝癌——这些风险都会随着患者年龄而增加。

一个女变男变性者如果没有切除他的女性器官,那他也有患这些器官癌症的可能性。如果他没有告诉医疗照护人员他还有这些女性生殖器官,这会使得癌症的早期诊断变得复杂。一个男变女变性者如果他还有前列腺,那他仍可能患前列腺癌,如果他没有告之他的医生,这种风险会更高。事实上不知道这些重要的健康信息才是变性患者面对癌症的最大风险,因为这会影响癌症的早期诊断,在癌症最可能被治愈的阶段。

社会孤立问题

社会孤立也会对老年变性者的健康构成威胁,这些威胁使原本已经很复杂的健康问题变得更为复杂了。变性者很容易酗酒,滥用药品和进行没有保护措施的性爱。他们中的许多人也会吸烟和体重过重,这可能是社会孤立,抑郁和焦虑共同造成的。

对于男变女变性者来说一个特殊的风险来自于硅胶——让她们看起来更女性化。许多人会参加“抽气派对”,在那里他们在没有受过适当的医疗训练的情况下,相互往对方的身体里注射硅胶。他们可能会因为共用针头而得肝炎和其他疾病,长期并发症则包括硅胶转移到身体的其他部位,甚至是造成畸形。

虽然老年变性者在总人口数中仅占很小的一部分,但是他们的数量在持续增长,因为越来越多的人想要变性和年轻的变性者正在逐渐变老。理解变性者特殊的健康问题会使你更好地了解他们的健康史,这样你才能获得一份完整而准确的资料并为这些患者提供最好的医疗照护服务。

你的角色作用

当你在照顾老年患者时，请仔细地倾听，一些小线索可能会暴露他们真正的性取向。如果你怀疑患者是一个男（女）同性恋或变性人，理解他们所面临的特殊健康风险和他们所关注的，会使你的照护工作更符合他们的特殊需求。你也需要为收集一份完整的健康史而做更多的准备，有时和这些患者沟通会很困难，因为他们害怕被歧视而更加被动。

机智、耐心、保持中立和充满同理心会帮助你为这些经常被忽视的患者提供每个人都应该享有的卓越的医疗照护。

近距离了解：长期照护机构中老年人性需求

当老年人搬到长期照护机构后，他们对于爱、亲密和性表达的需求并没用消失。当一个老年人不再有配偶、伴侣或其他家庭成员来满足这种需求时，这种需求就被转移到养老院的其他老年人身上了。在养老院工作的护理人员也证明了这种爱的外在表现常发生在养老院的老年人之间。

这些外在的爱意有时候会逐渐积累变得更为亲密，这让工作人员会疑惑要如何有技巧地和公正地应对这样的情况并尊重所有人的感受。如果一个人的配偶不住在养老院，事情就会变得更为复杂。在这种情况下，就必须召

集所有的有关人员，必要的话包括他们的孩子，进行一个面对面的讨论来确定他们之间较为合适的、可以接受的关系。

研究表明工作人员对于老年人之间表达的这种亲密和私密的需求会产生各种各样的反应，从迷惑不解，尴尬，无可奈何到感到可笑。一些工作人员把这种爱和亲密的表达看作是一种行为问题而不是一种合理需求的表达。

无论是工作人员还是老年人的家庭成员都应该理解所有心智正常的老年人都有权自主选择感情来满足他们的性需求。此外，养老院是老年人的家；老年人有机会在他们之间发展一段感情，就像他们在自己家里一样。如果两个老年人，心智正常可自主决定是否要开始一段感情——不管是拥抱和触摸或是性爱——工作人员都应该试着满足他们的这种私人需求。

私人需求，半公开场所

如果一对夫妇，其中一位老年人住在养老院而另一位住在家里，那他们可能要面临一个问题：如何寻找一个私密的空间，特别是在老年人还有一个室友的情况下。这对夫妇可能会觉得和养老院的工作人员公开的讨论这个问题是一件十分尴尬的事情，因为在绝大多数人的印象中老年人是不需要性爱的。在有些情况下，老年人可能会为了保持夫妻间的亲密关系而选择离开养老院而回到家里居住，这样的话照顾他们的负担就又回到了他们配偶的身上。照顾对方的负担可能会危害照顾者自身的健康，从而使他们两个人的健康变得更

糟——而这些都只是因为这些夫妻需要隐私。

在患者入住养老院的时候获得一份真实、完整的性健康史能够避免这个问题。从一开始就理解夫妻对于这种隐私的需求，能使工作人员想办法安排合适的场所来满足这些夫妻的需求，从而避免这些夫妻因此离开养老院。

由于费用的问题，大多数的老年人在养老院共用一个房间的，这就使得给夫妻找一个私密的空间变得更为困难。一些较大的养老院会有专供夫妻使用的房间，但是一些比较小的养老院通常不会有这样的资源。但是在相互信任和相互尊重的基础上，养老院的员工和老年人们常常能想出一些解决办法。比如，工作人员会帮这些夫妻找到一些合适的时间，像室友请假回家时或是外出进行其他活动时。

痴呆老人的困境

当住在养老院的老年人患有痴呆时，情况会变得更为复杂。虽然痴呆老年人不足10%，但正有越来越多的老年人患有痴呆，比如阿尔兹海默病患者越来越多，特别是当婴儿潮的那代人到了退休的年龄。

随着痴呆症状的进展，患者不仅会丧失做决定的能力，通常还会失去他们抑制性的能力。这些老年人可能会对其他老年人，工作人员，甚至是访客做出不恰当的性行为。痴呆也使得这些患者很少能提供一份正确的性健康史，这使了解他们所面对的性健康风险变得更为困难。

痴呆老年人在生理或是心理上无法拒绝

案例学习

作为一家养老院的护理部主任，你收到一份来自于夜班护理人员的烦恼报告：一位被诊断为阿尔兹海默病中期的患者，被发现在隔壁一名虚弱的长期卧床不起的女性患者床上。护理人员在报告中指出他们认为两者仅仅只是拥抱依偎在一起，但是你非常担心。

批判性思考题

1. 对于这种没有行为能力的患者所产生的问题，我们通常应该考虑些什么？还有哪些要特别考虑的？

2. 这位处于阿尔兹海默病中期的患者会给他自己、其他患者、访问者和工作人员带来什么风险？

3. 对于这种情况你应该立即采取什么应对措施？

4. 针对这个问题你应该如何培训你的员工？建立一个培训课程的简单大纲来帮助你的员工能够成功应对类似的情况。

对其他老年人进行性企图被认为是强奸行为。这种风险要求养老院的工作人员必须留心这种行为，保护那些弱势的患者。为了降低这种风险，一个有过这种不良行为的痴呆老年人可能要接受激素治疗，虽然他很有可能会被转到另一个养老院。在一些情况下，这个患者可能要接受一种强化治疗，是行为矫正疗法的一种；这种治疗并不是所有的养老院都能提供，它的有效性主要取决于患者的反应。

即使对方愿意并且有行为能力，痴呆患者——即使他是侵犯者——没有能力做出这样一个决定。此外，痴呆可能会导致行为改变，会将进行性行为的另一方置于言语，心理和身体上的暴力风险之中。这种情况使所有人，从工作人员，养老院的其他老年人，家庭成员及其他访客都感到压力。自始至终，老年人和其他人员的权利和安全都受到威胁。

许多大型的养老院有伦理委员会来处理这种复杂的问题。即使如此，这种情况仍要求谨慎而巧妙的决策。

你的角色

如果你在一家养老院工作，理解老年人对于性表达的需求和性在他们老年生活中的重要性会使你为老年患者提供更好的护理。使用 PLISSIT 模型和早期开放式的讨论能帮助你从这些患者身上获取一份更完整的性健康史。

如有必要，工作人员可接受进一步的教育和培训以提高他们的理解和认知。虽然州立法规要求对于痴呆和约束带的使用知识必须进行在职教育，但这种教育很少会关注老年人的性行为。指导工作人员如何应对养老院的老年人的性行为并让他们有机会开放地讨论他们对于老年性行为的顾虑。感受和理念能很好地帮助他们应对自己的困惑和焦虑。结论：工作人员应该用一种专业的，感性的态度来处理这些困难的情况（见案例学习）。

性传播疾病：潜在的威胁

和其他老年性爱相关的问题相比，性传播疾病的危险很容易被人们所忽略。但是老年人和年轻人一样也同样会感染性传播疾病，许多老年人甚至可能存在更大的风险因为他们不愿意告诉医疗照护人员性健康史。老年患者通常会有很复杂的与增龄相关的健康问题和慢性疾病。所以，性传播疾病的症状和表现可能会被误诊为其他疾病或是被其他疾病的症状所掩盖，从而导致诊断和治疗的延迟。

在获取老年患者的性健康史时，对性传播疾病可能的症状和表现保持警惕。如果怀疑某种性传播疾病，进一步提问来帮助确诊这种性传播疾病并要求患者做适当的检查。如果患者因为尴尬不愿意提供细节，温和地告诉他正确诊断和治疗对于他和伴侣的健康的重要意义。

如果他患得是一种细菌性的性传播疾病，他很可能有一些急性的症状，他的现任性伴侣可能就是感染源或是已经被他传染了。如果患者得的是一种病毒性的性传播疾病，在任何症状出现之前他很可能已经得病很长一段时间了,感染源——其他人也可能已经被感染了——很难确定。此外,感染可能已经进展到难以治疗的阶段。

HIV和AIDS

作为最致命的病毒性性传播疾病之一,HIV 最长可以潜伏 10 年,这会延误患者的治疗,也会使他的性伴侣处于危险之中。感染 HIV 的老年患者的死亡率要远远高于年轻患者,37% 的 80 岁以上的老年人在确诊后的 1 个月内死亡。

相似的症状

HIV 的症状和表现与一些老年常见的慢性疾病的症状十分相似,包括疲劳,类似感冒的症状,呼吸道问题,体重下降,慢性疼痛和神经系统症状。所以,这些相似的症状使你很少怀疑患者可能患有另一种更为严重的疾病,从而延误了正确的诊断。

痴呆患者的困境

如果一位患者有痴呆的话,获取一份准确的性健康史——进而帮助正确诊断——会变得更为困难。因为痴呆患者可能是一个无法抑制性行为的患者,他可能近期感染病毒或是正在传播病毒。如果这个患者是住在家里而不是养老院的话,这种情况会变得尤为困难,因为患者在养老院还能被监控。

如果患者是在早些年感染的HIV,他可能没有意识到他已经被感染了。即使他在当时是知道的,但是因为痴呆而引起的记忆丧失使他忘了这件事或是他可能因为尴尬不愿意告诉你这件事。

当保护措施变成威胁时

美国医疗保险携带可携性和责任法案(HIPAA)中关于公开精神疾病和 HIV 的隐私保护条款和一些其他特殊条款的规定,让获取老年患者的确切信息变得更难。这些设计本来用来保护人们避免受到雇佣公司,军队和保险公司歧视的条款,却使得你在发现老年患者被 HIV 感染时的情况变得更为复杂。如何告知他的配偶,家庭成员,照护者和其他可能和他有密切接触的人呢? 你需要处理道德和法律的关系,平衡患者拒绝公开他的病情的权利和保护他人的健康的关系。

药物:真相

美国食品药品管理局(FDA)推荐的抗逆转录病毒药物可以控制或减慢 HIV 的疾病进程。可惜的是,老年人通常没有像年轻人那样健全的免疫系统。要使抗逆转录病毒药物有效控制病毒,要求患者 CD4 细胞积极应答,但是由于老年人衰弱的免疫系统导致这种应答变得不敏感,所以病毒会很快扩散。

抗逆转录病毒药物也会有一些不良反应,使得一些老年患者的慢性疾病的病情变得更为复杂。不仅如此,这些强力的药物也很有可能会干扰老年患者原来服用的慢性疾病药物的药效——这是一个严重的问题,因为

60% ~ 70% 的老年 HIV 患者患有其他的慢性疾病。由于以上这些原因，一些患有 HIV 和其他慢性疾病的老年患者可能在服用这些药物后，他的生命周期和生活质量并没有很明显的提高。

用数据来说话

HIV 感染者在老年人中究竟有多少呢? 1996 年，美国疾控中心（CDC）的报告指出有 7 459 位 50 岁以上的老年人被诊断为 ADIS。2000 ~ 2003 年，CDC 估计大约有 3 万名 45 岁以上的男性和女性感染 HIV。这个数字仍在增加，但是情况有所不同，因为那些在年轻时感染 HIV 的患者通过服用抗反转录病毒药物已经慢慢超过 50 岁，而且 50 岁以上感染 HIV 的患者也越来越多。

随着这么多老年人被感染，那么有多少老年人了解这种疾病并且知道这种疾病是如何传播的呢? 在 2005 年，埃默里大学调查了 514 名 50 岁以上的老年女性回答这个问题。这项由 9 个问题组成的调查说明了:

- 只有 13% 的人知道安全套能有效地预防 HIV。
- 63% 的人认为亲吻也会引起感染。
- 大概有 50% 的人认为输精管结扎术能够预防 HIV。
- 44% 的人认为禁欲对于预防 HIV 来说不是一种有效的或是只有部分效果的方法。

很明显，这些老年人需要接受更多的健康教育来帮助他们了解 HIV 是如何传播的，哪些方法可以帮助他们保护自己和他们的伴侣。

风险正在增加?

知识缺乏会加速 HIV 在老年人中的传播。对于那些离婚、丧偶或是发展一段感情的老年人来说，如果他们不知道 HIV 的真相或是检查的重要性，那么他们可能会被传染或是传染给他人。一些研究也证实了这种风险: 一项研究显示 60% 的有过性行为的老年女性在过去 10 年中从没用过安全套。

生理上的改变也会加剧这种风险。举例来说，越来越薄和干燥的阴道壁会导致撕裂从而使 HIV 病毒进入血液。此外，像其他年龄组一样，酗酒和毒品滥用也会增加老年人性行为的风险。

老年男同性恋的风险尤为高，因为这个人群中的 AIDS 患者远远高出其他老年人群。那些预防教育常常会忽略这部分人群，从而使他们面临风险。你可以通过有技巧的提问来确定老年人的性健康史和他的性取向来帮助他们。如果你发现老年患者是男性同性恋，你可以教他一些方法来帮助他们和他们的伴侣来预防 HIV，此外你也应该向他强调做 HIV 检查的重要性。

检查时机

尽管检查能帮助老年人确诊是否感染了 HIV，但是有许多老年人还是不接受检查。如果老年人想要做这样的检查，美国大部分州要求这个检查必须是很私密性的并且也不要求

健康生活   预防HIV传播

许多老年患者不认为他们有感染 HIV 病毒的风险，但是因为人们活得越来越健康，活得越来越久，他们在 50 岁以后也会有性生活，这就使得他们有机会感染 HIV。你可以为患者提供以下来自美国疾病预防和控制中心的建议，帮助他们降低传播或感染 HIV 的可能性。

50岁以上老年人能够做什么

- 禁欲（口交、肛交、阴道交），除非你只和一个人保持性关系，你们彼此只和对方发生性关系，或是你们相互知道对方是否患有 HIV。
- 即使你认为没有感染 HIV 的可能性，如果你有性生活或是注射毒品，你需要定期进行医疗检测。
- 在发生性关系之前，和你的性伴侣聊一聊 HIV 和其他性传播疾病。了解你的性伴侣过去的行为和是否使用毒品。
- 了解你的伴侣最近是否检测了 HIV，鼓励他进行检测。
- 每次性交都应使用乳胶安全套和润滑剂。
- 如何你曾经或是打算拥有多个性伴侣，你应该进行 HIV 检测。
  - 如果你是一个和其他男性发生性关系的男性，1 年检查一次。
  - 如果你是一个女性，每当你有一个新的性伴侣时，你就应该做一次检查。
- 如果你觉得你患了其他性传播疾病，应积极治疗。这些疾病会增加你感染 HIV 的风险。
- 不要使用违禁药物。你可能会通过被感染 HIV 的患者污染过的针筒和针头而感染

HIV。同时这些毒品也会影响你的判断，从而导致高风险的性行为。

- 如果你注射毒品，请注意：
  - 只用清洁的针头和针筒。
  - 不要共同针头和针筒。
  - 不要接触他人的血液。
  - 至少 1 年做一次 HIV 检查。
  - 考虑进行戒毒咨询或治疗。
  - 接种甲肝和乙肝疫苗。
- 当你使用毒品或酗酒时，不要有性行为，因为酗酒或过度兴奋会使你面临更高的风险。
- 因为更好的治疗，感染 HIV 的患者活得更久，比过去更健康——很好地活到 50 岁以后。正因为如此，当你活得越久，你越需要继续用安全的行为方式来保持健康。
  - 如果你和你的伴侣都感染了 HIV，使用安全套来预防其他的性传播疾病和潜在的其他 HIV 病毒菌株的感染。
  - 如果你们中只有一个感染了 HIV，在每次发生性行为时使用乳胶安全套和润滑剂。
  - 为了保护你自己，记住 ABC 原则：
    - 禁欲 Abstinence
    - 保持信仰 Be faithful
    - 使用安全套 Condoms

摘自 The Centers for Disease Control and Prevention (February 12, 2008). "What Persons Aged 50 and Older Can Do" [Online], Available: http://www.cdc.gov/hiv/topics/over 50/print/pratection. htm [July 24, 2009].

被测试者提供真实的姓名。一些老年人也可以选择使用美国食品及药物管理局（FDA）推

荐使用的家庭用测试盒，虽然这些测试盒不能提供像实验室测试那样精确的结果，但是它也

能使患者了解一些情况。

现在 CDC 推荐所有 64 岁以下的成年人都应该定期做 HIV 检查。但是你可以告诉老年患者——包括那些 64 岁以上的——他们感染 HIV 的风险性并鼓励他们也接受检查。

其他性传播疾病：虽然少见，但仍然危险

HIV 可能是最常听说的性传播疾病，但是除此之外其他几种性传播疾病仍会对有性生活或是非一夫一妻关系的老年患者的健康构成威胁。发现老年人患有性传播疾病的难度在于他们逐渐衰弱的免疫系统可能会掩盖细菌性或病毒性性传播疾病的诸多外在临床表现。类似泼尼松之类的药物也会掩盖症状，造成诊断的困难，一些老年常见疾病也会使情况变得更为复杂。

性传播疾病之肝炎

性传播疾病在一些非传统生活方式的老年人群中常被忽略，但是也会对老年人构成威胁，不管这些人的性取向是怎样的。对于老年患者这些性传播疾病应该被密切关注，比如甲肝、乙肝和人类乳头状瘤病毒。

乙肝病毒、丙肝病毒和 HIV 病毒有着相同的传播途径，相同的预防措施能够有效预防这些病毒的传播。肝炎的治疗费时且昂贵。在所有的老年人中，老年男性同性恋比其他人群更容易患肝炎。

虽然现在年轻女性已经可以通过接种疫苗来预防人类乳头状瘤病毒从而减少宫颈癌的发生，但是老年人却没有这种保护。男性也有面临这种病毒变种的风险，通常生殖器周围会产生疣。这种情况下 90% 的病例会在 2 年内自愈，但是病毒仍会留在体内，这样就容易传给其他的性伴侣。

你的角色

与老年患者性传播疾病斗争的第一步是认识到老年患者也是存在风险的。通过你耐心而机智的询问，获得一份较为准确的性健康史，你可以帮助患者明确潜在的风险，这样能获得更早期疾病的诊断和治疗，同时治疗效果更佳。

老年人：仍需要性爱

一些专职于老年健康的护理人员——特别是一些在养老院工作的——可能要承受照顾如此多健康问题的患者的压力，这些健康问题可能会随着患者的年龄越来越复杂。在这种情况下，工作人员很容易忘记这些老年人还有性需求。

了解老年人和年轻人性生活的不同有助于理解老年性生活的含义，性交并不是性生活的全部，它还包括拥抱、接吻、触摸、爱抚、肛门和阴道性交、口交和自慰。1999 年，美国退休者协会就老年人对性的认识这一问题进行了一次调查，并在 2004 年再次调查。以下是一些调查结果：

- 越来越多的老年人开始搜寻有关于性和相关问题的治疗方法。
- 越来越多的老年男性使用增强性功能的药物，相比 1999 年，2004 年的使用量增加了 1 倍。
- 大约三分之二的老年男性和一半的老年女性认为令人愉悦的性生活是她们总体生活质量的重要因素。
- 无论男女——90% 的男性和 85% 的女性——表示和谐的性关系是幸福的重要组成部分。
- 几乎一半的拥有伴侣的老年人在过去 6 个月中保持着 1 周一次或更高的性频率。
- 老年男性比老年女性更常想到性和渴望性。

这项调查也定义了影响性满足的因素。不出意外，这项研究发现有性伴侣是影响老年人性满意程度最重要的因素。一个人的总体健康状况也对他们对性的渴望、能力和参与性活动的意愿产生了很大的影响。研究还发现相较于女性，有更多的男性在寻求解决性问题的治疗方法，男性表示他们会使用壮阳药如伟哥，同时女性也会使用一些激素类药物来解决一些性问题。

因为忽略老年人的性需求和健康问题非常容易，所以理解老年人的性行为就变得尤为重要，一旦接受老年人也有性需求的事实，才能为老年患者提供卓越——完整——他们值得拥有的健康照护。

第 **8** 章

照护：
关乎整个家庭的行为

如果你时刻怀有关爱他人之心，那么你就将获得成功。

——玛雅·安吉罗

在照护老年患者时，要知道每位患者都有庞大的家庭体系。老年患者需要的帮助通常依赖于他的配偶、子女、邻居，有时会有很多人来帮助患者应对疾病和日常生活。家庭里发生的任何变化，无论是患者还是其他人，都会使这个家庭雪上加霜。如果患者病情恶化，照护者则需要更加细心地照顾，所以病情的恶化不但会影响患者自身和照护者，对照护者的家庭也会产生影响；抑或承担照顾责任的儿子或女儿搬家，则会使患者处于无人照料的状态，这不但会影响患者的病情，还会影响即将要承担主要照顾责任的其他照护者的生活。

关注患者及其家庭，可以帮助护士了解患者家庭情况发生的不可避免的变化，尤其是当老年人需要更多照顾的时候，可以及时为整个家庭提供更多支持。事实上，随着老年患者需求的增加，照护者也同样需要更多的支持。

时间轴　每个人都关注创造性的舒适

许多现代化的器械，家庭用品和家庭服务都可以用来减轻居家照护患者的压力。以下是一些现代化便利设备的举例，他们都是在过去的一个世纪里被世人所应用的。

1901 年 发明了真空吸尘器

1907 年 发明了洗衣机

1907 年 第一辆汽油的士出现在纽约的街道上

1909 年 发明了艾迪可调节病床

1909 年 人类发明了好管家印章

1912 年 发明了电热毯

1921 年 发明了粘附绷带

1928 年 发明了面包片

1928 年 发明了电剃须刀

1930 年 收费站酒店的所有者发明了（在惠特曼，马萨诸塞州）巧克力曲奇

1935 年 发明了干洗机

1937 年 发明了卡夫通心粉和奶酪

1946 年 发明了微波炉

1948 年 发明了维克牢

1900　　**10**　　**20**　　**30**　　**40**

什么是居家护理？

为照护者提供他们所需要的帮助，可以帮助更好地理解居家护理的内涵。美国国家居家照护者协会把居家护理定义为"帮助具有慢性疾病或残疾或永远都无法自我照料的你所关心的人"。哈特福德老年护理机构把它定义为"无偿地照顾慢性疾病或功能损害的老年家庭成员、伙伴、朋友或邻居，与其他健康家庭成员相比，要对他们提供更多地帮助"。换言之，居家护理就是为家庭成员提供照顾，无论他们的需要是什么。有时，照护者提供照顾来确保患者的安全和健康，而患者并未真正意识到家庭成员提供的这种所谓的无形的照顾。

1952 年 发明了自动过滤咖啡壶

1952 年 发明了晶体管助听器

1952 年 发明了电视遥控器

1953 年 创造了冷冻快餐，售价 98 美分

1954 年 出现了送餐项目，由费城的大学生(盘子天使)为居家的老年提供送餐服务

1963 年 发明了按键式电话

1965 年 美国老年人法案被签署形成法律

1965 年 医疗保险和医疗救助法案实施

1966 年 家庭送奶服务开始下降

1966 年 发明了鼠标

1972 年 家庭影院第一个付费电视网络出现

1973 年 多米诺骨牌披萨承诺 30 min 内送到家，否则免费

1978 年 吉米·卡特宣布劳动节第一个周日后为全国祖父母节

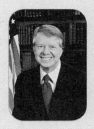

1979 年 梅里女佣清洁公司成立

1985 年 声控灯(拍手灯)首次出售

1993 年 发明了奔腾处理器

1996 年 超级任天堂主机零售价 159 美元

2000 年 网上药房开始流行

2001 年 You Tube 上线

50　　60　　70　　80　　90　　2010

各种各样的护理工作

居家护理患者都包含什么样的工作？随着患者所需要的繁琐的照顾的增加，居家护理就会变得非常复杂，老年患者的房间甚至会变得和医院的病房相似。

但是，大部分的护理工作都是基本的，包括开车送患者去约会地点、整理账单、打扫卫生、送餐等。具体的工作要取决于患者的需要和照护者能够提供的帮助，随着患者病情的变化，具体的工作内容也会有所改变。

不同的照护者所需的帮助也会有所不同。有些仅需要简单的信息；有些则需要的信息很多，包括转送患者、情感支持或其他具体的护理任务。不论照护者需要什么样的帮

助,你要帮助他们理解和应对经常变化的照护者的这一角色。

时代在变

自古至今,人们都认为当父母年龄逐渐增大,子女应该照顾父母。但是,对于老年人和照护者而言,时代已经发生了巨大变化。一方面,人们的寿命逐渐延长,老年患者患慢性病并且其机体功能受损,在患者去世之前,可能需要数年的照顾;如果发生并发症(老年患者经常发生),居家护理更加具有挑战性。

影响家庭和护理工作的其他改变包括:

- 家庭地域流动性增大,家庭成员经常搬家,且彼此相距甚远
- 更多的女性进入工作岗位
- 分娩率下降,许多女性延迟生育时间
- 医疗保险偿付政策的改变及医疗费用的增高,这对于患者和照护者而言,长期护理的成本会更加昂贵
- 科技的进步,使患有疑难杂症的患者可以选择更多的治疗方案

- 因为生育高峰中出生的人进入老年期,老年人数量增加。

最终,老年护理会成每个家庭的一部分(见案例学习)。

从数字上而言

从不断变化的数字可以证实每个家庭的沉重的护理负担。在美国,约90%的需要家庭服务的老年人接受居家护理,其中80%的居家护理服务由家庭成员提供。志愿照护者,主要是家庭成员,占所有照护者的大部分。有许多18岁以上成年人,约占美国人口的21%,无偿照顾他们18岁或18岁以上的朋友或亲人,其中,四分之三照护者为50岁以上的人提供照顾,这些照护者总数占美国人口的16%。

但是每个家庭状况、照护者和患者都是独特的。照护者可以是任何年龄、任何性别或种族,生活在任何环境下。

女性力量

在照护者中,女性占61%,因不同民族而异。

案例学习

劳拉,40岁的单身职业女性,兼顾母亲和自己的生活。她的母亲患有老年痴呆,住在乡下,劳拉每天会开车到母亲那里,看看母亲是否安全,是否吃饭。由于母亲病情的进展,劳拉在考虑卖掉母亲的房子,让母亲和她住到一起,同时,她又非常担心和母亲住到一起后,情况会怎么样?

问题

- 劳拉是否为典型照护者?为什么?
- 你认为劳拉目前面对的最大的挑战是什么?未来的挑战有哪些?

通常典型的女性照护者是中年人(平均 46 岁),以全职或兼职的形式被雇佣,她们每周至少会花费 20 h 的时间来护理 50 岁以上的患者,许多照护者会花费 40 h。她可能高强度地为患者提供照顾,通常是照顾日常生活能力严重受损的患者。

男性力量

男性约占照护者的 39%。2004 年的国家照护联盟和美国退休老年人协会的一项研究指出,全职的男性照护者比女性要多。研究还显示,与女性相比较而言,男性认为照护工作更难,认为护理患者和工作类似,是一系列的任务。如果有必要,他们更倾向于求助外界。

种族间的差异

照护者相关的数据在不同种族中有所不同。约 18% 的亚裔美国人和 16% 的拉美裔人从事护理职业。在亚裔人群中,超过一半的照护者,即 54% 是男性;在拉美裔人群中,41% 的是男性。

来自少数群体的照护者,如非洲裔美国人、拉美裔人、亚裔美国人,通常比较年轻,年龄在 18 ~ 34 岁,65 岁或年龄更大的照护者大多是白人。不论种族如何,大部分的照护者都是已婚,或者和伴侣住在一起,多数人住在被照护者的附近。

> 🚩 **文化**　一项针对美国的拉美裔人居家护理的全国性研究的结果显示:在至少三分之一的拉美裔人家庭中,至少有一位家庭成员来照护老年人,这个比例远高于美国家庭总体平均水平。这项研究还报道拉美裔人成为居家护理者后,其工作环境会发生重大变化。

被照护者方面

被照护者的情况是怎么样的呢? 和照护者一样,每个被照护者也都是独特的,但是典型的被照护者是超过 55 岁,平均年龄是 75 岁(见被照护者:他是谁?)。

被照护者:他是谁?

根据 2004 年的国家照护联盟和美国退休老年人协会的一项研究,典型的老年被照护者是:

- 女性,通常是一位母亲
- 寡居
- 75 岁
- 由亲戚照顾,通常是儿子或女儿(如果被照护者是一位母亲)
- 和照护者住在一起或者距离照护者家开车需 1 h 的车程。

事实

这项研究还公布了关于被照护者的其他的有趣的事实。

- 非洲裔美国人更倾向于照顾他们的姑姑或叔叔。
- 白人和亚裔美国人更倾向于照顾他们的父亲。
- 超过 65 岁的照护者更倾向于照顾男性,低于 65 岁的照护者更倾向于照护女性。
- 低于 50 岁的被照护者需要照护的原因大多是精神疾病或情感障碍。
- 被照护者接受照护的主要原因是年龄,其次依次是癌症、糖尿病、心脏病、阿尔兹海默病。
- 几乎所有超过 50 岁的被照护者(92%)需服用药物。

照护者待办事项

如上文所言，当照护家庭成员时，照护者要参与到很多的活动中。其中一些活动可分为工具性日常生活活动和日常生活活动。

工具性日常生活能力包括：

- 接送患者，开车（最常用的方式）或用特殊转运工具
- 购物
- 帮忙做家务，包括打扫房间、洗碗、洗衣服
- 做饭
- 帮助处理家庭事务，包括付账单、去银行、填写保险单等

日常生活能力涉及个人护理。通常，帮助患者做到以下：

- 帮助起床、睡觉或起坐轮椅
- 穿衣
- 沐浴
- 如厕
- 吃饭

在这些活动中，约三分之一的照护者都会帮助患者起床、睡觉或起坐轮椅。

照护者还经常帮助完成与患者疾病相关的许多工作，帮助患者处理一些症状，解决疾病相关的问题，如疲乏、虚弱和呼吸困难等。一些照护者甚至要掌握特殊工具的操作流程，如伤口处理或者鼻饲等。

某些非直接的照护行为，仍然较为关键，包括帮助患者获得医疗资源。照护者可能要确保患者能够得到必要的帮助，例如特殊的转运工具、药物装备。照护者也可能要负责联系医生，安排就诊。照护者要对患者负责，确保患者的需求和权利得到满足。

照护的费用

无论以何种方式来计算，时间、金钱、情感，照护的费用是非常高的，尤其是当患者患有不断进展的疾病时，如阿尔兹海默病时花费会更加高。

一项长期工作

阿尔兹海默病会持续 3 ~ 20 年，平均为 8 年，在此过程中，居家护理者为其提供大量的照护。照护者，通常为配偶和儿女，一般每周花 69 ~ 100 h 的时间来照顾患者；一般的照护者和患者住在一起，提供 24 h 的照顾。这所谓的免费照顾可以估算多少钱？每年超过 35000 亿美元，大约是家庭照护和护理院总费用的 2 倍。正如研究所显示，这个费用会逐渐上升，所以，最后许多家庭只能把患者送到养老院。

压力

我们很难从对患者身体、精神、经济的影响方面来量化居家护理的好处，尤其是老年夫妻，由于紧张的、长期的照护，他们会承受非常大的压力。同时，许多照顾慢性病（如痴呆）的家庭成员可能要承受免疫系统的不良影响，这种影响可能会持续数年，甚至是持续到照护工作结束。

每周，家庭成员会提供数小时的照顾，这种照顾会产生难以估算的费用，包括：

- 抑郁和焦虑发生频率的增加
- 失业
- 大量的自费花费
- 由全职工作不得调整为兼职工作，这对照护者的经济状况产生很大影响

　　巨大的个人费用会影响整个社会，只有通过支持这些照护者，如让他们成为健康照护团队的成员，帮助他们适应照护者的角色等，整个社会才能够获益。

谁是照护者？

　　每个家庭，每个照护者，因为文化、年龄、经济水平的不同，实施的照护行为都有所不同，例如，在许多文化里，人们期望长子或长女能够承担更多的责任，但是，随着时间的变化，人们的期望也已有所不同，例如，一项在西班牙社区的研究显示，由于年轻人要努力工作，来满足社会期望，无暇顾及父母的生活。

　　只要能把照护老年人和自己生活平衡好，照护者可以是任何年龄的人。年轻照顾者，通常处于事业和家庭的起步阶段，会把更多的精力和注意力放在对患者的照护方面；而中年照护者，即"三明治一代"，通常既要照顾孩子，又要照顾父母；老年照护者，包括配偶和年龄更大的父母，必须要一方面照顾患者，另一方面又要照顾自己的健康。

　　证据表明，居家护理者都希望获得帮助提供最好的照护，无论这个家庭需要为患者提供什么样的护理。首先，评估患者家庭状况，然后，根据评估结果来为照护者提供帮助，来提高他们的护理能力（见照护者评估分类）。

复杂的情绪

　　居家护理可能激发患者的情绪，尤其是需要他人照顾起居饮食的患者。照护者经历的角色转变过程是非常困难的。在这个过程中，他或她成为唯一的照护者，更糟糕的是，有的照护者不仅要满足患者的需要，还要处理自己的健康问题。虽然每个居家护理的具体任务、持续时间、地点和责任有所不同，但是研究表明，所有的照护者都要面对在照顾过程中产生

案例学习

　　吉姆，近 30 岁，他的母亲，目前单独居住在老房子里，他想要帮助他的母亲。虽然他的母亲不能处理日常生活事物如修水龙头和整理草坪，但她还是保持活动。所以，吉姆正考虑搬过去和母亲住到一起来帮助她。

问题

- 如果吉姆搬回去和母亲住在一起，他会经历什么样的角色转变？
- 如果吉姆更多地参与到照顾母亲的过程中，他会遇到什么样的情感问题？
- 你认为吉姆做好照顾母亲的准备了吗？

照护者评估分类

和患者家庭一起工作,可以帮助理解其家庭的社会和文化偏好及其家庭成员的期盼。评估必须包括以下几点:

- 照顾内容(患者家庭环境或其他照护机构)
- 患者的需求和照护者对患者健康和功能状态的认知情况
- 照护者对照护的准备情况
- 非正式支持系统,包括家庭关系状况
- 社区环境和资源
- 照护者身心状况

摘自Messecar, D.C. "Family Caregiving," in *Evidence-Based Geriatric Nursing Protocols for Best Practice*, 3rd ed. Edited by Fulmer. T., et al. New York: Springer Pablishing Company 2008.

的情绪问题。

一些由美国国家居家照护者协会进行的调查发现了照护者们的一些情感状况,包括:

- 强烈的悲伤和痛苦
- 期望回归常态
- 家庭功能下降而导致的挫败感
- 脱离社会规范而产生的孤独感
- 由于逐渐增加的责任而产生的压力
- 照护产生的抑郁
- 继续照护和想要有所作为的勇气和力量
- 解决问题后产生的足智多谋的感觉
- 内心有一种力量,认为他们可以支撑下去。

照护者们也会有相似的问题,这些问题会增加他们的压力。当一位成年子女照顾他的父亲或母亲(最常见的情况),他们的角色已经开始转变,尽管情感动力阻止这一转变,这种情形会带来情感挑战,会让成年孩子有种感觉,即一定要成为责任感强的孩子,同时不让父母感到孤单,来达到社会的期望。

为了避免这种情形带来的不利影响,父母和孩子需要建立一种新的相互支持和相互依赖的关系。但是,就如何实现角色的成功转变,如何让照护者明白其角色的真正意义,及患者如何依赖另外一个人等问题,还需要进一步的研究。

然而,即使上述情形得到了解决,在日常生活中,照护者和接受者任何一方的情况发生变化,之前建立的平衡就会打破。急性改变,如骨折或诊断为癌症,可以很快地改变原来的动态。慢性改变,如稳步进展的慢性障碍,也要求双方重新审视所处的情形。

随着患者健康状况的下降,患者会倍感孤独,无论和患者多么亲密,特别是患有老年痴呆的患者,随着患者对照护者依赖程度的增加,照护者和其他人相处的时间会越来越少。如果没有真正的缓解方法和途径,照护者会感到越来越困难。

准备:成功的关键

要想成功实施照护,最好的方法是做好

充足的准备。但是，照护者经常没有做好充分准备，特别是整个社会也没有做那么多工作来帮助人们适应照护者的角色。家庭成员很乐意来照顾患者，但是如果他们没有接受正确的指导，不知道通过何种途径来获取知识，那他们注定是要失败的。大多数照护者接收到的信息很少，没有经过正规的培训，和医护人员的交流也较少，所以其所提供的护理水平有限。

虽然缺乏准备，他们的工作经常得不到认可，但是，不可否认，他们的确为患者的健康做出了很大的贡献。他们要完成的工作从最基本的，如购物，到高级的，如伤口护理，除此之外，他们甚至要处理家庭发生变化和患者疾病加重时产生的情感负担。

可以为照护者和患者开发教育课程，为照护者提倡一些基于社区的培训机会，这样可以帮助到照护者和患者。

对职业如何进行描述？

不幸的是，目前尚没有统一的关于照护者的职业描述，但是你可以根据照护者的需要和处境及患者的需求，来帮助照护者进行他们的职业描述。此种职业描述应该包括工作类型、常规实施的工作数量等，然后，你可以针对如何帮助家庭满足这些需求来制定干预计划。

工作清单是很长的，例如 AARP，它在网站上公布了 29 个与照护相关的主题，包括"平衡工作和照护"和"远距离照护"，这些主题名称很清楚地表明，照护不仅仅包括实际动手做的关怀之举。要记住，当与家庭成员进行职业描述时，所进行的身体照料仅仅是照护工作的一部分，一定要使职业描述涵盖其他部分。

工作类型

把居家护理工作分为不同的类型，可以帮助照护者更好地了解可能的工作范围。目前，一般有 13 个不同类别的照护工作，包括提供便利交通和医疗决策。更通用的分类方式是分为 3 个较大的领域：

- 直接性的工作，即照护者提供实际动手做的关怀，并且要随叫随到
- 社会性的工作，即照护者提供金融方面的服务、处理法律问题、代表患者本人和其他家庭成员及服务提供者进行接触
- 监督和协调性的工作，即实施或安排购物、交通和其他必要服务工作等

即使你和居家护理者已经做好职业描述，并且就如何实施制定了基本计划，你也要让他们明白，计划非常有可能随着情况的改变而改变。随着患者健康状况的下降，他们所面对的工作也会发生改变，一定要让其家庭成员了解到这一点。例如，当一个无需过多照顾的老年患者失去了开车的能力，此时，他所需要的帮助则是一个新的范围。同时，要帮助患者的家庭成员明白当发生改变时，产生一些情感的反应是很正常的，而且要让他们明白，在照护患者过程中，遇到新问题，一定要寻求帮助。

如何提供帮助？

你可以为承担照护老年人负担的照护者提供非常重要的帮助。当照护者独自一人面对由于患者病情逐渐加重而带来的变化时，会产生倦怠感，这种倦怠感可以导致照护者本身也成为一名患者，而你所提供的持续的帮助，可以使照护者避免产生这种倦怠感。

一定要记住，每个家庭的处境都是不一样的，所以没有一个详细的指南能够描述最好的能够帮助居家护理者的方法，因此你或许需要更多的方法来为患者及其家庭提供他们所需要的支持。

然而，你应该遵循几个基本的护理步骤，包括评估家庭状况，制定结构化的解决问题的方案，适应患者的环境，指导照护者，为家庭配备适当的资源以及帮助照护者寻找一个支持系统。

评估状况

首先，要对患者本身、家庭、社区进行评估，进而帮助为家庭配备适当的资源。

功能评估可以让你全面了解患者进行不同日常活动的能力，例如洗衣、购物、做饭、整理房间和院子等。如果你在评估时，不仅进行健康评估，还实施功能评估，你会对患者的状况有更加全面、准确的了解，从而让你想到患者需要照护者做的许多工作并列出清单。这份清单可帮助决定由谁来做——患者，或其他能够完成具体工作的人，以及完成这些工作的

最好办法是什么等。

文化敏感性

理解一个家庭的文化可以使你的评估更加符合患者和其家庭的需要，例如，在一些文化里，他们认为长子是照护者和决策者，还有一些文化，素来推崇长期的居家护理。然而，关于家庭的文化内容方面，一定要注意其特殊的历史及偏好的影响。

家庭文化还会影响这个家庭所需要的指导和服务内容。不同的文化中，疾病和健康的意义有所不同，语言的不同也会影响家庭对健康概念的理解。保持虚心，倾听每个家庭的故事，会帮助你理解他们，并珍视他们的观点。密西根大学关于文化能力的网站（ http://www.med.umich.edu/Multicultural/ccp/index/htm ）有与多元文化有关的信息。

评估家庭时，要采用开放式的问题，这类问题不仅可以帮助指导评估，还为家庭和患者提供了一个详尽地描述他们对健康的看法的机会。可以采用由阿瑟·克莱曼，一位精神病学家和人类学家，提出的一系列问题，这些问题可以让你了解患者及其家庭人员潜在的文化观点（见克莱曼问题）。

同时，对于患者及其家庭，不论其文化是什么，你还应该采用一些明确的评估问题和工具。这类问题和工具可以帮助你鉴别他们的偏好、评估能力和动机，确定照护者其他的主要角色和责任，识别其他的非正式支持系统（家庭、朋友和邻居）。

克莱曼问题

回答下列的问题可以给患者及其家庭一个来表达他们对于疾病的想法和感受机会。

1. 你认为是何种原因导致了此种疾病？
2. 你为什么认为你患了此种疾病？
3. 你认为疾病对你有什么影响？如何产生这种影响？
4. 你的疾病有多严重？此疾病是短期的吗？
5. 你认为你应该得到哪种治疗？
6. 通过你所期待的治疗，你想得到的最重要的结果是什么？
7. 疾病为你所带来的主要问题是什么？
8. 关于疾病，你最担心什么？

摘自Kleinman A., et al. "Culture, Illness, and Care: Clinical Lessons from Anthropologic and Cross-cultural, Research," *Annals of Internal Medicine, 88*(2): 251-258, February 1978.

重视患者的家庭

在评估过程中，要非常注意家庭的价值和偏好，在评估和制订计划的过程中，要提早把这些考虑在内，而不是等到问题出现时才开始讨论，同时也要把家庭包含在内，这样才可以确保所制定的计划符合家庭的需要和期望。

你可能会问的问题：

- 家庭中谁愿意承担照顾患者的责任？
- 金钱和时间限制对所提供护理有什么样的影响？家庭愿意或能够负担多少钱来为患者提供护理，尤其是当患者的医疗保险不能覆盖护理的每个方面时？
- 现在，患者和家庭所需要的护理是什么？未来，家庭期望得到的护理是什么？

你或许还应该询问，如果由家庭成员之外的人来为患者提供一些或者全部的护理，患者和家庭成员的意见是什么。有些情况下，你必须强调患者接受家庭之外的人进行的居家护理的可能性，包括需要什么样的护理，这样的护理需要多长时间等。

细节工作

一定要确保了解患者的日常习惯和偏好。询问其日常生活能力，例如洗澡和穿衣。患者更喜欢盆浴还是淋浴？什么时间洗澡？当异性为患者提供护理时，患者会感到不舒服吗，如一位父亲在女儿的帮助下洗澡？患者几点钟睡醒？喜爱的食物是什么？

这些问题可以展开家庭成员之间的交流，特别是患者和照护者之间。同时，这些问题可以培养患者和照护者的自主能力，提高决策的技巧，最终改善健康状况，提高患者及其家庭成员的生活质量。

当问题出现时

不管居家护理的状况如何，问题一定会出现，有时还是非常复杂、多面的问题，需要照

解决问题：COPE 模式

根据美国老年学会的建议,解决问题包含 4 个成分：创造力、乐观、计划和专家信息。居家照护者可以通过记忆 4 个词语的英文单词首字母缩略词 COPE 来谨记这 4 个成分。在解决问题时,每个成分都会为照护者提供几种解决问题的方法。

创造力

- 想象别人是如何解决这个问题的。
- 采用以前行之有效的方法,修改或完善后再用。
- 把一项工作分为几项小的工作或确定几个合理目标。
- 经过头脑风暴想出几个不同寻常的想法,然后选择一个切实可行的方案。

乐观

- 保持乐观的态度。
- 鼓励自己,给自己说一些乐观的名言,如"我可以做到"。
- 提醒自己之前已经取得的成功,这可以帮你确立未来你可以成功的信念。

计划

- 收集所有的资料。
- 清楚目标,并明白为了实现目标,该做些什么。
- 设定现实的目标。
- 把计划记在脑中,必要时记在本子上。
- 安排好计划,核对结果。
- 如果计划不成功,做一些改进。

专家信息

- 寻找可靠信息的来源,包括网络、医护人员、其他有类似经历的人。
- 和其他居家护理者交流；寻找居家护理者支持组织。

摘自 American Geriatrics Society (www.americangeriatrics. org). "Problem solving: COPE," in *Eldercareat Home*, 2nd ed,© 2007. Used with permission from the American Geriatrics Society.

护者做出决策,并设定解决问题的新的优先顺序。重视问题和指导其问题——解决模式可以帮助照护者了解如何解决出现的问题。

解决策略可以帮助照护者解决出现的问题,如问题日志、问题框架和问题——解决模式。在问题日志中,家人可以长期记录一个有关患者的特定问题,来识别其模式。问题框架,则是把问题放在一定背景下,考虑其家庭价值观、经历和情感。结构化的问题—解决模型可以帮助每个家庭意识到每个问题都不是只有一个组成成分,可能与文化、经济甚至政治环境有关。美国老年学会提供了一个可以帮助照护者解决问题的老年居家护理的资源,并可以在网上查看。这种问题——解决模式有 4 个组成成分,可以用来帮助照护者解决问题,4 个成分分别是创造力、乐观、计划和专家信息,也称为 COPE（见解决问题：COPD 模式）。

照护者所需帮助的程度取决于其对患者的干预水平。照护者可能是只缺乏相关的信息，需要适当的培训资料，或者他们需要的是关于一个流程的操作示范。你也可以让照护者去参加某个特定的培训班，来帮助他们理解常见的护理问题，学会如何决策和解决与自身有关的问题。

如果你想帮照护者解决问题，首先要确保你了解这个问题，包括：

- 可能的原因
- 最可能出现的时间
- 解决的措施是什么
- 家庭的目标是什么。

一旦你明白该问题，你可以帮助此家庭找到应对方法，最终，尽可能找到预防该问题出现的方法。这个过程包括制定应对问题的方法，学会如运用该方法，确定该方法是否有效，如果没有效果则调整该方法。你也应该让此家庭明白出现什么样的问题时要向外界专业人员寻求帮助。

环境：组织化的解决方法

帮助患者的家庭成员安排患者的生活环境以确保其安全性和实用性，这既可以防止问题的出现，同时也可以使患者及其家庭的生活变得更加易于管理。例如，评估老年患者的厨房的安全性时，评估内容应该包括患者能否轻松地够到碗橱，是否会安全地使用炉子、烤箱、微波炉，如能否安全地把壶和平底锅放在炉

子上并取下来。为了创建一个实用性的厨房，需要重新布局碗橱的高度，使患者站在地面上能够轻松拿到日常所用的物品，或借助一些工具，例如旋转餐桌长柄抓钳。你可以给居家护理者提供一个评估表，来帮助他们对患者的生活环境的安全性和实用性进行评估（见帮助照护者改善患者生活环境的安全性和实用性）。

工具的应用

落后的和高级的辅助器具和技术，都可以用来提高环境的功能性和安全性，一些工具可以帮助患者的移动、控制排尿（便）、记忆、听力等方面的问题。新近研发的器具和技术具有一些自动化功能，如光线和运动探测器。

目前正在应用的辅助资源包括：

- 远距离健康监测器，可以让处于远距离的照护者查看和指导患者
- 网络资源，可以提供所需要的教育和信息
- 在线互助小组，可以为照护者之间相互支持、交流想法提供机会
- 环境辅助器具，如医疗预警系统（生命之线），可以帮助监护患者。

训练照护者

或许，帮助患者和照护者，最重要的一种方法是指导照护者，让其成为医疗护理团队的成员。对于大多是照护者而言，你所需要做的不仅仅是提供针对患者问题的培训手册，因为，即使存在解决患者问题的环境的和行为的方法的文献和资源，照护者不可能随时获得，或者他

帮助照护者改善患者生活环境的安全性和实用性

当和照护者共同评估患者生活的环境时,以下这些指南可以帮助你们来判断其安全性和实用性。

第一步:安全检查表

用安全检查表来评估环境中的危险因素,包括:

- 与电有关的危险因素,如插座、开关、电线和电话线
- 与跌倒有关的危险因素,如小地毯、滑板、垫子、地板上的线
- 难以够到的架子,在患者用力拿东西时,可能导致患者跌倒,或者使物品砸落在患者身上
- 与火有关的危险因素,如取暖器、木材燃烧炉或者壁炉
- 不适当地存放易挥发或易燃液体(多数患者不应该放在容易拿到的地方)
- 杂乱的地下室、车库、工厂或储藏区
- 不正确地使用厨房器具,混乱的、拥挤的或难以够到的储存区。

此外,确保患者具有:

- 能正常工作的电话,紧急联系人及其电话号码放到可看得到的地方
- 能正常工作的门铃
- 能正常工作的烟雾和一氧化碳探测器
- 紧急出口
- 不含任何危险因素的卧室、客厅或其他房间
- 光线充足、整洁的通道,距离走廊、楼梯、门口比较近
- 防滑地面、安全杆、温度适宜的水(不能太热)和光线充足的浴室
- 安全存放药物,提醒药品可以帮助患者安全服用药物。

下一步:满足具体需求

你可以采取其他的措施来满足患者具体的需求:

- 考虑到阿尔兹海默病和痴呆患者药物安全和家庭环境安全,来避免药物管理不善和丢失。
- 针对具体功能受损情况来改变患者的环境以提高环境的功能性,例如,为移动困难的患者在洗手间安置安全杆;为关节炎或其他取物品困难的患者提供夹具或抓杆。
- 考虑用工具来改善其特定的残疾,如借助电话、电视、收音机、立体声音响等助听设备,为听觉障碍的患者,提供扩音器、显示文字的屏幕。

们即使能够访问,也需要别人的解释才能理解。

训练照护者时,一个很重要的方面是帮助他们如何与医护人员进行有效地沟通。如不能有效沟通,会导致照护者不能得到他们所需要的帮助。你也应该了解照护者的文化水平,确保他们不仅能够阅读你所提供的文献,而且还能够理解文献中所提到的概念。

一些工具,例如"Ask Me 3"指南,可以

指导患者询问医护人员一些具体问题,帮助照护者提高交流能力和组织能力;一些组织,例如,照护联盟和美国老年协会可以为家庭照护者提供资源,另外,不要忘记在帮助照护者整理复杂的工作文书过程中的角色。

引导照护者关注一些网络资源,但是一定要记住,不要为其提供过多的信息,否则会非常打击照护者。所有的健康照护信息都能

选定的护理相关的网络资源

对于精通电脑、具有自我管理能力的照护者而言，这些网络资源可以为其提供有用信息。

- 美国退休老年人协会杂志，护理：http://www.aarpmagazine.org/caregiving
- 老年管理，照护者：
  http://www. aoa/gov/AoARoot/AoA_Proograms/HCLTC/Caregiver/index.aspx
- 美国老年学会：
  http://www. healthinaging.org/public_education/eldercare/contents/php
- 阿尔兹海默病协会：http://www. alz. org.
- 居家照护者联盟：http://www .caregiver.org/caregiver/jsp/home.jsp
- 国家患者安全基金的"Ask Me 3"：http://www.npsf.org/askme3

* 以上网络资源仅供中国读者参考。

在网络上找到，其实这是真正的危险，所以要判断照护者是否具有自我管理能力和能否熟练使用网络，来有效地利用网络资源，当他们需要时，为他们提供帮助和培训。

关注照护者

让老年人尽可能长的时间待在家里，有许多好处，而且有许多老年人也喜欢待在家里，通常这会减少社会的经济负担。但是，如果让一位需要照护的老年患者接受居家护理，这所需要的花费对于家庭而言是非常大的：在保障老年患者生活质量时，提供护理和管理服务所采用的资源、承受的压力、花费的时间都是非常大的。要让家庭照护者随时得到帮助，即当照护者开始接受帮助时，你要帮他们获得他们所需要的正式的和非正式的社区的资源，使他们继续为患者提供护理服务，这样可以提高其处理健康问题的能力。

顺其自然：非正式资源……

老年人的非正式资源包括家庭成员、朋友、邻居和社区组织，其中最重要的是家庭成员，其可以为患者提供持续的护理。其他的非正式资源，虽然参与的时间短而且花费少，但是在照护患者方面也会有所帮助。更重要的是，非正式支持系统中的人应该了解该家庭和患者，并且能够提供专业护理。

缺点是这些人可能缺乏护理知识，甚至会出于好意非故意地妨碍或提供错误帮助，从而对患者家庭成员造成压力。一定要确保主要照护者理解可以寻求外界帮助，其他人寻求帮助都是合理的。除了主要照护者之外，可以向其他人寻求帮助，如孩子、孙子、邻居和非正式社区服务提供者，他们可以提供持续的护理，或许也可以进行一些具体的护理措施，如开车送患者去教堂，如果其主要照护者住的距离比较远，还可以帮忙定期查看患者。

……正式支持：不可或缺

家庭照护者同样也需要更多的正式支持，你可以帮助他们获得正式支持系统，包括专门为老年社区的健康服务、社会服务或包括两者的政府机构。正式支持系统在下列情况下可以介入：非正式照护者不能满足患者的需求，或者照护者不具有患者所需要的护理技能或培训，或者照护者没有足够的时间来接受这种技能或培训。这些服务具有稳定性，只要照护者需要，随时都可以提供，而且不会因为虚弱、脆弱或劳累而停止提供服务。

和非正式资源一样，正式的资源也有其缺点。一方面，他们所提供的服务是收费的，另一方面，人们认为他们所提供的服务不是针对特定患者。同时，了解可以获得哪些服务，明白如何为老年患者安排这种服务或者满足某种特定服务的资格也是非常具有挑战性的。

提供服务的机构

美国老年管理机构（美国健康和人类服务部的下属机构）和美国老年协会区域机构可以为各个家庭提供资源。正式的社区服务类型包括日间护理、餐饮服务（例如流动供膳车）、接送服务、家政服务、家庭护理机构和临床护理机构。

一些机构还为患者提供个案管理师。当个案管理师帮助家庭筛查问题和确定资源时，患者的医护人员要指定一个人为患者提供非正式的服务。如果你担任个案管理师的角色，你要注意某些机构所提供服务的标准，比如治疗和经济需要。了解患者什么时候可能需要转诊，弄清哪些机构有多少候诊名单，另外，了解患者的社区所提供的服务类型是非常有用的，例如，人口数量小的偏远社区，可能只有很少的支持性资源。为了能够为患者家庭提供最好的帮助，一定要明白具体有哪些服务，哪些服务是患者能够获得并且负担得起的，如果患者所在社区缺乏其所需要的服务，可以建议该社区增加这些服务。

跟踪情况的变化

患者和照护者都需要指导，让患者得到优质的护理，家庭照护者具有支持系统并能够得到所需要的服务，这样才能够确保其计划保持合适。当患者的功能水平或照护者的能力发生变化时，即使是最好的计划也需要做出调整，例如，照护者可能会生病，或者需要重新安排照护者，这样会扰乱护理计划，此时则需要制定新的护理计划。患者的病情会逐渐发展，例如阿尔兹海默病，需要周期性地调整护理计划。

一个标准的功能评估可以帮助你监测护理和服务计划的持续有效性，还可以监测患者和照护者不断变化的需求状况。哈佛老年护理机构提供了此类评估工具。你还需要监测服务计划，以确保患者和照护者能够获得并利用适当的服务，或者是找到阻碍他们使用那些服务的原因。

找到适宜的照护场所

每个家庭都以不同的环境来为患者提供护理，每种环境都有其优缺点，但是不管是哪种，其基本的干预和目标是相同的。安全、维持患者功能最佳状态和生活质量。帮助家庭

当环境改变时：需要询问的问题

当患者和家庭照护者处于新环境如长期护理中心时，在准备与其共同工作时，你和其他的护理人员可以询问他们以下几个开放性的评估问题：

- 你希望会发生什么？你希望我们可以为你做些什么？
- 你最关心的是什么？你最担心的是什么？
- 你的关注焦点是什么？
- 你对我们一起工作的总体目标是什么？

摘自"Education for Physicians on End-of Life Care"developed by American. Medical Associatiom.

和患者找到适当的环境，可以帮助确保患者接受最佳的护理，同时也可以帮助照护者接受其所需要的支持。

被视而不见的家庭

有些环境通常不能为患者和照护者提供他们所需要的服务。整个社会倾向于从医疗角度来考虑如何进行患者的护理，即关注患者的需求，例如，初级卫生保健机构——通常是患者和其家庭成员首先求助的地方，太多的焦点都集中在患者的需求上，以至于对其照护者的需求视而不见，而造成的结果是，照护者无法获取他们所需要的支持和资源。在这种环境下，你可以强调患者和照护者的需求同等重要，为患者和其照护者创造一个更加健康的环境。

家庭面前

如果患者在家里接受一个或更多的照护者的护理，那么，你应该帮所有的照护者弄清居家护理的职业描述。在指南中可以明确特定的人帮助患者购物，另外一个人只帮忙做饭，第三个人可一直为患者提供身体护理。

家外之家

当不能在患者或者自己家里为患者提供足够的护理时，家庭照护者可能就要面对一项非常困难的任务，即是否要让患者住进长期护理中心。此时，你可以帮助照护者面对这种转变，让照护者明白其角色的转变，并且为其及患者尽可能多地改善照护的连续性。在患者从医院转移到长期护理中心的过程中，出院专员或个案管理者要帮助家庭照护者做决策（见当环境改变时：需要询问的问题）。

一旦患者搬离家庭，不管是住进退休社区，还是辅助看护的养老院，抑或是急诊机构，家庭照护者的角色都很可能发生改变。你可以帮家庭照护者确定在新的环境中，患者将会接受的服务是什么，并确定家庭的新角色。例如，在不能为患者提供很多服务的新环境中，家庭照护者可以密切关注患者，或者照护者可以和工作人员确定是谁来负责患者的药物管理。

随着疾病的进展，患者离死亡也越来越近，家庭照护者所需要的支持可能也会更多。

某些疾病,如心脏疾病或呼吸疾病,其在终末阶段对其身体的影响非常大,患者和家庭一定要处理好这些影响,虽然非常困难。阿尔兹海默病和其他类型的痴呆会使患者智力逐渐下降,这种下降会带来特殊的挑战。随着疾病的进展,对照护者而言,为该类患者提供护理就会变得越来越困难(见案例学习)。

阿尔兹海默病患者的照护者们被认为是处于危险之中的人群,其在患者的不同阶段所面对的挑战是不同的,照护者需要针对特定的疾病阶段进行评估,来确定患者的需求,例如,和住在长期照护中心的终末期患者相比,照护者在护理住在家里的处于疾病中期的患者时的需求方面是不同的。

失败的模式

医疗模式只集中在患者疾病状态,和如今的状况不相符,因为这种模式不重视环境和照护者所面对的问题。事实上,家庭在处理终末期阿尔兹海默病患者时产生的问题和需求很少被重视,结果是,当照护者最需要支持的时候,如在照护患者几年之后,情感、物质、金钱所剩无几,并且随着痴呆病情的加重,他们还要承受即将要失去亲人的痛苦时,他们孤立无援。

提供帮助

当家庭照护者即将要失去患有任何进展性疾病的患者时,你可以弥补现代医疗模式的不足,向患者提供治疗,为家庭提供支持,这样对照护者而言会有很大帮助。在疾病发展过程中,和家庭照护者合作,在患者需求改变时,你和医疗团队可以帮助照护者应对这种转变,还可以帮助他们理解诊断、确定资源和现有的支持性组织,同时要确保有人能够随时为他们提供帮助,还能帮助照护者照顾好他们自己。确保家庭有一个联系人,你或者是个案管理者,在疾病进展中,可以帮助照护者做出决策来处理疾病相关的具体问题。

案例学习

玛丽和患有痴呆的老公住在市内,玛丽一方面要处理自己的事情,另一方面还要保证她老公的安全和帮其入睡。但是,见到你时,她说有天晚上,她的老公悄无声息地离开了家,被找到时,他已经赤着脚走了1.6 km。

思考:
- 在为患者创建一个安全性和功能性的环境时,和玛丽一样的照护者所面对的问题是什么?
- 住在长期照护中心的痴呆患者会面对同样的问题吗?异同点是什么?
- 你应该和玛丽讨论的具体安全问题是什么?

对于护理阿尔兹海默病和其他类型痴呆患者的家庭而言，你也应该帮助他们理解患者的行为，帮助其处理行为问题，要确保在疾病恶化过程中产生的严重问题能够得到适当的治疗，而非被误导。在问题恶化前，做到早发现、早治疗，可以避免患者住院、节约费用，同时还可以避免患者和照护者生活质量的下降。

你也可以为家庭提供有关支持组织和护理资源的信息，让其明白在长期居家护理中，他们并不孤单。一定要确保对培训计划和支持组织进行评估，来确定其是否强调疾病晚期出现的问题，因为一些组织提供的支持不合适，还有许多社区培训计划和资源只集中于慢性疾病的早期阶段出现的问题。处理晚期疾病时，面对伦理决策问题，照护者也可能需要帮助，帮助其找到足够的、适当的、支持性的护理措施和应对不可避免的死亡问题，同时要记住，这种情况还会受到家庭文化的影响。或许，你可以为照护者提供的最为重要的支持是让他们明白，姑息照护，是一种与众不同的护理措施，即当患者即将死亡时，向患者和其家庭成员表示同情和支持。

照护者的风险

为了改善患者的病情和减轻对社会医疗系统的负担，照护者要做很多的工作，事实上，这也使得其健康面临很大的风险。基本上，照护者在护理需要照料的老年人、配偶或其他家庭成员时，都是没接受过任何特殊培训，就不得不来担任这一非常具有压力的角色。他们必须应对护理需求，同时又不能忽视其他的责任。另外，当看到他们所照料的、关心的老年人在完成一些简单的事情例如准备饮食、穿衣甚至是吃饭变得越来越困难时，所产生的精神痛苦也是他们要面对的。

许多照护者忙于为患者提供护理，以至于忽略自己的需求，但是长时间忽略自己的需求会影响其精神和心理健康，产生抑郁、负担过重感，最终导致其产生倦怠。

从具体着手

虽然任何一种应激情境都可以导致倦怠，但是具体的压力源会各不相同，例如，是照护者不知道该期待什么，不知道该如何帮助。其他类型的压力源包括经济困难、精神压力和身体压力。

研究表明，一些因素可以影响照护者痛苦情绪的发生，包括患者行为问题、不充足的社会支持、不适当的应对反应等。一个综合研究表明，总的来说照护需求会导致压力和身体及精神疾病的增加。

风险因素

对照护者而言，风险因素包括：

- 进行长期护理
- 损失过多
- 与社会隔离

- 成为唯一照护者
- 抑郁
- 既要照顾老人，又要照顾孩子（三明治

一代）
- 自身身体虚弱
- 没有获得专业帮助的资金来源

改良版照护者压力指数量表

　　该评估工具包含 11 个类目,来评估照护者的压力水平。让照护者在最适合的答案上标记,然后按照以下要求为每个类别打分:
- "是,经常" 为 2 分
- "是,有时" 为 1 分
- "否" 为 0 分

　　得分越高,照护者的压力风险越大,就越需要对其进行进一步的评估来发现问题并确定合适的干预方案。

	是，经常	是，有时	否
我的睡眠质量差			
我发现照护别人是一项麻烦的工作			
我发现照护别人给我带来身体压力			
我发现照护别人是一项受限制的工作			
我不得不对家庭做些调整			
我不得不改变自己的计划			
患者的有些行为让我心烦意乱			
当我所护理的患者与之前相比，发生很大改变时，我觉得心烦意乱			
我发现照护给我带来经济压力			
我感到茫然不知所措			
总分			

Thornton,M.,and Travis,S.S.(2003).Analysis of the reliability of the Modified Caregiver Strain Index. *The Journal of Gerontology*, Series B.,Psychological Sciences and Social Sciences, 58(2), p.S129.Copyright The Gerontological Society of America. 版权所有。

摘自Sullivan, M."The Modified Caregiver Strain Index (CSI), "in *Try this*: *Best Practices in Nursing Care to Older Adults*. Issue 14, revised 2007. The Hartford Institute for Geriatric Nursing, New York University [Online] . Available: http://consultgerirn.org/uploads/File/trythis/issue 14. pdf [August 27, 2009].

检查压力

一些工具,既包括针对特定患者如阿尔兹海默病和其他类型痴呆的照护者的工具,也包括普适性的工具,如改良版照护者压力指数量表,既可以帮助评估照护者,也可以帮助筛查照护者是否抑郁。如果照护者承受非常大的压力,你要注意照护者忽视或虐待患者的可能,当然,这样做的目的是防止这些极端情况的发生(见改良版照护者压力指数量表和阿尔兹海默病照护者压力检查表)。

关心整个家庭

家庭照护者处于特殊的位置,既要为老年患者提供护理,同时他们自己也需要照顾和支持,如果他们无法得到其所需要的指导、培训、资源和支持,那么整个家庭,包括患者和照护者,都会遇到困难。你可以鼓励照护者关心他们自己,以此来提高整个家庭的健康水平。可以指导照护者做到一些基本的,包括健康饮食、规律运动、充足的睡眠,鼓励他们找到日常生活中的乐趣,还可以建议他们采取一些应对

阿尔兹海默病照护者压力检查表

可以用该表来评估阿尔兹海默病患者的照护者所承受的压力程度。选择"是"的数目越多,其所承受的压力程度就越大。

你经常……		
感觉自己要做所有的事情,并且觉得还应该做更多的事情?	☐ 是	☐ 否
感觉自己远离原来所喜欢的家人、朋友和一些社交活动?	☐ 是	☐ 否
担心自己所护理的患者的安全?	☐ 是	☐ 否
担心费用和健康决策?	☐ 是	☐ 否
否认疾病对患者和家庭的影响?	☐ 是	☐ 否
为与患者的关系和之前不同而感到伤心难过?	☐ 是	☐ 否
为痴呆患者不停地重复一些事情而又不听从你的安排而感到沮丧和生气吗?	☐ 是	☐ 否
有给你的精神和身体带来困扰的健康问题吗?	☐ 是	☐ 否

Alzheimer's Association (October 17, 2008)." Caregiven Stress Check"[Online]. Available: http://www.alz.org/stresscheck/ [August 27, 2009]. © 2009 Alzheimer's Association. 版权所有。

方法,包括反思笔记、运动、艺术和音乐。你甚至可以写一个处方,来提醒照护者照顾好自己的重要性(见照顾自己)。

尤其是,当照护者必须要处理挑战性的

情况时,你可以采取下列措施来帮助其保持健康的家庭系统,包括:

- 改善健康, 包括潜在问题的筛查和诊断
- 针对患者疾病状况, 尤其是进展性疾病,

健康生活　照顾自己

照顾一位需要专职监督和护理的患者会给照护者个人生活带来很多的压力,会使其身体和精神健康都处于危险之中。照护者应该注意压力预警信号,并采取必要的措施来预防压力过大。

预警信号

注意观察预警信号,包括:

- 生活节奏紊乱
- 莫名其妙的哭泣
- 爱发脾气
- 感到麻木和冷漠
- 不能完成日常任务
- 感到自己不能正确做任何事情
- 没有自己的时间

你可以做的事情

如果你有以上一种或多种预警信号,你可能就已经有护理压力,以下措施可以帮你满足自身需求从而为患者提供更好的护理。

充分的休息

疲乏会放大你的压力,减弱你的应对能力,所以,首先应该做的事情是晚上尽可能休息好,可以做以下措施:

- 首先,确定你之前所需要的睡觉时间,可能是 7 h,那就为自己留出这 7 h。然后,上床睡觉,不要再考虑白天的事情,因为此时不是解决这些问题的时间。
- 通过实施一些放松技巧,如深呼吸、阅读或者听轻音乐来抑制大脑中的不安想法。或者可以尝试把浴室光线调暗,洗热水澡或淋浴,使肌肉松弛,进而让自己在睡觉前帮助放松下来。
- 睡觉前避免进行剧烈运动,但是在一天的早些时候运动不仅可以使身体疲乏进而促进睡眠,还可以增加活力,改善自我形象,开阔眼界,同时还让你走出家门,看看外面的世界。
- 如果可能的话,你可以雇佣一个辅助性的照护者,这样你就有时间去参加有氧运动课程、快走或者进行其他运动,可以每周 3 次,每次至少 1 h。
- 每日可以进行 3 ~ 4 次的短暂休息。盘双腿、闭上眼睛,进行 10 min 的休息可以使你精神恢复,并能够消除让你夜不能寐的繁忙的活动的影响。
- 药物只能作为万不得已的办法,并只能暂时服用,因为如果尝试使用,这些药物会产生很多不良反应,从而为你带来更多的问题,可以喝杯热牛奶来促进睡眠。

健康生活　照顾自己（续）

良好的饮食

规律、均衡地饮食有助于保持精力和抵抗疾病。

- 不要不吃饭或在走路时吃饭，因为这些可以导致维生素和矿物质的缺乏，如贫血（血液中缺乏铁元素）导致无力和疲劳。
- 避免饮酒。
- 根据食物金字塔指南来选择食物，避免无热量食物，除非你体重超重或者医生建议，否则不要节食。随着运动的增加，你应该增加热量摄入。

不要试图成为超人

在实施几周护理措施后，你要重新评估之前的计划。你真正做了多少？你自己需要多长时间？

- 把你所需要帮助的工作写下来，向你的朋友或亲戚寻求帮助。分配任务，如果有可能，雇佣其他的照护者或其他人来帮助做家务和购物。
- 向当地支持性机构寻求帮助。把需要洗的衣服送到洗衣店。你不需要做所有的事情，或完成你所记录下来的所有事情，要学会设定优先顺序，只做一些必须要做的事情。
- 记住，腾出时间做些你喜欢的事情。如果有 15 min 的空闲时间，你可以听音乐或者散步。如果你想和朋友共进晚餐，那就去吧，你也可以让每位朋友带一道菜。

向别人倾诉

家庭成员或好朋友可以帮你解决矛盾，成为你愤怒和沮丧时发泄的对象，为你提供情感支持。一个支持性组织除了为你的护理工作提供实用的指导外，也可以做到这些。

善于社交

不要与世隔绝，要实现这个目标你可能需要制定一个很好地计划，但是出去和他人交流的确会帮助你减少压力。

安排一些独处的时间

空闲时间不会自动出现，你必须自己安排。事实上，患者也需要有独处的时间，所以要分别给你和患者都安排一些个人空间和时间，否则你们就会非常依赖彼此。

- 尽可能让自己的生活保持正常，可以独自或者和朋友一起继续做你所喜欢的事情。记住：即使患者在家，满足自己的需求也并不是自私的行为。如果你为花费时间做自己的事情而感到内疚，那么你要去接受咨询了。
- 确定你所需要的独处时间，至少你应该花费时间来满足最重要的个人需求，如洗澡、洗头发和穿衣服。或者你想或需要一份兼职或全职工作，如果是这样，那就雇佣一个照护者，在你离开家工作的时候来护理患者，但要确保该照护者能够满足你和患者的需求。

关注

如果必要，举行一次家庭会议来解决矛盾或获得支持。作为照护者，对自己的成就要非常自信。 目标是，在没有牺牲自己的前提下，为患者提供最高质量的生活，但是，怎么实现这个目标，则取决于你自己。对于做出的安排，如果你感到满意，患者似乎也觉得满意，那这个安排就是成功的。

提供预期性的指导

- 注意照护者的自尊需求，帮助家庭实施自我激励
- 筛查患者和照护者是否抑郁
- 为照护者找到其所需要的外界帮助
- 为照护者找到支持系统，让其分享情感和讨论问题。

休息

即使采用了自我照护措施，对于照护者而言，长期照护也会让其感到繁重，延缓照护可以帮助照护者处理这种情况。延缓照护，即在患者家里为其提供服务，或者把其暂时送到辅助型生活机构或长期照护机构，可以使照护者暂时轻松。

寻求支持

在进行性长期护理时，虽然延缓照护可以帮助患者，但是，他们仍然需要持续的支持和理解，并获得一个与了解其情况的人共同分享感受的机会。个人咨询和有组织的互组团体都可以帮助照护者，一些社区机构，如阿尔兹海默病协会，会发起一些互助组织。虽然不同组织所提供的服务会有所不同，但是他们都会提供一个分享感受、讨论现有问题和潜在问题的机会。另外，一些组织还给其照护者提供一个分享最新护理信息和研究的机会，这些组织都可以帮助家庭应对压力，提高精神和心理健康水平。

在线互助团体也可以帮助照护者，不仅可以帮助因为护理任务而不能参加会议的照护者，而且也可以为不同地区的照护者提供分享想法和相互支持的机会。

你一定要了解你为照护者提供的那些资源，这样才可以为照护者更好地提供他们所需要的资源。如果一个互助团体还没有成立，但是你认为它会对照护者非常有用，那么你可以建议开展这样的互助团体。

一线希望

我们都知道居家护理会给家庭带来非常多的挑战，但是，其也会为老年患者和照护者带来意想不到的好处，它可以让家庭成员关系更加亲密，许多照护者说居家护理给了他们许多情感回报，共同的情感会让他们的关系更加紧密。毕竟，居家护理是一项充满爱的工作，很多接受居家护理的老年患者会回报他们的照护者，他们通过每日与儿女们的交流延续家族中的传统，并且成为慈爱的祖父母，关心子孙。

这种回报并不只是针对家庭同时他们也会回馈照护者，当你参与到这个家庭，为家庭提供支持时，你会得到非常丰厚的回报，即你所做的提高了人们的生活水平，让一个家庭变得更强。

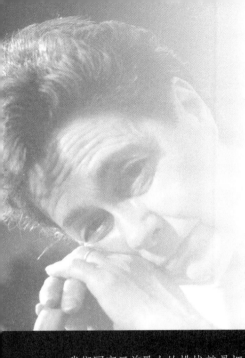

第 **9** 章

虐待：
违反法律和义务

> 我们国家目前最大的挑战就是把美国变成一个安全养老的国家。
>
> ——丽莎·尼伦伯格

虐待老年人——辱虐老年人——折磨社会中一些最易受伤害的人。根据国家老年人虐待中心的统计分析，在美国，每年有 200 万以上的 65 岁或以上的老年人被伤害、剥削或虐待。在每个虐待老年人的案例中，包括被报道的忽视产权虐待、自我忽视，据估计还有 5 种情况没有被报道。美国国家老年人虐待中心的调查显示，发生在家中的老人虐待事件中，仅有十四分之一被报道出来；仅有二十五分之一的产权虐待被曝光。

为什么很多虐待行为没有被报道？一些因素可以对此做出解释。一些受害者可能否认遭受过虐待，即使正在被虐待也不会承认。这导致卫生保健工作者可能不能意识到或者报道虐待老年人的事实。很多受害者认为大家会对他们的哭诉充耳不闻，或者认为如果他们说出真相施虐者会加倍报复，因此受害者不会主动寻求帮助。抑或受害者曾经试图告诉他人，但却发现无人倾听、无人相信。

其实大多数施虐者都是受害者的家庭成员，受害者可能会因为要保护家庭成员免受法律责任而缄口不言，或受害者羞于承认他所爱的人虐待自己。当受害者不敢或者不能揭发虐待老年人的事实，另外一个家庭成员、朋友或者邻居应该诉诸政府。

355

时间轴：反对虐待老人

直到 20 世纪中叶某个时期,虐待老年人问题才得到国家有关部门的重视。此问题逐渐得到重视;但不幸的是,老年人受虐事件发生率仍持续上升。右侧的时间轴列出了在意识和回应虐待老年人事件过程中的重大事件及同期发生其他的重大历史事件。

1920 年 第 18 次禁酒修正案,该修正案被废除,第 21 项禁酒修正案被认可

1920 年 第 19 次修正案授予妇女投票权

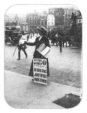

1917 年 选择性服务草案形成

1929 年 股市崩盘（10 月 29 日,黑色星期二）预示经济大萧条的到来

1933 年 富罗斯·福兰克林炉边谈话广播

1935 年 社会安全法案通过

1941~1945 年 美国参加第二次世界大战

1948 年 冷战开始

1900　　10　　20　　30　　40

事实与数据

无论一个老年人的种族、社会地位、宗教信仰、文化程度、性别以及居住地理位置如何,虐待都会对其造成严重影响(见虐待老年人:一项肆意的犯罪)。

数据显示,女性是最常见的虐待受害者,通常遭受很严重的伤害。但是这些数据可能与事实有些不符,因为女性更易于倾诉遭受虐待的经历。男性由于成为受害者的耻辱感、害怕嘲笑或者不信任等心理特点,可能不会告发受虐的事实。此外,社会对此也负有责任,因为社会上对虐待主要发生于女性的成见根深蒂固。

所谓的施虐者,通常将其成年子女作为最主要的施虐者(33%),其次为除了配偶和子女以外的家庭成员(22%)、陌生人(16%)、配偶或

1950 年 杜鲁门总统首次召开了关于老龄化的全国性会议

1955 年 布朗诉教育委员会案，美国最高法院判决废除学校种族隔离

1960 ~ 1965 年 美国民权运动

1963 年 全国老龄委员会开展成人保护性服务(APS)的早期研究

1965 ~ 1970 年 反越南战争示威游行

1974 年 美国标题为 XX 的社会保障法为 APS 提供了社会服务补助金

1978 年 美国老年人条例特别委员会首次对虐待老年人问题开展深入彻底调查

1980 年 国会提出预防、识别及处理成年人虐待问题的议案，没有通过

1985 年 美国国会议员劳德·派帕尔发布了一篇题为："虐待老年人：一个国家的耻辱"的报告

1988 年 成立预防虐待老年人全国委员会

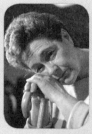

1989 年 成立全国成年人保护服务管理协会

1992 年 美国退休者协会主办关于退休老年女性需求的国家级论坛

2004 年 首次举办老年人虐待纽约高峰论坛

2009 年 美国国会提出关于老年人虐待受害者的议案

50　　60　　70　　80　　90　　2010

者亲密的伴侣(11%)。不幸的是,尽管一些虐待老年人的事件也发生在亲属家中、收容所以及成年人日间照护中心、敬老院、护理院、医院等,但是报道最多的是发生在受害人自己家中。

家，不再温馨

某些因素导致了虐待老年人事件的发生。过去，家庭成员们居住较近，共同承担照护老年人的责任。现如今，一家人可能会分散居住在全国各地，照顾老年人的责任就落在离老年人距离最近的亲属身上。如果老年人没有邻近的近亲亲属，他（她）可能会感到孤单、与世隔绝，没有人照顾他（她），尤其容易遭受剥削和虐待。

1是最孤单的数字

　　当某个家庭成员要对老年人全权负责时，如果照护者缺乏适宜的照护技巧，可能会导致虐待老年人的行为。照顾老人压力很大时，照护者的家人之间会发生冲突。有过暴力行为的家庭也可能导致虐待老年人，而且会持续很多年。成年子女可能抓住机会反转局势，报复有虐待儿童行为的父母，对其体罚、不管不顾、禁食、滥用药物等。依赖老年人的子女也会有虐待老年人的行为，比如，精神或智力障碍的子女，在父母身体逐渐虚弱时，会做出不恰当的行为。

老年人与子女同居，压力剧增

　　如果身体羸弱或残疾的父母搬进亲属的家中，这个家庭势必会有一些重大变化。最终，房间会很拥挤。即使老年人相对比较独立，但是家里多一个成员，还是会给主要照护者和其他家庭成员增加责任和压力。成年子女，经常是女儿，会发现自己夹在父母和自己的孩子之间，需要同时照顾父母和自己的孩子，可能会选择外出工作逃避责任。

　　照护者可能不能准确知道老年人需要或者期望哪种护理。如果老年人患有慢性疾病、身体残疾，随着老年人身体功能逐渐下降、越来越依赖他人，照护者可能会更加难以满足老年人的需求。照护者可能感到不堪重负、陷入困境，尤其是不能寻求其他照护者的帮助时。照护者所面临的压力是虐待、忽视的重要危险因素，处于重重压力之下，照护者可能会虐待老年人。

当照护机构不能满足老年人的护理需求

　　仅约 4% 老年人居住在老年院和护理院，其中大多数人的生理需求可以得到满足，没有受到虐待、忽视。如果发生了虐待或者忽视，一般犯罪者是直接照护者。他们可能会伤害老年人的身体，或者不满足其卫生或营养需求。有时，这些行为归咎于缺乏护理技巧和培训，例如，如果照护者没有接受过足够的训练来处理情况复杂的患者（如痴呆患者），虐待可能会发生。因为照护者可能缺乏必要的技能来应对患者的激越行为和人际冲突。

　　老年照顾机构因不能满足老年人生理、情感需求，可能导致虐待的发生，人力不足则会导致忽视。人力不足和强制性加班，会对照护者造成压力、倦怠，尤其是工作人员为维持生计要兼职多份工作，会导致虐待的发生。

虐待类型

　　虐待老年人发生形式多样，可以是一个

单独的事件，也可以是反复发生的伤害行为或高危的伤害行为。其主要类型是：家庭暴力、产权虐待、忽视、体罚、心理虐待、性虐待。

家庭暴力

家庭暴力是一种逐渐上升的暴力类型，也包括利用权力来控制、威胁对方。通常施虐者是配偶或亲密的伴侣，大多数为男性。家庭暴力在一对夫妇年轻的时候就已经开始发生了，一直持续到老年期，夫妻关系紧张会升级至家庭暴力。一些老年父母在暮年可能会处于虐待关系之中。

虐待事件随着夫妻年龄增长开始或加剧，通常是与周围的一些事件有关，如病理性残疾、心理障碍、退休、或家庭角色改变。久而久之，虐待的频率和严重程度会加强，受害者可能会出现内伤、擦伤、脱臼或者不同愈合阶段的骨折。受害者也可能会有严重的精神错乱和精神分裂。

产权虐待

产权虐待即夺取或挪用老年人的钱（财产），将其据为私有，手段各不相同。施虐者可能会霸占老人的金钱或财产，未经受害人允许擅自使用其财物，或者伪造老年人的笔迹在重要文件上签名。他可能会迫使老年人签署契约、遗嘱或者委托书，也可能会为了换得钱财而承诺会终身照顾老人，而通常在拿到财物后拒绝照顾老人。施虐者也可能会利用诈骗、恐吓的手段，或者夸大其词哄骗老年人给他汇钱，或者为其信用卡买单。

谁在侵占老年人的财产

施虐者可能是家庭成员之一、掠夺者或不道德的商人。但是不管谁在犯罪，产权虐待可以摧垮一个老年人，这种虐待会耗尽受害者一生的积蓄，使其不能满足自己的经济需求。

家庭成员可能会出于各种原因而虐待老年人，如赌博、经济困难、药物滥用史等。他可能被老年人疏远，感觉自己有权利使用老年人的财物，认为自己理应得到钱，因为他提供了所有的照护，或者认为他理应继承财产。或许他可能不喜欢家里的其他人，试图阻止老年人的财产流入其他家庭成员的囊中。

掠夺者故意寻找易受伤害的老年人，试图压榨他们的财产。掠夺者接近老年人的方式，可能是通过寻找独居的老年人或者看报纸上的死亡声明，然后联系近期丧偶的老年人。不道德的商人虐待老年人的方式，可能是收取高额的服务费用或产品费用。他们利用自己的职位之便博取老年人的信任，然后使其陷入不公平的商业活动。遭受这种虐待的高危风险的老年人一般是精神障碍、身体残疾的老年人，或者独居的老年人。

资金链

产权虐待的主要特征是：

- 老年人在银行账户提取大量现金
- 老年人不能解释清楚银行账户过户原因
- 老年人有未支付的高额账单

- 停止使用相关设施（水、电等）的通知
- 收回老年人房产的通知
- 老年人身边突然出现新的亲密"朋友"
- 老年人签署的文件虽然合法，但是老人看不懂
- 合法的文件和支票上有陌生人的签名。

疏于照护

照护者不能提供所需的照护时，就会发生忽视。像产权虐待一样，忽视也可以有很多种形式，包括主动忽视、被动忽视、自我忽视。主动忽视，指的是照护者故意不提供照护、食物、药物及其他生活必需品。被动忽视，指的是照护者由于身体残疾、疾病或者压力等不能提供必需的照护。自我忽视，指的是老年人拒绝接受所需的照护。

多数主动或者被动忽视老年人的照护者，主要是雇佣的保姆、家庭成员、长期照护机构的员工等。被动忽视的原因主要是产权虐待、反感老年人、药物滥用或其他心理健康问题、缺乏正确的培训、缺少必需的技能等。

受忽视的迹象

各种类型忽视的受害者有以下共同特征：
- 脱水
- 睡眠困难
- 情感冷漠
- 情感抑郁，如抑郁、哭泣
- 营养不良
- 家里有昆虫或动物侵扰

- 缺乏食物、水、衣物
- 缺少义齿、眼镜、助听器、轮椅、助步器等辅助用具
- 个人卫生差
- 压疮
- 退行性行为
- 皮疹
- 脏衣服
- 生活条件差
- 突然食欲缺乏
- 未治疗的疾病或进一步恶化。

身体虐待

身体虐待是暴力行为，如攻击、殴打、不恰当的身体约束等，导致受害者身体疼痛和伤害。通常身体虐待老年人的是未婚者、无业人士、与老年人同居者。一些施虐者有酒精或药物滥用史。

仔细观察

由于施虐者会经常出于其他原因，终止对老年人的伤害，使人很难察觉老年人的身体伤害。因此，要注意查找线索，比如，留意与原因不符的伤痕。身体上的伤痕，意味着一次以上的身体伤害，尤其是找不到证据的体罚。如果老年人经常由于类似的受伤，去医院看急诊，或者受伤后很晚才寻求医疗照顾，则有受虐迹象。

身体伤害的迹象：
- 上下肢或躯干有皮鞭、绳索殴打的痕迹
- 双侧手臂擦伤
- 身体内部损伤

- 流血
- 烟蒂烫伤
- 双侧大腿内侧擦伤，可能是性虐待
- 躯干、上下肢不同颜色的擦伤，可能是不同时期的擦伤
- 处于不同愈合阶段的骨折
- 扭伤
- 脱臼。

- 走路困难
- 大腿内侧擦伤
- 外生殖器擦伤
- 生殖器官受伤、疼痛、出血
- 肛门损伤、疼痛、出血。

精神虐待

精神虐待是指一个人语言上或者非语言上羞辱、威胁老年人,对其造成精神或情感抑郁。施虐者可能会拒绝和老年人交谈或者不安慰他,孤立老年人。老年人虐待问题中的施虐者通常是照护者、家庭成员、朋友或者其他熟人。

这种虐待的受害者可能会睡眠困难、迷茫、焦虑、抑郁、狂躁、孤僻、沮丧、反应迟钝等。他们可能自卑,表现出异常行为,见到施虐者不寒而栗、躲避。

性虐待

性虐待是强迫发生性关系,如强奸、性骚扰,或者是和没有自知力的人发生性关系。性虐待危险最大的人群是女性、独居老人以及生理或认知缺陷的患者。施虐者可能是照护者、家庭成员、配偶或其他熟人。

性虐待的迹象包括棘手的性传播疾病,其他有:
- 内衣被撕破或者血迹斑斑
- 坐下困难

评估：密切注意

卫生保健工作人员——包括医生、护士、急救人员、牙医、专业言语治疗师,他们在住院部和门诊部工作,和老年人接触。这使得卫生保健人员承担着特殊的责任,即评估老年人遭受虐待的风险和观察虐待的迹象。所有卫生保健人员必须学会识别老年人受虐待的临床症状,知道怀疑虐待时应该采取什么措施。

评估是否遭受虐待,应该作为首要的工作内容。但不幸的是,大多数卫生保健人员,包括护士,未曾接受过针对如何全面评估患者是否遭受虐待的足够的培训。一些患者有明显的虐待迹象,但是一些人的迹象很轻微,不进行全面评估不能识别出来。

观察能力

人们不容易识别虐待的原因之一,就是它似乎是起因于其他健康问题。但是如果仔细观察,你可以通过患者的外表、整体健康状况、受伤的性质和程度来观察受虐待的迹象。同时也要仔细倾听患者及其家庭成员或其他照护者的描述,仔细观察患者和照护者之间如何沟通,患者是否似乎不愿在照护者面前表露

自己的心声？他们之间是否争吵？患者和照护者的关系是否紧张？

可利用的测评工具

其次，在筛查过程中，使用筛查工具有助于评估和筛选。老年人评估量表（Elder Assessment Instrument, EAI）是一个非常有用的工具，包括 5 个评估维度，42 个条目。

可以利用此量表来指导评估，帮助确定患者是否遭受虐待。

评估维度和条目包括：

- 总体评估：衣着、卫生、营养、皮肤完整性。
- 受虐待的可能迹象：擦伤、撕裂伤、骨折或擦伤、不同愈合期、性虐待的迹象，或者老年人主诉受到虐待的陈述。
- 忽视的可能迹象：肌肉挛缩、脱水、腹泻、抑郁、营养不良、压疮、卫生条件差、尿痛、发生疾病时不能做出反应、用药不当、反复住院，或者老年人主诉与被忽视有关的内容。
- 被剥削的可能迹象：滥用金钱、剥削的证据、主诉被服务时需要物品交换、不能解释财物的来源去向，或者老年人主诉有受到剥削的行为。
- 遗弃的可能迹象：照护者不再照顾老年人并且也不给予其他安排，老年人长时间被遗弃在不安全的环境而且没有足够的生活支撑，或者老年人主诉与遗弃有关的内容。

使用这个工具时，如果发现任何身体虐待的证据，即使无临床解释、老年人未主诉受

老年人虐待筛查简表

该表通常称为"BASE"，老年人虐待筛查简表是卫生保健人员用于帮助评估是否存在虐待的筛查工具。

1. 患者是否是一个有照护者的老年人？　是　否
2. 患者是否是一位老年人的照护者？　是　否
3. 是否怀疑虐待？（参见4&5）
Ⅰ）照护者填写（评价）

1	2	3	4	5
一点也不	很轻微，只是怀疑	有些可能	非常可能	很明确

Ⅱ）被照护者或其他人填写（评价）

1	2	3	4	5
一点也不	很轻微，只是怀疑	有些可能	非常可能	很明确

4. 如果问题3的答案是除"一点也不"以外的其他答案，表明怀疑哪种虐待
Ⅰ）身体虐待　Ⅱ）心理虐待　Ⅲ）产权虐待
Ⅳ）忽视　（包括消极和积极）

5. 如果怀疑虐待，估计需要进行干预

1	2	3	4	5
立即	<24h	24～72h	1w	≥2w

摘自© The Gerontological Society of America. Reprinted by permission of the publisher. Reis, M., and Nahmiash, D. "Validation of the Indicators of Abuse (IOA) Screen," Figure 2, *The Gerontologist*. 38(4): 471-80, 1998.

到虐待，或者你认为存在虐待、忽视、剥削、遗弃等，就要上报虐待老年人的疑似事件。老年人评估工具需要经过培训才能使用，但是该工具使用方便容易掌握，适用于很多场所，包括患者家中、诊所、医院和急诊室。

另外一个筛选工具，老年人虐待筛选简表，主要针对照护者，包括 5 个维度。卫生保健人员和社会工作者可以使用这个工具（见老

虐待老年人的怀疑指标

虐待老年人的怀疑指标被用于帮助卫生保健人员判断是否应该怀疑老年人遭受虐待。

当使用这个怀疑指标时，要询问患者前 5 个问题。第一个问题是确定患者依赖于一个或多个照顾者，剩余 4 个问题是聚焦于潜在的虐待因素。然后一边观察，一边询问第六个问题。如果前 5 个问题任何一个答案为"是"，就怀疑虐待。

在过去的12个月内：

1. 以下日程生活活动中任何一项你需要依赖于他人，洗澡、穿衣、购物、办理银行业务、吃饭？
　　__ 是 __ 否 __ 不回答

2. 是否有人阻止你获取以下事情，食物、穿衣、吃药、戴眼镜、助听器、医疗服务等，或者阻止你接触想见的人？
　　__ 是 __ 否 __ 不回答

3. 是否曾经因他人聊天的方式而感到羞耻或受到威胁、心烦意乱？
　　__ 是 __ 否 __ 不回答

4. 是否曾经有人试图强迫你签署文件，或违背你的意愿使用你的钱财？
　　__ 是 __ 否 __ 不回答

5. 是否有人让你感到害怕，以一种你不情愿的方式触摸你，或者伤害你的身体？
　　__ 是 __ 否 __ 不回答

研究者的观察：

6. 无眼神接触、退缩行为、营养不良、卫生差、刀痕、擦伤、不合体的衣服、用药依从性差等可能暗示老年人虐待。你是否察觉到患者今天或此前的 12 个月以内有以上迹象中的任何一项？
　　__ 是 __ 否

摘自 Yaffe, M. J., et al. "Development and Validation of a Tool to Improve Physician Identification of Elder Abuse: The Elder Abuse Suspicion Index (EASI)©," *Journal of Elder Abuse and Neglect* 20(3): 276-300, December 6, 2008. © 2008 Routledge (Toylor & Francls).

年人虐待筛选简表）。

正确的工作方式

对患者而言护士不是唯一的应该评估其受虐情况的健康照护提供者，患者需要全面的、不同学科的评估。实际上，美国医学会（AMA）建议，医生在定期随访期间，应该常规询问老年患者虐待的情况。这种常规筛查有助于降低误将一个不相关的医疗问题导致的症状和体征归因于虐待的危险。

健康照护提供者可以很容易地使用虐待老年人的怀疑指标（EASI），这是一个经过验证的量表，使用方便，包括 6 个问题，可以在医生办公室或诊所使用。EASI 是针对认知能力完好的老年人设计的，检查其受虐待的可能性，并证明转诊给合适的社区老年虐待专家的。

访谈：小心谨慎

如果怀疑虐待，需要和老年患者交谈，了解虐待的情况。询问老年人独居的情况，并通过告知询问关于虐待的情况是一项护理常规来让其放松。

开始时，询问他的住址，是否害怕某人。确保给予他充分的回答时间。如果患者主诉担心，感谢他提供的信息。并询问如下问题，如"请你举例说明什么让你感到害怕"和"上一次感到害怕是什么时候"。如果老年人提及身体虐待，询问有无发生违法的事情，比如是否受到人身攻击或身体伤害？确保在整个过程中提供足够的情感支持，消除老年人对自身安全的忧虑。

记录细节

当完成评估之后，仔细记录细节，包括老年人对问题的反应和讨论照护者时的反应。标记每个受访者，使用直接引语，不使用自己的观点，这样可以消除不可靠性。记录的文档可能是案件起诉时最宝贵的证据。患者独自和你交谈或照护者在场时的交谈，两种情况的偏差也要确保记录下来。

报告：上报虐待事件

如果怀疑虐待，需要了解所在医疗机构上报虐待事件的流程和政策。在很多机构中你可以通知虐待个案管理师或社会工作者。他们会将虐待疑似案例上报成年人保护服务机构，相关机构会调查案件，实施干预，为老年人提供保护性服务。如果已经构成犯罪，要通知当地执法机构（见成年人保护性服务：保护老年人的权利）。

美国州法律：不同法规的途径

由于老年人虐待事件发生较多，美国所有 50 个州已经实施了强制性上报法律、特殊服务、培训法律。然而，尽管美国医学会和美国护士协会都研制了诊断和处理老年人虐待的指南，但是尚无上报和管理老年人虐待案件的一系列标准的国家指南。要确保了解美国州法律和所在机构上报虐待的政策。

究竟是谁的工作？

由于没有完善的法律，不同州之间上报疑似或认定虐待案件的法律途径也有所不同。例如，加利福尼亚州法律要求医生、神职人员、所有卫生保健机构的职员，以及任何承担照护或监护老年人的人员都应该上报老年人虐待事件。不上报虐待老年人事件可能就是包庇犯罪。佛罗里达州，法律要求任何人只要了解或者怀疑老年人虐待，必须上报到成年人保护性服务机构。

预防：防微杜渐

目前有一些组织机构、倡议及其他团体都帮助预防虐待老年人事件的发生。他们提供了大量的资源来保护老年人（见凝聚力量防止虐待）。

保护老年人的机构

美国国家老年人虐待中心（NCEA），是一个国家级的资源中心，由美国老龄化行政机构于 1988 年成立，致力于预防虐待或忽视老年人。

成年人保护性服务：保护老年人的权利

成年人保护性服务（APS）旨在帮助那些遭受虐待或忽视的危险，不能保护自己，没有人可以帮助的老年人和残障人士。APS 接收虐待、剥削、忽视案件，进而对其调查、监督、评估，也为受害者提供所需的服务，包括医疗服务、合法的经济服务、住房，必要时联系执法机构，提供其他保护性急救服务。

成年人保护性服务机构的功能是基于以下原则的：

- 成年人有获得安全的权利。
- 成年人享有公民和宪法权利，除非某些权利由于法院起诉受到限制。
- 成年人有权在不伤害他人的前提下作出不符合社会准则的决定。
- 成年人被认为有做决定的权利除非法院判决。
- 成年人有权接受或者拒绝服务。

成年人保护性服务提供服务主要是依附于以下实践指南：

- 任何措施的首要问题是关注成年人的利益。
- 不能将个人价值观强加于他人。
- 提供服务之前必须获得知情同意。
- 尊重成年人保护个人隐私的权利。
- 个体差异，如文化背景、历史遭遇、个人价值观等应该被尊重。
- 应该尊重成年人有权以其容易理解的方式获悉信息，进而做出选择或决定。
- 成年人应该尽可能参与服务计划的设计和构建。
- 个案策划应该关注于根据每个老年人的能力，将其独立性和选择范围最大化。
- 尽可能首先使用社区服务，再使用医疗机构的服务。
- 首先使用家庭和非专业的支持系统，如果这是最符合老年人利益的。
- 应该保持清晰、适当的界限。
- 当老年人不能表达自己的意愿，个案工作活动应该符合老年人的最大利益。
- 如果能够了解老年人的价值观，个案计划中应采取换位判断法。
- 干预不足或者不恰当，不如不采取干预。

NCEA 为卫生保健中心的工作人员和国家培训部门、地方机构以及民众提供了关于老年人虐待的信息。该组织由不同学科领域的专家组成，如老年人受虐待、被忽视、剥削等，作为服务于所有保护老年受害者的工作的一项可依靠资源，包括老年人保护性服务中心，执法机构，卫生保健工作人员，国内反暴力网络，国家、州立或地方老龄化网络。NCEA 关注于满足弱势群体的需求，包括不会说英语的群体。该组织传播信息，帮助建立和巩固老年人权利网络媒体，促进国家和地方老年人虐待预防干预项目的实施。

2008 年在加利福尼亚州召开第二届老年人虐待国际会议。老年医学专家、心理学家、社会工作者、长期照护监察专员等参与了此次会议，共同讨论和研究识别和阻止老年人虐待事件发生的办法。这次会议决定进行老年人和平（Elder PEACE）活动，旨在促使全国民众共同参与反对老年人虐待的事业。

凝聚力量,阻止虐待

通过凝聚民众的力量,一些组织已经提高了对防老年人受虐待的意识,虐待发生时实施干预,最终阻止虐待的发生。每个组织都发挥着重要作用:

- 老年人保护性服务中心(APS)被指定为多数州接收和调查老年人虐待事件的首要机构。
- 老龄化领域的专业人员是虐待事件的受害者与老年人保护性服务中心之间的关键联系人,可能是第一个发现虐待案件的人。他们也可以帮助教其他专业人士关于老年人的特殊需求的知识。
- 医护人员可能是第一个识别疑似虐待的受害人的工作者,通常是在急诊室,医生和护士利用帮助识别虐待的工具帮助确定老年人受虐待情况。
- 调查者可以洞察出老年人虐待的危险因素、病因学、发生率等。他们的研究有助于指导预防、干预和提供服务来帮助受害者。在 2008 年美国国家社会生活、健康、老龄化中心做了一项研究,这是第一项基于人群的、全国性的研究,调查了 3000 多名社区老年人的近期受虐经历。这项研究为老年人受虐待提供了很有价值的观点。
- 媒体除了可以塑造公众对老年人虐待的观念,还可以提高人们的意识,并教育人们。媒体也可以赢得人们的帮助,来识别虐待,同时帮助教育政策制定者意识到改进服务和公共政策的必要性。而且,媒体也可以教育受害者寻求可获得的服务资源,警示施虐者他们行径的后果。
- 关注虐待问题的公民会保持警惕,关注他们的老年朋友和邻居中有无疑似虐待的事件,并上报。他们也能够提高对问题的认识,奉献自己的时间,倡导所需的服务和政策。

PEACE 是此项运动的目的,分别代表保护、教育、宣传、协作、根除。

作为一个群体,老年人也正在寻求自己的权利与安全保障。1946～1964 年出生的婴儿潮,正逐渐到达退休年龄,他们担心老年人虐待问题。丽贝卡·盖德,成年人服务中心的主任,加州奥兰治县项目的助理,指出"婴儿潮一代已经有所作为"。在保护自身权利方面,受教育程度比上一代人高,婴儿潮的这代人可能无法忍受虐待的事件,很多人可能积极参加预防虐待老年人的组织,以期能够帮助修订并加强老年人虐待的法律。

家庭:避风港?

不幸的是,多数虐待老年人的事情发生在家中,施虐者为家庭成员或者其他照护者。为帮助阻止这样的虐待事件,所有人尤其是老年人的家庭成员和其他照护者,需要意识到虐待的危险因素,包括照护者所面临的压力和老年人的特殊需求。他们应该有机会讨论自己的担忧,需要社会工作者指导他们可获得服务机构。

正如在前一章节提及到的,临时看护可以帮助减少虐待的主要危险因素即照护者压力。临时看护能为老年人提供照护,这样可以暂时将照护者从照顾老年人的重任中解脱出来。短暂的休息对于照顾痴呆老年人(如阿尔茨海默病)或者严重残疾老年人的照护者是非常关键的。临时照护的人员不必是来自机构的专职人员,可以是朋友或者其他家庭成员,暂时承担照顾责任。

当家庭成员必须出门工作,不能将老年人单独留在家中时,成年人日托服务可以提供帮助。

成年人日托服务为老年人提供一个安全的环境,使照护者能够安心工作。同时也能为孤单的老年人提供与同龄人交往的机会。

家庭成员可能也会从支持小组或其他社会网络中获益。照护者和大家一起分享类似的压力和经历,帮助找到问题的解决办法,减轻紧张的情绪。有时小组成员可以团结在一起,彼此互相提供临时看护。

当家庭成员难以应对照顾老年人的压力时,可通过咨询获得帮助。咨询师可以帮助照护者找到解决方法以及应对压力的方式。

但是有时候即使采取咨询方法,家庭成员仍不能应对照顾老年人的压力。那么,如果老年人入住长期照顾机构,老年人和照护者可能都会有更好的生活。

照护机构：设置标准

美国联合委员会已经颁布了预防长期照护机构发生虐待的标准。2010 年的标准,声明长期照护机构必须:

- 有帮助识别遭受虐待或者忽视的受害者的书面标准;
- 列出一些可以评估、照顾虐待受害者的私立和公立的社区服务机构;
- 教育和培训工作人员关于虐待、忽视、剥削等方面的知识,以及如何恰当的上报;
- 入院当天和平时常规使用标准评估虐待、忽视或者剥削;

- 确保工作人员能够评估虐待、忽视、剥削等,如果不能,则将患者转诊到合适的机构完成评估;
- 确保所有虐待、忽视、剥削的疑似案件在机构内部及时上报;
- 根据所在机构的政策和国家的法律法规,将所有虐待、忽视、剥削的疑似案件上报至相应的机构。

美国联合委员会也有关于使用身体约束的标准。具体来讲,不允许照护机构对患者使用身体或者药物约束,以此防止他们闲逛,或者方便自己的工作人员。有时,照护机构可能仅仅是为了配合治疗才采取约束,但即使是这种情况,患者也有权拒绝约束。

进一步预防措施

长期照护机构可以采取进一步措施,防止发生虐待。所有机构必须按照国家法律要求,调查工作人员的背景,确保他们没有虐待他人的历史记录。照护机构也要确保工作人员能够明白身体、心理虐待和忽视的组成部分,讲授痴呆的相关知识,教会他们如何处理照顾中的疑难问题,同时减轻工作人员的压力,能够识别患者和工作人员之间的文化差异。当照护机构给工作人员分配任务时,必须将每个患者的需求和职工的工作能力相匹配。照护机构为确保可以聘用到优秀的工作人员和保证出色的工作团队,要提供有市场竞争力的薪资待遇,维持足够数量的工作人员,提供个人晋升的机会,在一线工作人员和行政部门之间建立透明的交流途径。

上报虐待的资源系统

一些机构可以帮助上报虐待老人事件，提供全面的信息，为保护受害者将其转院，帮助其获得服务并参与调查虐待的指控。

老年人定位器

凡是怀疑虐待的人员，都要给相关服务部门打电话，使用老年人定位器（由老龄化管理机构赞助），提供受虐待的老年人的地址和邮政编码。老年人定位器可以告诉打电话的人该地区的接收虐待疑似案件的机构。他们的免费电话是：1-800-677-1116。

老年人区域代理机构

大多数州都有当地的老年人区域代理机构的信息和转诊电话，可以拨打电话，利用这些信息为虐待受害者提供定位服务。当地的老年人区域代理机构的联系方式就在当地电话簿上面。

美国医疗保险诈骗防控中心

美国医疗保险欺诈防控中心，调查并检举医疗保险提供方的欺诈行为和涉及医疗保险的医疗或家庭保健项目的虐待、忽视患者的行径。美国联邦法律要求每个州的司法部门必须有老年医疗保险诈骗防控中心。

全国家庭暴力热线

国家家庭暴力热线每日 24 h 开通，一年 365 天工作，为家庭暴力受害者提供咨询服务。该热线帮助遭受虐待的女性联系当地的 2500 多项支持服务。他们的免费电话是 1-800-799- 转（7233）。

*以上均为美国的资源系统，中国不授用。

国家法律

保护老年人已经是美国长达 30 年来国家政策改革与发展的重要内容。1978 年，美国国会众议院的老年小组委员会，开始关注虐待老年人问题。1980～1986 年，26 个州通过一项法案，要求上报虐待老年人事件。截止 1997 年，已经有 42 个州制定了虐待老年人的法律。

经典法案

美国老年人法案阐明了国家对保护易受伤害的老年人的承诺。该法案要求每个州要有一个长期照护监察专员项目，保护住在长期照护中心的患者的权利、健康、安全和福利。每个照护机构指派一名监察专员，定期访视，在患者、家庭、工作人员和行政部门之间建立联系。监察专员要解决患者的投诉，监督长期照护机构的规章制度，通过加强与患者、家庭、工作人员的联系，防止虐待老人事件的发生。

热门法律

1992 年，美国国会出资创立了第七章法案，即脆弱老年人权利保护法案，旨在预防虐待、忽视、剥夺。2000 年补充规定，鼓励各个州司法机构与法院系统进一步合作。2006 年国会进一步修订法案，第七章和第二章分别加入了新的词汇，即老年人虐待预防与服务。此项改进强调了采取多学科合作的方法，解决老年人虐待的问题，尤其是开发项目和设计长期的战略性计划。第七章也补充说明了要在国家层面增设一个职位来帮助开发项目，协助提供老年人合法服务。

社区：分担责任

尽管目前有很好的法律法规作为保障，但是仍不能根除老年人虐待，除非美国所有社区的公民，愿意为支持和保护老年人尽自己的一份力量。遗憾的是，很多人害怕上报虐待疑似案件，因为他们觉得自己可能会弄错。

社区教育应该关注宣传上报虐待的重要性，强调上报虐待疑似案件是更好的选择，让受害者继续生活在受虐待的环境中是错误的。

某些人可能认为上报虐待事件是干涉别人的私事，教育可以帮助他们认识到他人的生命正处于危险之中，应该谨慎而行，上报疑似虐待的案件。上报的老年人虐待案件总数中，由第三方的旁观者——非遭受虐待的受害者——上报的事件占 70%。

要提醒社区的居民，美国每个州都有接收、调查老年人虐待和忽视指控的服务机构。即使这些机构只是发现潜在的虐待，也会推荐相关咨询（见上报虐待的资源系统）。

同时，无论是出于好意还是其他，一定要解释清楚，邻居或者朋友不能直接去与施虐嫌疑人对证，而是应该上报疑似虐待的案件。如果要接触施虐者，首先要经过受害者的允许，并制定周密的计划，将受害者转移至安全的地方（见案例学习）。

我们每个人在预防虐待事件中都起着重要作用，无论是立法者、卫生保健人员，还是家庭成员、朋友、邻居。如果越来越多的人都明白识别虐待的重要性和采取正确的方式阻止它，虐待老年人事件最终会成为过去。

案例学习

伊芙琳，86 岁，女性，丧偶，患有帕金森疾病，由于健康问题与 68 岁的女儿凯住在一起。她们两个人都发现存在困难。凯感觉难以照顾她的母亲，又担心自己孙女和生病的丈夫。凯责骂母亲，责怪她的母亲毁坏了自己的生活。这使伊芙琳感到害怕、孤独、毫无价值感，陷入绝境。

认真思考以下问题：

- 伊芙琳是哪种类型虐待的受害者？
- 你将怎样询问凯？
- 你建议凯寻求哪些应对办法？
- 你建议伊芙琳寻求哪些应对办法？

第10章

临终关怀：
从容的过渡

"正如需要睡觉一样，一个濒死的人需要接受死亡，抗拒死亡既是无用的，也是错误的。"

——斯图尔特·奥尔索普

对于一个即将走向死亡的人，虽然为其提供的护理不会停止，但是护理的任务已经发生了改变。临终关怀的目的是为患者减少痛苦，而不是寻求治疗疾病的方法，让患者尽可能舒服地度过最后的时光，帮助患者及其家庭成员应对从活着到死亡的这一转变。

在过去的几十年中，生命末期或临终关怀越来越被重视，促成这一现象的因素有很多，包括：美国医疗与救助服务中心在1982年设立的临终关怀老年照护保险福利；最高法院关于临终问题的一些决议，如饱受争议的凯伦·昆兰案件，凯沃肯的拥护患者死亡权力的胜利；能够让患者表达其愿望和指导临终关怀自主决策法案的通过。研究者还在继续研究有关临终关怀的问题，并指出需要改善的地方。全世界的卫生保健组织都实施了一系列措施，来提高对患者、家庭和医护人员的临终问题的教育。随着美国人口平均年龄的逐年提高，对临终问题的关注也会持续。到2030年，即在第一次生育高峰出生的人达到85岁时，美国超过85岁的人将到达900万。

时间轴：生命和死亡：问题和趋势

该时间轴描述了在过去的一个世纪中，美国所经历的有关生命和死亡的一些问题和趋势。

1900 年 死亡的原因是流感和肺炎

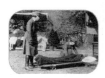

1900 年 平均期望寿命——白种人（男：47 岁；女：49 岁）；非裔美国人（男：33 岁；女：34 岁）

1920 年 大多数人在家庭成员和朋友的陪伴下死在家中，这种趋势持续到第二次世界大战结束

1932 年 无名墓碑（也被称为无名士兵墓碑）被建立于阿灵顿国家公墓，从 1948 年起，由美国军队永久守卫

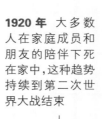

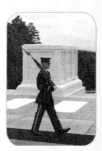

1949 年 第二次世界大战后，将近一半的死亡人群是发生在医院或者一些机构中

1900　　10　　20　　30　　40

善终

在有关死亡的具体问题中，医护人员和倡导者必须强调的是患者该在哪里度过最后的时间。在已经作出决定的患者中，75% 的患者说他们想在家中接受护理和死亡，但是真正这样做的人只有 18%，对此，已经采取了一些改善措施来解决这种差异性，以期能让医护人员更好地保护患者的愿望。

不管患者选择在什么地方接受临终关怀，

1964 年 创造了术语"脑死亡"。

1967 年 美国的主要死亡原因是心脏病和肿瘤。

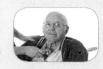

1967 年 桑德丝在伦敦郊区创建了第一个现代化养老院(圣克里斯多费临终关怀医院)

1968 年 统一解剖学命名条例的颁布使捐献组织和器官来为其他人做移植合法化

1969 年 伊丽莎白·库勒伯-罗斯根据对 500 多位临终病人的采访出版了《关于死亡和临终》

1959 年 赫曼·法伊费尔，一位资深的精神病医生，出版了《死亡的意义》一书，引导人们对生命与死亡的趋势和问题进行专业探讨

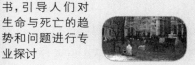

1974 年 美国第一个养老机构问世：康涅狄格州护理院

1979 年 卫生保健财政管理局(HCFA)对全国 26 个养老院实施示范项目

1981 年 通过统一死亡判定法令

1984 年 国会禁止出卖器官和组织；创建了器官获得和移植网络来确保公平、公正地分配被捐献的组织和器官

1986 年 国会实现了临终关怀老年照护担保福利永久化；为各个州都提供了医疗救助项目中的养老的建议，实现了对晚期疾病患者的居家护理

1991 年 国会通过了患者自主权益法令，要求所有的医疗保险和医疗救助报销医院为患者提供纸质信息，让患者了解其实施事先声明的权利

1993 年 克林顿总统提出的健康保健改革提案中包含把养老院定位为政府确保盈利机构

2002 年 65 岁以上的人死亡的前三位原因是：心脏病、恶性肿瘤、中风

2010 年 预计平均寿命：白种人(男：77 岁；女：81 岁)非裔美国人(男：70 岁；女：77 岁)

50   60   70   80   90   **2010**

总体目标都是一样的：提高患者生命质量和在减少症状的同时提高患者的生理功能。为患者提供成功的临终关怀可以让患者体验更好的死亡，其中成功的临终关怀包括疼痛和症状管理、与患者及其家庭成员合作和交流、尊重患者愿望、利用循证护理标准来提供优质的照护。如果你掌握了最新的知识、合适的技能，当然还有同情心，你就可以为患者提供这样的临终关怀。

与众不同的护理

为了适应临终患者及其家庭成员的具体

需求,临终关怀应该提供与众不同的护理:姑息照护而不是治疗。姑息照护的目的不是治疗患者,而是致力于为处于疾病晚期或患有威胁生命的疾病的患者减轻痛苦,并尽可能地提高其生命质量。

临终关怀的目的是为处于绝症晚期的患者提供姑息照护,来支持患者,以便他们在生命的最后旅途中感到最大的满足和舒适。这些项目也包含帮助患者的家庭成员,在患者临终时和去世后为其提供护理服务。具体的护理类型包括应对疼痛、减轻症状、减少压力,为患者及其家庭成员的日常生活提供支持,帮助患者及其家庭成员做一些困难的医疗决策,确保患者及其家庭成员的护理愿望得到尊重和得以实施。

最初,临终关怀主要集中在晚期肿瘤患者,如今,临终服务可以为任何晚期患者提供护理,不管具有何种疾病,包括心血管和肺部疾病、神经退化性疾病、卒中、癌症、艾滋病(HIV)和肾脏疾病。

临终关怀和姑息照护

在深入了解临终关怀之前,了解临终关怀和姑息照护的区别是很有帮助的。虽然有人把"临终关怀"和"姑息照护"相互替代使用,但是他们之间还是有区别的。这两种护理中,姑息照护聚焦于减轻患者的痛苦,提高其生活质量,即舒缓照护,而不是治疗。但是,接受姑息照护的患者可以处于任何疾病的任何阶段,然而,接受临终关怀的患者通常是具有

少于6个月的寿命(虽然,目前在临终关怀过程中,为处于疾病早期阶段的患者提供姑息照护的趋势越来越大)。姑息照护也不排除治疗性的措施,即除了为患者提供舒适照护,还为患者提供治疗或延长生命的措施。通常对临终患者的照护并不包括更加积极的、延长生命的治疗,而是聚焦于帮助患者面对生命的最后阶段。

他们的实施场所也不相同。虽然,临终关怀实施的场所有多种,包括医院、疗养所、长期照护机构甚至是监狱,但是通常是由家庭保健机构或医院系统在患者家中提供照护服务。姑息照护都在医院急诊和门诊进行。

基于照护服务的场所不同,费用方面也不相同。通常,姑息照护是由医院或常规医疗提供者来进行,其通常在医疗保险覆盖范围内,但是临终关怀的医疗保险覆盖情况却有所不同,虽然有许多临终关怀项目被医疗保险覆盖(之后会有具体描述),但是另外一些项目则由于经济原因,不能为每一位患者提供。

尽管有这么多不同之处,但是在患者接近死亡的过程中,当常规工作人员、家庭成员和患者在应对增加的危机的情况时,姑息护理和临终关怀都能为他们提供非常需要的支持。

老年人医疗保险制度的作用

在美国,医疗保险通过提供临终关怀老年照护保险福利来支付符合联邦法规规定的临终关怀项目,其在临终关怀实施方面起到非常重要的作用。作为一种支付选择,大部分的

临终患者和项目都依赖该福利。临终关怀老年照护保险福利支持具有疼痛管理、症状控制、丧亲帮助功能的跨学科团队的临终关怀。该福利还覆盖永久医疗器材和药物，虽然有些药物可能需要名义上的共付款费用。

为了能够获得该福利，患者必须满足以下条件：

- 患者必须符合医疗保险 A 部分（医院保险）。
- 患者的医生和临终关怀医疗主任必须确定：如果按照疾病的正常发展来看，患者有 6 个月或小于 6 个月的生存期。
- 患者必须选择由临终关怀老年照护保险福利来支付与其晚期疾病相关的一切费用。
- 患者所接受的护理必须是由医疗保险支持的项目来提供。

要记住，患者所接受的临终关怀老年照护保险福利也包括和晚期疾病不相关的疾病。

一种非医院的方法

临终关怀没必要限制在传统的药物上。许多临终患者对侵入性治疗和现代药物的不良反应非常反感，他们希望转向替代疗法。国家补充和替代医疗中心把传统医疗之外的方法称为补充和替代医疗（CAM）。它又进一步把 CAM 分为 4 个基本的领域：精神-身体医疗、基于生物的实践、人工和基于身体的实践、能量药物等，一些具体的疗法包括刮痧、生理、职业、语言疗法，宠物疗法，中草药和芳香疗法，针灸，抚触，想象疗法，磁力疗法和音乐疗法。

对于临终患者而言，这些疗法与传统疗法相辅相成，具有非常重要的作用，例如，音乐疗法，可以帮助患者减轻疼痛，或者当传统疗法无效时作为替代疗法使用。当护理临终患者时，一定要记住这些治疗方法，这样你就可以为患者提供非常多的选择。国家补充和替代医疗中心网站（http://nccam.nih.gov）上有更多关于替代医疗的信息。

照护程序

如同所有的照护一样，照护程序可以帮助你为患者提供有效的、持续的临终关怀。照护程序的五个步骤：评估、诊断、计划、实施、再评估，提供了工作流程，来帮助认识并应对出现的健康问题。

评估

在评估时，针对生理和心理的因素确保包含主观和客观资料。要考虑到患者的家庭、朋友和照护者的投入，尤其是接受居家照护的患者，其中，照护者可以提供有关疾病状态改变和治疗有效性的有用的信息，这些尤其可以帮助你进行持续的评估。

使用用于呼吸治疗的程疗 OLD CART，即开始时间、部位、持续时间、特征、相关症状、缓解因素和治疗措施，在你询问患者和照护者的时候，它可以帮助你记住你应该收集什么样的资料。可以把收集到的信息和主观资料联系起来，帮助你快速明确疾病过程和制定症状管理计划。

诊断

利用评估信息来决定或确认适当的照护诊断,该照护诊断可能包括 2 个或 3 个部分,或许是现存的或潜在的危险。适合于接受临终关怀的患者的几个典型的生理和心理的照护诊断包括(但是不局限于):慢性疼痛;活动无耐力;应对无效;有受伤的危险;焦虑;营养失调:低于机体需要量;决策矛盾;皮肤完整性受损;沐浴自理能力缺失等。

计划

当制定照护计划和确认结果时,一定要确保你把患者及与其有关的所有照护者或家庭成员都考虑在内。当患者的生命走向终点时,其目标会发生改变,即从以治愈为目的到以舒缓和支持性治疗为目的。

实施

当实施照护计划时,一定要记住要通过减轻症状和改善功能来达到提高患者生活质量的目标,一定要清楚由谁来执行护理措施。为患者、家庭成员、每一位照护者讲解有关疾病、照护方案、预期症状和体征的知识,还包括写下所有药物使用指导,另外鼓励患者和家庭成员采用深呼吸和放松技巧来减轻焦虑。

评价

在评价照护措施的有效性时,除了要涵盖你自己针对患者对治疗方案反应的评估,一定还要确保其涵盖来自患者、家庭成员、照护者的所有反馈。

清晰地沟通:优质照护的关键

整个照护过程——从你开始进行最初的照护评估到帮助患者应对失去亲人的痛苦——都不要忽略有效沟通的重要性。提供可被接受的、支持性的倾听,可以帮助患者和其家庭成员自由地倾听他们的愿望、担心和恐惧。用清晰的、适当的语言,避免用医学术语来与他们讨论患者的疾病、治疗方案和预期,必要的时候可以请一个翻译。

可以用一些沟通技巧,例如开放性问题、沉思、沉默等,来让患者表达其担忧、价值观、文化差异和对治疗的期望等。通过利用肢体语言、聚焦于患者、提供同理心、消除分心,同时要注意患者的文化背景等来提高沟通水平。

也要注意影响有效沟通时可能出现的困难,避免陈腔滥调的、虚假的保证,判断的语气句和限制答案的问题,当患者及其家庭成员想要说明某一问题时,即使这一问题可能使你感到不舒服,你也不要强行转移该问题。同时,要确保和其他医护人员进行交流,使自己能够知道患者所有的需求和期望。

姑息照护:解决各个方面

理解为临终患者减轻痛苦和提供最佳的

生活质量这一基本哲理是容易的,但是为临终患者提供实时的照护实践和指导是非常具有挑战性的,幸运的是,已经有 3 个组织开始解决这些问题,分别是美国临终关怀和姑息医学学会、美国临终关怀和姑息护士学会和美国临终关怀和姑息照护组织,这 3 个组织相互合作,来促进项目发展、建立质量控制标准和持续性教育以及设定国家目标和促进社区照护等。

照护框架

在为临终患者提供持续的、高质量的临终患者照护时,最有用的工具是高质量姑息照护临床实践指南。该指南由美国姑息照护质量共识项目制定,包括 8 个方面的护理内容,可以为护理患者提供一个工作的组织框架。这些方面包括从照护的结构和程序到患者的生理方面,再到照护的伦理和法律方面,他们可以帮助你理解和明白那些接受的治疗目的不是恢复健康而是渡过生命的最后阶段的临终患者所用的不同药物的优先顺序,包括评估和管理症状及其原因(见姑息照护的内容。)

结构和程序

在护理临终患者时,从评估到照护措施的实施,都要求用一个全面的、跨学科的方法在进行姑息照护时,有关照护结构和程序方面的具体指南不仅包括传统照护者,也包括提供精神支持的人、患者朋友、志愿者、物理治疗师、替代治疗实施者和其他的专家,当然

姑息照护的内容

护理临终患者要求护理者具有有关生命和健康不同领域的临床专业知识,全国姑息照护质量共识项目已经确定了高质量姑息照护临床实践指南的 8 个方面,来作为姑息照护的一个框架:

- 照护的结构和程序
- 身体照护
- 心理和精神护理
- 社会照护
- 精神、信仰和存在性照护
- 濒死患者的照护
- 伦理和法律方面的照护

摘自 National Consensus Project for Quality Palliative Care (2009). Clinical Practice Guidelines for Quality Palliatire Care, Second Edition. http://www.nationalconsensusproject.org

还包括其他人,同时,针对每个患者,根据其期望和需求的不同,又会有所不同。该指南也意识到明确期望和需求,照护濒死患者对照护者的影响,以及照护环境的重要性。你可以在美国国家共识项目网站(http://www.nationalconsensusproject.org)上阅读。

生理方面

对临终患者的身体护理集中在控制疼痛及其他症状和减轻潜在疾病与药物的不良反应。对患者进行干预的目的是提高其身体健康,使其更加接近世界卫生组织(WHO)对健康的定义,即健康不仅是没有疾病和不虚弱,而且其身体、心理、社会功能三方面都处于完满状态。

教育

生理方面的照护不仅包括为患者实施干预措施来预防疾病症状和常见的不良反应,还要告知患者及其家庭成员与疾病和不良反应相关的知识。例如,要教会患者及其家庭成员如何改善口腔护理、饮食、洗澡和其他的日常活动(ALDs)来减轻症状。告知他们预防压疮和挛缩技巧,包括肢体活动训练(ROM),并向他们展示转运患者的正确方法,以避免损伤患者及其照护者。

如果发生紧急情况……

建议为居家临终关怀的患者提供应急救护包来满足其预期的需求,当患者出现临终症状,如疼痛、疲乏、呼吸困难、恶心、呕吐、便秘和呼吸道分泌物过多时,这种工具可以让患者的家庭成员和照护者为其立即提供必要的姑息护理。应急药物的内容包括吗啡、劳拉西泮、东莨菪碱、氟哌啶醇、丙氯拉嗪和苯海拉明、该设备也可包括复方药物,例如ABHR,包括劳拉西泮、苯海拉明、氟哌啶醇、甲氧氯普胺。

面对的实际问题

根据所患疾病的不同,通常,临终患者会出现许多身体方面的问题,包括厌食症、恶心和呕吐、便秘、咳嗽和呼吸道分泌物、呼吸困难和疲乏等。不幸的是,对大多数患者而言,身体护理还必须包括疼痛管理。

厌食症

厌食症即食欲下降,导致患者无法进食,其产生原因可能是潜在疾病和药物影响。常发生在肿瘤患者或艾滋病患者身上的恶病质或者消耗性症状,可导致厌食症的发生。

评估患者时,要询问患者的饮食习惯、口腔溃疡或味觉改变、排便习惯、疼痛程度、睡眠模式、疲乏、焦虑及其做饭和饮食的能力。把其当前的体重和体重指数与其基线相比较,并且要评估其口腔和咽喉疼痛或损伤,这些可以提示黏膜功能是否受损。

为患者采取的干预措施包括刺激患者食欲来增加其食物摄入,常规的治疗措施包括胃肠外营养、食欲刺激剂和营养补剂。有效的食欲刺激剂包括曲大麻酚、赛庚啶和甲地孕酮。通常,米尔塔扎平可以被用来治疗抑郁,但同时它也会提升患者的食欲。非药物性干预包括准备提供气味小的食物;少量、多次饮食;当患者进食时,要给予表扬。一些小运动量的活动,如散步、四肢运动、瑜伽或伸展运动,也可以帮助患者增加食欲。可以帮助患者提高食欲的补充和替代医学疗法包括Ω-3脂肪酸、姜根和茴香。

一定要记住的是,营养目标不是患者摄入量的增加,而是保持患者的生活质量,成功的干预措施是患者能够享受食物和真正意义上的吃饭。患者的家庭成员看到其所爱的人食欲逐渐下降时,会感到非常沮丧,此时,他们会觉得从牧师或社会工作者那里获得的支持非常有用。向患者的家庭成员保证,随着患者身体素质的下降,患者的生理需求会减少,所以口渴和饥饿感减少是正常的。

便秘

便秘——胃肠正常运动的减少——粪便硬且干燥或排便不尽,这会使临终患者感到非常不舒服,还会导致患者粪便嵌塞。产生便秘的原因包括脱水、药物、抑郁和腹水。

在评估时,询问:

- 营养和水化状态
- 排便频率
- 粪便性状和量
- 腹部不适
- 肠胃气胀
- 恶心
- 直肠充盈
- 排便不尽

Rx 药物警示　要为接受麻醉止痛药的患者提供预防性教育和持续的评估,因为这些药物会增加患者便秘的风险。

在听诊肠鸣音时,你应该对腹部的四个象限都进行听诊,触诊腹部触痛或包块。如果患者主诉其排便不尽或者你怀疑其身体太虚弱而不能有效排便时,对其进行直肠指诊。

患者应该增加液体和膳食纤维的摄入来控制便秘的发生,并鼓励患者进行运动来增加肠能动性。建议患者在排便时,使用座厕或者床旁便桶,因为这些比床上便盆更舒适,更能提改善肠道运动。

许多姑息护理项目都采用阶梯治疗方案来应对便秘,即先给以刺激,如果无效,则用盐水灌肠,然后是口服生理盐水,最后是使用容积性泻药。牢记此法对有神经病变或者非常虚弱的患者而言,肠道刺激可能会造成肠痉挛,使用粪便软化剂或者进行每日一次或每 2 天一次的灌肠效果更好。

患者和其家庭成员可能会担心患者每日不排便,这样的话,鼓励患者保持肠道阶梯治疗方案,并且向患者解释每 2 天改变一种方式才是合适的。一定要对患者进行持续的评估,来确定其有足量的大便排出。

咳嗽和呼吸道分泌物

对于处于终末阶段的肾脏疾病、心脏病、肺部疾病如肺癌或慢性阻塞性肺疾病的患者,常常出现咳嗽和呼吸道分泌物增多。咳嗽是一种保护性机制,它可以清除气管和支气管中的黏液、液体、吸入性异物,但是它会让患者感到不舒服和烦恼,而且在临终阶段持续不止。

评估患者咳嗽的频率、持续时间、加重和缓解因素,同时还要检查咳痰的颜色、量、持续时间等。

当咳嗽根本原因未解决时,可以给患者服用止咳药物,如苯佐那酯和右美沙芬 / 愈创甘油醚(Robitussin DM)。如果患者未服用过阿片类药物,则可以让其每隔 3 ~ 4 h 服用小剂量吗啡,已经服用过吗啡,则可以增加 25% 的剂量,如果有必要还可以再增加 25%。控制咳嗽的其他方法,使用可待因和氢可酮制剂;对凹陷性水肿患者和心脏病患者,呋塞米也可以减少咳嗽的发生。

CAM 疗法可包括蜂蜜和柠檬制剂、开窗通风、冷毛巾擦脸和喝水来帮助稀释痰液。应该提醒患者咳嗽并教其如何进行有效咳嗽,来阻止分泌物在肺内积聚。同时还要告知其家庭成员不要在患者的房间内吸烟、做饭,同时不要让过多的人待在患者的房间。

呼吸困难

在患者接近死亡的过程中,患者会越来越感到呼吸困难,即主观上感觉呼吸费力,呼吸不舒服感,呼吸短促等,其产生的原因可能是大量积液积聚在心脏、肺部或腹部。

呼吸困难不仅对患者而言是可怕的经历,对其家庭成员和照护者也是如此。如果你发现患者说话或者吃饭困难,或者说话会加重这些症状,你应该立即采取措施,随后再询问问题。

在进行评估时,测定呼吸频率、听诊肺部、测定氧饱和度,同时评估皮肤颜色来提示缺氧程度。呼吸困难的患者通常都比较焦虑,所以在呼吸困难发生的前、中、后,都应该对患者进行评估。

呼吸困难的应对措施包括药物性和非药物性的。

药物治疗包括利尿剂、阿片类药物、抗焦虑药物、支气管扩张药、皮质激素类药物等。其他治疗包括让患者保持坐姿,输液过程中定时中断一段时间等。吸入湿化氧气、降低室内温度或者使用扇子,还可以采取一些护理技巧如缩唇呼吸。

密切观察患者,让其知道寻求帮助的方式,如床旁呼叫铃或监护器等,这样可以帮助患者减少焦虑。家庭成员、朋友或者照护者也应该陪伴在患者身边,以确保当患者需要他们时,他们都在身边。

乏力

乏力是慢性疾病常见的影响结果,其表现多种多样,从容易疲劳到更加情绪化。乏力的产生有许多因素,包括药物、化疗、放疗、压力、抑郁、传染、营养缺乏和水化作用等。

如果患者主诉疲乏,应询问患者是否感到抑郁、产生原因、加重和缓解因素、乏力形式等,同时还要评估其有无贫血、抑郁、镇静状态。

药物干预包括精神兴奋药、皮质激素类、抗抑郁药和血液制品等。为改善患者的乏力状态,建议其劳逸结合,如果有可能,则优先活动,规律运动,参与一些可以让患者集中精力在其他事情上而非疲乏、疼痛和所患疾病的活动,例如打牌和阅读。CAM 疗法包括 Ω-3 脂肪酸、冥想和中草药制剂等,同时,要向患者及其家庭成员解释随着疾病的进展,患者的乏力感会进一步加重。

恶心和呕吐

不幸的是,对临终患者而言,恶心和呕吐通常都会发生,有报道指出 40%～70% 的晚期癌症患者会出现这些症状。在发生恶心和呕吐的患者中,女人多于男人,小于 65 岁的患者和患乳腺癌或者腹部肿瘤的患者更容易发生。

在评估询问和体格检查时，要采用 OLD CART 程序（出现时间、部位、持续时间、特征、相应症状），注意呕吐物的量、颜色、持续时间和内容物，确定肠道活动情况，还要考虑药物的相互作用。

治疗临终患者的恶心和呕吐的主要药物是止吐药，包括昂丹司琼、甲氧氯普胺、东莨菪碱经皮吸收制剂和丙氯拉嗪。饭前口服这些药物可以防止恶心和呕吐；止吐药也可以经皮进行直肠给药或肠胃外给药。

控制恶心和呕吐的非药物干预措施包括转移注意力、放松、针灸、改善饮食和腹腔丛阻滞术等。为患者提供其所喜欢的食物，并且要少量多餐，这样可以增加食物摄入量，另外，吃饭时喝水、果汁、茶、姜饮料等可以帮助食物进入体内。CAM 疗法可以包括薄荷油和姜、冥想、转移注意力、按摩和中草药制剂。

疼痛

许多临终患者都需要通过一些方式来进行疼痛管理。疼痛会通过影响患者生活的各个方面，从而严重影响患者的生活质量，它会产生非常明显的生理影响，同时，也会影响患者的情绪、思想、行为和与别人交流的能力，甚至会影响人的精神状态。

当评估患者的疼痛情况时，要询问其以下问题：

- 部位
- 程度
- 持续时间
- 加重和缓解因素
- 对日常功能和生活质量的影响
- 对目前和之前治疗措施的反应
- 目标和期望。

在评估患者的疼痛程度时可以用视觉模拟评分量表，即让患者在 0～10 这 11 个数中找出一个数字来说明自己的疼痛程度，0 代表没有疼痛，10 代表具有难以忍受的疼痛。也可以通过观察患者的手势、姿势、身体活动和面部表情等所有的非语言性表现。同时要评估患者的呼吸频率、血压、脉搏、皮肤颜色和状态等。

对于临终患者而言，阿片类和非阿片类药物都可以用来控制疼痛。记得询问患者的疼痛药物偏好和之前的用药经历。世界卫生组织镇痛药阶梯为疼痛用药提供了指南（见三阶梯镇痛药）。

当给患者服用吗啡时，一定要记住其不良反应，包括便秘、呼吸困难、皮肤发痒、尿潴留等。教给患者及其家庭成员有关所服用的疼痛药物的知识，包括可能出现的不良反应和一旦发生紧急情况，如何与医护人员联系等。CAM 疗法包括按摩、冰敷或热敷、转移注意力等也有助于控制疼痛。

睡眠紊乱

临终患者睡眠紊乱可由药物、饮食、抑郁、感染和焦虑所致，要注意评估这些可能因素，并和患者讨论睡眠出现的问题。

药物治疗包括苯二氮䓬类、非苯二氮䓬

三阶梯镇痛药

世界卫生组织用三阶梯镇痛药来指导疼痛治疗,如果患者的疼痛持续或程度增加,则向上移动一个阶梯,反之亦然。

第三阶梯

- 阿片类药物,如吗啡,治疗中度到重度的疼痛
- 可以增加一种非阿片类药物

第二阶梯

- 阿片类,如可待因,治疗轻到中度的疼痛
- 可以添加一种非阿片类药物

第一阶梯

- 非阿片类,例如对乙酰氨基酚、布洛芬、阿司匹林

摘自 World Health Organization. *Integrated Management of Adolescent and Adult Illness*. Palliative Care, p.12.

类、抗抑郁药物、松果体激素等。药物的选择应根据患者失眠的类型来确定。

非药物性手段包括减少噪声、必要时服用止痛药物、减少咖啡因的摄入、为患者提供清凉茶或热牛奶、改善睡眠习惯,并且为患者提供表达其恐惧和焦虑的机会,恐惧和焦虑均可致失眠发生。

心理和精神方面

濒死期不仅会对患者产生生理影响,还会产生非常大的心理影响。当患者和其家庭成员在面对死亡的事实时,他们会经历急性焦虑和抑郁,患者死亡前产生的精神错乱和躁动不仅会影响患者自身,而且还会影响其绝望的家庭成员。此时,富有同情心的关怀可以帮助他们应对心理和精神方面的问题。

焦虑

在患者走向死亡的过程中,不论是患者,还是其家庭成员、朋友和居家照护者,焦虑都是最常见的症状。对于患者而言,焦虑产生的原因是基础疾病,如心脏的、内分泌的、肺部的、神经的和血液的疾病,这些疾病可以加重焦虑,也可因为营养缺乏或者药物的不良反应,除此之外,焦虑的产生原因也可以是愤怒、内疚和精神沮丧等。询问患者过去的焦虑经历、应对措施、药物和支持系统。

整个姑息护理团队都应该参与到患者的焦虑管理之中,向患者说明产生焦虑是常见的,鼓励其表达内心的恐惧来降低焦虑程度。缓解焦虑的药物包括抗焦虑药、安定药、非苯二氮䓬类和抗组胺剂等。CAM 疗法包括想象疗法、按摩、冥想、中草药制剂和音乐疗法等。

抑郁

和焦虑一样,对于临终患者及其家庭成员而言,抑郁通常都会发生,虽然有时悲伤会

掩盖抑郁,疾病的症状也会掩盖抑郁的症状。

　　评估抑郁情况时,询问的问题应包括情绪的改变、睡眠形态、饮食和疲乏等。为确定患者是否具有自杀倾向,要询问其是否有绝望、无用和无助之感,如果患者有抑郁的症状和体征,要询问患者是否有自杀的念头。

　　治疗抑郁的常用药物包括三环抗抑郁药、选择性 5-羟色胺再摄取抑制剂(SSRIs)、5-羟色胺去甲肾上腺素再摄取抑制剂和其他的抗抑郁药物。对于处于疾病终末阶段的患者而言,SSRIs 的镇静作用比其他的抗抑郁药物小。对于严重抑郁的患者,精神兴奋药,如苯哌啶醋酸甲酯可以提高其情绪、增加食欲、减轻疲乏。精神兴奋药和抗抑郁药物同时服用可以更快地减轻抑郁症状。如果患者同时患有抑郁和焦虑,要同时治疗。CAM 疗法除了想象疗法和芳香疗法,还包括认知行为治疗、颜色、音乐及宠物疗法等。

谵妄和躁动

　　躁动、意识混乱和认知障碍,是谵妄和临终期异常兴奋的症状和体征。当临终患者表现出这些症状时,其家庭成员会感到非常无助,他们不能与患者进行交流,更不能安慰患者。此时,要告知患者的家庭成员,对于临终患者而言,出现这种状况很正常,这样可以减轻他们的恐惧之感。

　　评估时确定患者是否有精神病史,还要评估其所用药物、大便习惯、感染情况、呼吸形态、小便习惯等来考虑患者目前的症状是否由

评估社会需求

　　当评估临终患者和其家庭成员的社会需求时,你需要考虑几个因素,包括:
- 可得到的必要装备
- 可得到的营养产品
- 可得到的处方和非处方药
- 可得到的交通工具
- 可得到的照护者
- 社区资源,包括学校和工作场所
- 家庭结构和地理位置
- 经济
- 法律问题
- 通讯方式和线路
- 生活安排
- 医疗决策
- 想要得到的社会支持
- 亲属关系
- 性关系和隐私
- 社会和文化网络。

其他因素造成。

　　针对谵妄和躁动的药物干预包括氟哌啶醇、喹硫平和氯丙嗪等。另外,还可以帮助患者探讨关于死亡的担忧,未完成的心愿和灵性上的愿望。监测患者的安全,让患者处于熟悉的环境中,同时,和其家庭成员讨论患者即将死亡的事实。

社会方面

　　临终患者和其家庭成员会有许多社会需求,需要一份详细的社会评估。社会不仅要为患者的整个家庭提供支持,还要为家庭中每个担任不同角色的成员提供支持。社会评估应该包括:装备、营养需求、药物、经济、亲属关系和其他的社交联系网络。有社会工作者或者牧师是非常有用的,因为他们可以帮助解决

这些需求(见评估社会需求)。

灵性、信仰和存在性方面

心灵的健康并没有统一的定义,每个人根据自身情况的不同会对其做不同的定义。尽管定义不统一,许多研究都认为其与保持身体健康和降低疾病造成的死亡风险,如动脉硬化、肺气肿、肝硬化和自杀等有关系。

濒临死亡时,许多患者都会感到精神沮丧,可能是因为其对未实现的梦想的后悔、对所犯罪行的内疚、对将要离开所爱之人的伤心,或者对即将死亡或死亡本身的恐惧等。其他的与精神沮丧有关的情感包括自暴自弃、愤怒、背叛、绝望、悲伤、懊悔和抑郁等。

患者的家庭成员也会感到精神沮丧。为了帮着患者和其家庭成员,应满怀同情心地倾听、接受他们的愤怒,并一起讨论他们的恐惧。如果他们希望,可以安排牧师或精神咨询师为其做相应的辅导。要理解人们处理和表达精神沮丧的不同方式,有些人宁愿谈论一些生命中有意义的事情,而不想直接讨论灵性和信仰问题。

文化方面

护理临终患者时,你有可能地接触到不同文化背景的人。为了帮助这些不同文化背景的患者及其家庭成员,你需要针对不同文化习俗进行不同护理,并且要能够和不同种族的人相互合作。如果以他们的文化来为患者和其家庭成员提供信息,你会为其提供最好的护理。

文化评估包括语言、信仰、仪式和风俗、该文化背景生活中家庭的角色等。一定要确定患者的文化背景对一些事情的影响,如饮食和服用药物,还要明白他的日常实践形式,从而为患者更好地制定护理计划和实施护理措施。

家庭的信仰和疾病哲学也会影响护理,例如在一些文化中,讨论疾病及其预后是禁忌的。当疾病的某一进程使得患者很困难或者无法做决定时,家庭在医疗决策中所起到的作用会变得非常重要,如果有可能,让患者理解其所具有的做决策的权利和事先声明。

濒死患者的护理

当患者接近死亡时,其家庭成员会变得越来越焦虑。为帮助他们应对,要教会他们识别濒死的征兆,并确保随时都可以为患者采取干预措施来让其感到最大的舒服。要确保让他们明白对于垂死之人而言,最后消失的是听觉,所以即使患者不能够说话,也是能够听到的。鼓励家庭成员和临终患者说话,并且抚摸即将离开的亲人,以确保如果有可能,让患者放松、平静地离开。

即将死亡

当患者即将死亡时,会产生可识别的变化。患者原有的症状和体征会加重,其食欲或所喜欢的食物会发生改变,或者开始出现吞咽困难。对于即将死亡的患者而言,要求家庭成员为其准备自己所喜欢的食物,但是又不能进食,这种情况很常见,当然,其家庭成员会采用其他的方式来给患者进行喂食。

濒死的体征和症状

教会患者的家庭成员濒死的体征和症状可以帮助其缓解焦虑。下面是常见的体征和症状。

身体系统	体征和症状
呼吸	• 呼吸短促 • 咳嗽 • 黏液分泌
胃肠道	• 恶心和呕吐 • 口腔疼痛 • 食欲下降,体重降低 • 便秘或腹泻
肌肉骨骼	• 明显的退化 • 虚弱 • 懒散、倦怠、缺乏活力
皮肤	• 刺痛或干燥 • 凹陷型压痕 • 压力性溃疡(可能) • 黄疸、苍白或灰白 • 体重下降造成的皮肤松弛 • 讨厌被触碰,包括盖毛毯
泌尿生殖	• 泌尿道感染 • 恶臭、浑浊或者尿液浓缩 • 膀胱挛缩 • 尿潴留
心脏	• 四肢水肿(可能出现) • 腹胀(可能出现)
神经心理	• 对家庭事务兴趣减少 • 对家庭事务关心减少或者不想听到 • 更加关注个人需求 • 没有能力去关注他人的需求或感受 • 毫无原因的烦躁,包括对盖被或衣服进行挑剔(可能出现)

除了以上的变化,还会发生一些其他的变化。血液循环的改变会导致皮肤温度的改变,同时,皮肤的外表也会发生改变,看上去有瘀斑出现,这会使患者和其家庭成员感到害怕,此时要向他们解释,这些改变都是预料的变化。患者的呼吸也会发生改变,会伴有咕噜声,或者"临死前发出的喉音",此时改变体位可以减弱这种声音,但是吸痰对此没有效果。患者可能也会出现大小便失禁,这会给患者及

其家庭成员造成苦恼,因为此时家庭成员感觉无法承受,同时也没有做好准备来应对患者的需求。另外,随着死亡的来临,恶病质、躁动和感觉改变等也会进一步发展。

患者也觉得时间不多了,而他的家庭成员也会觉得是"放下"的时候了。当患者意识到自己即将死亡,他可能会与已经死亡的家庭成员交谈,看到已经去世的朋友,或者是讨论准备行囊去旅行。一些轶事证据都支持以上

所出现的改变(见濒死的体征和症状)。

尸体护理

患者死亡之后,根据其死亡地点的不同,所采取的护理措施也会有所不同。照护者可能会参与到患者的尸体护理过程中。尸体护理对照护者在他们最脆弱的时候而言是一件好事,同时也可以为患者的家庭成员提供无价的帮助,而这种帮助使他们不可忘怀。

丧亲

亲人去世后,患者的家庭成员会经历悲伤和服丧期。丧失亲人后的反应包括复杂的情感和明显的行为改变,所以此时,需要对患者的家庭成员进行持续的评估,检查焦虑、抑郁和其他的情感症状。

但是,患者的家庭成员并不是唯一的丧失亲人的群体,所以不管是面对死亡的患者还是其家庭成员都要接受丧亲咨询(帮助患者和其家庭成员接受死亡的一个项目)。向患者和其家庭成员解释悲伤是一个个人情感过程,它不受时间或者其他情感的约束。要意识到患者和其家庭成员要经历悲伤的5个阶段:否认、愤怒、妥协、抑郁和接受,或者他们可能不经历任何一个阶段,又或者所经历的悲伤不是按照特定顺序进行。帮助患者和其家庭成员,让他们要对自己耐心,并接受他们自己所经历的情感波动。

你可以询问患者想要如何死去,并向他保证他的愿望会被尊重,通过这种方式也可以帮助患者和其家庭成员。社会工作者可以帮助他们解决经济、法律问题,并且在患者去世后关心和支持患者的家庭成员,通过这种方式来满足患者和其家庭成员的需求。

伦理和法律方面

当患者面临死亡时,不仅他自己和其家庭成员会面对许多的法律和伦理问题,医护人员也是如此。幸运的是,有几个现有的工具可以帮助你来处理这些问题,其中护理培训项目课程中包含有相关的伦理问题。美国护士协会(ANA)的伦理准则中的护士职业道德准则的解释性声明也是一个有用的资源,用ANA的话说,它可以帮助护士"以与专业道德义务相符的方式来承担护理责任"。ANA的指南可以帮助医护人员处理一些问题,例如疼痛管理、不复苏(DNR)医嘱、事先声明等。另外,科琳·斯坎伦,一位姑息护理护士,也写了关于培训和能力在临终关怀中所起的作用,来帮助护士用自己的职业操守为濒死的患者提供最优质的护理。你可以通过阅读斯坎伦的《临终关怀中的伦理关怀》来学习更多的知识,网址 http://www.aacn.nche.edu/elnec/pdf/PalliativeCareAJN5.pdf.

一些工具

一些合法的指南可以用来帮助做伦理决策,例如,事先声明,它为患者提供了表达自己的愿望的合法途径。患者可以选择具体的晚期疾病管理方法,能够让家庭成员清楚地了解自己所做出的决定。患者也可以选择不复苏医嘱，即当其心脏或肺脏停止工作时，拒绝维持生命的各种治疗。此外，患者还有对自己尸体的处置权，他可以选择把自己的器官捐献给他人，或捐献自己的身体来做科学研究。当然，对于这些事情，医院应该有相应的规章制度。

一系列问题

　　其他的伦理和法律问题包括患者能否继续完成日常事物（如账单支付）和当患者不能处理这些问题时，由谁来帮助他完成，是否和如何把患者的疾病、丧礼告知其亲朋好友，如何分配个人物品以及应该选择或拒绝哪些治疗措施等。处理这些问题时，如果患者和其家庭成员所处的情况是特殊的，如未婚夫妇、同性夫妇等，那他们所面对的挑战则是更大的，这样的家庭更需要你公正的支持，来帮助他们处理伦理和法律问题。

做最好的决定

　　即使有合法的指南，在处理日常事务时，你还是会面对困难的伦理和法律问题，此时，如果患者能够自己做决定，当然不仅要按照患者的决定来指导其家庭成员如何参与到护理中，还要按照其决定来指导如何对其进行护理。但是，如果患者不能够做出和表达自己的决定，你要依据事先声明来帮助其做决定，该事先声明内容是患者之前所表达的愿望、价值观和偏好，还有其指定的合适的决策者。所以，如果可以，在患者能够表达其意愿的时候，

事先声明的优点

　　事先声明有几个优点，包括：
- 让患者知道即使他不能说话，他的愿望也会被执行，让患者安心
- 能够让其家庭成员和其他重要的人清楚地了解患者的愿望
- 避免家庭争执的产生，避免在艰难时刻增加压力

要尽快让患者和其家庭成员完成事先声明、遗嘱、监护协议和其他的法律文件（见事先声明的优点）。

　　当出现法律和伦理问题时，一定要遵守同理心、自主决定、保密和知情同意的原则，同时，要把对患者和其家庭的护理工作准则与护士的职业道德准则保持一致，除此之外，当进行保留营养和水合作用，采用 DNR 医嘱，并给以镇静剂等这些护理工作时，还要让整个临终关怀或姑息护理团队都参与到这些问题的处理过程当中。

最终的礼物

　　无论你是在何时开始为患者进行临终关怀，当患者面对死亡时，是你一直在护理患者，在患者和其家庭成员最需要帮助的时候，你出现在他们面前，和他们共同面对。在护理和支持患者及其家庭成员的整个过程中，你为他们提供最佳的护理技能、表现出尊重和同情心，这是你奉献出的最伟大的礼物之一。

部分资源

　　下面列举了一些由美国国家组织提供的一些有关于老年人和老年人健康问题相关的信息。以下是一些美国州立和当地组织的咨询电话。

政府组织

美国老龄局
One Massachusetts Ave. NW
Washington, DC 20201
电话：202-619-0724 或 800-677-1116
传真：202-357-3555
http://www.aoa.gov

美国国家老年人协会地区代表处
1730 Rhode Island Ave. NW
Suite 1200
Washington, DC 20036
电话：202-872-0888
传真：202-872-0057
http://www.n4a.org

美国全国老年委员会
1901 L St NW
4th Floor
Washington, DC 20036
电话：202-479-1200
http://www.ncoa.org

美国国家老龄化研究所
Building 31, Room 5C27
31 Center Dr., MSC 2292
Bethesda, MD 20892
电话：301-496-1752

电传打字机：800-222-4225
传真：301-496-1072
http://www.nia.nih.gov

健康组织

美国老年精神病学协会
7910 Woodmont Ave
Suite 1050
Bethesda, MD 20814
电话：301-654-7850
传真：301-654-4137
http://www.aagpgpa.org

美国老年病学会
Empire State Building
350 Fifth Ave.
Suite 801
New York, N.Y.10118
电话：212-308-1414
传真：212-832-8646
http://www.americangeriatrics.org

美国健康护理学会·
1201 L St. N.W.
Washington, DC 20005
电话：202-842-4444
传真：202-842-3860
http://www.ahcancal.org

美国护理学会
8515 Georgia Ave.
Suite 400
Silver Spring, MD 2091
电话：301-628-5000 或 800-274-4ANA
（274-4262）
传真：301-628-5001
http://www.nursingworld.org

美国老年牙医学会
（特别护理牙科）
401 N. Michigan Ave.
Suite 2200
Chicago, IL 60611
电话：312-527-6764
传真：312-673-6663
http://www.ada.org/ada/organizations/orgdetail.
asp?OrganizationID=881

美国老年医学会
1220 L St. NW
Suite 901
Washington, DC 20005
电话：202-842-1275
传真：202-842-1150
http://www.geron.org

美国健康资源和服务管理局
P.O. Box 2910
Merrifield, VA 22118
电话：888-ASK-HRSA（275-4772）
电传打字机：1-877-4TY-HRSA（489-4772）
传真：1-703-821-2098
http://www.hrsa.gov

家庭护理和临终关怀协会
228 Seventh Street SE
Washington, DC 20003
电话：202-547-7424
传真：202-547-3540
http://www.nahc.org

美国国家老年护理协会
7794 Grow Dr.
Pensacola, FL 32514
电话：850-473-1174 或 800-723-0560
传真：850-484-8762
http://www.ngna.org

社会福利组织

美国退休者协会
601 E St. NW
Washington, DC 20049
电话：888-OUR-AARP（678-2277）
电传打字机：877-434-7598
http://www.aarp.org

美国律师协会
老年人法律问题委员会
321N. Clark St.
Chicago, IL 60654
电话：800-285-2221
http://www.abanet.org/aging

老龄双亲的孩子
P.O. Box 167
Richboro, PA 18954
电话：800-227-7294
http://www.caps4caregivers.org

退休人员研究所
The New School
66 West 12th Street, Room 502
New York, NY 10011
电话：212-229-5682
http://www.newschool.edu/irp

美国国家成年人日托协会
85 S. Washington
Suite 316
Seattle WA 98104
电话：877-745-1440
传真：206-461-3218
http://www.nadsa.org

美国国家黑人老年中心
1220 L St. NW
Suite 800
Washington, DC 20005
电话：202-637-8400
传真：202-347-0895
http://www.ncba-aged.org

美国灰豹组织
1612 K St. NW
Suite 300
Washington, DC 20006
电话：201-737-6637 或 800-280-5362
传真：201-737-1160
http://www.graypanthers.org

美国国家老年人法律中心
1444 Eye St. NW
Suite 1100
Washington, DC 20005
电话：202-289-6976
传真：202-289-7224
http://www.nsclc.org

老年女性联盟
1828 L St. NW
Suite 801
Washington, DC 20036
电话：800-825-3695
传真：202-332-2949
http://www.owl-national.org

专业机构

酗酒

匿名戒酒互助会
475 Riverside Drive at West 120th St.
11th Floor
New York, NY 10115
电话：212-870-3400
http://www.aa.org

匿名戒酒者协会 / 父母嗜酒青少年互助会
1600 Corporate landing Pkwy.
Virginia Beach, VA 23454
电话：757-563-1600 或 888-4AL-ANON（425-2666）
传真：75-563-1655
http://www.al-anon.alateen.org

阿尔兹海默病

阿尔兹海默病教育中心
P.O. Box 8250
Silver Spring, MD 20907
电话：800-438-4380
传真：301-495-3334
http://www.nia.nih.gov/alzheimers

美国阿尔兹海默病基金会
332 8th Ave.
7th Floor
New York, NY 10001
电话：866-AFA-8484（232-8484）
传真：646-638-1546
http://www.alzfdn.org

关节炎

关节炎基金会
P.O. Box 7669
Atlanta, GA 30357
电话：800-283-7800
http://www.arthritis.org

肿瘤

美国肿瘤学会
电话：800-ACS-2345（227-2345）
电传打字机：866-228-4327
http://www.cancer.org

美国国家肿瘤研究所
NCI Public Inquiries Office
6116 Executive Blvd.
Room 3036A
Bethesda, MD 20892
电话：800-4-CANCER（422-6237）
http://www.cancer.gov

听力障碍

亚历山大·格雷厄姆·贝尔聋人和听力障碍
　者协会
3417 Volta PI. NW
Washington, DC 20007
电话：202-337-5220
电传打字机：202-337-5221
传真：202-337-8314
http://www.agbell.org

国际听力学会
16880 Middlebelt Rd.
Suite 4
Livonia, MI 48154
电话：734-522-7200
传真：734-522-0200
http://www.ihsinfo.org

美国国家聋人协会
8630 Fenton St. Suite 820
Silver Spring, MD 20910-3819
电传打字机：301-587-1789
留言机：301-587-1788
传真：301-587-1791
http://www.nad.org

心脏疾病

美国心脏协会
7272 Greenville Ave.
Dallas, TX 75231
电话：800-AHA-USA-1（242-8721）
http://www.americanheart.org

肾脏疾病

美国国家肾脏基金会
30 East 33rd St.
New York, NY 10016
电话：212-889-2210 或 800-622-9010
传真：212-689-9261
http://www.kidney.org

精神疾病

美国国家精神卫生协会
900 17th St. NW
Suite 420
Washington, DC 20006
电话：202-393-6700
传真：202-783-6041
http://www.naphs.org

营养问

美国饮食学协会
120 South Riverside Plaza
Suite 2000
Chicago, Illinois 60606
电话：800-877-1600
http://www.eatright.org

美国肠内外营养学会
8630 Fenton St.
Suite 412
Silver Spring, MD 20910
电话：301-587-6315
传真：301-587-2365
http://www.nutritioncare.org

美国送餐上门服务协会
203 S. Union St.
Alexandria, Virginia 22314
电话：703-548-5558
传真：703-548-8024
http://www.mowaa.org

美国国家营养和老人服务项目协会
1612 K St. NW
Suite 400
Washington, DC 20006
电话：202-682-6899
传真：202-223-2099
http://www.nanasp.org

帕金森综合病

美国帕金森综合症协会
135 Parkinson Ave.
Staten Island, NY 10305
电话：718-981-8001 或 800-223-2732
传真：1-718-981-4399
http://www.apdaparkinson.org

美国国家帕金森综合病基金会有限公司
1501 NW 9th Ave./Bob Hope Road
Miami, FL 33136
电话：305-243-6666 或 800-327-4545
传真：305-243-6073
http://www.parkinson.org

呼吸系统疾病

美国肺部疾病协会
1301 Pennsylvania Ave. NW
Washington, DC 20004
电话：202-785-3355
传真：202-452-1805
http://www.lungusa.org

语言障碍

美国语音说话听力协会
2200 Research Blvd.
Rockville, MD 20850
电话：301-296-5700
http://www.asha.org

中风

美国中风协会
National Center
7272 Greenville Avenue
Dallas TX 75231
电话：888-4-STROKE（478-7653）
http://www.strokeassociation.org

视力障碍

美国盲人理事会
2200 Wilson Blvd.
Suite 650
Arlington, VA 22201
电话：202-467-5081 或 800-424-8666
传真：703-465-5085

美国盲人基金会
2 Penn Plaza
Suite 1102
New York, NY 10121
电话：212-502-7600
传真：212-502-7777
http://www.afb.org

美国盲人印刷所
1839 Frankfort Ave.
P.O. Box 6085
Louisville, KY 40206
电话：502-895-2405 或 800-223-1839
传真：502-899-2274
http://www.aph.org

退伍盲人军人协会
477 H St. NW
Washington, DC 20001
电话：202-371-8880 或 800-669-7079
传真：202-371-8258
http://www.bva.org

美国防盲协会
211 West Wacker Dr.
Suite 1700
Chicago, IL 60606
电话：800-331-2020
http://www.preventblindness.org

* 以上资源仅供中国读者参考。

附录 2

老年患者的健康教育

使用和维护你的助听器

亲爱的患者：

在你使用助听器时，请保持耐心、练习和反复佩戴。你可能需要花几个星期甚至是几个月来调整使你在使用时感到完全舒适。但是不要沮丧。一旦你掌握佩戴、摘除和如何维护你的助听器，它会变成你日常生活的一部分，就像刷牙一样。当你发现到你的听力有了很大的提高时，你会很高兴所付出的努力。

此指南会帮助你学会如何使用和保护你的助听器，并帮助度过适应期。

佩戴助听器

先洗手。确保助听器此时是关闭的，并且音量被调到了最低。

然后检查助听器的外形以确定它是适用于左耳还是右耳。对着镜子，提起耳郭边缘，然后轻轻旋转，使其插入耳道。

一边向后旋转，一边轻轻地将助听器推入

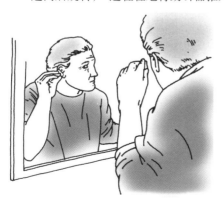

耳内。如果有必要的话，调节助听器和你耳郭的位置。助听器应该被贴合而舒适的佩戴。

在插入助听器后，根据需要调节助听器其他部件。比如，佩戴耳后式助听器后，把主体设备夹到你的 T 恤口袋，内衣或是助听设备专用携带背心。

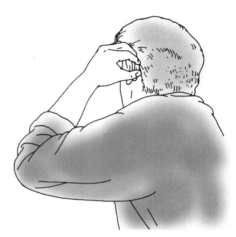

最后，摸到开关并打开，将音量缓慢地调节到一半的音量。根据需要调节音量。

摘除助听器

首先，摸到开关并关闭，将音量调低。然后，对着镜子，通过前后旋转将助听器拉出并取下。然后，取出助听器的其他部件。取出后，将其置于一个安全的地方。尽量每次都放在同一个地方。

使用和维护你的助听器

调节适应助听器

为了使你在整个适应的过程中尽量舒适,请遵循以下建议:

- 一开始只短时间佩戴助听器。举例来说,在前 2 天只佩戴 15 min;然后每日增加 30 min 直到完全适应。如果觉得紧张或是疲惫,关闭助听器休息一下。
- 当佩戴时觉得舒适的话,尽可能久的佩戴助听器。
- 不要把音量调得太高。这会使声音变得扭曲也会产生干扰,发出气鸣声或是振鸣声(这些声音可能意味着这是一个过松的助听器)。
- 当你在进行对话时,试着屏蔽其他背景声音,这需要练习。如果背景声音实在太烦人,把你的助听器的音量调低并且仔细看对方的脸。
- 一次只和一个人讲话,除非你已经很习惯使用助听器了。可以试试看你是否能在各种场合下进行谈话——比如,背景是很嘈杂的音乐声时。
- 当你在一群人中,尽可能坐在离讲话者近的地方。

清洁助听器

- 使你的助听器保持干净,避免过多的耳垢以防感染,保持助听器有效地工作。
- 为了清洁主体部分,应该先把助听器的耳机从接收器上分离。如果可能的话,对于耳后式或是眼镜式,助听器的耳机应被分离。如果它是和助听装置用胶或细小金属分离环连在一起的话,不要拆除耳机。

- 拆除耳机后,将其浸泡在中性的皂液中;然后冲洗并擦干。
- 将耳机开口中过多的水吹干。
- 如果开口被耳垢或碎片堵住了,用吹管式清洁器或是牙刷清除它,但是避免将碎片弄到开口里去。
- 将干净的耳机分放在助听器的盒子中,放置于干燥的地方。
- 如果你佩戴的是植入式助听器,它的耳机是无法拆除的,用湿布清洁。

维护助听器

- 助听器是一个精密的电子设备。所以应该避免在炎热、潮湿、或者寒冷的室外长时间佩戴。
- 不要将其放在火炉,取暖器和被阳光暴晒的窗台附近。
- 不要在下雨天、泡澡或是淋浴、活动产生过多的汗水时、使用吹风机或发胶时,或使用喷雾器时佩戴。
- 除了挂耳部分,不要清洁或浸泡其他部件。不要把尖锐的东西插入扩音器或是接收器开口——只有听觉矫正专家和助听器零售商可以清洁这些部分。
- 当心不要将你的助听器掉落到坚硬的表面上。请在床上或相对软的区域更换电池或是从耳朵里取出设备。
- 用同型号的电池更换旧电池。当你换电池时,关闭设备并且确保正负极正确。如果你每日使用助听器 10 ~ 12 h,可能需要每周换一次电池。

使用和维护你的助听器

- 如果你有几天不用助听器,请取出电池以免漏电或是腐蚀。让电池盒开着,将你的助听器置于带硅胶封条的密闭容器内,特别是在潮湿的环境中。
- 为了清洁电池,用橡皮轻轻地擦电池以去除腐蚀。如果电池潮湿了,用棉签把接触点擦干。将多余的电池储藏在冰箱内以延长其生命。

当遇到问题时

- 如果觉得耳朵疼或是耳朵受损——出现皮肤或软骨感染、中耳炎、肿瘤或是不适合佩戴助听器的症状时——告诉你的医生。
- 如果对于佩戴、保护和维护助听器有任何疑问,告诉医生。
- 如果助听器不工作了,查看使用指南上的说明或是参考下面的表格。

问题和可能的原因	可能的解决方法
没有声音或声音很轻 - 电池安装不正确 - 电池没电 - 耳机开口被堵住了 - 耳模声导管纽曲在一起 - 开关没开或是开关置于 "T" 的使用电话的位置 - 音量没有调到足够大	- 重新安装电池 - 换新的电池 - 清除堵塞的耳机开口处污物 - 解开纽曲导管 - 打开开关 - 将音量至少调到一半
气鸣声或是振鸣声 - 耳机没有正确插入 - 音量调得太响了 - 耳机没有安全的扣在助听器主体的接收器上(气鸣声是正常的如果耳机没有安装完全并且助听器是打开的;这种气鸣声意味着设备正在工作并且电池是正确安装的)	- 重新插入耳机 - 将音量调低 - 确保耳机和接收器紧密连接

阿尔兹海默病患者的家庭护理计划

亲爱的照护者：

照顾一位阿尔兹海默病患者需要大量的耐心和理解。这也要求你要用一种不同的视角来看待他的典型日常生活和周围环境，并且为了最大限度维持他的功能需做一些必要的变化。以下的一些小建议可以帮助你计划你的日常护理工作。

减少压力

太多的压力会使患者的症状恶化。试着使他避免以下潜在的压力源：

- 日常生活习惯、照护者或是环境的改变
- 疲劳
- 过多的要求
- 强势、误解或是竞争
- 刺激
- 疾病和疼痛
- 非处方药

建立规律的生活习惯

保持患者日常生活的稳定，这样会使患者对此产生自发的反应。适应改变可能是已经超过了患者的应付能力。即使是换一种食物或去一家陌生的杂货店都可能会压垮他们。

问自己：患者的日常活动有哪些？然后做好安排：

- 列出患者所有必需的日常活动，包括那些他的特殊爱好，例如在花园中除草。为每个活动都安排一个固定时间。
- 建立固定的就寝时间——这对促进患者放

松和患者与照护者两个都有舒适的睡眠是十分重要的。

- 尽可能地遵循你的计划(比如，先吃早餐，再穿衣服)，这样患者就不会感到吃惊或是需要做任何决定。

米歇尔的一天的日程

7:45~8:30上午　早餐

    1. 米歇尔喜欢花很多时间吃早餐。

    2. 早餐应包括一些新鲜水果。

    3. 如果他对谈话感兴趣，说得慢一些。

8:35~9:00上午　洗澡

    1. 一次一步告诉米歇尔如何准备洗澡。

    2. 当他洗完了，帮他慢慢地从浴缸中爬出来，给他那件蓝色浴袍。

9:00~9:30上午　穿衣服

    1. 让米歇尔按他自己的节奏穿衣服。

    2. 将他的衣服摆好以便于他穿衣服。

- 给别的照护者留一份计划表的备份。为了使他们能更好地照顾患者，应该包括你工作时的一些心得和建议，举例来说，"说话轻柔"或是"当你帮米歇尔穿衣服或洗澡时，一次只做一件事并且等他做出反应"。

阿尔兹海默病患者的家庭护理计划（续）

练习确认疗法

和患者对话过程中,使用确认疗法。不要和你的患者争论——相反,认同他的想法。改变或修正患者的想法会使他们激动。举例来说,如果患者错误地认为"今天是我的生日",不要反驳他即使他是错的。相反,你应该这么说"是的,生日不是很有趣吗?"

简化周围环境

患者逐渐会失去正确表达自己所看到的或是听到的能力。通过降低他周围环境的嘈杂程度来保护他,或是避免他处于一个忙乱的环境,比如购物中心或是餐饮店。

患者会把画中或镜子中的人影子误认为真人,因此,应移除相片和镜子。也要避免墙纸或地毯上有花纹,这也可过度刺激他的感观。

为了避免患者感到迷惑和鼓励患者独立,可以提供一些提示。例如,在厕所的门上挂一幅马桶的照片。

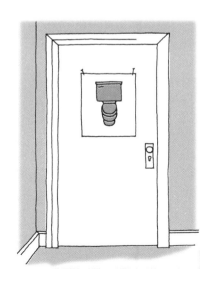

避免疲劳

患者会很容易感到疲劳,所以将重要的活动安排在早上,趁他处于最好的状态。将不那么重要的事放在后面一点的时间里。记得安排休息时间——比如上午安排一次,下午安排一次。

听 15 ~ 30 min 的音乐或是只是放松对于早期的阿尔兹海默病的患者是有效的。随着疾病的进展,安排时间更长、更频繁的休息(可能 40 ~ 90 min)。如果患者在白天小睡,让他在倾斜的椅子上睡而不要在床上睡,以免他分不清白天和晚上。

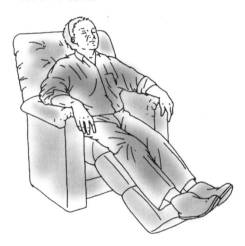

不要有过多的期待

接受患者是能力有限的事实。不要对他要求太多——这会使他认为这是一项任务并且有挫败感。相反,在他们需要的时候提供帮助,并且转移他的注意力如果他很努力。这样你也会感到轻松很多。

阿尔兹海默病患者的家庭护理计划（续）

为患病做的准备

　　如果患者生病了,可以预见的是他的行为会变坏,所以你应为此制定计划。他会无法忍受疼痛和不适。

　　不要指望患者会自己吃药。他会忘记服药或是搞错要吃的药。所以总要看着他服药。

使用触摸方法

　　因为患者的视觉和听觉失常,所以更需要亲密的靠近和触摸。记住从正面触碰你的患者。不要吓唬他或是激怒他,使他变得愤怒或是具有攻击性。

　　尊重患者对于个人空间的需求。首先,试着小范围的触碰他的手或是上臂,然后可以开始尝试触碰身体的主体部分,如肩膀或是头部。

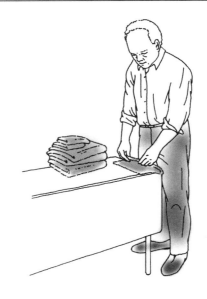

患者能帮助他舒缓肌肉紧张并给他一种亲密和被人照顾的感觉。

　　允许患者触碰所处环境内的物品,这能通过增加信息来减少患者的压力。让他轻抚、戳、拉扯、摇晃物品——如手袋、刷子或梳子。确保这些事物是不易碎的并且不会伤到患者。

分析异常行为

　　承认发脾气可能是患者唯一的表达方式,无论是他身体或是心理的需求。试着明确并满足患者的需求。

　　虽然安抚烦躁不安的行为会增加你的工作量,但试着记住患者是无法自我控制的。你的理解和同情会增加他的安全感。

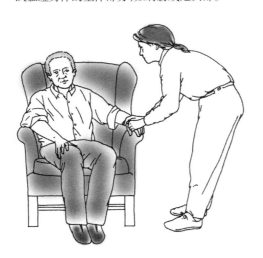

轻轻地以直线或是圆形运动的方式敲打

提升患者安全

亲爱的照护者：

阿尔兹海默病患者需要加强基础护理，也需要被密切关注以避免他伤害自己。这意味着要从他的环境中去除潜在的安全隐患和安装必要的辅助设备。

你可以从大型的药品或医疗用品商店购买到这些设备。你也可以利用一些儿童保护措施，比如防触电安全插头、家具防撞塑料软角和防夹手安全门卡。你可以在商品目录里或者儿童用品专卖店找到它们。

利用下面的所示的内容来帮助你为你所照顾的患者提供安全的环境。

消除潜在的安全隐患

- 把刀、叉、剪刀和其他尖锐的东西放在患者无法触碰的地方。
- 拿掉炉子上的把手和其他潜在的厨房隐患。把所有的危险的小东西都放到无法触及的地方，例如食品搅拌机或是电熨斗。
- 在给患者食物前先尝一下，以防患者烫到舌头或是烫伤自己，如果患者碰巧把食物吐出来了。
- 将食物放置在不会打摔的盘子里。
- 把热水器调到相对低的温度(不要超过48.8°C)以防意外烫伤。
- 关闭不用的电插座，特别是那些位置高于腰部的，把它们遮盖起来或是使用防触电插头。
- 移除镜子或是在患者要用的房间内安装用防爆玻璃做成的镜子。
- 不要挂任何易碎的壁画，窗帘用尼龙搭扣固定在墙上。

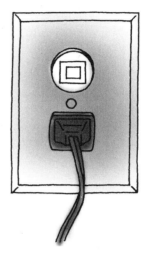

- 扔掉小垫子，在滑的地上铺上大面积的垫子。在垫子下面放一些垫圈，以防滑确保安全。
- 将不安全的家具移至墙边以形成一条安全通道。
- 不要将玩具、鞋和其他东西放在地上或是楼梯上，以防绊倒患者。
- 在楼梯上用高栅栏设置障碍。

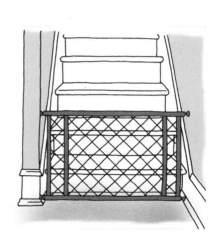

提升患者安全（续）

- 锁门或是用壁画或是海报来假装它不存在。作为双重保护措施在地下室的门上装儿童防护锁。
- 将药品放在患者碰不到的地方，最好是带锁的容器内。
- 使用防儿童开启的安全瓶盖。
- 移除或将手枪和武器锁起来。
- 把火柴放在无法触及的地方，如果患者抽烟，请在有人陪伴的情况下抽烟。

安装辅助设备
- 给直角的家具进行包裹或是装上防撞塑料软角。
- 给患者准备一个矮床。
- 在患者清醒的时候保持房间的光亮。在洗漱间留一盏小夜灯。
- 如果患者使用楼梯，在楼梯的边界用醒目的黄色或是橙色胶带做好标记，以弥补患者感知觉的缺失。
- 在通向厕所的路上做"道路"的标记来帮助患者使用厕所。
- 在浴缸、马桶旁边和楼梯上装上安全把手。

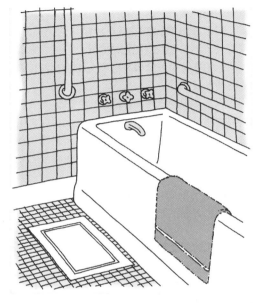

- 在浴缸和马桶旁装上防滑条。
- 给患者佩戴用于医疗身份确认识别的手环，在上面写上姓名、地方、电话号码和医疗问题。

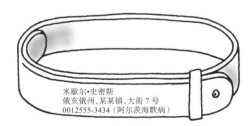

- 给当地的警局一张照片和患者的基本情况描述卡以防患者在街上迷路走失。

应对跌倒

亲爱的患者：

如果你跌倒了，不要害怕。翻转腹部，跟着沿翻转方向转动头部。如果感到剧烈地疼痛，不要移动。请立即呼救。

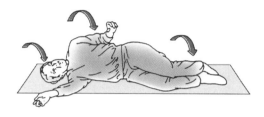

如果你没有感到疼痛，爬到离你最近的椅子或是沙发。把你的双手放到座位上，轻轻地向前弯曲，这样你的双手才能支撑你的重量。

然后，弯起一个膝盖并且将那只脚踩在地板上。然后用你的双手将你自己支撑起来并转身坐到椅子里。在你休息几分钟后，给你的家庭成员或是医生打电话。

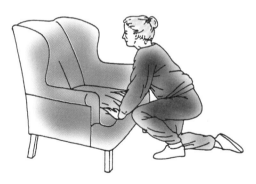

避免跌倒

要特别注意避免跌倒。可能因头晕、协调性差，或是肌肉无力导致跌倒。然而，这些大多数是由于家中没有良好的安全措施造成的。遵守以下指南能减少你跌倒的风险。

光线充足

- 在每个房间的入口，楼梯的底端和顶端，床旁安装电灯或是电灯开关。
- 不要用低瓦数的灯泡，用 75～100 W 的灯泡。
- 在你的卧室和厕所使用夜灯。
- 在楼梯的外沿刷上显眼的颜色或是贴显眼的胶带，使患者能很容易看见。

改造居家环境

- 移开杂物，特别是走廊和楼梯的。重新安置家具以创造一条安全通道，并且确保电线被安全放置。
- 在所有的楼梯两边、浴缸和马桶边都应安装扶手。
- 将常用的衣物和其他东西放在患者容易拿到的地方。避免爬梯子或是椅子去拿够不到的东西。

防止压疮

亲爱的患者：

保持一个姿势坐着或躺着太久都可能对你的皮肤造成损伤，导致压疮。你一直坐在轮椅上压疮会发生在皮肤受压的区域，比如臀部。做好皮肤护理、经常更换体位，你也能保持皮肤健康。以下是一些建议：

应该做

- 如果你需要卧床静养，当你清醒时每2h更换一次体位。试着制定一个变换姿势的计划。举例来说，先右侧卧位，然后左侧卧位，然后平卧，然后俯卧（如果可以的话）。用一些枕头和垫子支撑自己。
- 如果你坐轮椅，每15 min更换一次体位。座位应该有一个坐垫。避免使用悬挂式的座位，或者用一块木板来平衡你的重量。
- 每日2次检查一下你的皮肤是否有压疮的迹象。用手持镜子或是让你的照护者帮助查看那些压疮好发部位，比如肩部、尾椎、髋部、肘部、脚后跟和后脑勺。如果你发现你的皮肤有任何破损或是异常的皮温改变，电话告知你的医生。
- 贴身穿全棉衣物可吸收潮气，或是穿丝质衣物减少摩擦力。
- 每日洗澡或是在温暖气候时洗澡。在进入浴缸前，确保水温是适宜的，不烫（如果自己无法正确感觉温度，让照护者用温度计测量来确定）。
- 用脚凳抬高双腿，如果可以的话。也可以

穿防静脉曲张袜减少水肿，预防下肢血栓的形成。
- 遵循医生给你设计的锻炼处方。尝试每8 h进行全关节运动，或是尽可能按推荐的频率进行。
- 保持指甲干净和不可留长指甲，平剪指甲。检查你向内生长的脚趾甲。
- 均衡饮食，多喝水，保持理想体重。
- 外出前涂防晒霜。

不应该做

- 不要使用化工皂或是皮肤产品，这些东西会刺激你的皮肤或是使皮肤干燥。取而代之的是，使用不含油的润肤露。
- 不要睡在褶皱的床单上或是将你的床单紧紧地卷进你的床尾。
- 不要让皮肤暴露在一些特殊的气候中，比如炎热的夏天或是寒冷的冬天。
- 不要使用热水袋、电热毯，或是其他床上使用的电器设备。
- 如果你吸烟，请不要再床上吸烟。试着戒烟。如果戒不了，不要让点燃的香烟掉落在你的身上。

其他建议：

_____

_____

_____

_____

附录 3

老龄化实验指标的影响

这个表格显示了常见的成年人血清或尿液实验室实验的正常指标,这些指标是如何随年龄改变的和这种变化的意义。

正常指标 (20～40 岁)	和年龄相关的改变	变化的意义
血清		
白蛋白 35～50 g/L	• 65 岁以上:男女的指标相同 • 无论男女指标都会以相同速度下降	• 低于正常肝功能的数值可能意味着需要增加蛋白质的摄入量。 • 水肿通常意味着低蛋白。
碱性磷酸酶 0.501～1.419 µmol/(s·L)	数值上升 0.134～0.167 µmol/(s·L)	上升的数值可能意味着肝功能下降或是维生素 D 吸收不良和骨质疏松。
β 球蛋白 7～11 g/L	数值会轻微上升	高于正常肝功能的数值(一种低白蛋白的反应)意味着需要增加蛋白质的摄入量。
血尿素氮 • 男性:3.5～8.9 mmol/L • 女性:2.9～7.1 mmol/L	数值上升,可能会高达 25.8 mmol/L	如果例如感染或是手术之类的刺激,数值轻微的上升是可以被接受的。
肌酸激酶 916～2833 nmol/(s·L)	数值轻微上升	上升的数值意味着肌肉质量和肝功能的下降。
血清肌酐 53～114.9 µmol/L	数值上升,男性可能会高达 1.9 mg/L(国际单位 168 µmol/L)	血清肌酐应该被密切关注以防药物所产生的毒性会排到尿液里。
肌酐清除率 • 男性:94～140 ml(min·1.73 m^2) • 女性:72～110 ml(min·1.73 m^2)	• 男性:数值下降,根据以下公式: $$\frac{(140 - 年龄) \times 千克体重}{72 \times 血清肌酐}$$ • 女性:男性数值的 85%	• 数值下降意味着肾小球滤过率下降。 • 肌酐清除率应该被密切关注以防药物所产生的毒性会排到尿液里。
血细胞比容 • 男性:0.45～0.52 • 女性:0.37～0.48	数值可能会轻微下降(未被证实)	数值下降意味着骨髓功能和造血功能的衰退和感染风险的增加(由于淋巴细胞变少和变弱以及免疫系统改变会降低抗原抗体反应)。

正常指标 （20～40岁）	和年龄相关的改变	变化的意义
血红蛋白 • 男性：140～180 g/L • 女性：120～160 g/L	• 对于男性来说，数值会下降10～20 g/L • 对于女性的改变不明	数值下降意味着骨髓功能、造血功能和雄性激素水平（对男性而言）的衰退。
乳酸脱氢酶 71～207 U/L	数值轻微上升	数值上升意味着肌肉质量和肝功能的下降。
白细胞计数 （4～10）×10^9/L	数值下降到（3.1～9×10^9/L）	数值和淋巴细胞计数一起成比例下降。
淋巴细胞计数 0.25～0.40	数值下降	数值和白细胞计数一起成比例下降。
血小板计数 （40～400）×10^9/L	特征性改变，颗粒成份减少和血小板释放因子增加	这种改变意味着骨髓功能的衰弱和纤维蛋白原水平的上升。
钾 3.5～5.5 mmol/L	数值轻微上升	当数值上升时要求患者避免吃由钾离子组成的盐，仔细阅读食品标签是否含钾，并且了解高血钾症的临床表现。
促甲状腺激素 0～15 μIU/mL	数值轻微上升	数值剧烈上升可能意味着原发性甲状腺肿或是地方性甲状腺肿。
甲状腺素 64.4～173.7 nmol/L	数值下降大约25%	数值下降意味着甲状腺功能下降。
三酰甘油 • 男性：0.48～2.0 mmol/L • 女性：0.1～2.1 mmol/L	数值轻微上升	数值略有上升可能意味着异常情况，应做进一步测试比如血清胆固醇。
三碘甲状腺原氨酸 1.2～3.4 mmol/L	数值下降大约25%	数值下降意味着甲状腺功能下降。
尿液		
尿糖 0～0.084 mmol/24 h	数值轻微下降	• 数值下降可能意味着肾脏疾病或是尿路感染。 • 数值异常不能确诊糖尿病因为除非血糖超过16.8 mmol/L 否则糖尿不会出现。
尿蛋白 50～80 mg/24 h	数值轻微上升	数值上升可能意味着肾脏疾病或是尿路感染。
尿比重 1.032	数值下降到1.024（国际单位1.024）	数值下降意味着30%～50%的肾单位可能发生尿浓缩。

附录 4

照片出处

第1章

Katherine Hepburn, page 2, from scene in"Stage Door Canteen," 1943.

President Bill Clinton, page 3. Official White House photo by Bob McNeely taken on January 1, 1993.

Jonas Salk, page 3, at the University of Pittsburgh, where he developed the first polio vaccine. Previously published in 1957 University of Pittsburgh The Owl yearbook.

第2章

George Herman "Babe"Ruth, Jr., page 22, played major league baseball from 1914 to 1935.

Robert Cheruiyot, page 23, as he passes through Wellesley Square during the 2006 Boston Marathon on April 17, 2006. Photo by George Roberts.

第3章

Albert Einstein, page 44. Photo by Jack Turner, Princeton, NJ, originally copyrighted in 1947 and available from the Library of Congress.

Ronald Reagan, page 45, waving from limousine during the Inaugural Parade in Washington, D.C., on Inauguration Day, January 20, 1981.

Cherry angiomas, page 65, from Weber, J., and Kelley, J. *Health Assessment in Nursing*, 4th ed. Philadelphia: Lippincott Williams & Wilkins, 2009.

Seborrheic keratosis, senile or actinic purpura, solar lentigines, spider angioma, and venous lake, page 65, from Goodheart, H.P. *Goodheart's Photoguide to Common Skin Disorders,* 3rd ed. Philadelphia: Lippincott Williams & Wilkins, 2008.

Sublingual varicosities, page 67, from Neville, B., et al. *Color Atlas of Clinical Oral Pathology.* Philadelphia: Lea & Febiger, 1991.

Ectropion and entropion, page 68, from *Atlas of Pathophysiology,* 3rd ed. Philadelphia: Lippincott Williams & Wilkins, 2009.

Ptosis, page 68, from *Assessment Made Incredibly Easy*, 4th ed. Philadelphia: Lippincott Williams & Wilkins, 2008.

Arcus senilis, page 69, from Tasman, W., and Jaeger, E. *The Wills Eye Hospital Atlas of Clinical Ophthalmology,* 2nd ed. Philadelphia: Lippincott Williams & Wilkins, 2001.

第6章

Neil Armstrong working on lunar module, page 141. Photo by NASA.

第7章

Elvis Presley, page 311, from scene in "Jailhouse Rock," 1957.

Stonewall Inn in Greenwich Village, New York, page 311. Site of violent demonstrations in 1969 that launched gay rights movement in the United States and around the world. Photo by Diana Davies.

第8章

President Jimmy Carter, page 337. Official White House photo taken on January 31, 1977.

第9章

Prohibition agents destroying barrels of alcohol in 1921, page 360. From Chicago Daily News negatives collection, Chicago Historical Society.

Suffragette handing out newspapers, page 360. Circa 1919.

Supreme Court building, page 361. Photo taken June 2008.

第10章

Demonstration at the Red Cross Emergency Ambulance Station in Washington, D.C., during the influenza pandemic of 1918, page 376. National Photo Company and made available from the Library of Congress.

"Tomb of the Unknowns" at Arlington National Cemetery, Washington, D.C., page 376. U.S. Navy photo by Chief Warrant Officer Seth Rossman.

Trinity Church Cemetery, New York, page 377. Photo taken April 2005.

参考文献

Boling, P. *The Past, Present, and Future of Home Health Care, an Issue of Clinics in Geriatric Medicine.* Philadelphia: W.B. Saunders, 2009.

Bradway, C., and Hirschman, K.B."Working with Families of Hospitalized Older Adults with Dementia: Caregivers Are Useful Resources and Should Be Part of the Care Team,"*AJN* 108(10):52-60, October 2008.

Brener, T., ed. *End of Life: A Nurse's Guide to Compassionate Care.* Philadelphia: Lippincott Williams & Wilkins, 2007.

Cheng, J.W., and Nayar, M."A Review of Heart Failure Management in the Elderly Population,"*American Journal of Geriatric Pharmacotherapy* 7(5):233-49, October 2009.

Dowling-Castronovo, A., and Specht, J.K."HOW TO TRY THIS: Assessment of Transient Urinary Incontinence in Older Adults,"*AJN* 109(2):62-71, February 2009.

Earl, S., et al."Prevalence of the Metabolic Syndrome among U.S. Adults: Findings from the Third National Health and Nutrition Examination Survey,"*JAMA* 287(3):356-59, January 2002.

Eliopoulos, C. *Gerontological Nursing,* 7th ed. Philadelphia: Lippincott Williams & Wilkins, 2009.

Flory, J., et al."Place of Death: U.S. Trends since 1980,"*Health Affairs,* 23(3):194-200,2004.

Fulmer, T."Try This: Elder Mistreatment Assessment,"*The Hartford Institute for Geriatric Nursing* 15, 2008.

Fulmer, T., et al."Elder Neglect Assessment in the Emergency Department,"*Journal of Emergency Nursing* 26(5):436-43, October 2000.

Fulmer, T., et al. eds. *Evidence-Based Geriatric Nursing Protocols For Best Practice,* 3rd ed. New York: Springer Publishing Co., 2008.

Glauser, J."Up to Two Million U.S. Elders May Be Abused,"*Emergency Medicine News* 27(11):34-38, November 2005.

Halter, J.B., et al. Hazzard's Geriatric *Medicine & Gerontology,* 6th ed. New York: McGraw-Hill, 2009.

Kane, R.L., et al. Essentials of *Clinical Geriatrics*, 6th ed. New York: McGraw-Hill,2008.

Katz, A."Sexuality and Hysterectomy: Finding the Right Words: Responding to Patients' Concerns about the Potential Effects of Surgery,"*AJN* 105(12):65-68, December 2005.

Killick, C., and Taylor, B.J."Professional Decision Making on Elder Abuse: Systematic Narrative Review,"*Journal of Elder Abuse & Neglect* 21(3):211-38, July 2009.

Laumann, E., et al. "Elder Mistreatment in the United States: Prevalence Estimates from a National Representative Study," *Journals of Gerontology Series B: Psychological Sciences and Social Sciences* 63(4):S248-254, 2008.

Lewis, L. "Long-Distance Caregiving," *AJN* 108(9):49, September 2008.

Lindau, S., et al. "A Study of Sexuality and Health among Older Adults in the United States," *New England Journal of Medicine* 357(8):762-74, August 2007.

Miller, C. *Nursing for Wellness in Older Adults,* 5th ed. Philadelphia: Lippincott Williams & Wilkins, 2009.

Missotten, P., et al. "Impact of Place of Residence on Relationship Between Quality of Life and Cognitive Decline in Dementia," *Alzheimer Disease & Associated Disorders* 23(4):395-400, October/December 2009.

Morita, A. et al. "The Relationship between Slowing EEGs and the Progression of Parkinson's Disease," *Journal of Clinical Neurophysiology* 26(6):426-29, December 2009.

Murphy, E., and Williams, G.R. "The Thyroid and the Skeleton," *Clinical Endocrinology* 61:285-98, 2004.

Page, C., et al. "The Effect of Care Setting on Elder Abuse: Results from a Michigan Survey," *Journal of Elder Abuse & Neglect* 21(3):239-52, July 2009.

Reyna, C., et al. "Older Adult Stereotypes among Care Providers in Residental Care Facilities: Examining the Relationship between Contact, Education, and Agesim," *Journal of Gerontological Nursing*, 33(2):50-55, February, 2007.

Rowe, M. "Wandering in Hospitalized Older Adults: Indentifying Risk Is the First Step in this Approach to Preventing Wandering in Patients with Dementia," *AJN* 108(10): 62-70, October 2008.

Sawin, C.T., et al. "Low Serum Thyrotropin Concentrations as a Risk Factor for Atrial Fibrillation in Older Persons," *New England Journal of Medicine* 331:1249-52, November 1994.

Sharts-Hopko, N. and Glynn-Milley, C. "Primary Open-Angle Glaucoma," *AJN* 109(2): 40-47, February, 2009.

Stein, P.S., and Henry, R.G. "Poor Oral Hygiene in Long-Term Care," *AJN* 109(6):44-50, June 2009.

Teaster, P., et al. "The 2004 Survey of State Adult Protective Services: Abuse of Adults 60 Years of Age and Older," *National Center on Elder Abuse*, 2006.

Vlassara, H, et al. "Role of Oxidants/Inflammation in Declining Renal Function in Chronic Kidney Disease and Normal Aging," *Kidney International* 76(S114):S3-11, December 2009.

Wallace, M.A. "Assessment of Sexual Health in Older Adults," *AJN* 108(7):52-60, July 2008.

Yaffe, M.J. et al. "Professions Show different Enquiry Strategies for Elder Abuse Detection: Implications for Training and Interprofessional Care," *Journal of Interprofessional Care* 23(6):646-54, November 2009.

索　引

H